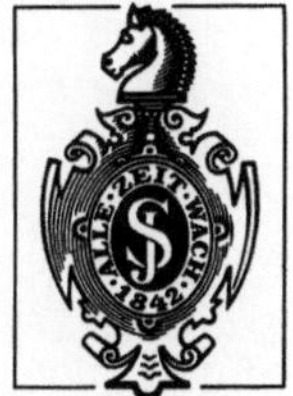

B. Frisch S. M. Lewis R. Burkhardt R. Bartl

Beckenkammbiopsien

klinisch interpretiert

Übersetzt und bearbeitet von R. Bartl

Elektronenmikroskopie in Zusammenarbeit mit
W. Sommerfeld

Mit 182 Abbildungen und 16 Farbtafeln

Springer-Verlag Berlin Heidelberg GmbH

Professor Bertha Frisch
Institute of Haematology, Ichilov Hospital
Sackler School of Medicine, University of Tel Aviv, Israel

S. Mitchell Lewis, BSc M.D. FRC Path.
Royal Postgraduate Medical School, University of London,
Hammersmith Hospital, London, UK

Professor Dr. med. Rolf Burkhardt
Professor Dr. med. Reiner Bartl
Abteilung für Knochenmarksdiagnostik, Medizinische Klinik Innenstadt und
Abteilung Hämatomorphologie, Institut für Hämatologie der
Gesellschaft für Strahlen- und Umweltforschung, D-8000 München

Titel der englischen Originalausgabe: Biopsy Pathology of Bone and Bone Marrow
First published 1985 by Chapman and Hall Ltd.,
11 New Fetter Lane, London EC4P 4EE
© 1985 Frisch, Lewis, Burkhardt and Bartl   ISBN 0-412-24920-0

ISBN 978-3-642-71775-8   ISBN 978-3-642-71774-1 (eBook)
DOI 10.1007/978-3-642-71774-1

CIP-Kurztitelaufnahme der Deutschen Bibliothek
Beckenkammbiopsien klinisch interpretiert / B. Frisch
... Dt. Ausg. von R. Bartl. Elektronenmikroskopie in
Zusammenarbeit mit W. Sommerfeld. – Berlin ; Heidelberg ;
New York ; London ; Paris ; Tokyo : Springer, 1987.
   Einheitssacht.: Biopsy pathology of bone and bone marrow ⟨dt.⟩

NE: Frisch, Bertha [Mitverf.]; EST

Dieses Werk ist urheberrechtlich geschützt. Die dadurch begründeten Rechte, insbesondere die der
Übersetzung, des Nachdrucks, des Vortrags, der Entnahme von Abbildungen und Tabellen, der
Funksendung, der Mikroverfilmung oder der Vervielfältigung auf anderen Wegen und der Speicherung
in Datenverarbeitungsanlagen, bleiben, auch bei nur auszugsweiser Verwertung, vorbehalten. Eine
Vervielfältigung dieses Werkes oder von Teilen dieses Werkes ist auch im Einzelfall nur in den Grenzen
der gesetzlichen Bestimmungen des Urheberrechtsgesetzes der Bundesrepublik Deutschland vom
9. September 1965 in der Fassung vom 24. Juni 1985 zulässig. Sie ist grundsätzlich vergütungspflichtig.
Zuwiderhandlungen unterliegen den Strafbestimmungen des Urheberrechtsgesetzes.
© Springer-Verlag Berlin Heidelberg 1987
Softcover reprint of the hardcover 1st edition 1987

Produkthaftung: Für Angaben über Dosierungsanweisungen und Applikationsformen kann vom
Verlag keine Gewähr übernommen werden. Derartige Angaben müssen vom jeweiligen Anwender im
Einzelfall anhand anderer Literaturstellen auf ihre Richtigkeit überprüft werden.
Die Wiedergabe von Gebrauchsnamen, Handelsnamen, Warenbezeichnungen usw. in diesem Werk
berechtigt auch ohne besondere Kennzeichnung nicht zu der Annahme, daß solche Namen im Sinne der
Warenzeichen- und Markenschutz-Gesetzgebung als frei zu betrachten wären und daher von jeder-
mann benutzt werden dürften.

2121/3130-543210

Vorwort

Die Morphologie war schon immer die Basis der klinischen und experimentellen Hämatologie. Die Knochenmarkaspiration mittels Punktionskanüle liefert seit über 50 Jahren, seit M. J. Arinkin 1929 (in *Folia Haematologica* 38: 233) die Methode der Nadelaspiration des Knochenmarks beschrieb, das Material zur Erkennung abnormer blutbildender Zellen und damit zur Diagnose von Blutkrankheiten. Ausstrichpräparate des Aspirats, gefärbt nach Pappenheim, liefern bestechend klare zytomorphologische Details. Wegen der unterschiedlichen Verteilung der hämatopoetischen Zellen in den Markräumen kann aber die Aspiration die wirkliche Zellanordnung nicht wiedergeben; auch kann sie die räumlichen Beziehungen der hämatopoetischen Zellen im Markstroma nicht aufklären; erst recht nicht die Wachstumsmuster maligner Lymphome und anderer Neoplasien sowie die Auswirkungen intramedullärer Krankheiten auf den Knochen oder ossärer Krankheiten auf das Mark.

Die chirurgisch entnommene Markbiopsie ist älter als die Nadelaspiration; die frühesten Beschreibungen dieser Technik stammen von Pianese (1903), der Mark aus der Femurepiphyse entnahm, und von Ghedini (1908), der den oberen Anteil der Tibia biopsierte. Erst später wurde die Technik der Biopsieentnahme aus dem Brustbein und dem Beckenkamm entwickelt. Letztere setzte sich als diagnostische Ergänzungsmethode zur Markpunktion durch. Die einfache Aspirationsmethode stand im Widerspruch zu den schwierigeren Biopsietechniken. Schließlich lohnte das diagnostische Endprodukt der Biopsie kaum die Mühen bei der Herstellung der Gewebsschnitte. Während die Biopsieentnahme durch bessere Nadelmodifikationen einfacher wurde, blieben die Schnitte entkalkter Biopsien beim Studium der Zellmorphologie nur ein zweitrangiger Ersatz für das Aspirationsmaterial.

In den letzten 10 Jahren fand ein wesentlicher Wandel statt – neue Nadeln wurden entwickelt, die den Patienten nur gering belasten und das Biopsiegewebe nur wenig beeinträchtigen. Schließlich ermöglicht die Methode der Plastikeinbettung – mit Pionierarbeit von R. Burkhardt – die Herstellung unentkalkter Semidünnschnitte des Knochenmarks. Gefärbt zeigen die Schnitte zytologische Details, vergleichbar mit der Qualität von Zellausstrichen, aber ohne mit dem Nachteil des Ausstreichens behaftet zu sein. Diese Entwicklung eröffnete ein neues Feld zum Verständnis der Pathophysiologie des Knochens und des Knochenmarks.

Traditionsgemäß lag die Interpretation der Knochenmarkaspirate in den Händen des Hämatologen, während die histologische Beurteilung des Knochens und des Knochenmarks vom Histopathologen durchgeführt wurde. Daß Knochen und Knochenmark aber verwandte Gewebe sind, deren Wechselwirkungen sich praktisch bei jeder Krankheit eines der beiden Organe zeigen, wurde erst in neuerer Zeit erkannt. Auch wird die Biopsie immer häufiger zur Erforschung der Pathogenese vón Tumormetastasen, der Wirkung angiogenetischer endothelialer Faktoren, der Frage der Zytotoxität und anderer fundamentaler Fragestellungen der Zellbiologie eingesetzt. Diagnostische wie wissenschaftliche Aspekte machen daher aus der Knochenmarkbiopsie ein wichtiges und interessantes Instrument für den Hämatologen, den Histopathologen und den Kliniker zugleich.

Es gibt relativ viele hämatologische Atlanten mit Darstellung hämatopoetischer Zellen im Knochenmark. Dagegen haben nur wenige Atlanten oder Textbücher ausschließlich die Histopathologie der Knochen- und Knochenmarkbiopsie zum Thema; unser Ziel war es, ein knappes, aber möglichst umfassendes Textbuch vorzulegen, das die wesentlichen Biopsiebefunde beschreibt und den deskriptiven Text mit pathophysiologischen Überlegungen auf der Basis morphologischer Daten ergänzt.

Zu diesem Vorhaben sind photographische Darstellungen nötig, die – so hoffen wir – in diesem Buch dem Leser in genügender Zahl und Qualität vorliegen. Die Schwarzweißabbildungen werden mit 16 Farbtafeln ergänzt. Die Verwendung von Farbbildern wurde vor allem durch die großzügige finanzielle Unterstützung der Gesellschaft für Strahlen- und Umweltforschung mbH, München, ermöglicht.

Zu diesem Buch haben viele beigetragen: Kollegen, die uns ihre Patienten überwiesen oder Biopsien geschickt haben; Mitarbeiter in den Labors, die die mikroskopischen Schnittpräparate angefertigt haben (Frau C. Bernhofer, Frau B. Buchenrieder, Frau E. Kothrade, Frau B. Kucherovsky, Frau S. Madsen, Frau R. Münich, Frau H. Muthmann, Frau W. Sommerfeld); Kollegen, die bei der Auswertung und Datenverarbeitung des großen Materials geholfen haben (Dr. K. Jäger, Dr. G. Kettner, Dr. G. Mahl); Mitarbeiter, die das Manuskript hergestellt (Frau I. Pascher, Frau G. Stark, Frau I. Weltmeier) und mitillustriert (Frau R. Berman, Frau F. Haag, Frau H. Petry, Frau I. Werner) haben; Dank gilt auch Herrn Dr. P. Altman und dem Verlag Chapman and Hall für die Herstellung der englischen Originalausgabe sowie vor allem Herrn B. Lewerich und seinen Mitarbeitern des Springer-Verlages, die für die anspruchsvolle Herstellung und Ausstattung dieser deutschen Ausgabe gesorgt haben. Diese Arbeit wurde großzügig von der Gesellschaft für Strahlen- und Umweltforschung mbH, Neuherberg b. München, unterstützt.

B. Frisch, S. M. Lewis, R. Burkhardt, R. Bartl

Inhaltsverzeichnis

Abkürzungen

AILD	Angioimmunoblastische Lymphadenopathie
AL	Akute Leukämie
ALL	Akute lymphatische Leukämie
AMF	Akute Myelofibrose
AML	Akute myeloische Leukämie
BLH	Benigne lymphoide Hyperplasie
CDA	Kongenitale dyserythropoetische Anämie
CEM	Chronische erythrämische Myelose
CLL	Chronische lymphatische Leukämie
CML	Chronische myeloische Leukämie
CMML	Chronische myelomonozytäre Leukämie
HCL	Haarzell-Leukämie
HD	Morbus Hodgkin
HMR	Histiozytäre medulläre Retikulose
HPT	Hyperparathyreoidismus
IT	Idiopathische Thrombozythämie
LPD	Lymphoproliferative Erkrankungen
LZI	Lymphzellinfiltrate
MDS	Myelodysplastisches Syndrom
MF/OMS	Myelofibrose/Osteomyelosklerose
MH	Maligne Histiozytose
ML	Malignes Lymphom
MM	Multiples Myelom
MPD	Myeloproliferative Erkrankungen
OAF	Osteoklastenaktivierender Faktor
PNH	Paroxysmale nächtliche Hämoglobinurie
PV	Polycythaemia vera
RAEB	Refraktäre Anämie mit Blastenvermehrung
VAHS	Virusassoziiertes hämophagozytisches Syndrom

1 Einleitung

In den letzten Jahren haben die Indikationen zur Knochenmarkbiopsie (KMB) enorm zugenommen. Dies gilt v. a. für Krankheiten auf dem Gebiete der Hämatologie, inneren Medizin, Onkologie und Osteologie (Burkhardt 1971; Byers 1977; Krause 1981; Gruber et al. 1981; Westerman 1981; Burkhardt et al. 1982; Rowden et al. 1982; Bartl et al. 1985). Das Interesse an dieser Methode wurde einerseits durch Verbesserungen der Biopsietechnik (Burkhardt 1971; Jamshidi u. Swaim 1971), andererseits durch die Einführung der Plastikeinbettung unentkalkter Gewebsproben geweckt. Erst die Kombination dieser beiden Techniken erlaubte eine optimale Auswertung im Lichtmikroskop (Te Velde et al. 1977; Brinn 1979; Takamiya et al. 1980; Burkhardt 1981; Westen et al. 1981; Beckstead et al. 1981; Moosavi et al. 1981; Block et al. 1982; Frisch et al. 1982).

Es liegen bereits mehrere Atlanten und Textbücher vor, die mit der Auswertung paraffineingebetteter Biopsien vertraut machen (z. B. Krause 1981). Dieses Buch beruht auf den Resultaten von unentkalkten, in Plastik eingebetteten Biopsien, nicht zuletzt wegen der raschen Verbreitung dieser Technik in zahlreichen Zentren. Die diagnostische Auswertung der Knochenmarkhistologie bedient sich weitgehend Biopsien aus dem Bereich des Beckenkamms, dem in der Klinik üblichen Entnahmeort.

Eine Liste von Biopsie-Instrumenten, die Beschreibung der Entnahmetechniken, eine Methode zur raschen Verarbeitung der Gewebsproben und die am häufigsten angewandten Färbemethoden werden im Anhang (Kap. 13) zusammengefaßt.

Angesichts der großen Zahl von Veröffentlichungen über die KMB, die in den letzten Jahren seit den frühen Publikationen von Burkhardt (1971), Duhamel (1974), Block (1976) und Rywlin (1976) erschienen sind, werden v. a. neuere Übersichtsarbeiten angegeben. Zusätzlich stützt sich dieses Buch auf die Auswertung von über 30 000 Biopsien in den Abteilungen der Autoren. Da bei diesem Buch der Schwerpunkt auf dem diagnostischen Wert der Histopathologie von Knochen und Knochenmark liegt, wurden Fragestellungen, bei denen eine KMB nur in Teilbereichen von Interesse ist, weggelassen.

1.1 Patienten

Die KMB kann bei Patienten jeden Alters durchgeführt werden. Spezielle Nadelmodifikationen wurden für Neugeborene und Kinder entwickelt. Die Patienten müssen über mögliche Risiken aufgeklärt werden und mit dem Eingriff einverstanden sein. Bei Minderjährigen ist das Einverständnis der Eltern bzw. der Erziehungsberechtigten nötig.

1.2 Biopsieort

Der bevorzugte Ort der Biopsieentnahme ist der vordere oder hintere Beckenkamm, wobei der Eingriff in Lokalanästhesie möglich ist. Gezielte Biopsien werden unter Durchleuchtungskontrolle oder im Rahmen eines chirurgischen Eingriffs unter Allgemeinnarkose im Operationssaal durchgeführt. In den verschiedenen Regionen des Beckenkammes sind unterschiedliche Volumenanteile der Knochenbälkchen und des Markgewebes bekannt, diesen möglichen Variationen kommt jedoch keine praktische Bedeutung zu. Ebenso variieren die Anteile von Spongiosa, Hämatopoese und Fettgewebe in den verschiedenen blutbildenden Skelettabschnitten, wenn auch die hämatopoetischen Zellreihen prozentual gleich verteilt sind (Whitehouse 1977; Whitehouse et al. 1971). Beispielsweise sind im Sternum und im Brustwirbel weniger Spongiosa, aber dafür mehr Markgewebe als im Beckenkamm vorhanden (Wintrobe 1981; Trubowitz u. Davies 1982). Im Bereich des Brustbeins sowie der Wirbel ist der Quotient aus Hämatopoese und Fettmark besonders hoch; ein Umstand, der das Sternum mit zum bevorzugten Aspirationsort werden ließ.

1.2.1 Kontraindikationen und Komplikationen

Die KMB ist (relativ) kontraindiziert bei Patienten mit ausgeprägter Blutungsneigung. Sollte eine Biopsie trotzdem dringend indiziert sein, müssen bei diesen Patienten die gleichen Vorsichtsmaßnahmen wie bei einer Operation getroffen werden. Lokale Infektionen kommen nur selten vor.

1.3 Biopsiegeräte

Es stehen im wesentlichen zwei Gruppen von Instrumenten zur Verfügung: die elektrisch angetriebene Hohlfräse (Myelotomie) und die manuelle Nadel, von der unterschiedliche Typen käuflich sind (s. Kap. 13). Die Fräse wird zur vertikalen, die großlumige transiliale Nadel zur horizontalen Beckenkammbiopsie benützt – beide liefern relativ breite Zylinder von jeweils 4 und 8 mm Durchmesser. Diese sind besonders für histomorphometrische Untersuchungen des Knochens geeignet. In den meisten Fällen werden jedoch Nadeln mit 2–3 mm Innendurchmesser verwendet; die Biopsie wird am Processus spinosus superior des hinteren Beckenkammes durchgeführt. Die Länge dieser Biopsie ist variabel, kann jedoch 3–4 cm betragen (genauere Angaben zur Benutzung der verschiedenen Instrumente in Kap. 13). Repräsentative Schnitte der mit verschiedenen Biopsieinstrumenten gewonnenen Gewebsproben sind in den Abb. 1.1 und 1.2 zu sehen.

In einer retrospektiven Studie an 15 000 mit dem Myelotomiegerät gewonnenen Biopsien waren nur 1% von ungenügender Qualität; dagegen waren ungefähr 10% der 18 000 mit der Jamshidi-Nadel gewonnenen Biopsien nur ungenügend auswertbar. Neue Modifikationen der Nadeltechnik führten jedoch zu einer deutlichen Qualitätsverbesserung, so daß die Resultate beider Methoden jetzt gleich sind.

Szintigraphische Untersuchungen des Beckenkamms nach Biopsie zeigten bei der Nadeltechnik keine pathologischen Anreicherungen (Tyler u. Powers 1982). Aus

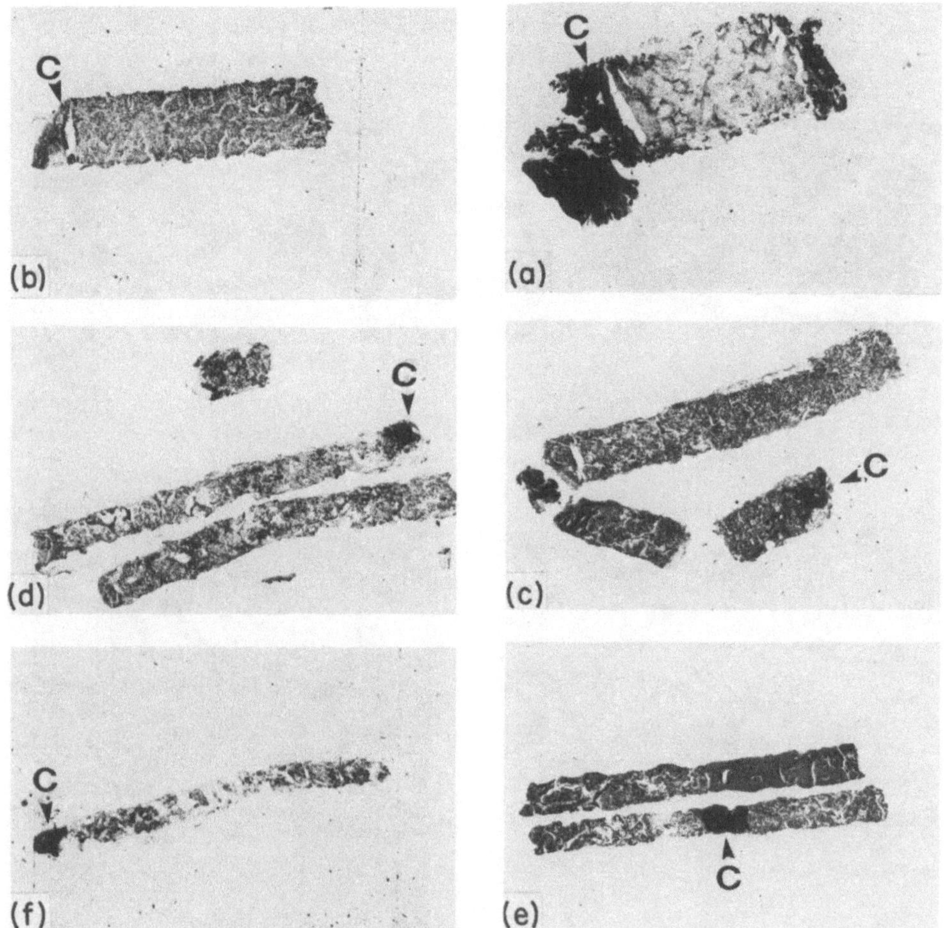

Abb. 1.1a–f. Beispiele von Beckenkammbiopsien, mit verschiedenen Instrumenten entnommen; alle mit gleicher Vergrößerung fotografiert; **a** transiliale Biopsie 7 × 18 mm; **b** Myelotomiegerät 4 × 17 mm; **c** übliche manuelle Nadel 3 × 20 mm; **d** Islam-Nadel 2 × 22 mm; **e** Islam-Nadel 2 × 25 mm; **f** Jamshidi-Nadel 1,5 × 21 mm. *C* Cortex

neueren Untersuchungen von Biopsien, die von Sternum, Brust- und Lendenwirbel und vom Beckenkamm entnommen wurden, kann geschlossen werden, daß die Beckenkammbiopsie den Zustand des gesamten roten Knochenmarks widerspiegelt, auch wenn es quantitative Unterschiede in den verschiedenen Skelettregionen gibt (Whitehouse 1977; Bartl et al. 1984).

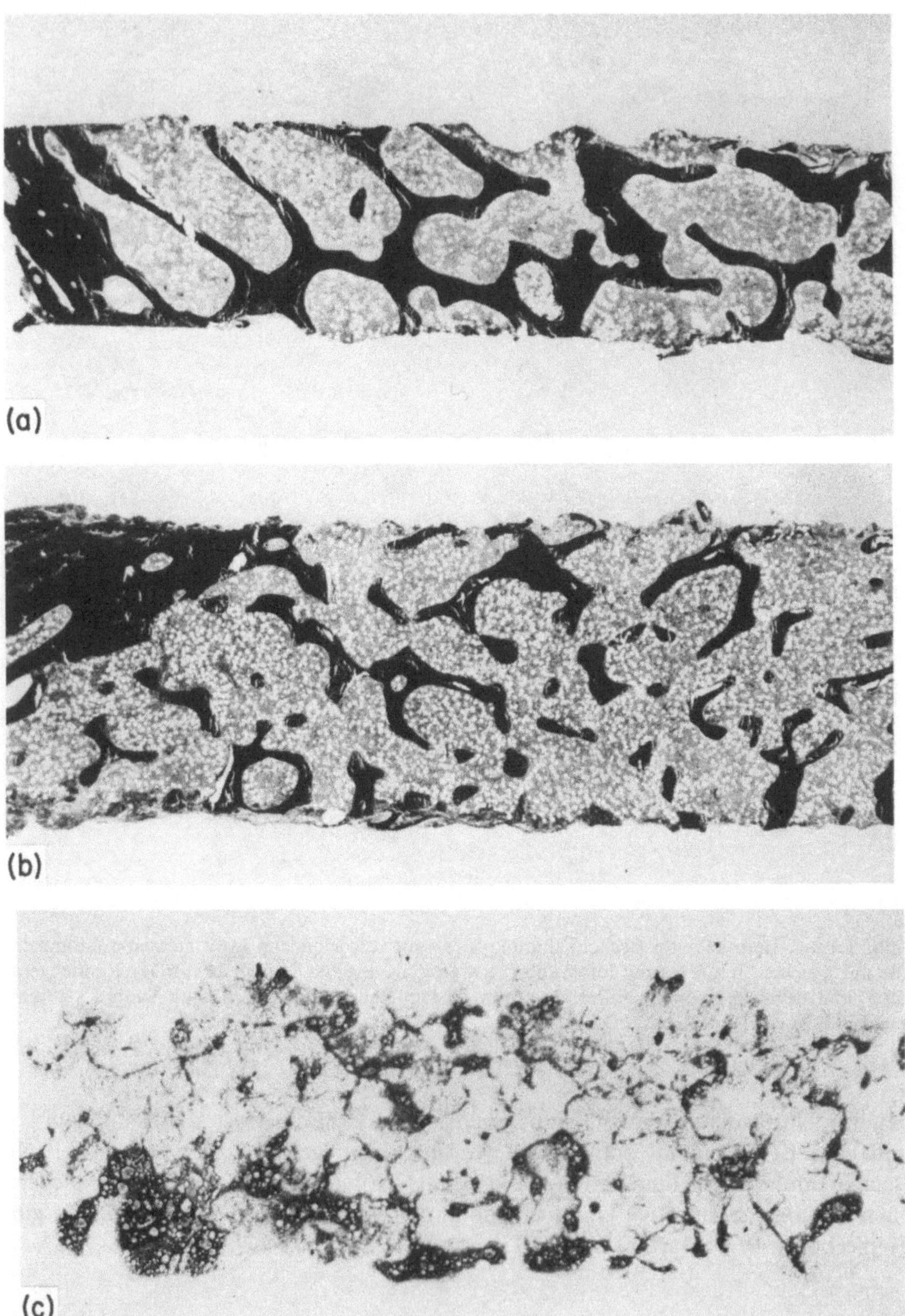

Abb. 1.2a–c. Schnitt einer Biopsie, **a** mit der Jamshidi Nadel entnommen (Vergr. 10:1, Gomori); **b** mit dem Myelotomiegerät entnommen (Vergr. 10:1, Gomori); **c** Abdruckpräparat einer längshalbierten Biopsiehälfte (Vergr. 10:1, Giemsa)

1.4 Indikationen

Eine lange Liste von Indikationen wurde inzwischen auf den Gebieten der Hämatologie, inneren Medizin, Onkologie und Osteologie erarbeitet. Zusammengefaßt handelt es sich um folgende Gruppen:

1. In allen Fällen, in denen eine Aspiration des Knochenmarks als diagnostische Untersuchung vorgesehen ist, ist auch eine gleichzeitig durchgeführte Biopsie von Vorteil. Der Patient ist psychisch vorbereitet, die Lokalanästhesie ist bereits durchgeführt und die psychischen und physischen Belastungen eines zusätzlichen späteren Eingriffes können vermieden werden. Ferner ergänzen sich Aspiration und Biopsie in der Aussagekraft. Wird dennoch die Biopsie unterlassen, so steht dem behandelten Arzt nicht die volle Information zur Verfügung, dem Patienten kommen nicht alle möglichen Vorteile der Untersuchung zugute.

2. Bei allen Erkrankungen mit primärer oder sekundärer Beteiligung des Knochens.

3. Abklärung zahlreicher anderer Erkrankungen, z. B. Infektionen, einschließlich Toxo- und Histoplasmose (Jones u. Goodwin 1981), granulomatöse Erkrankungen, Amyloidose, Vaskulopathien, Fieber unklarer Ursache und Auswirkungen metabolischer Störungen (Kass 1979; Krause 1981; Frisch et al. 1982).

4. Bei jeder Punctio sicca, oder wenn bei der Aspiration nur ungenügendes Material gewonnen wird.

5. Bei allen Patienten mit der Diagnose bzw. Verdachtsdiagnose einer myelo- oder lymphoproliferativen Erkrankung, bei anderen malignen Krankheiten, myelodysplastischen Syndromen, Zytopenien und Speicherkrankheiten. Ebenso bei Erkrankungen, bei denen der Zustand des Knochenmarks klinisch von Interesse ist (Burkhardt et al. 1982; Bartl et al. 1984; Frisch et al. 1982).

6. Zur Kontrolle therapeutischer Maßnahmen oder zur Beurteilung des weiteren Krankheitsverlaufs sowie zur Erkennung von Restinfiltraten maligner Zellen; zur Beurteilung des Knochenmarks vor und nach Transplantation (Golembe et al. 1979; Wittels 1980; Chessels et al. 1981).

1.5 Auswertung der Beckenkammbiopsien

Das Spektrum der Volumenanteile von Knochen, Hämatopoese und Fettgewebe sowie deren topographische Beziehungen untereinander zeigen die Biopsieschnitte in Abb. 1.2.

Die Knochenrinde (Kompakta) am vorderen Beckenkamm ist großteils porös (Whitehouse 1977) mit durchschnittlich 25 Vol.-% Markraum und von unterschiedlicher Dicke (Abb. 1.3 und 1.4). Auch der Durchmesser der Knochenbälkchen erweist sich sehr variabel. Diese strukturellen Eigenheiten gelten auch für den hinteren Anteil des Beckenkammes. Vor allem bei histomorphometrischen Analysen und vergleichenden Studien müssen diese quantitativen Variationen mitberücksichtigt werden.

Histomorphometrische Daten sind in Tabelle 1.1 und Abb. 1.5 dargestellt. Für qualitative und quantitative Analysen sollten nur Schnitte ohne Quetschungsarte-

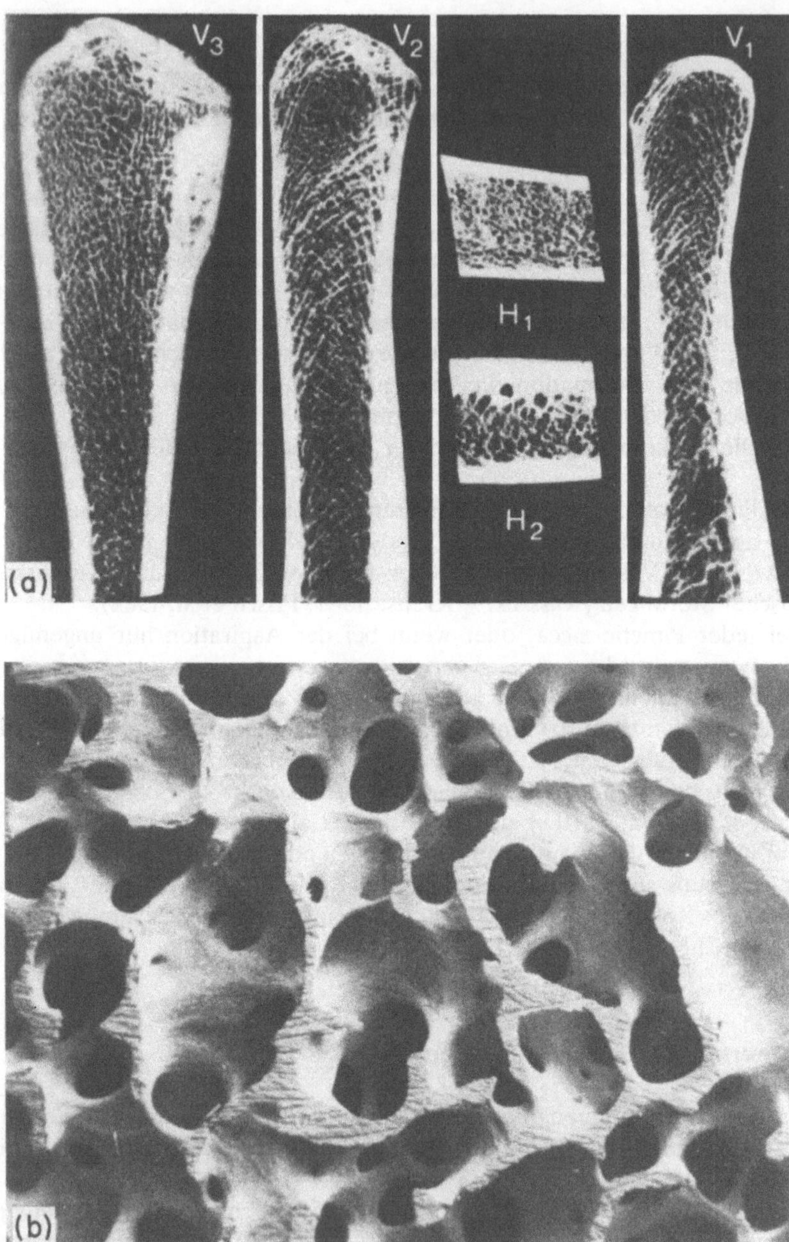

Abb. 1.3. a Vertikalschnitte durch den vorderen Anteil des Os ilium einer 25 Jahre alten Frau (Unfalltod). Sie zeigen Strukturvariationen und die Dicke der Kompakta an unterschiedlichen Entnahmeorten; **b** Rasterelektronenmikroskopische Aufnahme einer repräsentativen Spongiosastruktur des Beckenkammes. (Aus W. J. Whitehouse, Cancellous bone in the anterior part of the iliac crest. Calcif. Tissue Res. *26*, 67–76, 1977)

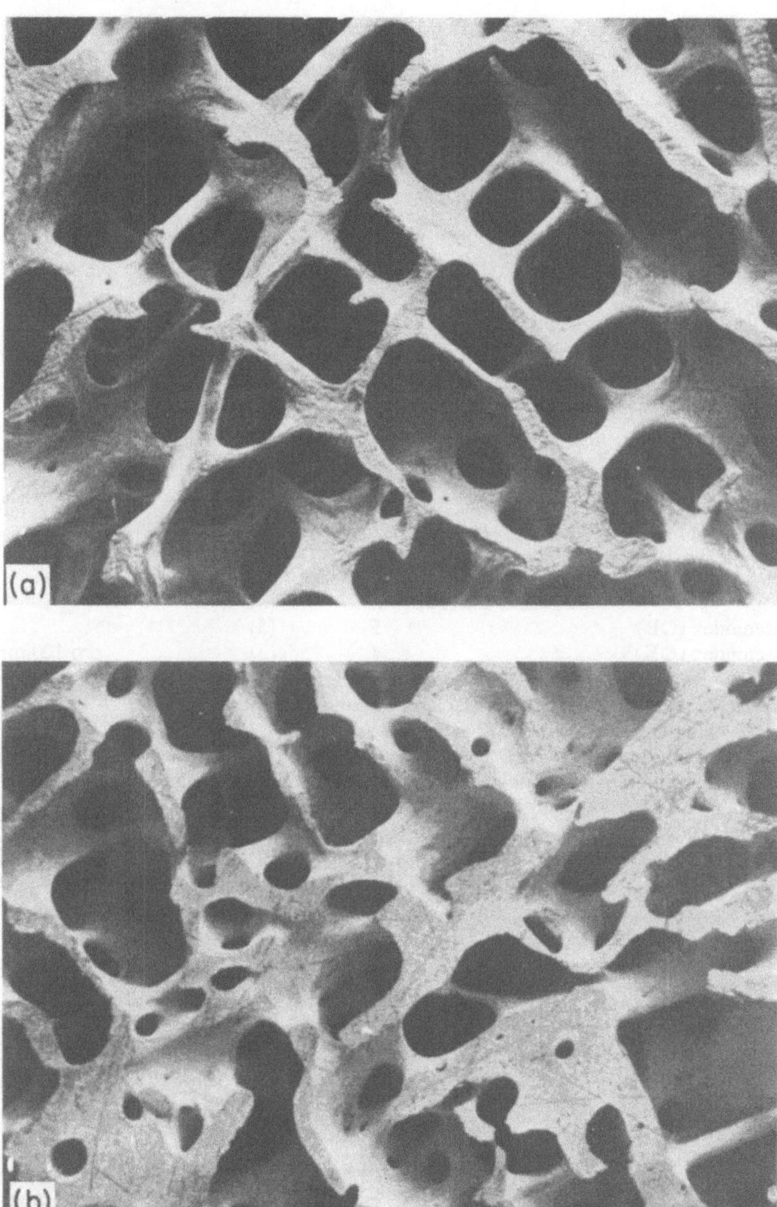

Abb. 1.4a, b. Rasterelektronenmikroskopische Aufnahmen der Spongiosa von Schnitt V2 in Abb. 1.3a, ungefähr 30 mm unterhalb des Beckenkammes. Sie zeigen die Variationen der spongiösen Knochenstruktur. **a** Dünnere Knochenbälkchen mit weiteren Abständen; **b** normale Anordnung. (Aus W. J. Whitehouse, Cancellous bone in the anterior part of the iliac crest. Calcif. Tissue Res. *26*, 67–76, 1977)

Tabelle 1.1. Histomorphometrie des normalen Knochens und Knochenmarks[a]

Variable	Mittelwert	(SD)	Dimension
Hämatopoese	40	(9)	Vol.-%
Fettmark	28	(8)	
Spongiosa	26	(5)	
Osteoid	0,3	(0,2)	
Sinus	4,5	(2,1)	
H/F-Index[b]	1,4		
G/E-Index[c]	2,8		
Lymphozyten (diffus)	20	(12)	pro mm^2
Mastzellen	2	(1)	
Megakaryozyten	8	(4)	
Makrophagen (eisenspeichernd)	16	(10)	
Plasmazellen	21	(18)	
Lymphzellinfiltrate	2		%
Arterien	3	(4)	pro 100 mm^2
Arteriolen	26	(18)	
Kapillaren	101	(61)	
Sinus	1700	(825)	
Osteoblastenindex (OB)[d]	5	(5)	%
Osteoklastenindex (OK)[e]	4	(3)	pro 100 mm

[a] Diese Werte wurden an 158 Biopsien gesunder Personen ermittelt.
[b] H/F-Index = Hämatopoese (Vol.-%)/Fettmark (Vol.-%).
[c] G/E Index = granulopoetische Zellen (n)/erythropoetische Zellen (n).
[d] OB = % des mit kubischen Osteoblasten bedeckten Spongiosaumfangs.
[e] OK = Anzahl der Osteoklasten pro 100 mm Spongiosaumumfang.
SD = Standardabweichung.

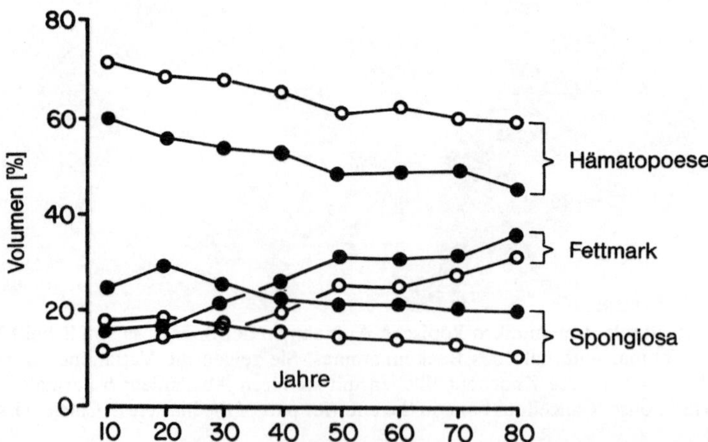

Abb. 1.5. Quantitative Auswertung von Hämatopoese, Fettmark und Spongiosa in KMB von 158 Autopsiefällen (nichthämatologische und nichtosteologische Erkrankungen). Beachte die stete Abnahme von Hämatopoese und Spongiosa mit zunehmendem Alter. ● Beckenkamm, ○ Lendenwirbel

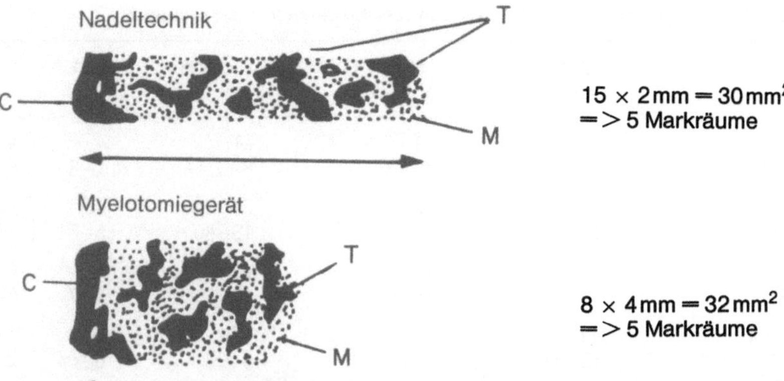

Abb. 1.6. Minimale Biopsiegröße für eine repräsentative histologische Beurteilung. Bei Patienten im Alter über 60 Jahre, bei denen die subkortikalen Regionen häufig von Fettmark ausgefüllt sind, muß die beurteilbare Fläche entsprechend größer sein. (*C* Cortex, *T* trabekulärer Knochen, *M* Mark)

fakte und mit mindestens 5 gut erhaltenen Markräumen verwendet werden (Abb. 1.6). Für zuverlässige und repräsentative histomorphometrische Messungen ist eine Biopsiefläche von 60–80 mm² nötig. Die statistische Auswertung sollte computergerecht erfolgen und sich bewährter statistischer Programme bedienen (z. B. Dixon u. Brown 1979).

1.5.1 Histomorphometrie

Diese Meßmethode dient zur quantitativen Erfassung der Parameter von Knochen und Knochenmark (Bordier et al. 1964; Kerndrup et al. 1980; Bartl et al. 1984). Dafür wird bevorzugt plastikeingebettetes Material verwendet, um Schrumpfungsartefakte nach Entkalkung und Paraffineinbettung zu vermeiden (Lane u. Ralis 1983).

Zur Histomorphometrie stehen mehrere Verfahren zur Verfügung:
1. Subjektive Beurteilung der Strukturen und der einzelnen Komponenten des Biopsieschnitts, gewonnen an einer Anzahl von Gesichtsfeldern im Lichtmikroskop (Hennig 1975).
2. Beurteilung mittels eines Integrationsokulars (Merz u. Schenk 1970); als Beispiel s. Tabelle 1.2.
3. Halbautomatische oder automatische Messungen mit oder ohne computergestützte Auswertung der Resultate, ihrer Korrelationen und ihrer statistischer Signifikanzen (Malluche et al. 1982a; Revell 1983). Vergleichende Studien haben kürzlich die Zuverlässigkeit histomorphometrischer Untersuchungen des spongiösen Knochens belegt (Schwartz u. Recker 1981; de Vernejoul et al. 1981).
4. Funktionelle Studien mittels Tetrazyklinmarkierung (Fallon u. Teitelbaum 1981).

Tabelle 1.2. Histomorphometrische Daten bei unterschiedlichen Erkrankungen

	Spongiosa Vol.-%	Hämatopoese Vol.-%	Fettmark Vol.-%	OB	OK
Normal	25**	54	21	4	5
42 (15–74)*	20–32	40–63	8–31	1–8	0–9
HPT	23	42	27	18	20
51 (25–66)	14–33	18–46	18–86	6–81	16–109
Osteoporose	14	42	42	5	6
45 (26–78)	6–19	18–51	32–52	1–7	0–9
Morbus Paget	48	5	18	24	13
63 (48–81)	12–82	0–32	4–28	6–64	2–42
Polyzythämia vera	21	62	12	7	2
56 (32–76)	15–28	34–85	0–18	0–11	0–5
CML	20	75	2	5	2
46 (26–96)	10–29	62–90	0–16	1–8	0–4
MF/OMS	32	33	14	5	5
57 (37–74)	21–69	12–41	4–28	2–16	1–8
Aplastische Anämie	23	22	53	3	4
49 (34–81)	8–28	3–31	46–82	0–6	0–8
Multiples Myelom	23	28	26	9	22
61 (33–84)	2–41	0–35	0–44	2–18	12–62

* Alter, Mittelwert (Streubreite)
** obere Zahl = Mittelwert, untere Zahlen = Streubreite
OB   = Osteoblastenindex (Definition s. Tabelle 1.1)
OK   = Osteoblastenindex (Definition s. Tabelle 1.1)
HPT   = primärer Hyperparathyreoidismus
CML   = chronische myeloische Leukämie
MF/OMS   = Myelofibrose/Osteomyelosklerose

1.5.2 Fallstricke der histologischen Diagnostik

1. Histologische Variationen innerhalb der Biopsie (Abb. 1.7).
2. Subkortikale Hypoplasie.
3. Alternierende markatrophische und hyperplastische Bezirke in tieferen Anteilen der Biopsie (Abb. 1.8 und 1.9) und Konzentration bestimmter Zelltypen in einzelnen Markräumen (Abb. 1.7).
4. Auftreten diagnostisch irreführender Artefakte. Diese können bei der Durchführung der KMB leicht erzeugt werden, z.B. können Anteile der Haut, des Skelettmuskels, des Knorpels oder des Knochens in die Biopsie gequetscht werden. Zusätzlich können Veränderungen hämatopoietischer Zellen durch eine Reihe von technischen Pannen bei der Präparation entstehen. Einige der häufigsten Artefakte sind in Abb. 1.10 dargestellt.
5. Schräge oder tangentiale Biopsieentnahme mit Vortäuschung eines extrem dichten Knochens (Abb. 1.11).

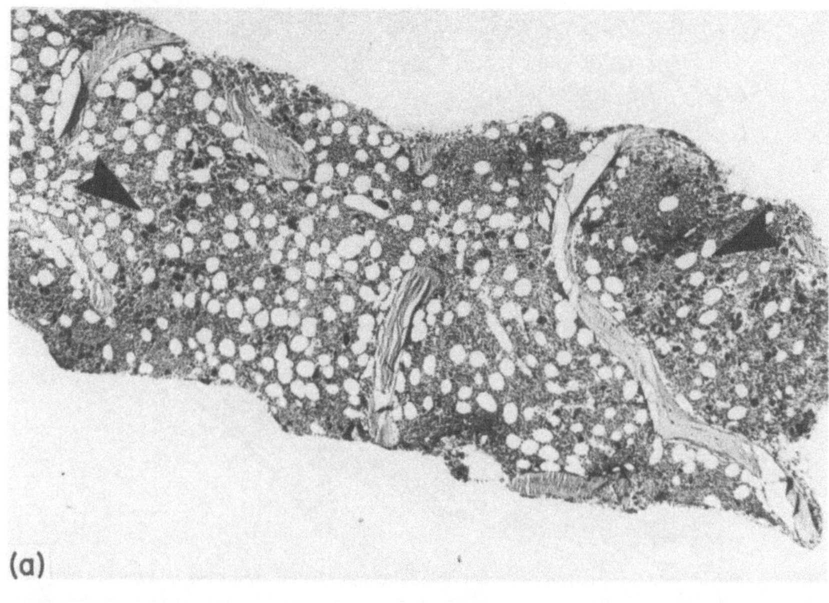

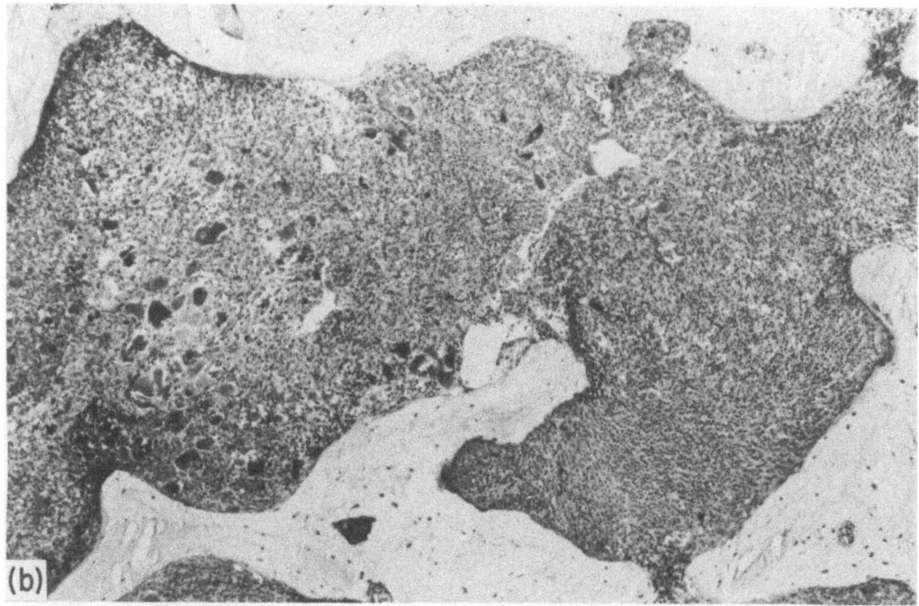

Abb. 1.7 a, b. Unterschiedliche Verteilung der Zellreihen im Knochenmark bei myeloproliferativen Erkrankungen. **a** Reifzellige megakaryozytäre Myelose, nur in den mit *Pfeilen* markierten Räumen nachweisbar (*rechts* und *links;* Vergr. 60:1, Giemsa); **b** chronische myeloische Leukämie; *links* Markraum mit gemischter granulozytärer und megakaryozytärer Proliferation, *rechts* nur granulozytäre Hyperplasie (Vergr. 100:1, Giemsa)

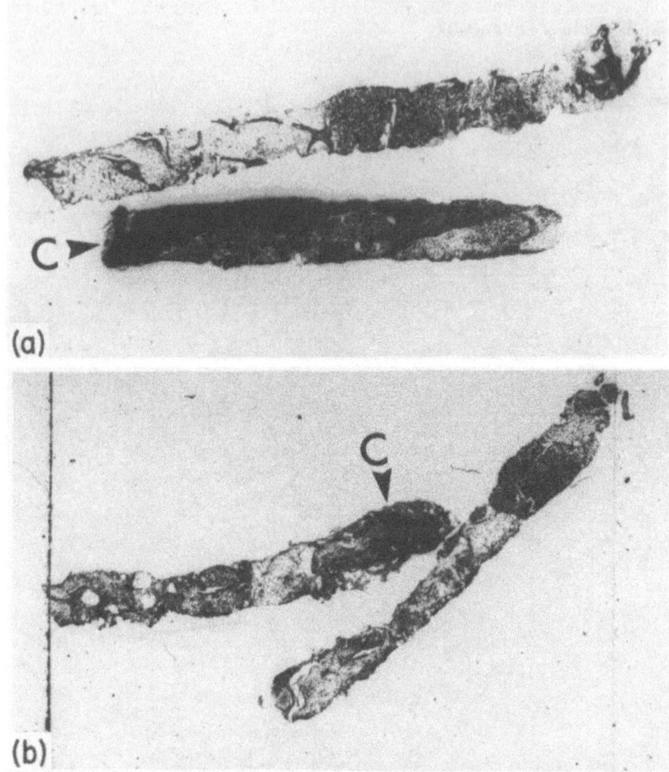

Abb. 1.8a, b. KMB eines Patienten mit multiplem Myelom, in der Biopsie diagnostiziert; Biopsiegröße 2 × 15, 17, 18 und 22 mm. Zwei Biopsiezylinder aus angrenzenden Arealen des anästhesierten Bereichs entnommen, jeder in zwei Stücke geschnitten und getrennt eingebettet; beachte hyperzelluläre und aplastische Bezirke (*C* Cortex; Vergr. 4:1, Gomori)

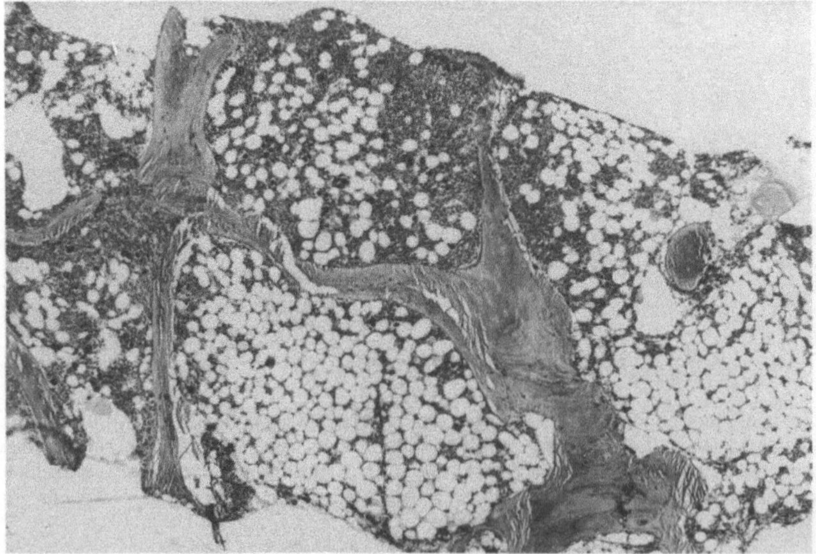

Abb. 1.9. Schnitt einer KMB eines 33 Jahre alten Patienten mit Thrombozytose, nach Operation eines Kolonkarzinoms. Beachte die Variation der Markzellularität, keine Zunahme von Megakaryozyten (Vergr. 40:1, Giemsa)

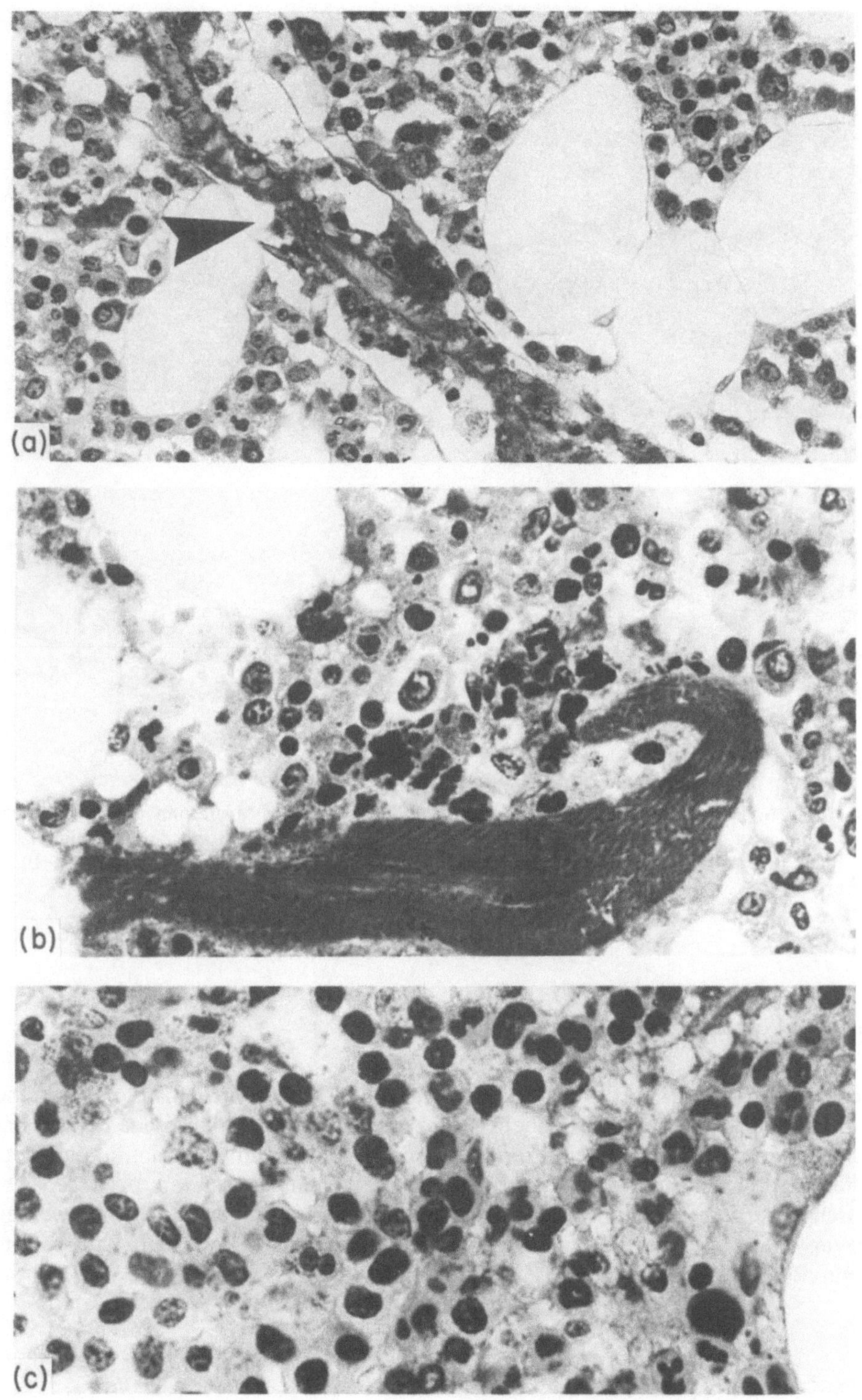

Abb. 1.10a–c. Artefakte in der KMB. **a** Amorphes Material und Knochen im Sinuslumen *(Pfeil);* **b** quergestreifte Muskulatur; **c** Verlust der Zellkerndetails bei ungenügender Fixation (Vergr. 400:1, Giemsa)

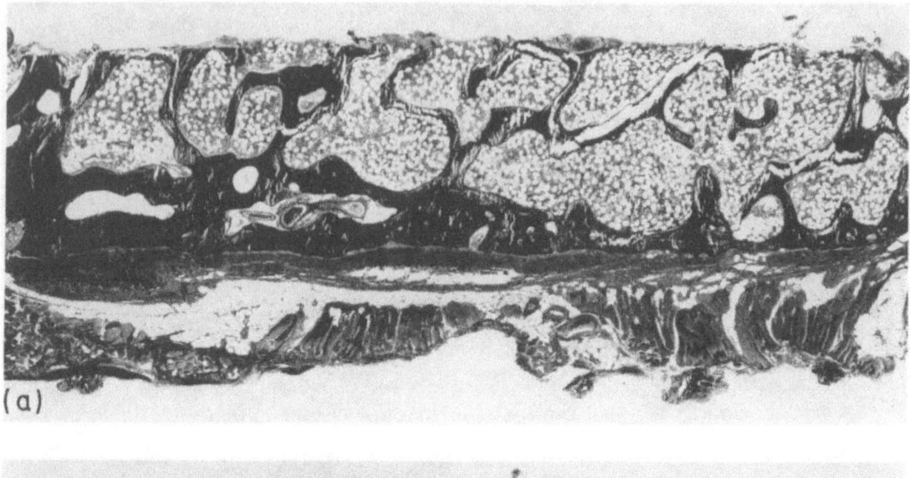

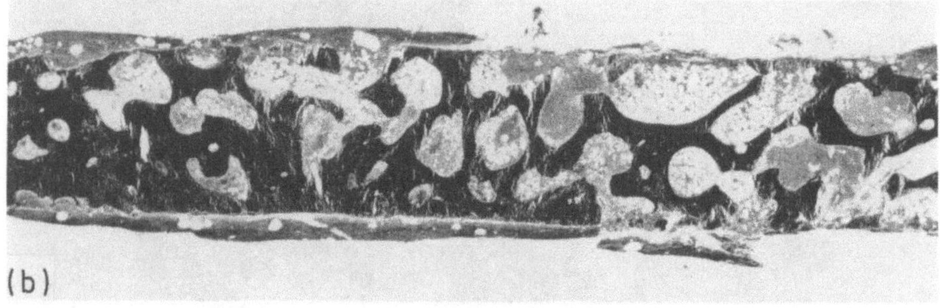

Abb. 1.11a, b. Tangential entnommene Gewebszylinder. **a** Mit dem Myelotomiegerät gewonnen: breite Kompakta, Periost und Muskelgewebe (Vergr. 10:1, Gomori); **b** mit der Jamshidi-Nadel gewonnen: wegen des hohen Kompaktaanteils eine Osteosklerose vortäuschend (Vergr. 10:1, Gomori)

1.5.3 Diagnostische Auswertung

Dies geschieht bereits bei der ersten Durchsicht mit dem Erkennen histologischer und histopathologischer Befunde (Tabelle 1.3); danach werden der klinische Befund des Patienten und die Resultate anderer diagnostischer Maßnahmen zusammen mit dem Differentialblutbild und den Ausstrichen des Knochenmarkaspirats bzw. den Abklatschpräparaten der Biopsie in die Beurteilung miteinbezogen. Zusätzlich werden Enzym- oder Markerstudien, Ausstriche, Abklatschpräparate oder Kryostatschnitte (wenn nötig) mitberücksichtigt (Zucker-Franklin et al. 1981).

Tabelle 1.3. Vorgehen bei der Auswertung einer KMB

---

1 Beurteilung der Gesamtbiopsie
   – Qualität, Artefakte
   – Kompakta und Spongiosa
   – Fettmark
   – Zellularität
   – Infiltration

2 Beurteilung der Spongiosa
   – Bälkchenstruktur
   – Osteoidsäume
   – Osteoblasten
   – Osteozyten
   – Osteoklasten
   – Geflechtsknochen

3 Beurteilung der Hämatopoese
   – Topographie der Zellreihen
   – Erythropoese
   – Megakarypoese
   – Granulopoese
   – Atypische Blastenformen

4 Beurteilung des Knochenmarkstromas
   – Gefäße
   – Makrophagen
   – Plasmazellen
   – Lymphozyten
   – Lymphzellinfiltrate
   – Mastzellen
   – Fasern
   – Eisenspeicherung
   – Granulome

5 Beurteilung maligner Zellinfiltrate
   – Zelltyp
   – Zellreihe(n)
   – Wachstumsmuster
   – Infiltratmenge
   – Stromareaktion

6 Klinische Interpretation der wesentlichen pathologischen Befunde
   Stellungnahme zur klinischen Fragestellung

Literatur

Bartl R, Frisch B, Burkhardt R (1984) Die Knochenmarkbiopsie. Eine neue Dimension für Klinik und Prognose maligner Blutkrankheiten. Karger, Basel

Bartl R, Frisch B, Burkhardt R (1985) Bone marrow biopsies revisited. A new dimension for haematologic malignancies, 2nd edn. Karger, Basel

Beckstead JH (1986) The bone marrow biopsy. A diagnostic strategy. Arch Pathol Lab Med 110:175–179

Beckstead JH, Halverson PS, Ries CA, Bainton DF (1981) Enzyme histochemistry and immunohistochemistry on biopsy specimens of pathologic human bone marrow. Blood 57:1088–1098

Block M (1976) Text atlas of hematology. Lea and Febiger, Philadelphia

Block MH, Trenner L, Ruegg P, Karr M (1982), Glycol methacrylate embedding technique emphasizing cost containment, ultrarapid processing, and adaptability to a variety of staining techniques. Lab Med 13:290–298

Bordier F, Matrait H, Miravet L, Hioco D (1965) Mesure histologique de la masse et de la resorption des travees osseuses. Pathol Biol 12:1238–1243

Brinn NT (1979) Glycol methacrylate for routine, special stains, histochemistry, enzyme histochemistry and immunohistochemistry. A simplified cold method for surgical biopsy tissue. J Histochem 3:125–130

Burkhalter JL, Patel BR, Harrison RB (1983) Radionuclide bone scan as an aid in localizing lesion for bone biopsy. Skeletal Radiol 9:246–247

Burkhardt R (1971) Bone marrow and bone tissue: colour atlas of clinical histopathology. Springer, Berlin

Burkhardt R (1981) Bone marrow histology. In: Catovsky (ed) Methods in hematology. The leukemic cell. Churchill Livingstone, Edinburgh, pp 49–86

Burkhardt R, Frisch B, Bartl R (1982) Bone biopsy in haematological disorders. J Clin Path 35:257–284

Byers PD (1977) The diagnostic value of bone biopsies. In: Avioli LV, Krane SM (eds) Metabolic bone disease, vol 1. Academic Press, New York, pp 183–236

Chessels JM, Breatnach F (1981) Late marrow recurrences in childhood acute lymphoblastic leukemia. Br Med J 283:749–751

Dixon WJ, Brown MB (eds) (1979) BMDP Biomedical Computer Programs. University of California Press, Berkeley

Duhamel G (1974) Histopathologie clinique de la moelle osseuse. Masson et Cie, Paris

Fallon MD, Teitelbaum SL (1981) A simple procedure for the rapid histologic diagnosis of metabolic bone disease. Calcif Tissue Int 33:281–283

Frisch B, Bartl R (1984) Bone marrow biopsies updated (Bibliotheca Haematologica, 50). Karger, Basel

Frisch B, Bartl R, Burkhardt R (1982) Bone marrow biopsy in clinical medicine: an overview. Haematologia 3:245–285

Golembe B, Ramsay NK, McKenna R, Nesbit ME, Krivit W (1979) Localised bone marrow relapse in acute lymphoblastic leukemia. Med Pediat Oncol 6:229–234

Gruber HE, Staufer ME, Thompson ER, Baylink DJ (1981) Diagnosis of bone disease by core biopsies. Sem Haematol 18:258–278

Hennig, A (1975) Kritische Betrachtungen zur Volumen- und Oberflächenmessung in der Mikroskopie. Zeiss Werkzeitschr 30:78–86

Hodgson SF, Johnson KA, Muhs JM, Lufkin EG, McCarthy JT (1986) Outpatient percutaneous biopsy of the iliac crest: methods, morbidity, and patient acceptance. Mayo Clin Proc 61:28–33

Jamshidi J, Swaim RW (1971) Bone marrow biopsy with unaltered architecture: a new biopsy device. J Lab Clin Med 77:335–342

Jones RC, Goodwin RA (1981) Histoplasmosis of bone. Am J Med, 70, 864–866

Kass L (1979) Bone Marrow interpretation. J. Lippincott, Philadelphia

Kerndrup G, Pallesen G, Melsen F, Mosekilde L (1980) Histomorphometrical determination of bone marrow cellularity in iliac crest biopsies. Scand J Haematol 24:110–114

Krause JR (1981) Bone marrow biopsy. Churchill Livingstone, Edinburgh

Lane J, Ralis ZA (1983) Changes in dimensions of large cancellous bone specimens during histological preparation as measured on slabs from human femoral heads. Calcif Tissue Int 35:1–4

Malluche HH, Meyer W, Sherman D, Massry SG (1982a) Quantitative bone histology in 84 normal American subjects. Calcif Tissue Int 34:449–455

Malluche H, Sherman D, Meyer W, Massry SG (1982b) A new semiautomatic method for quantitative static and dynamic bone histology. Calcif Tissue Int 34:439–448

Merz WA, Schenk RK (1970) Quantitative structural analysis of human cancellous bone. Acta Anatomica 75:54–66

Moosavi H, Lichtman MA, Donnelly JA, Churukian CJ (1981) Plastic-embedded human marrow biopsy specimens. Arch Pathol Lab Med 105:269–273

Revell PA (1983) Histomorphometry of bone. J Clin Path 36:1323–1331

Rowden G, Sacher RA, More NS (1982) Plastic embedded specimens for evaluation of bone marrow. In: Roath S (ed) Topical reviews in haematology, vol II. Wright, Bristol

Rywlin AM (1976) Histopathology of the bone marrow. Brown and Company, Boston
Schaefer HE (1985) Beckenkammbioptische Diagnostik. Osteologie – Hämatologie – Onkologie – metabolische Störungen. Internist 26:453–477
Schwartz MP, Recker RR (1981) Clinical investigation: comparison of surface density and volume of human iliac trabecular bone measured directly and by applied stereology. Calcif Tissue Int 33:561–565
Takamiya H, Batsford S, Vogt A (1980) An approach to postembedding staining of protein (immunoglobulin) antigen embedded in plastic: prerequisites and limitations. J Histochem Cytochem 28:1041–1049
Trubowitz S, Davies S (eds) (1982) The human bone marrow anatomy, physiology and pathophysiology, vols I and II. CRC Press, Boca Raton, Florida
Tyler JL, Powers TA (1982) Bone scanning after marrow biopsy. J Nucl Med 23:1985–1987
TeVelde J, Burkhardt R, Kleiverda K, Leenheers-Binnendijk L, Sommerfeld W (1977) Methylmethacrylate as an embedding medium in histopathology. Histopathology 1:319–330
de Vernejoul MD, Kuntz D, Miravet L, Goutallier D, Ryckewaert, A (1981) Bone histomorphometric reproducibility in normal patients. Calcif Tissue Int 33:369–374
Westen H, Mück K-F, Post L (1981) Enzyme histochemistry on bone marrow sections after embedding in methacrylate at low temperature. Histochemistry 70:95–105
Westerman MP (1981) Bone marrow needle biopsy: an evaluation and critique. Sem Haematol 18:293–300
Whitehouse WJ, Dyson ED, Jackson CK (1971) The scanning electron microscope in studies of trabecular bone from a human vertebral body. J Anat 108:481–496
Whitehouse WJ (1977) Cancellous bone in the anterior part of the iliac crest. Calcif Tissue Res 26:67–76
Wintrobe, MM (1981) Clinical hematology, 8th edn. Lee and Febiger, Philadelphia
Wittels B (1980) Bone marrow biopsy. Changes following chemotherapy for acute leukemia. Am J Surg Path 4:135–142
Wittels B (1985) Surgical pathology of bone marrow – core biopsy diagnosis. Saunders, Philadelphia
Zucker-Franklin D, Greaves MF, Grossin CE, Marmont AM (1981) Atlas of blood cells: function and pathology. Lea and Febiger, Philadelphia

2 Normalbefunde von Knochen und Knochenmark

2.1 Knochen

2.1.1 Osteone

Osteone sind annähernd konzentrisch angeordnete Knochenlamellen, die einen zentralen (Havers-)Kanal mit seinen Blutgefäßen umscheiden (Abb. 2.1b). Durch Umbauvorgänge bekommen die Lamellensysteme einen regelmäßigen Bau mit Verzweigungen der gefäßführenden Kanäle. Die Osteone sind in Längsachse der Knochen orientiert und erlauben dadurch die außergewöhnliche Belastbarkeit entlang den Spannungslinien.

2.1.2 Knochenrinde (Kompakta)

Sie stellt sich in der KMB als eine unterschiedlich breite Schicht kompakten Knochens dar (Abb. 2.1). Ihre Außenschicht ist vom Periost, ihre Innenseite vom Endost mit einer einschichtigen Zellage bedeckt (Abb. 2.1, 2.2 und 2.3a). Zeichen eines Knochenumbaus wie Nachweis von Osteoklasten in ausgehöhlten Nischen (Howship-Lakunen) und von kubisch angeordneten Osteoblasten auf Osteoidsäumen (Abb. 2.3b, 2.4a) oder auf der Trabekeloberfläche werden häufig im subkortikalen Bereich beobachtet, selbst wenn der spongiöse Knochen frei davon erscheint. Es herrscht eine feingesteuerte Abstimmung zwischen Knochenan- und Knochenabbau, an der hochkomplexe Regulationsmechanismen beteiligt sind (Rodan u. Martin 1981; Raisz u. Kream 1983).

2.1.3 Knochenbälkchen (Spongiosa, trabekulärer Knochen) (Farbtafel I a)

Diese Begriffe leiten sich von dem schwammartig angeordneten, porösen Knochen ab, der von der Knochenrinde eingehüllt wird und mit einer geschlossenen Zellschicht, dem Endost, ausgelegt ist.

Osteopenie bezeichnet eine Volumenminderung des trabekulären Knochens, meistens durch eine Verschmälerung (Rarefizierung) der Bälkchen und der daraus resultierenden Verbreiterung der Markräume bedingt.

Abb. 2.1a–d. Schnitte von Biopsien des hinteren Beckenkamms zur Illustration der Spongiosastruktur. **a** Knochenrinde mit lamellärer Anordnung (*Pfeil;* Vergr. 40:1, Giemsa); **b** Knochenrinde mit Haverschen Systemen (*Pfeile;* Vergr. 100:1, Giemsa); **c** Knochenrinde mit einigen Markräumen (Vergr. 100:1, Giemsa); **d** spongiosierte Knochenrinde (Vergr. 20:1, Gomori). (*C* Cortex, *P* Periost, *M* Mark)

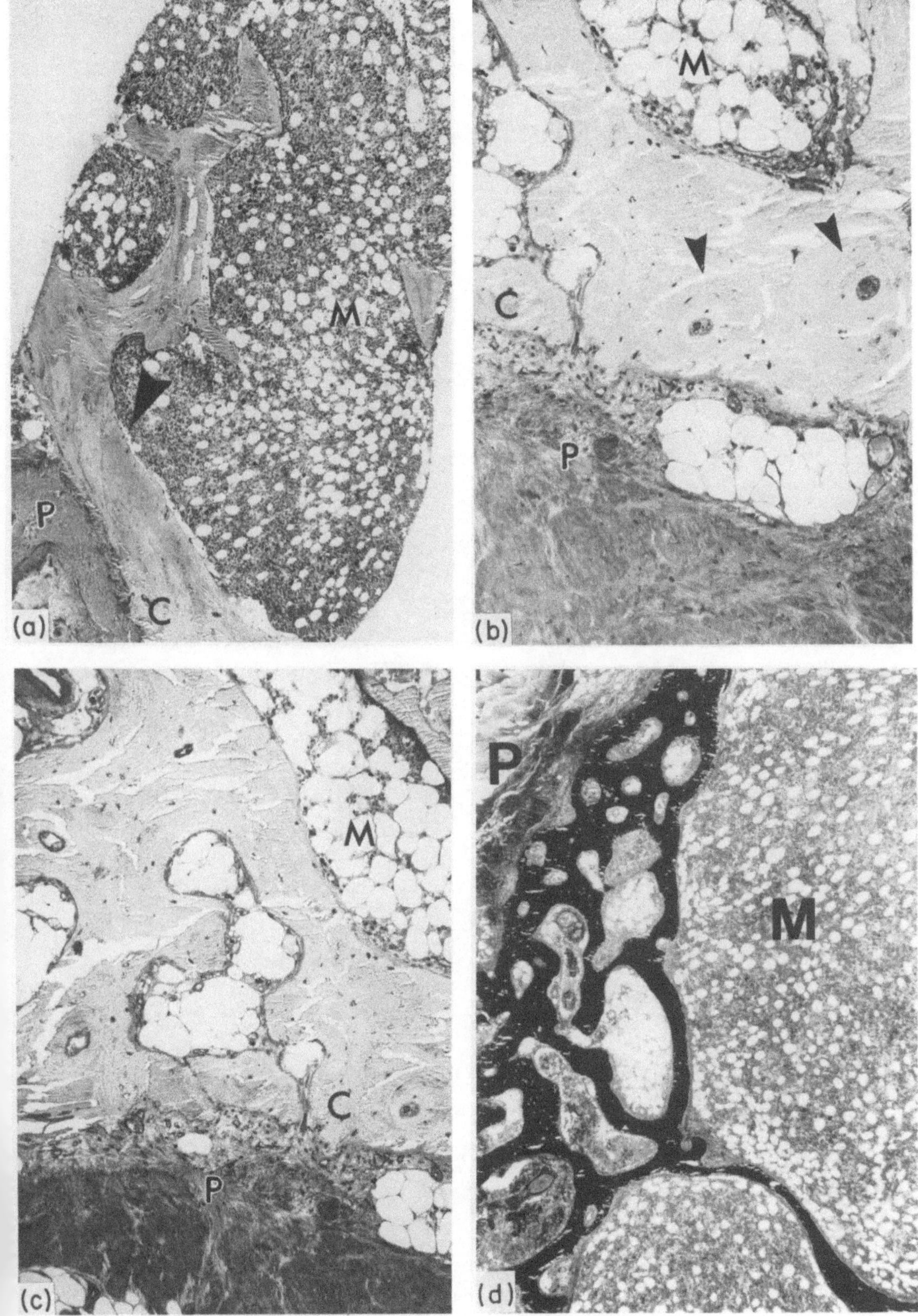

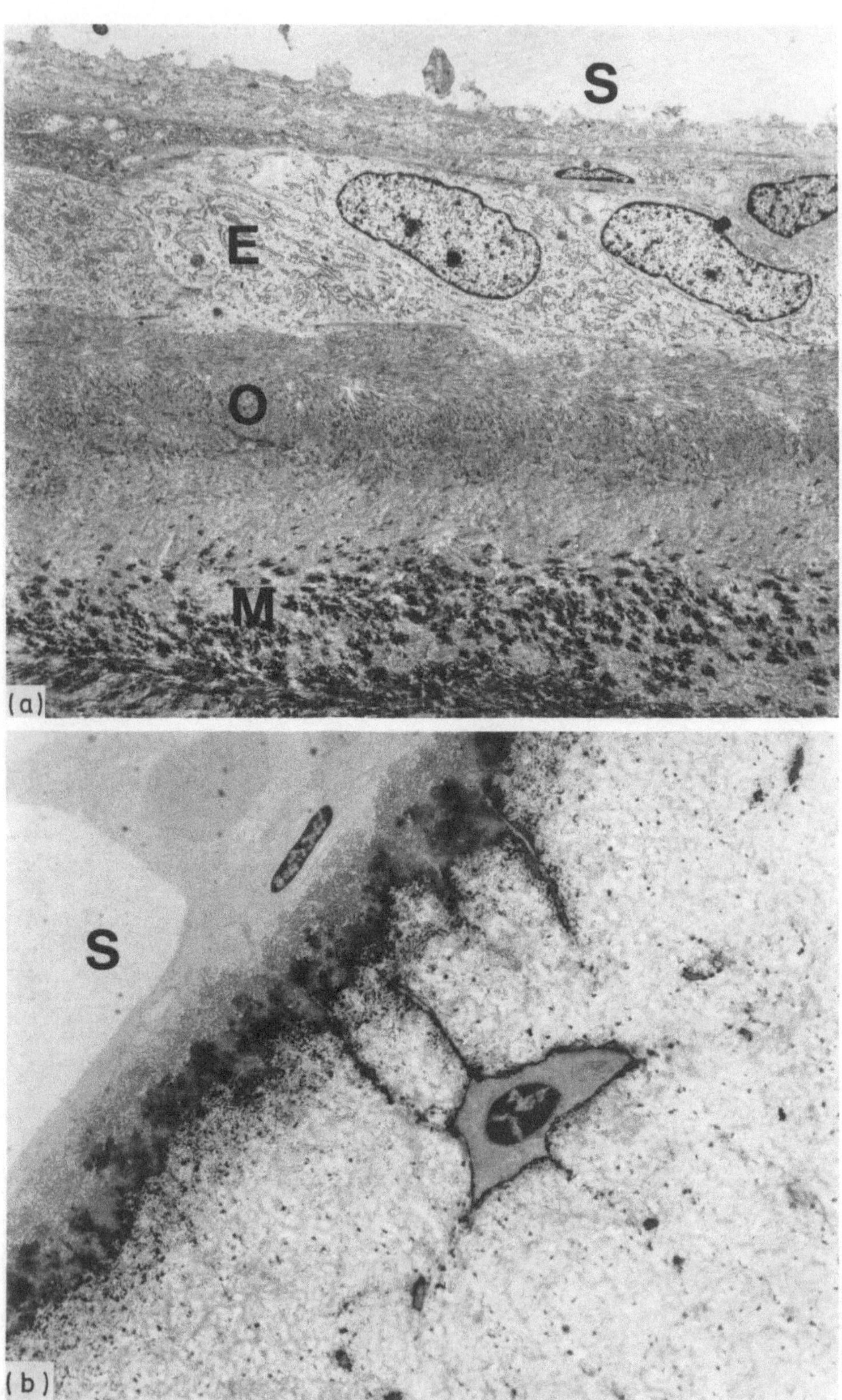
S
E
O
M
(a)
S
(b)

Osteosklerose bezeichnet eine Zunahme des Knochenvolumens mit Verbreiterung der Knochenbälkchen und der daraus resultierenden Verkleinerung der Markräume.

2.1.4 Osteoblasten

Diese Zellen produzieren die Knochenmatrix. Sie entstehen aus Progenitorzellen des Knochenmarkstromas (Mesenchyms) sowie aus Endostzellen, die die Oberfläche der Knochenbälkchen bedecken; letztere werden von einigen Experten als Ruheformen der Osteoblasten angesehen (Farbtafel I d). Nach Stimulation werden sie kubisch (Abb. 2.3 b); Fasern und Blutgefäße nehmen in unmittelbarer Umgebung auffallend zu. Gelegentlich können im Lichtmikroskop kontinuierliche Übergänge oder zumindest enge Berührungsstellen zwischen Endostzellen und Endothelzellen der paratrabekulären Sinusgefäße beobachtet werden. In diesem Zusammenhang ist die Beobachtung von Interesse, daß benachbarte endostale und endotheliale Zellen PAS-positive Tröpfchen im Zytoplasma aufweisen, während diese in Endothelzellen weiter entfernter Sinusgefäße fehlen. Im Bereich gesteigerten Knochenumbaus, besonders im Tangentialschnitt, können mehrschichtige Osteoblastensäume vorkommen (Abb. 2.5). Osteoblasten bilden die Knochenmatrix (Osteoid), die sich mit der Mineralisation zum lamellären Knochen entwickelt (Frost 1962). Nach Osteoidablagerung und Mineralisation werden die Osteoblasten in ihre eigene Matrix eingeschlossen und wandeln sich in Osteozyten um (Farbtafel I e). Dessen Zellausläufer stehen über weitverzweigte feine Knochenkanälchen (Canaliculi) untereinander und mit den Osteoblasten auf der Knochenoberfläche in Kontakt (Abb. 2.2b, 2.4b, 2.5 bis 2.8). Dieses synzytiale Kreislaufsystem garantiert die Ernährung der Osteozyten sowie den Austausch und Transfer zwischen Knochenmasse, interzellulärer (interstitieller) Flüssigkeit und Blutstrom. Man nimmt auch an, daß die Osteozyten auf diese Weise an der Regulation des Kalziumstoffwechsels mitwirken und auf Reiz mit Bildung osteozytärer Osteolysen antworten.

2.1.5 Osteoklasten

Sie resorbieren das Knochengewebe, weisen 1–6 Nukleolen auf und werden auf der Oberfläche der Knochenbälkchen in Nachbarschaft zum Endothel der Blutgefäße angetroffen; Resorptionslakunen (Howship-Lakunen) werden sowohl im trabekulären wie im kompakten Knochen (Farbtafel I c, Abb. 2.9) beobachtet.

Osteoklasten finden sich verteilt zwischen angrenzenden Endothel- und Endostzellen sowie zwischen Knochen und Endothel der trabekulären und subkortikalen Knochenoberflächen, insbesondere im Bereich von Resorptionsflächen (Chambers 1980; Jonell 1980).

◄ **Abb. 2.2. a** Trabekeloberfläche mit flachen Endothelzellen des paratrabekulären Sinusgefäßes *(S),* Endostzellen *(E),* Osteoidsaum *(O)* und beginnende Mineralisation *(M)* (Vergr. 3800:1, EM); **b** Trabekeloberfläche mit Sinusendothel *(S);* Canaliculi der Osteozyten stehen mit der Knochenoberfläche in Verbindung (Vergr. 3200:1, EM)

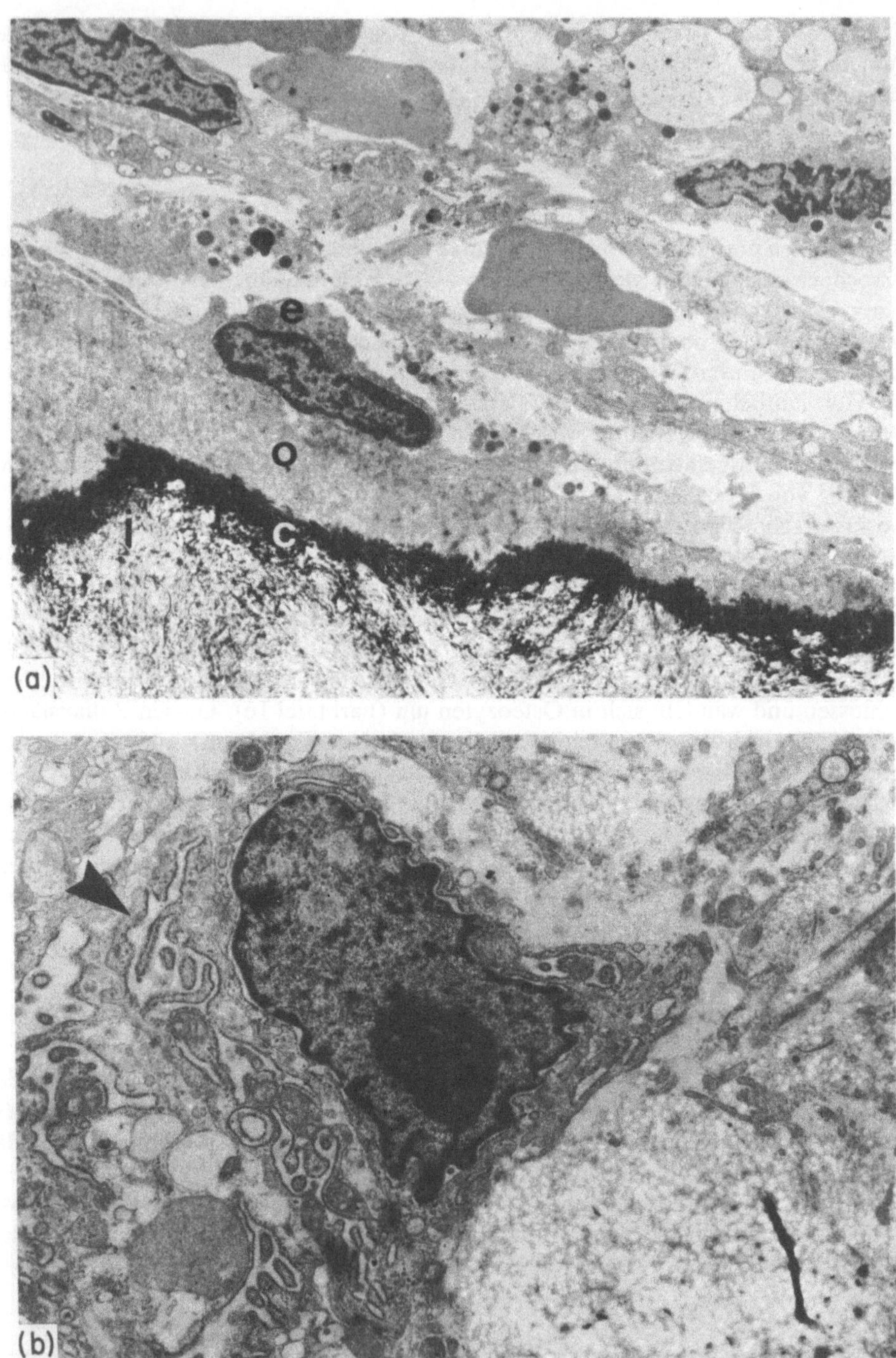

Abb. 2.3. a Bälkchenoberfläche mit endostalen Zellen *(e)*, Osteoidsaum *(o)* und Kalzifikationsfront *(c)*, Sinuslumen und Endothelzellen *oben rechts* und *links* (Vergr. 3700:1, EM); **b** aktiver Osteoblast auf der Bälkchenoberfläche; beachte erweitertes endoplasmatisches Retikulum *(Pfeil)* und großer Nukleolus (Vergr. 6400:1, EM)

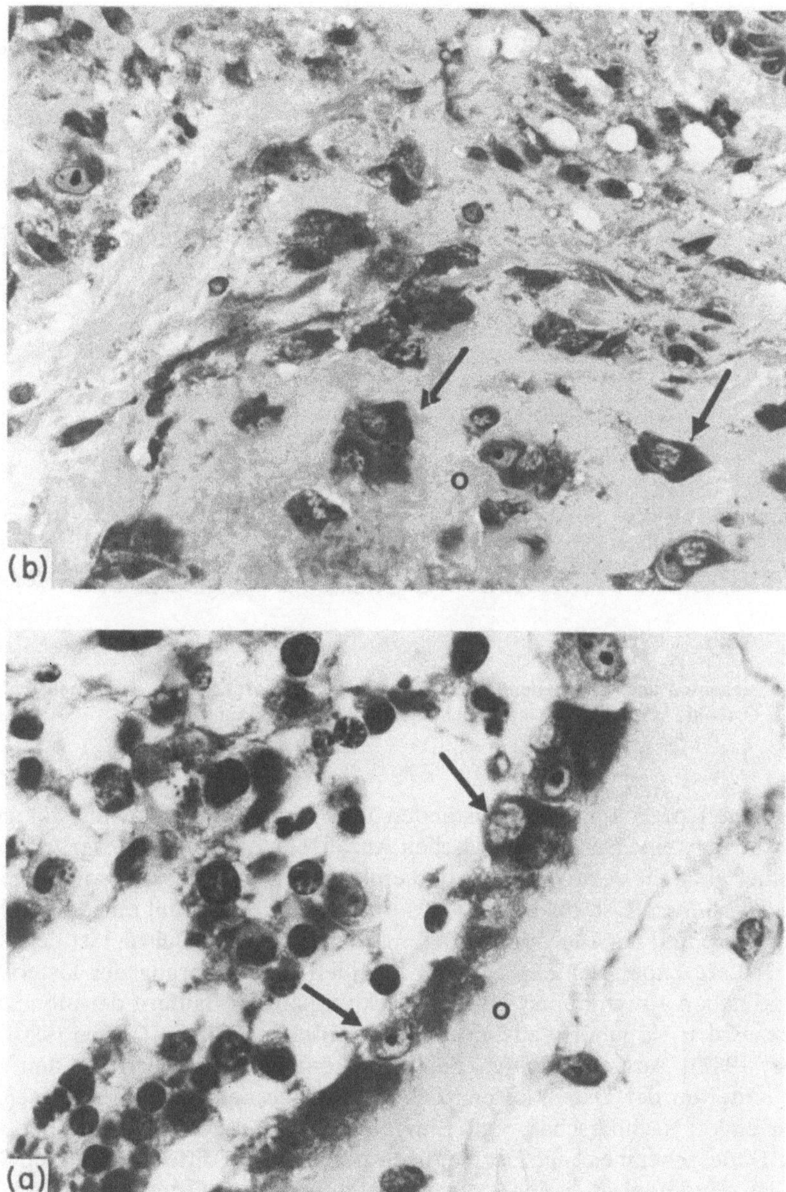

Abb. 2.4. a Appositioneller Knochenanbau; Osteoblastensaum *(Pfeile)* auf der Bälkchenoberfläche; **b** osteoblastische Knochenbildung, Einmauerung von Osteoblasten *(Pfeile)* in neugebildetem Osteoid *(o)* während ihrer Umwandlung in Osteozyten (Vergr. 800:1, Giemsa)

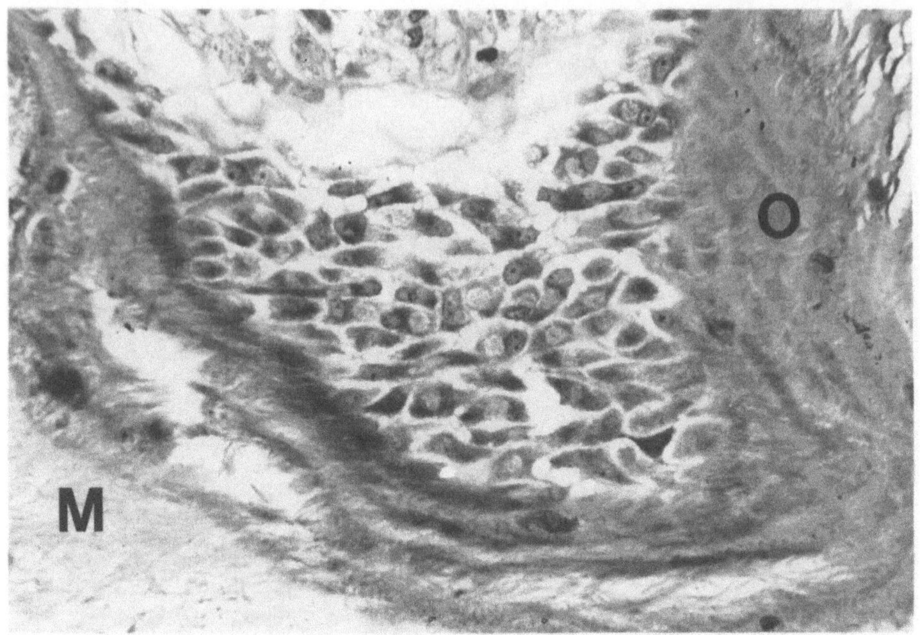

Abb. 2.5. Tangential angeschnittener Osteoblastensaum mit Vortäuschung einer mehrschichtigen Zellage (*O* Osteoid, *M* mineralisierter Knochen; Vergr. 400:1, Giemsa)

Bei einigen pathologischen Zuständen und nach bestimmten physiologischen Stimuli scheint es eine Beziehung zwischen Anzahl der Zellkerne und der Aktivität zu geben; aber auch die relativ flachen und einkernigen Osteoklasten sollen Knochen resorbieren können. Osteoklastische Resorption geht einher mit einer Vermehrung der Blutgefäße und der Blutdurchströmung (ein klassisches Beispiel ist der Morbus Paget). Neuere experimentelle Studien scheinen den Ursprung der Osteoklasten geklärt zu haben – man nimmt eine Entwicklung aus Vorläufern der monozytären Zellreihe an, d. h. sie gehören zu den hämatopoetischen Zellinien (Owen 1980; Loutit u. Nisbet 1982). Aus morphologischer Sicht können aber Zellen mit den zytologischen Kriterien der Osteoklasten auch im Bereich des aktivierten Mesenchyms sowie in enger Nachbarschaft von Blutgefäßen und deren Endothel beobachtet werden. Dabei scheint es enge Beziehungen zwischen sich differenzierenden Mesenchymzellen, Endothelzellen der Blutgefäße, Endostzellen, Osteoblasten und Osteoklasten zu geben. Mitosen in eindeutig erkennbaren Osteoklasten sind bemerkenswert selten. Man nimmt daher an, daß diese vielkernigen Zellen durch Verschmelzung entstehen. Endomitose kann ebenfalls zur Vielkernigkeit beitragen. Ob sich Osteoklasten ausschließlich aus der monozytären Reihe ableiten oder auch aus lokalen Vorstufen des stimulierten Mesenchyms entstehen können, ist noch nicht eindeutig geklärt. Wie bereits früher betont laufen physiologische Prozesse im Knochenmark sehr schnell ab und hinterlassen wenige oder gar keine morphologischen Spuren. Es ist daher bei der kinetischen Interpretation momentaner „Schnappschußbeobachtungen" der Knochenmorphologie Vorsicht geboten.

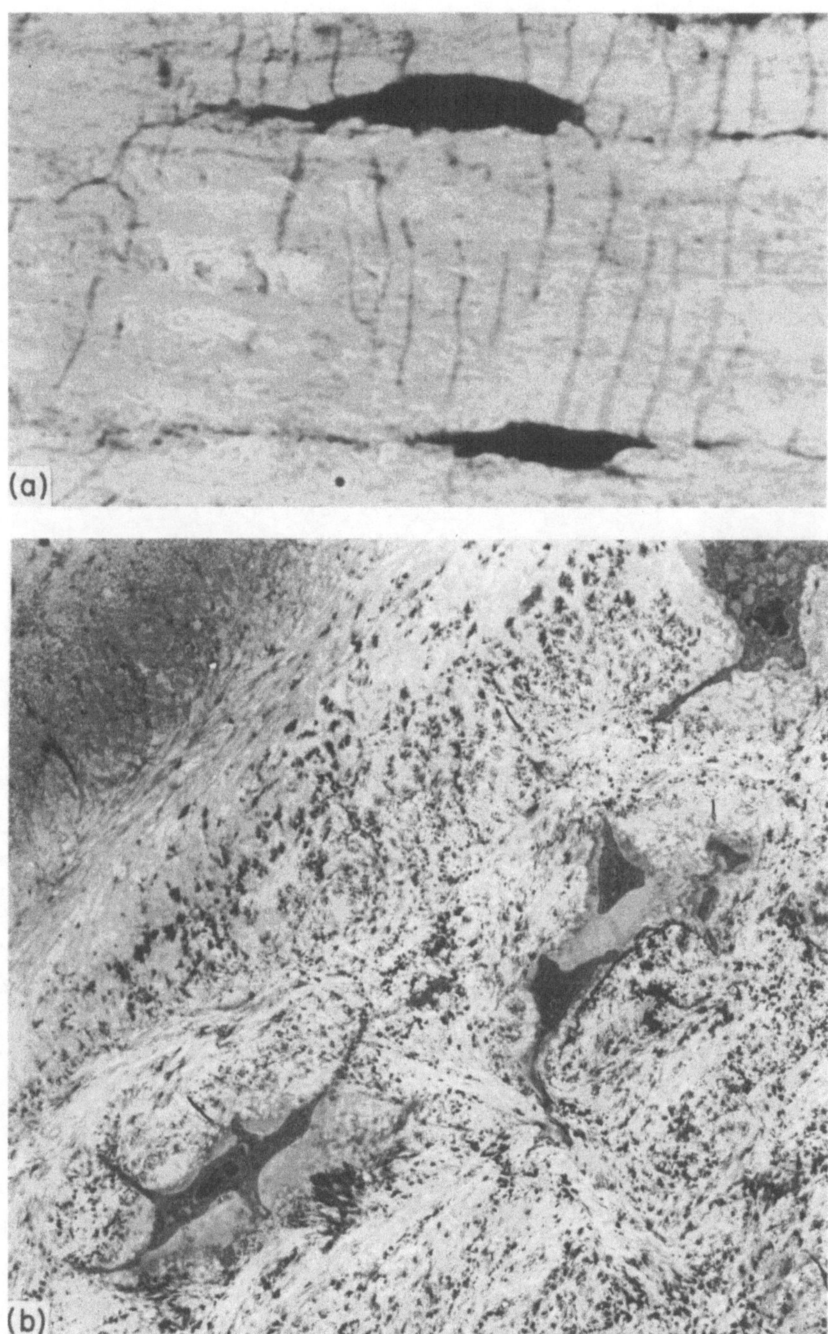

Abb. 2.6. a Osteozyten in lamellärem Knochen; beachte die Kanälchen zwischen den Osteozyten (Vergr. 1200:1, Giemsa); **b** lamellärer Knochen mit Osteozyten; beachte die Zellkerne, das Zytoplasma und die zytoplasmatischen Ausläufer in den Kanälchen (Vergr. 2000:1, EM)

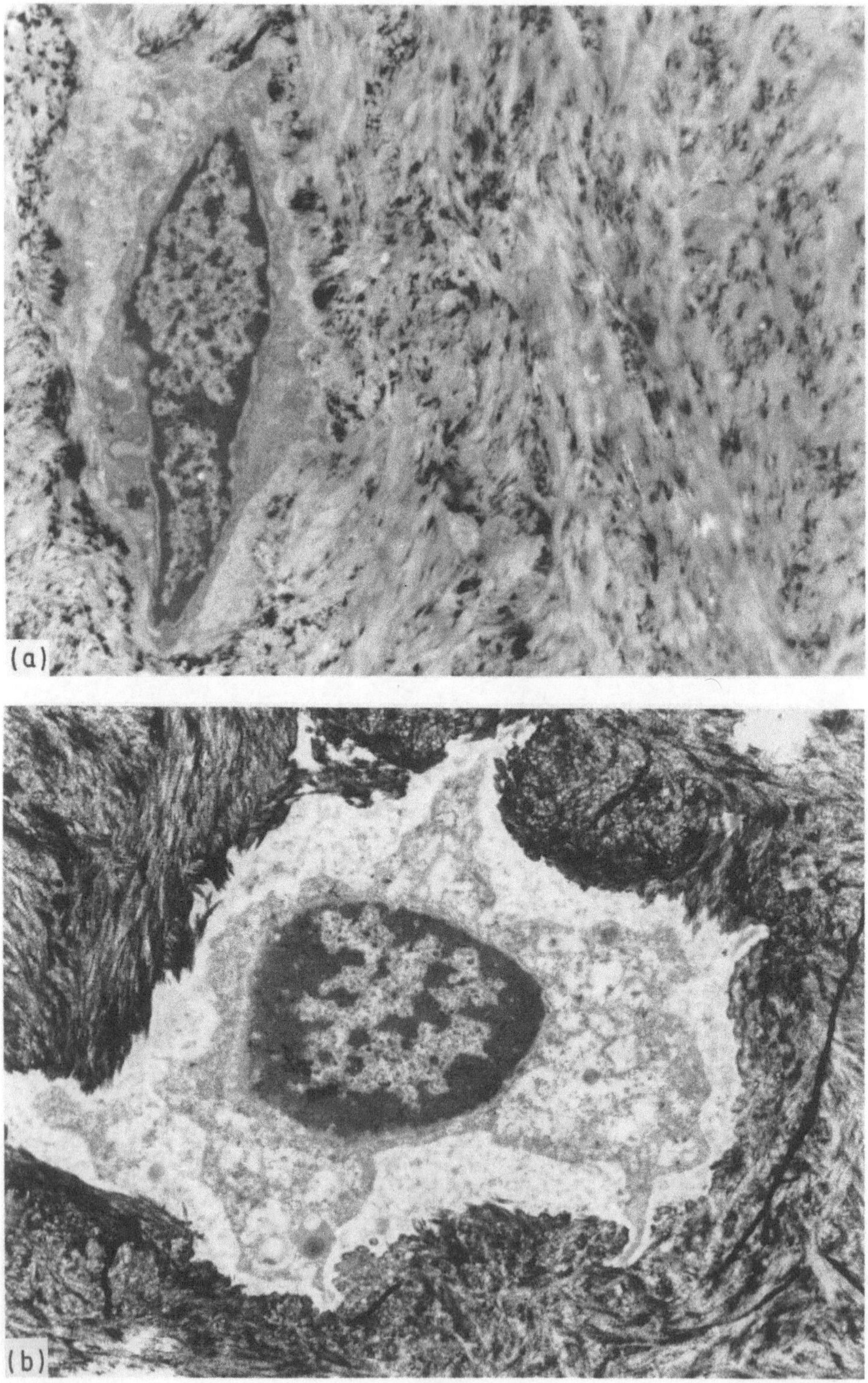

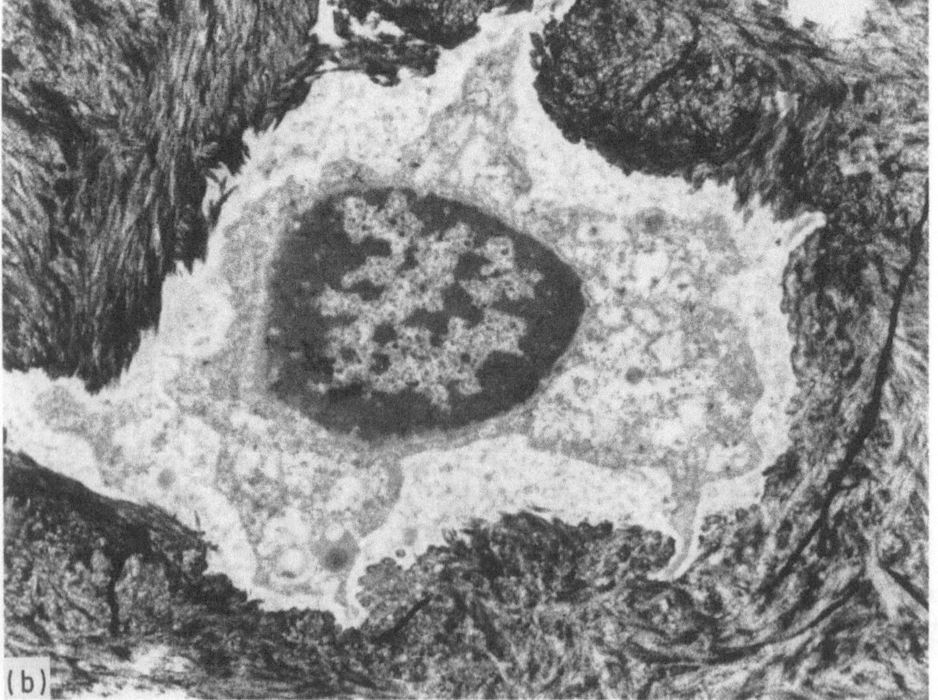

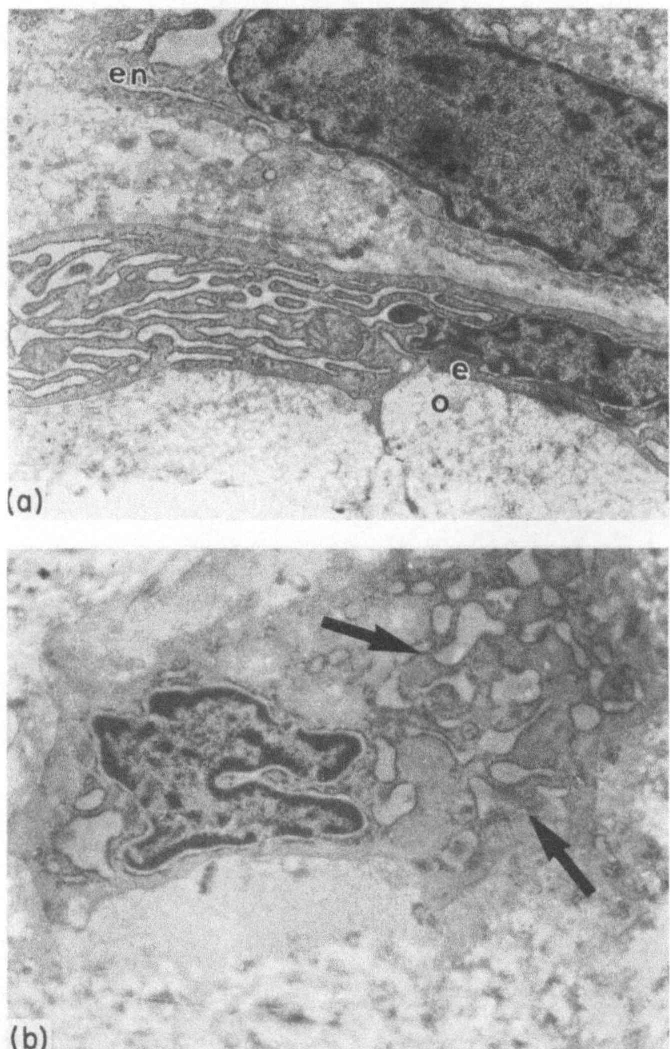

Abb. 2.8a, b. Elektronenmikroskopische Aufnahme **a** mit Darstellung einer Endostzelle *(e)* auf einer Osteoidschicht *(o)* und einer Endothelzelle *(en);* beachte Zisternen des endoplasmatischen Retikulums; **b** Osteozyt in seiner Lakune; beachte den Zellkern mit betont peripherer Kondensation des Chromatins und erweiterten Zisternen des endoplasmatischen Retikulums (*Pfeile;* Vergr. 10000:1, EM)

◄ **Abb. 2.7. a** Osteozyt, umgeben von teilweise mineralisierter Knochenmatrix (Vergr. 5000:1, EM); **b** Osteozyt in vollständig mineralisiertem Knochengewebe; Ribosomen im Zytoplasma und an der Kernmembran (Vergr. 6500:1, EM)

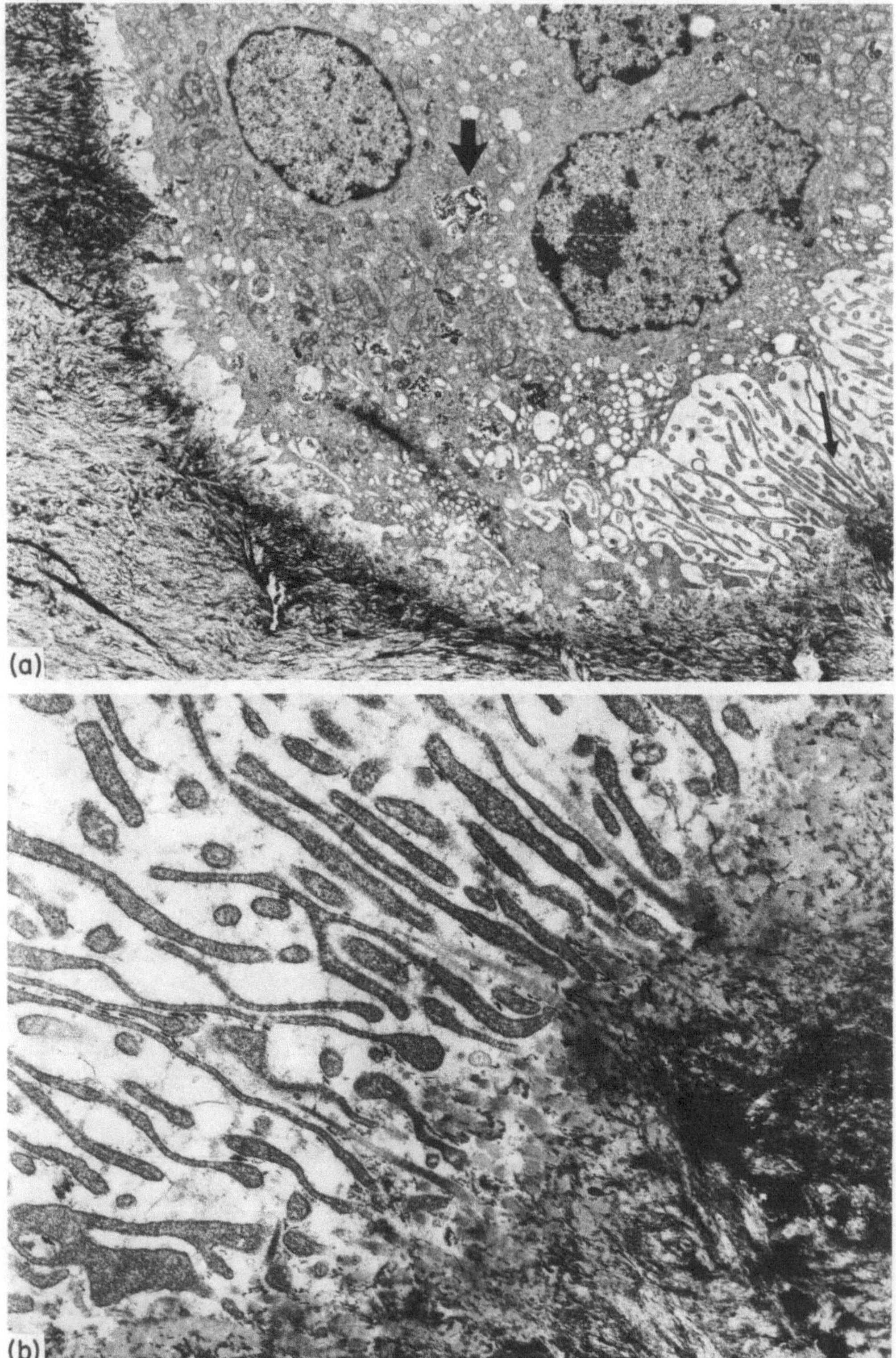

2.2 Knochenmark

Dieses Gewebe füllt die Spongiosalücken des Knochens aus. Das normale Mark ist entweder rot (blutbildend) oder gelb (überwiegend aus Fettgewebe bestehend) (Farbtafel I a und b). Beim Erwachsenen wird rotes, aktives Mark in Schädel, Brustbein, Schlüsselbein, Schulterblatt, Wirbel, Rippen, Becken und im proximalen Anteil langer Röhrenknochen gefunden. Die Gesamtmasse des Knochenmarkes beträgt 1600–3700 g, annähernd das Gewicht der Leber. Das rote Mark wiegt Normalzustand ungefähr 1000 g. Warum die Hämatopoese des Erwachsenen auf diese Skelettregionen beschränkt bleibt, ist unklar. Stammzellen zirkulieren im peripheren Blut und siedeln sich im Knochenmark ab. Unter bestimmten Umständen können auch andere Skelettregionen und Organe – Leber, Milz, Lymphknoten – die Hämatopoese beherbergen. Mit fortgeschrittenem Alter nimmt das Knochenvolumen sowie die Zahl der Endostzellen, Osteozyten und paratrabekulären Sinusgefäße ab (Abb. 2.10). Auch das Volumen des hämatopoetischen Gewebes nimmt ab, verbunden mit einer Zunahme des Fettgewebes, insbesondere in subkortikalen Regionen (Abb. 2.10) (Mauch et al. 1981; Williams et al. 1981). Es gibt jedoch erhebliche individuelle Schwankungen bei diesen alters- und geschlechtsbezogenen Verschiebungen. Sie werden auch nicht obligat gefunden und können durch zahlreiche andere Faktoren beeinflußt werden. Außerdem können andere Zellen, die normalerweise im Knochenmark vorkommen, wie Lymphozyten, Plasmazellen und Mastzellen, bei älteren Menschen vermehrt vorhanden sein (s. unten).

2.3 Markzellularität

Sie gibt die relative Menge der hämatopoetischen Zellen und Fettzellen an (Farbtafel I b). *Normozellulär* ist ein Mark mit annähernd den Zellanteilen, wie sie Tabelle 1.1 und in Abb. 2.11 dargestellt sind. *Hypozellulär* gibt eine Reduktion der Hämatopoese und entsprechend eine Zunahme an Fettzellen an. *Hyperzellulär* bedeutet eine Fettmarkverminderung mit Ersatz durch andere Zellelemente. Eine gleichzeitige Verminderung der Hämatopoese und der Spongiosa wird häufig beobachtet.

Die räumlichen Unterschiede bilden, wie bereits früher angedeutet, mögliche diagnostische Fallstricke, insbesondere die subkortikale Hypoplasie, die häufig bei älteren Personen angetroffen wird. Selektive Hypoplasie im Beckenkamm wird auch in bestimmten Situationen (Ferrant et al. 1980) wie z. B. bei autoimmunologischen Erkrankungen oder nach Bestrahlung in diesem Bereich gefunden.

◄ **Abb. 2.9. a** Teil eines Osteoklasten in Howship-Lakune; beachte Kerne und Knochenfragmente in zytoplasmatischer Vakuole *(breiter Pfeil)*, Knochen im *linken* und *unteren Bildanteil, rechts* zottenförmige Zytoplasmamembran *(schmaler Pfeil;* Vergr. 10000:1, EM); **b** stärkere Vergrößerung des in **a** mit schmalem Pfeil gekennzeichneten Bezirks; beachte zottenförmige Membran links, Knochen rechts (Vergr. 40000:1, EM)

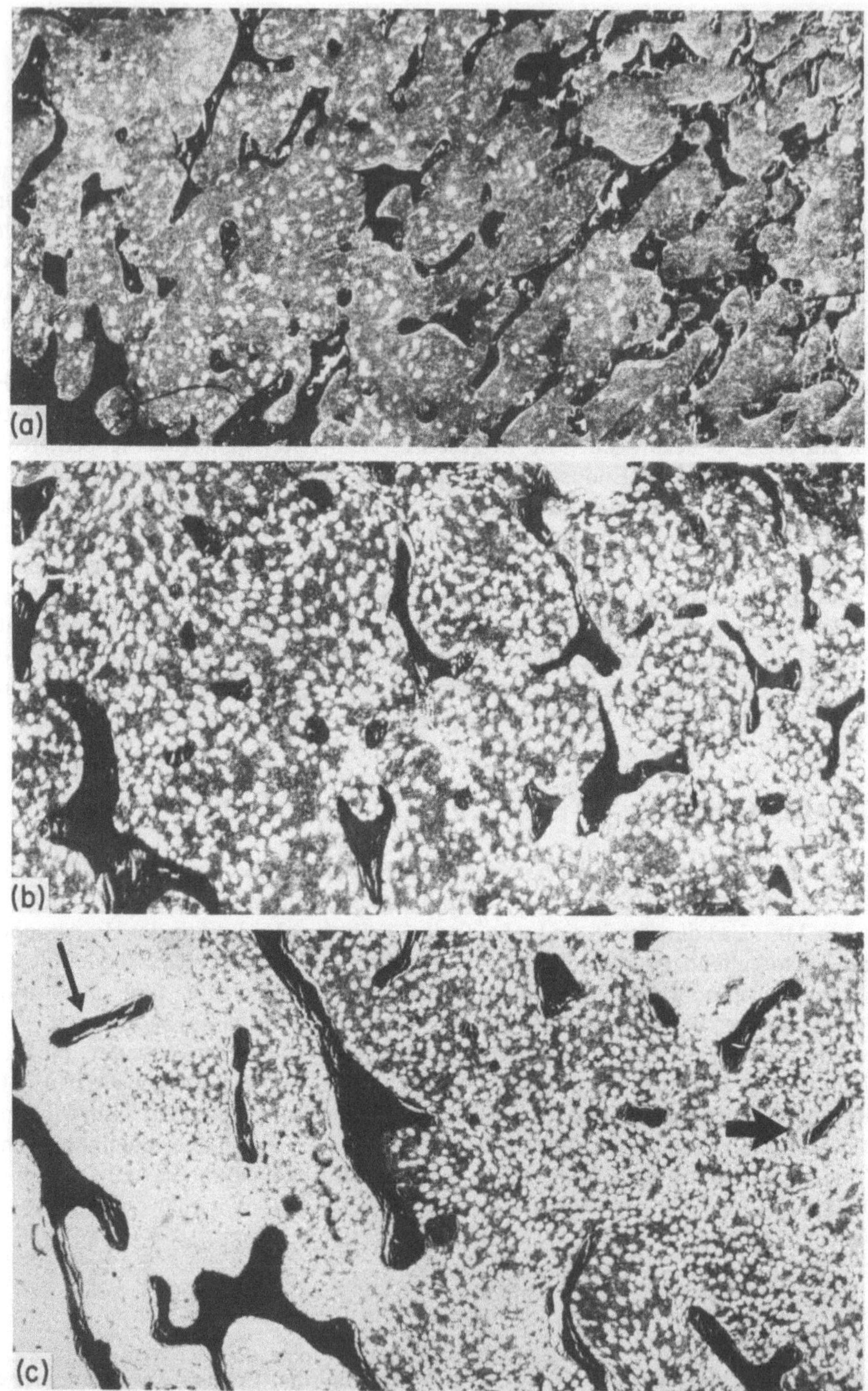

Abb. 2.10. a KMB eines 12 Jahre alten Kindes mit Übersicht über die Markzellularität des Schnittes; **b** KMB eines Erwachsenen mit normaler Zellularität, im Vergleich zu **a** mehr Fettzellen; **c** KMB einer älteren Person; die Zellularität ist insbesondere in den subkortikalen Regionen *(links)* vermindert; beachte auch die auffallende fleckförmige Reduktion der Spongiosa *(Pfeile;* Vergr. 25:1, Gomori)

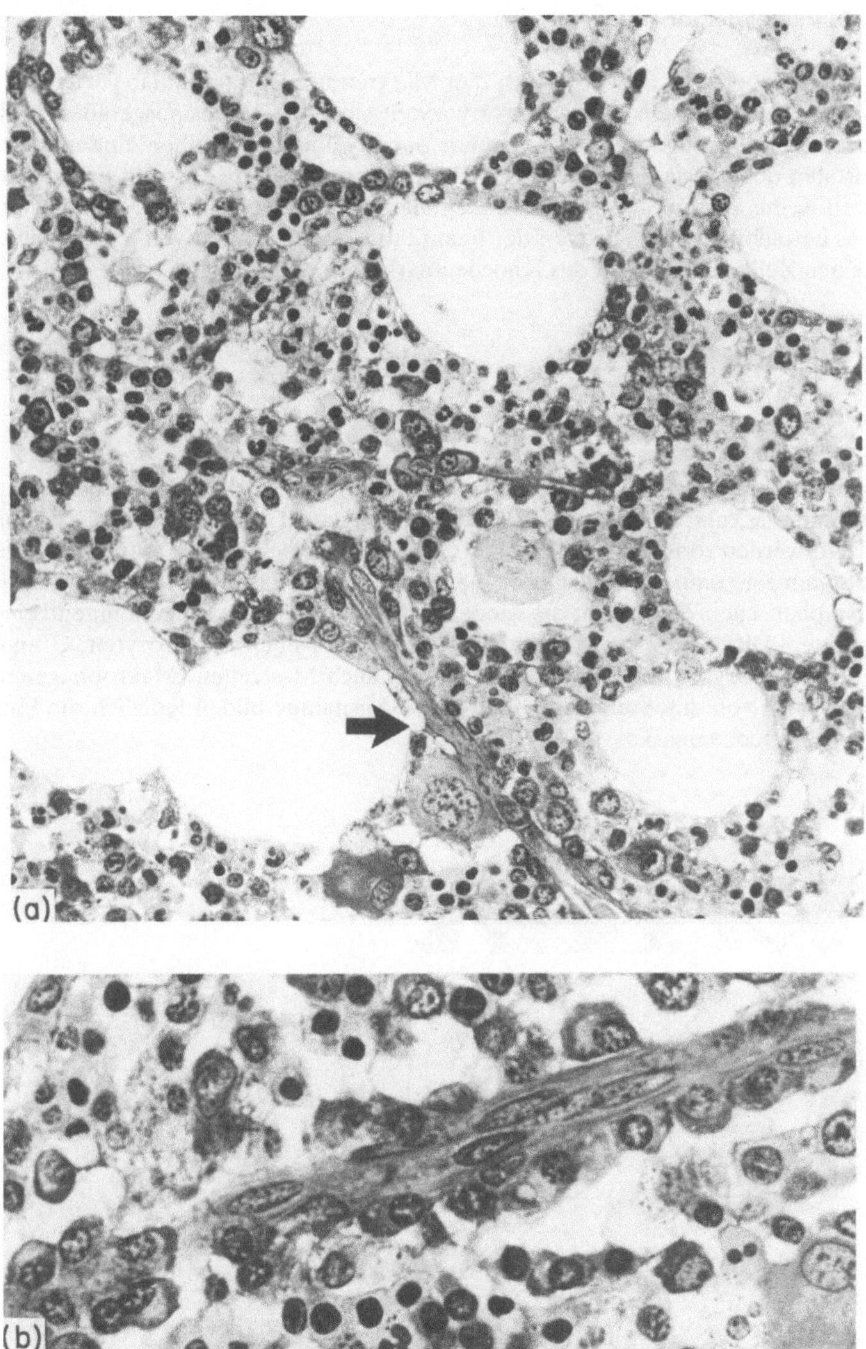

Abb. 2.11. a Schnitt mit normaler Zellularität des Knochenmarks; beachte die kleinen Blutgefäße *(Pfeil)* mit Plasmazellen, Megakaryozyten, Granulopoese und Erythropoese (Vergr. 250:1, Giemsa); **b** stärkere Vergrößerung einer Arteriole mit „weidenkätzchenartig" angeordneten Plasmazellen (Vergr. 400:1, Giemsa)

2.4 Markarchitektur

Das hämatopoetische Gewebe ist in den Markräumen extravaskulär verteilt. Erythropoetische Zellinseln und Megakaryozyten sind den Marksinusgefäßen in den Zentralbereichen zugeordnet. Vorstufen der myeloischen Reihen finden sich in endostalen oder periarteriolären Bereichen, während reifere Formen der granulozytären Reihe auch in den zentralen Regionen liegen (Abb. 2.12). Normalerweise gibt es beträchtliche Variationen der quantitativen und qualitativen Verteilung der einzelnen Zellkomponenten des Knochenmarks.

2.5 Zellbestandteile des Marks

2.5.1 Hämatopoese

Darunter versteht man die Produktion von geformten Elementen des Bluts; sie findet in den extravaskulären Bereichen der Markräume statt. Die Normwerte des peripheren Bluts werden von hämatopoetischen Gewebe im Knochenmark aufrechterhalten. Das Stammzellkompartiment liefert die pluripotenten Zellen der myeloischen wie der lymphatischen Zellreihen, die wiederum Progenitorzellen mit zunehmend eingeschränktem Differenzierungspotential bereitstellen. Neben Erythrozyten, Granulozyten, Lymphozyten von Plättchen leiten sich auch Mastzellen, Makrophagen und Osteoklasten von den Stammzellen ab. Eine Ausnahme bilden lediglich die Fibrozyten des Knochenmarks.

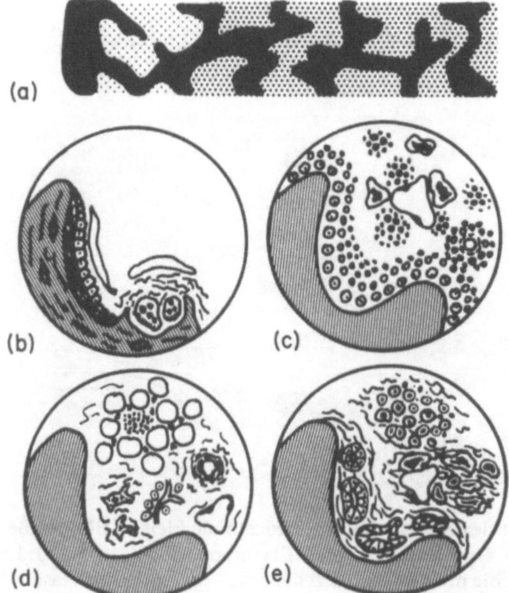

Abb. 2.12. a Repräsentative KMB; beachte die Hypozellularität in den subkortikalen Regionen; b osteoblastisch/osteoklastischer Knochenumbau; c Histotopographie der 3 hämatopoetischen Zellinien; d Elemente des Knochenmarkstromas; e Ausbreitungsmuster der Tumorinvasion

2.5.2 Erythropoese

Die kernhaltigen Vorstufen der roten Zellreihe bilden unterschiedlich große Zellgruppen und zeigen das gesamte Reifungsspektrum vom gerade schon erkennbaren Proerythroblasten bis zum eosinophilen Normoblasten. Ein Makrophage (Retikulumzelle) mit langen zytoplasmatischen Ausläufern liegt üblicherweise in Nachbarschaft von 5 oder mehr erythropoetischen Zellen und enthält Hämosiderin sowie gelegentlich Reste zellulären oder nukleären Materials. Das klassische Bild einer erythropoetischen Insel mit einem zentralen Makrophagen (= Erythron) ist jedoch selten in Biopsieschnitten zu sehen, möglicherweise wegen der fehlenden räumlichen Dimension im Schnittpräparat. Morphologisch normale Reifung der Erythropoese wird in den Zellgruppen beobachtet mit einer gemischten Population von unreifen Formen bis zu reifen Normoblasten, die gerade ihren Kern ausstoßen. Das Verhältnis der Myelopoese zur Erythropoese beträgt in der KMB 1,5:1 bis 3:1. Ein kleinerer Quotient bei normo- oder hypozellulärem Mark entspricht einer erythropoetischen Hyperplasie, vorausgesetzt, daß die anderen Zellelemente nicht vermindert sind. Vergegenwärtigt man sich die astronomische Zahl von Erythrozyten, die pro Zeiteinheit produziert werden (Millionen pro mm^3 pro Sekunde), so ist es erstaunlich, daß die Zellkerne und die sie phagozytierenden Makrophagen unter normalen Bedingungen nur selten in der KMB beobachtet werden. Dies deutet darauf hin, daß Phagozytose und/oder Lyse der Normoblastenkerne bemerkenswert effektiv und schnell ablaufen müssen.

2.5.3 Granulopoese

Die granulozytären Reihen bestehen aus Neutrophilen, Eosinophilen und Basophilen. Myeloblast, Promyelozyt, Myelozyt, Metamyelozyt, stab- und segmentkernige Formen sind in den Knochenmarkschnitten gut erkennbar. Eine Zunahme des myelo-/erythropoetischen (M:E) Verhältnisses in einem normo- oder hypozellulärem Mark bei Fehlen oder Verminderung der erythropoetischen Vorstufen entspricht einer granulopoetischen Hyperplasie. Dabei können normale Zellanteile in den Reifungsstufen, eine Linksverschiebung, d.h. vermehrter Nachweis von unreifen Formen, oder eine Rechtsverschiebung mit einer größeren Anzahl von reifen segmentkernigen Granulozyten vorkommen. Die paratrabekulären und periarteriolären Regionen bilden die Generationszonen der Granulopoese, Vorstufen können jedoch auch über die anderen Markregionen verteilt sein. Neutrophile (punktförmige, bräunliche) und eosinophile (etwas größere und gelblich-rote) Granula sind selbst in den frühen Entwicklungsstufen leicht zu unterscheiden. Basophile (die teilweise wasserlöslichen Granula enthalten) sind nur selten zu beobachten, wenn auch reife Basophile gelegentlich zu sehen sind. Diese haben weniger, dafür größere und dunkelrote Granula.

Unter normalen Bedingungen ist die Granulopoese sehr effektiv, so daß praktisch alle Zellen in das zirkulierende Blut gelangen. Das normale Verhältnis der neutrophilen Granulopoese zur Erythropoese in den Knochenmarkschnitten beträgt 1,5 ± 0,07 (Dancey et al. 1976).

2.5.4 Megakaryozyten

Sie sind die größten normalerweise im Knochenmark vorkommenden Zellen (Abb. 2.13–2.16). Ihre Größe reicht von 12 bis 150 µm. Die kleineren Formen sind oft schwer zu erkennen, so daß gelegentlich (bei hämatopoetischen Neoplasien) Enzym- oder Markertechniken nötig sind. Drei Reifungsstadien der Megakaryozyten sind zu unterscheiden.

1. Der Megakaryoblast, 15–20 µm, mit einem ovalen oder nierenförmigen Kern und basophilem Zytoplasma. (Diese Größenangaben sind Durchschnittswerte und abhängig von der Präparationsmethode, z. B. Ausstriche oder Schnitte in Paraffin- oder Plastikeinbettung).

2. Der Promegakaryozyt, 20–80 µm, Zytoplasma weniger basophil, aber mit einer Zone zunehmender Granulierung, speziell perinukleär.

3. Reife Megakaryozyten mit eosinophilen Zytoplasma und mit variabler Granulierung. Der Kern ist zerebriform und unterschiedlich stark gelappt. Die DNS-Synthese schreitet mit den Polyploidiestufen 8, 16, 32 und 64n fort, während die Segmentierung auch danach weiterschreiten kann. Eine strenge Korrelation zwischen Polyploidie und Segmentierung der Kerne sowie dem Ausmaß der zytoplasmatischen Differenzierung ist nicht bekannt. Ein Zusammenhang scheint jedoch vorhanden zu sein, da nach Levin et al. (1982) 95% der plättchenabgebenden Megakaryozyten den Polyploidiestufen 16–32n angehören. Die Differenzierung des Zytoplasmas beginnt nach Einstellung der DNS-Synthese (in den meisten Fällen), wobei drei zytoplasmatische Zonen im reifen Megakaryozyten unterschieden werden: perinukleär, intermediär und marginal (Abb. 2.13 und 2.15a). Die erste Zone enthält den synthetischen Apparat, die zweite die sich entwickelnden Demarkationsmembranen und die dritte, die nur in nicht plättchenabgebenden Megakaryozyten gefunden wird, enthält Filamente. Im Falle eines hohen Bedarfs werden große Megakaryozytenfragmente in das zirkulierende Blut abgegeben – Riesenthrombozyten. Emperipolesis – der Nachweis anderer Zellen im Zytoplasma der Megakaryozyten – kann in Megakaryozyten jeder Größe gefunden werden, wenn auch häufiger in großen Megakaryozytenformen und bei hyperplastischer Megakarypoese. Die nachweisbaren Zellen können Granulozyten, Lymphozyten, Erythroblasten und Erythrozyten sein und sind offensichtlich nicht phagozytiert (Abb. 2.14).

Beispiele von Megakaryozyten unterschiedlicher Größe und Kernkonfiguration sind in Abb. 2.13–2.16 dargestellt. Megakaryozyten stoßen typischerweise Sinusgefäße an oder erstrecken sich mit Ausläufern in das Lumen und geben die Plättchen dort direkt ab. Auch ganze Megakaryozyten oder Teile ihres Zytoplasmas können in die Sinusgefäße gelangen und zerfallen im Gefäßsystem (Crosby 1977) (Abb. 2.13). Megakaryozyten stehen offensichtlich häufig in Verbindung mit Endothelzellen oder liegen zwischen ihnen. Im Lichtmikroskop und noch ausgeprägter im Elektronenmikroskop (Abb. 2.15 und 2.16) haben Megakaryozyten eine unterschiedlich stark ausgeprägte Granulierung des Zytoplasmas mit klaren und dichten Arealen; auch nackte Megakaryozytenkerne können im normalen Knochenmark gefunden werden. Emperipolesis wird häufiger bei einer Vermehrung von Megakaryozyten beobachtet; ihre Bedeutung bleibt unklar.

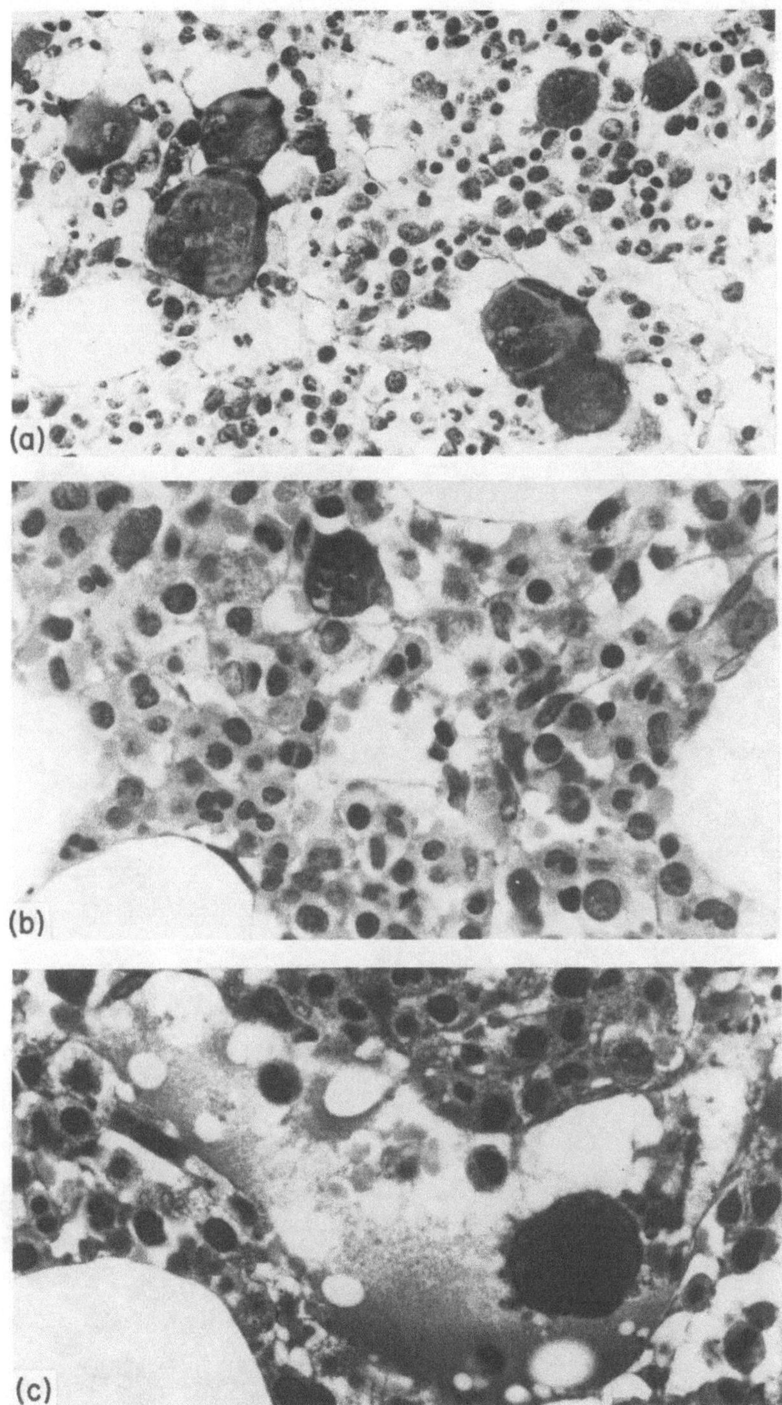

Abb. 2.13a–c. KMB eines Patienten mit Kolonkarzinom und Thrombozytose, mit Demonstration von Formvarianten des Megakaryozyten. **a** Beachte hellgraue und dunkle (periphere) zytoplasmatische Anfärbung (Vergr. 400:1, Giemsa); **b** und **c** „nackte" Megakaryozytenkerne im Sinuslumen (Vergr. 1000:1, Giemsa)

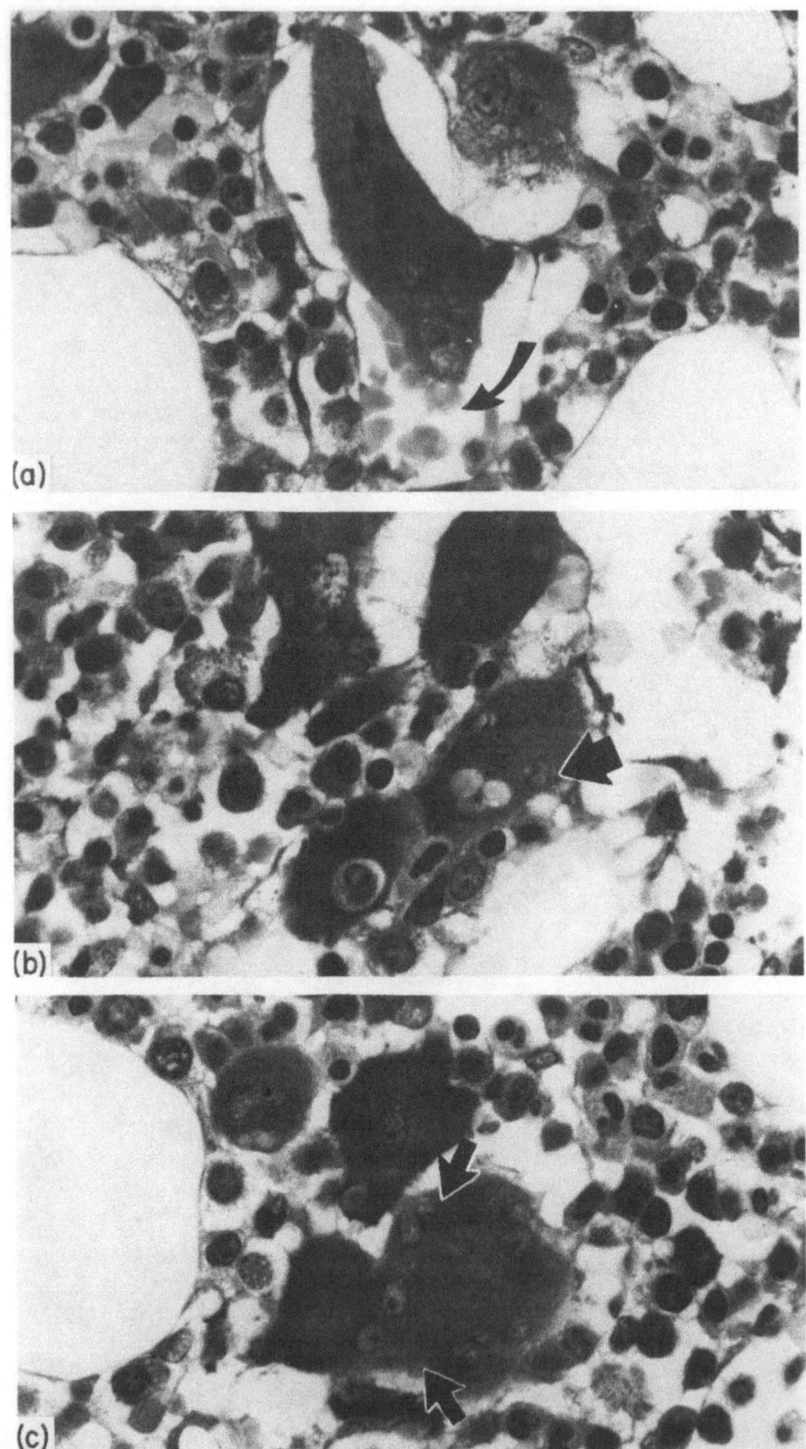

Abb. 2.14a–c. KMB eines Patienten mit sekundärer Thrombozytose und Spektrum der Megakaryozytengröße und Kernkonfiguration. **a** Megakaryozyt im Sinusgefäß; beachte Erythrozyten *(Pfeil);* **b** Emperipolesis; beachte Erythrozyten *(Pfeil)* im Zytoplasma des Megakaryozyten; **c** Megakaryozyt mit peripherem Ring kleiner Kerne *(Pfeile;* Vergr. 1000:1, Giemsa)

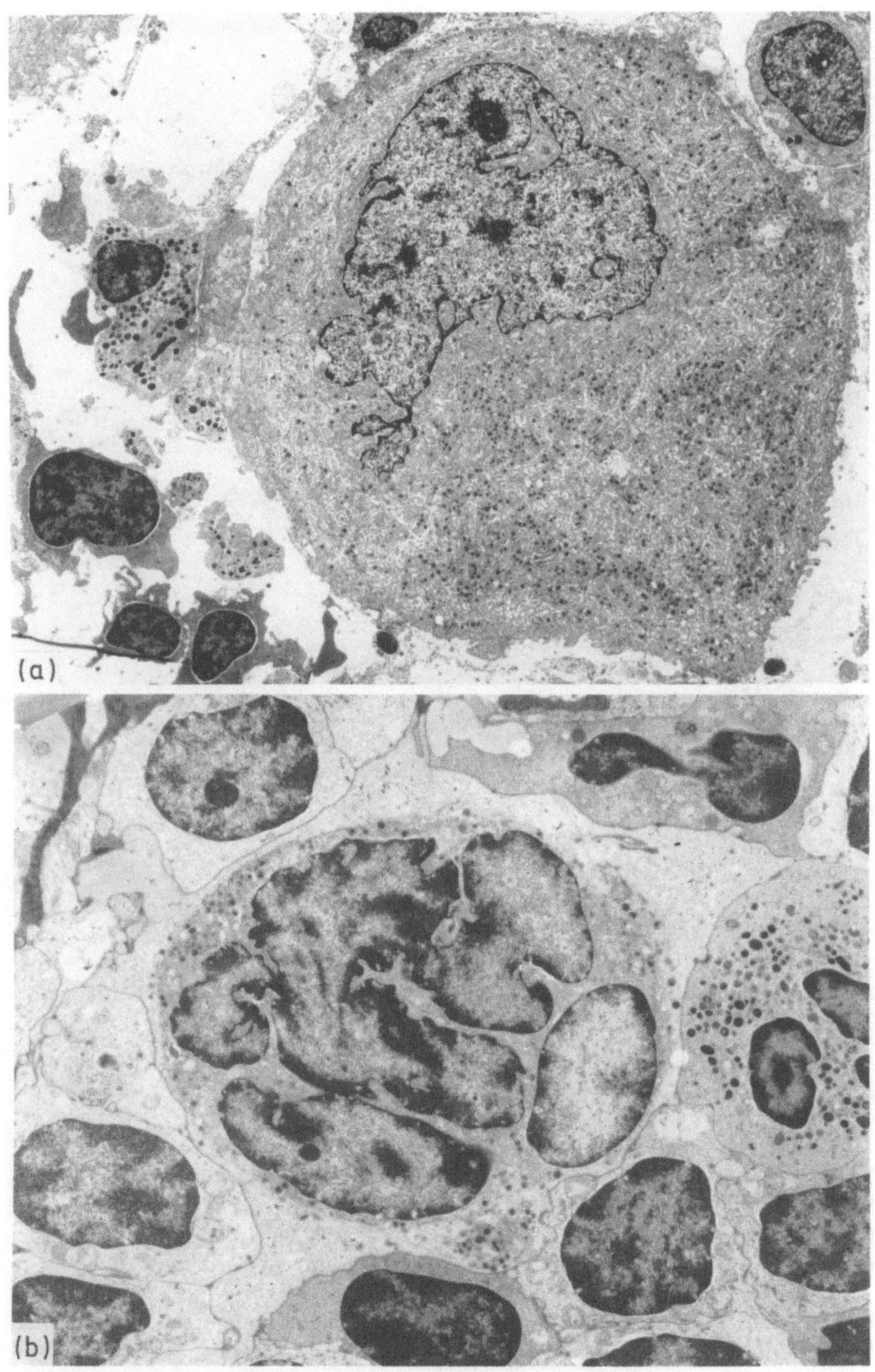

Abb. 2.15. a Reifer Megakaryozyt, beachte Plättchenfelder im Zytoplasma *rechts unten* (Vergr. 2000:1, EM); **b** Restkern eines Megakaryozyten nach Plättchenabgabe (Vergr. 3200:1, EM)

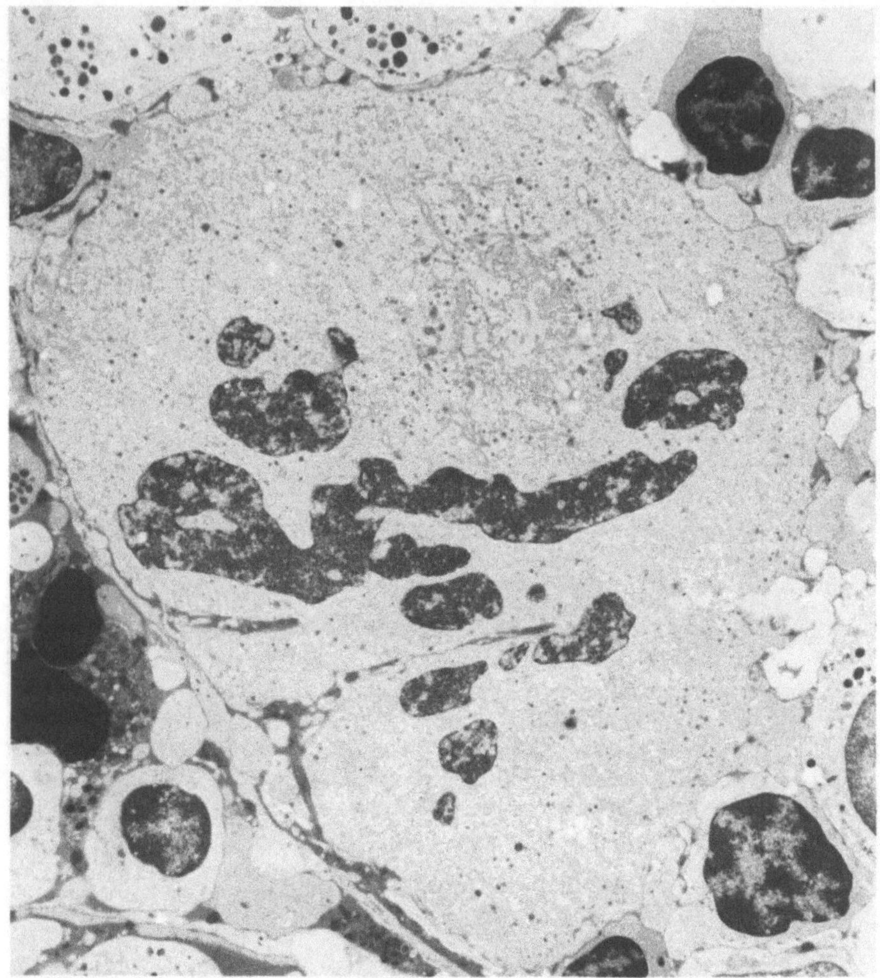

Abb. 2.16. Megakaryozyt im Knochenmark eines Patienten mit CLL; beachte dichtes Kernchromatin und nur zart granuliertes Zytoplasma (Vergr. 2000:1, EM)

2.5.5   Zellen des Monozyten-Makrophagen-Systems

Monozyten (obwohl im Knochenmark produziert) werden selten angetroffen, selbst in optimalen histologischen Schnitten. Dieser Umstand mag am Erkennungsproblem liegen, da sie leicht mit granulozytären Vorstufen verwechselt werden; wie diese haben sie ovale bis nierenförmige Zellkerne sowie reichlich eosinophiles Zytoplasma mit variabler Granulierung (siehe Übersichtsarbeit von van Furth et al. 1979).

Makrophagen (Retikulumzellen) werden unabhängig von Monozyten beschrieben, da über ihre Abstammung aus dem Knochenmark immer noch Unklarheit besteht. Makrophagen scheinen eine heterogene Zellpopulation zu sein, und es gibt unterschiedliche Ansichten über ihre Abstammung, die von den ortsansässigen Retikulumzellen oder ihren Derivaten, von granulozytär-monozytären Vorstufen bis hin zu reifen Monozyten reichen. Makrophagen können sehr groß sein mit Zellkernen ähnlich denen von Histiozyten, und ihr reichliches Zytoplasma kann Granula, Vakuolen, Fett sowie zelluläre und nukleäre Reste enthalten. Typische Knochenmarkmakrophagen (Retikulumzellen), die Hämosiderin und/oder zelluläre Reste enthalten, finden sich in Abb. 2.17 und 2.18. Diese Zellen bilden einen Teil des retikuloendothelialen Systems (RES) oder des Monozyten-Makrophagen-Systems, das verantwortlich ist für den Abbau alternder Erythrozyten und für die Eisenspeicherung. Die Eisenfärbung an Knochenmarkschnitten läßt eine Überladung sowie eine verminderte oder normale Speicherung erkennen. Im allgemeinen besteht eine gute Korrelation zwischen den Serumferritinwerten, der Eisenabsorption und der Markspeicherung – ausgenommen Fälle mit sideroblastischer Anämie, Hämosiderose, einigen Tumorarten, Infektionen und Leberkrankheiten (Krause u. Stolc 1980). Lipomakrophagen und Schaumzellen (Farbtafel II d) ebenso wie Gaucher-Zellen sollen sich ebenfalls aus Retikulum- oder Adventitiazellen (oder sogar aus Endothelzellen) entwickeln. Gewebshistiozyten entstehen teilweise aus der Monozytopoese, teilweise jedoch aus der mitotischen Teilung von lokalen Histiozyten. Dieser Begriff wird für Zellen verwendet, die Vitalfarbstoffe aufnehmen und zur Phagozytose fähig sind. Sie haben ovale oder nierenförmige Zellkerne mit unterschiedlich großem Anteil von Zytoplasma und Einschlüssen. Histiozyten können in unterschiedlichen Situationen auch unterschiedliche Eigenschaften aufweisen.

Inzwischen sind einige Untergruppen der Histiozyten bekannt. Littoralzellen sind Sinushistiozyten, die die venösen Sinusgefäße des Knochenmarks (und anderer Organe) auskleiden; sie sind von spindelförmiger Gestalt mit zytoplasmatischen Ausläufern. Epithelioidzellen haben Kerne, die denen der Histiozyten gleichen mit reichlich eosinophilem und granuliertem Zytoplasma. Riesenzellen sollen sich von der histiozytär-monozytären Reihe durch Endomitose und/oder durch Fusion ableiten.

2.5.6 Lymphozyten

Ein Teil der lymphopoetischen Funktion bleibt dem Knochenmark des Erwachsenen mit großer Wahrscheinlichkeit erhalten (Osmond et al. 1981). Unabhängig von dieser funktionellen Frage gehören lymphatische Zellen zur normalen Population des Knochenmarks, sie sind zwischen Hämatopoese und Fettmark verteilt oder bilden Lymphzellinfiltrate (Abb. 2.19), deren Häufigkeit mit dem Alter zunimmt (Rywlin et al. 1974; Rywlin 1976). Sie zeigen eine Häufigkeit von 1% bis über 40% in der KMB, mit zunehmender Häufigkeit in den höheren Altersgruppen. Selbst kleine Knötchen oder Aggregate können in der Faserfärbung leicht erkannt werden, da sie mehr Fasern als die Umgebung aufweisen. Kapillaren, Retikulumzellen, wenige Plasmazellen und Mastzellen können ebenfalls mit diesen Lymphzellinfiltraten vergesellschaftet sein (Abb. 2.20). Vier Typen von Lymphzellinfiltraten sind beschrieben worden: a) Knoten mit Keimzentren, b) scharf abgegrenzte Knoten, c) Knoten mit unscharfer Abgrenzung, und d) kleine Aggregate von lymphatischen Zellen (Hashimoto et al. 1957). Werden multiple Infiltrate in einem Schnitt gefunden, so ist die Immunhistologie zur Abklärung einer neoplastischen lymphoproliferativen Erkrankung nötig.

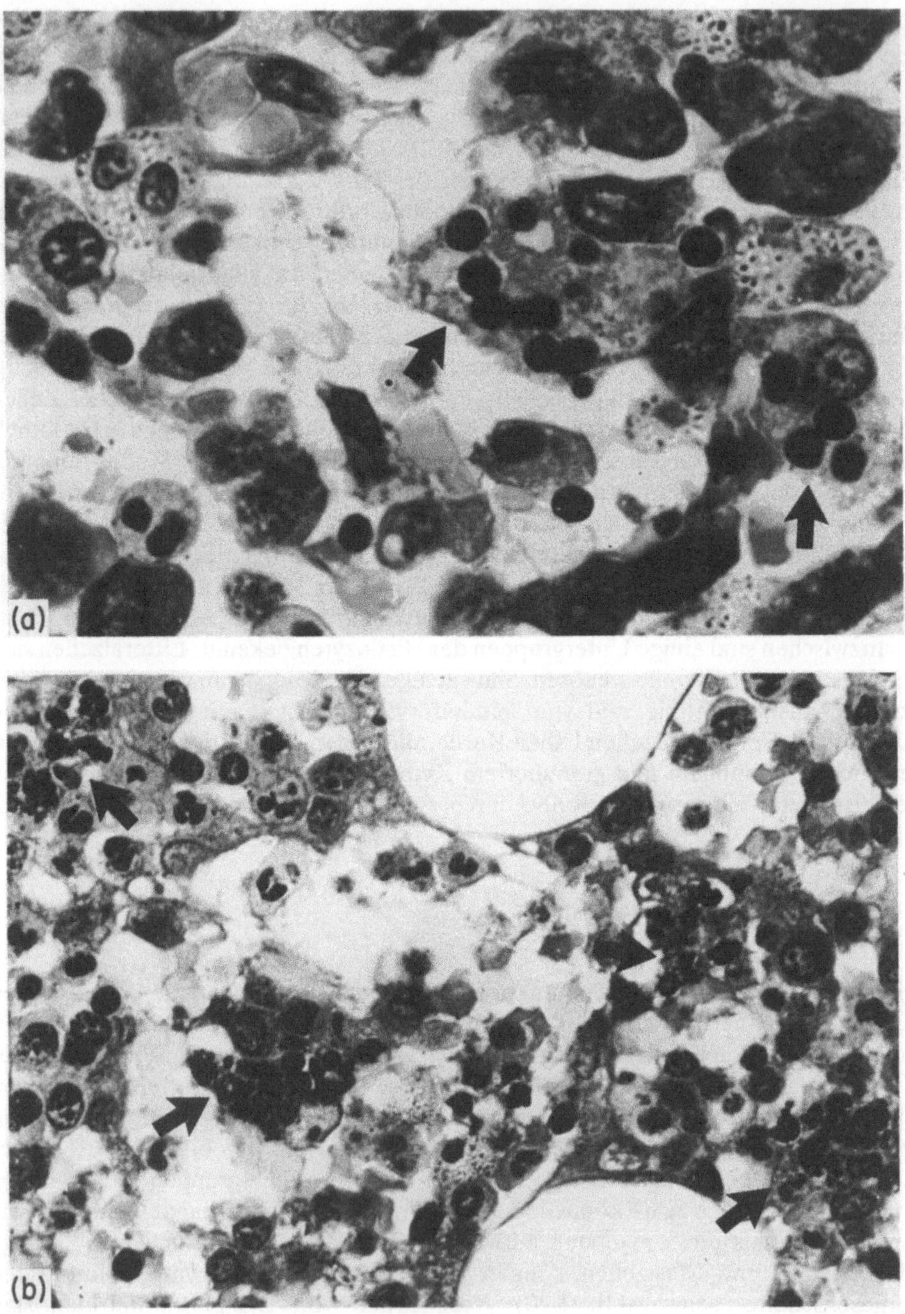

Abb. 2.17. a Knochenmark eines Patienten mit medikamentös bedingter Schädigung, Phagozyten *(Pfeile)* mit erythrozytären Vorstufen im Zytoplasma und Eosinophile (Vergr. 1000:1, Giemsa); **b** Knochenmark eines Tumorpatienten nach zytostatischer Therapie; beachte zahlreiche Phagozyten mit Kernmaterial *(Pfeile;* Vergr. 400:1, Giemsa)

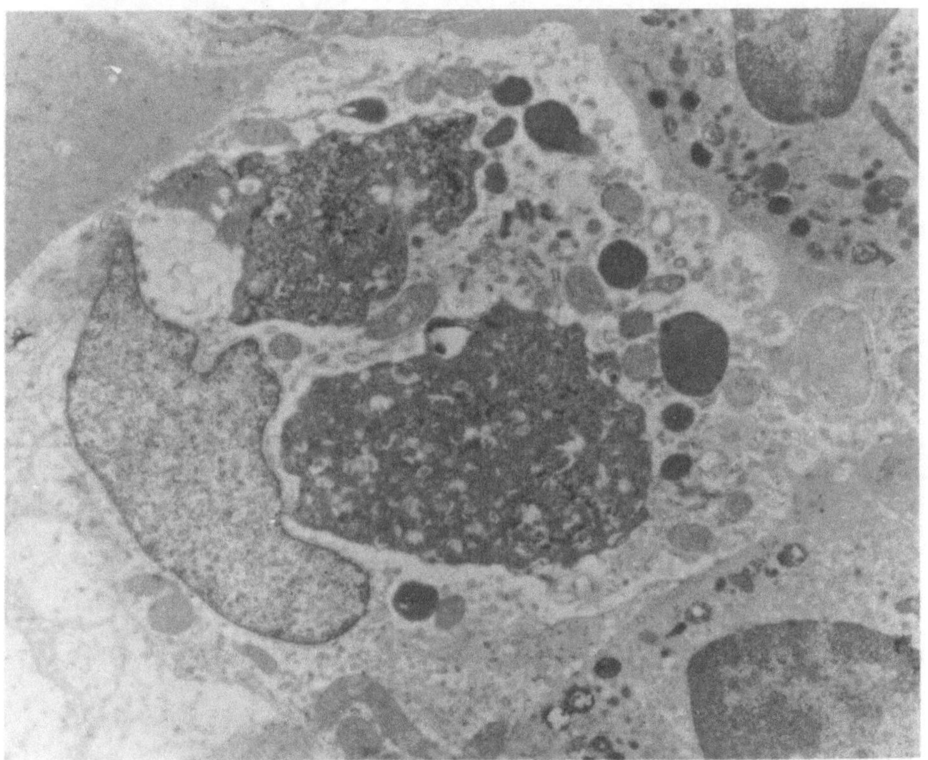

Abb. 2.18. Makrophage mit Zellresten im Zytoplasma (Vergr. 8000:1, EM)

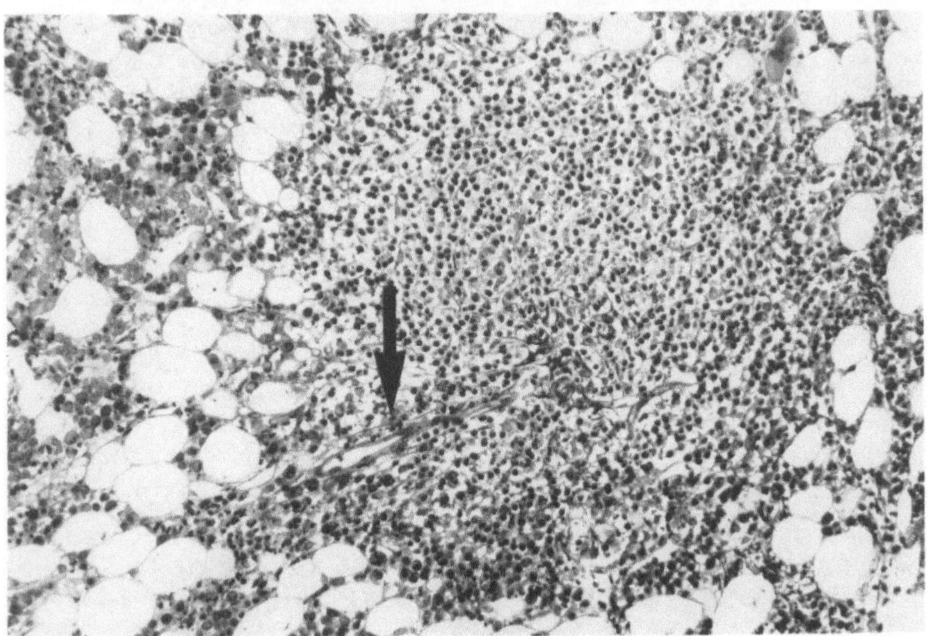

Abb. 2.19. Lymphzellinfiltrat, scharf begrenzt, mit vielen Kapillaren (*Pfeil;* Vergr. 100:1, Giemsa)

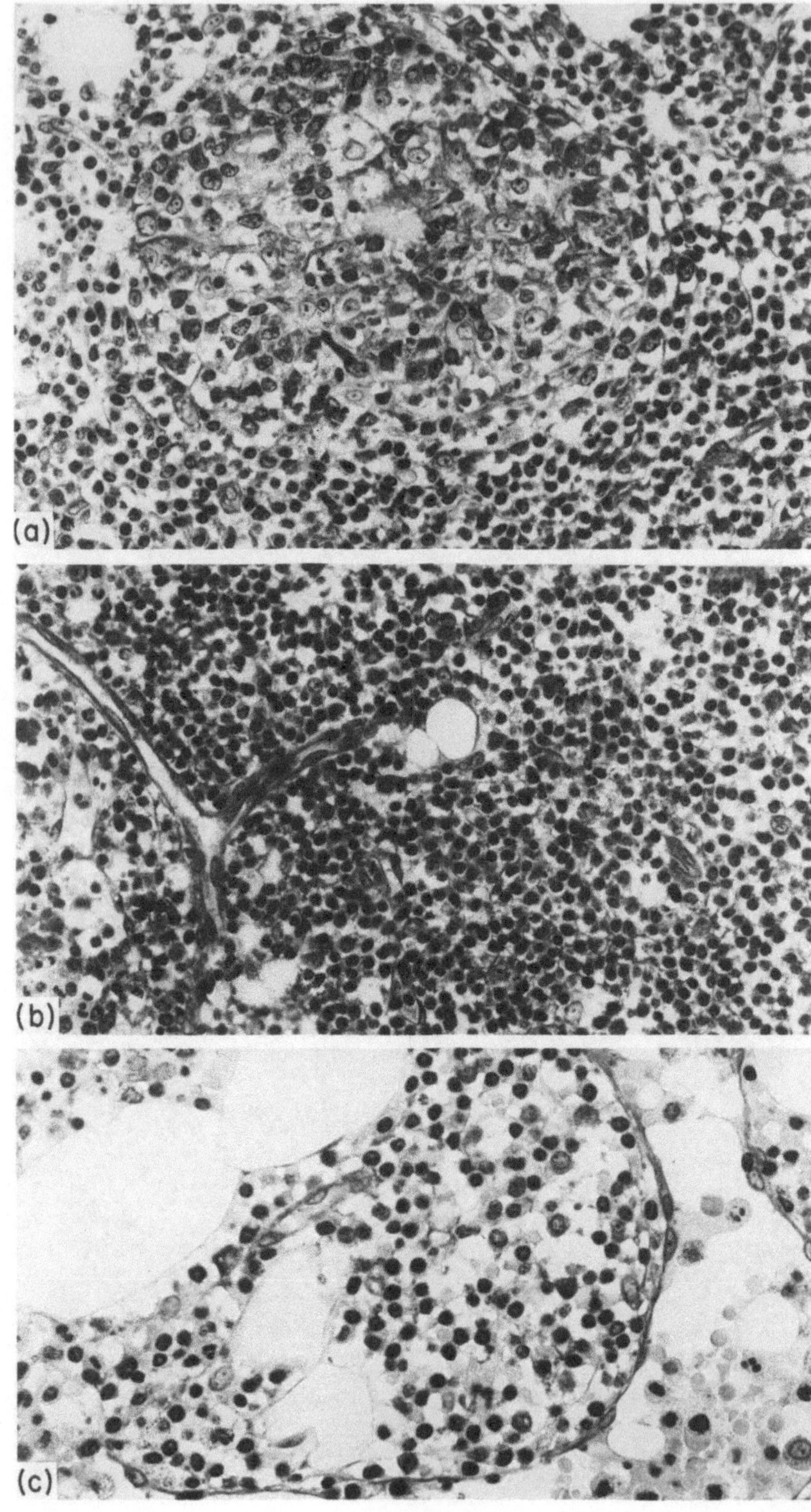

2.5.7 Plasmazellen

Sie sind die Endzellen der B-Lymphozytenentwicklung, ihre Produktion und Reifung erfolgt im Knochenmark sowie in anderen Körperregionen. Plasmazellen haben Zellkerne mit typischer Radspeichenstruktur, blaues Zytoplasma und häufig einen perinukleären Hof. Transformierte B-Lymphozyten (potentielle Plasmazellen) können die Lymphknoten verlassen und im Knochenmark reifen. Die typische Lokalisation der Plasmazelle ist der adventitielle Bereich kleiner Blutgefäße (Abb. 2.11), sie werden jedoch auch einzeln und in kleinen Gruppen über das gesamte Mark verteilt aufgefunden. Die Plasmazelle ist ein normales Element der Zellpopulation im Knochenmark.

2.5.8 Mastzellen

Diese stammen wahrscheinlich von den gleichen Vorstufen der basophilen Leukozyten ab (Zucker-Franklin 1980). Mastzellen liegen in enger Beziehung zu den Endothelzellen der Sinusgefäße, zur endostalen Oberfläche der Spongiosa, zum Periost und zu den Wänden kleiner Arterien. Sie sind auch über das ganze Knochenmark verstreut und häufig am Rande von Lymphzellinfiltraten zu finden. Mastzellen haben ovale bis runde Kerne und ein Zytoplasma, das dicht mit leuchtend rot-violetten Granula bepackt ist; sie weisen eine ovale bis spindelförmige Form auf, können jedoch auch länglich sein und Fibroblasten ähneln. In letzterem Fall werden sie am besten in Schnitten mit Toluidinblau-Färbung unter starker Vergrößerung identifiziert, zumal nur wenige unscheinbare Granula vorhanden sein können. Kleine Gruppen von Mastzellen und Histiozyten (bereits früher als fibrohistiozytäre Läsionen bezeichnet) können ebenfalls im Knochenmark gefunden werden; ihre Bedeutung ist jedoch unklar.

2.6 Markstroma

Es stellt ein Gerüstwerk für die Hämatopoese dar und wird gebildet aus Retikulumzellen, Fettzellen, Fibroblasten und ihren Fasern sowie aus einem Netzwerk von Blutgefäßen einschließlich der Sinusgefäße und Nerven (de Bruyn 1981). Fettgewebe nimmt in der Beckenkammbiopsie ungefähr ein Drittel des Markvolumens ein. Es dient als Füllgewebe, aber auch metabolische Funktionen wurden ihm in neueren Publikationen zugeschrieben (Frisch et al. 1980). Es bestehen enge Beziehungen zwischen den mesenchymalen Elementen – dem Endothel, den Adventitiazellen, Fibroblasten und Osteoblasten, Endostzellen sowie Retikulumzellen und Makrophagen. Fibroblasten, spindelförmige Zellen mit länglichen Kernen, sind häufig nicht von sog. Retikulumzellen zu unterscheiden. Sie produzieren die wenigen retikulären

---

◀ **Abb. 2.20. a** Lymphzellinfiltrat mit Keimzentrum in der Beckenkammbiopsie eines 72 Jahre alten Patienten mit Femurhalsfraktur und Osteoporose (Vergr. 400:1); **b** Lymphzellinfiltrat im normalen Knochenmark (Vergr. 400:1); **c** parasinusoidale Lymphozytenansammlung im normalen Knochenmark (Vergr. 450:1, Giemsa)

Kollagenfasern des normalen Knochenmarks, hauptsächlich in Beziehung zu Blutgefäßen und zum Endost.

2.6.1 Fasern

Das normale Knochenmark enthält nur dünne retikuläre Kollagenfasern, die am eindrucksvollsten in der Gomori-Färbung und im polarisiertem Licht gezeigt werden können (Abb. 2.21 a). Die Fibrose des Knochenmarks ist entweder fein (Retikulinfasern) oder grobsträhnig (Bündel von Retikulinfasern). Der Myelofibrose liegen zahlreiche Erkrankungen zugrunde, die in einem entsprechenden Kapitel dieses Buches beschrieben werden und schematisch in Abb. 2.22 zusammengestellt sind. Alle diese Komponenten, unterschiedlich verteilt, bilden das „microenvironment", das die Wachstumsnischen für die Stammzellen bildet und diese zur Entwicklung in die eine oder andere Differenzierungsrichtung veranlaßt.

2.6.2 Blutgefäße

Das rote Knochenmark ist reich mit Blutgefäßen versorgt (Demmler 1976). Die Markarterien gelangen – begleitet von zahlreichen Nervenfasern (Farbtafel I f und Abb. 2.21 b) – durch Foramina nutricia (durch die Knochenrinde) in den Binnenraum des Knochens und verzweigen sich in den Markräumen (Abb. 2.23). Sie gehen in Arteriolen und Kapillaren und diese selbst in dünnwandige Sinusgefäße über. Diese bilden ein System von Kanälen unterschiedlicher Durchmesser und Länge (Abb. 2.24 a). Die Wände bestehen aus einer einfachen Lage von Endothelzellen, einer immer wieder unterbrochenen Adventitia und einem lockeren Netz von Retikulinfasern. Diese Sinusgefäße münden wiederum in die periostalen Venen. Die Endothelzellen der postkapillären oder postsinusoidalen Venen bilden eine dünne Barriere zwischen den intra- und extravaskulären Kompartimenten, die von den Blutzellen beim Eintritt in die Zirkulation durchbrochen werden muß (Abb. 2.24 b). Die KMB liefert einen Querschnitt durch das vaskuläre System und bietet daher auch zusätzliche Informationen bei Gefäßerkrankungen wie z. B. der Arteriosklerose, der Arteriitis und der Amyloidose. Physiologisch betrachtet sind die Teile der sinusoidalen Kanäle zwischenzeitlich kollabiert. Expansion und Kontraktion des vaskulären Systems innerhalb des starren Knochengerüsts tragen (zusammen mit quantitativen Veränderungen der Fettzellen) zu den extremen Fluktuationen der Blutzellproduktion bei. Wenn nötig, kann die Zellproduktion bis auf das Zehnfache gesteigert werden. Es sei daran erinnert, daß das Markparenchym ständig aus einer rasch sich entwickelnden hochmobilen Zellpopulation besteht, so daß ein Biopsieschnitt mit einer Momentaufnahme vergleichbar ist. Diese Überlegung erklärt die große Variabilität von Funktionszuständen in der KMB, die trotzdem noch als Normvarianten angesehen werden müssen. Ebenso laufen viele Prozesse im Knochenmark hocheffektiv und schnell ab und hinterlassen nur wenige Spuren, wie z. B. die Beseitigung der Normoblastenkerne und die transendotheliale Passage von Retikulozyten und Granulozyten, die nur selten beobachtet werden kann.

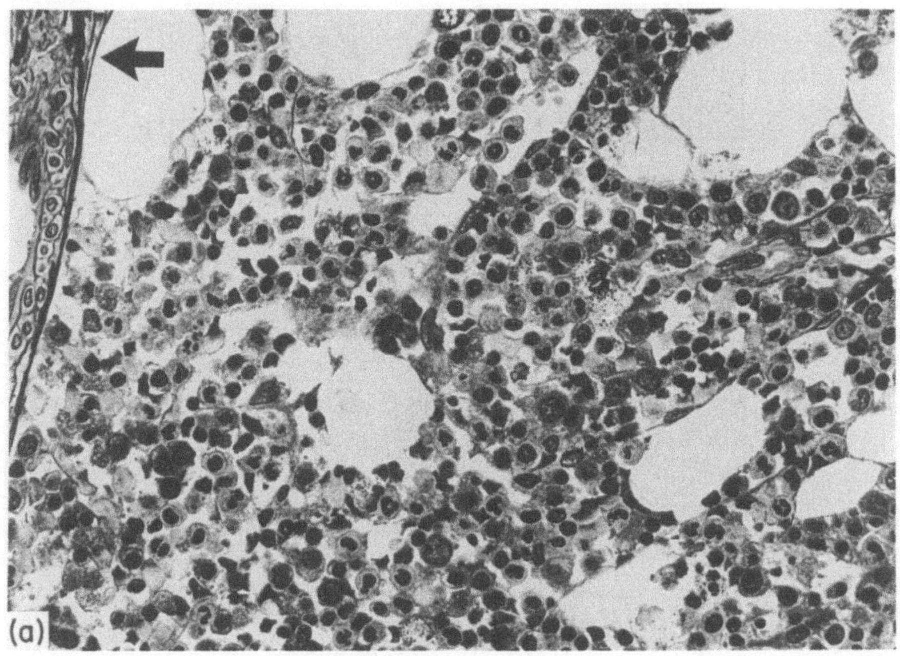

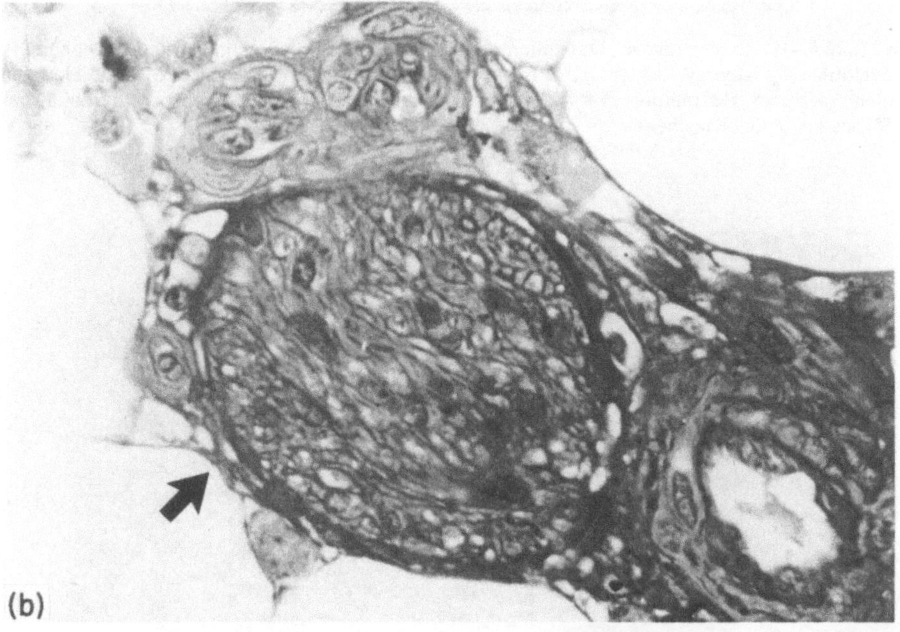

Abb. 2.21. a Normales Knochenmark mit Retikulinfasern um Blutgefäße *(Pfeil)*, vereinzelt dünne Fasern auch im Stroma (Vergr. 250:1, Gomori). Bei Polarisationslicht sind mehr Retikulinfasern zu erkennen; **b** Arterien und Nerv *(Pfeil)* im Querschnitt. Nervenfasern sind relativ selten im Mark anzutreffen, häufiger im Periostgewebe (Vergr. 400:1, Giemsa)

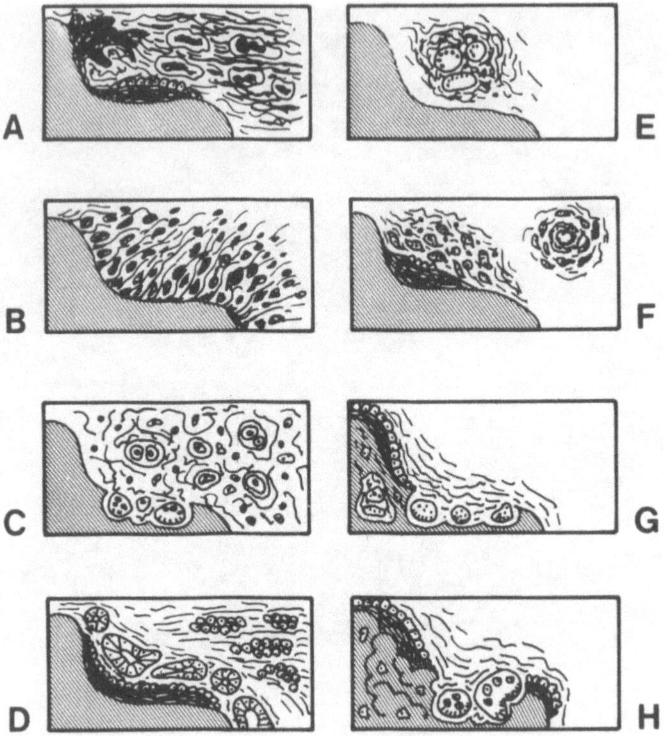

Abb. 2.22 A–H. Schematische Darstellung der Histogenese der Fibrose im Knochenmark:
A Myelofibrose/Osteomyelosklerose, **B** malignes Lymphom, zentrozytisch, **C** Morbus Hodgkin,
D Adenokarzinom, **E** Granulom, **F** systemische Mastozytose, **G** primärer Hyperparathyreoidismus,
H Morbus Paget des Knochens

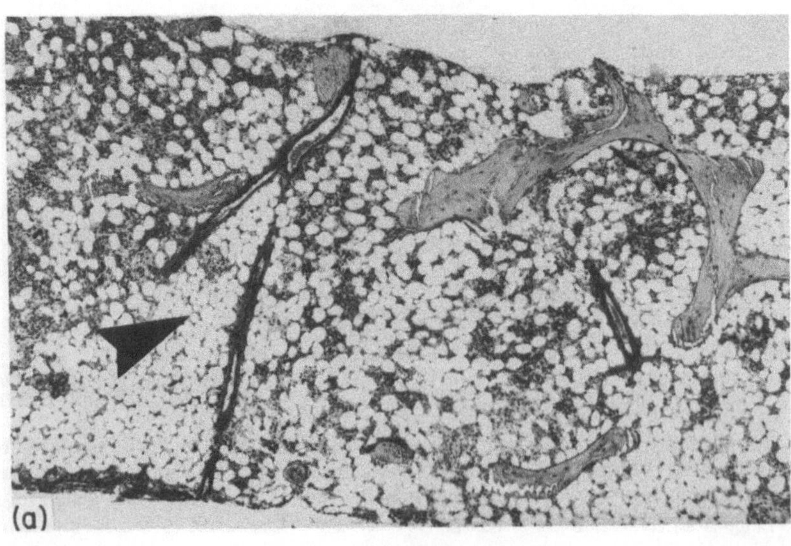

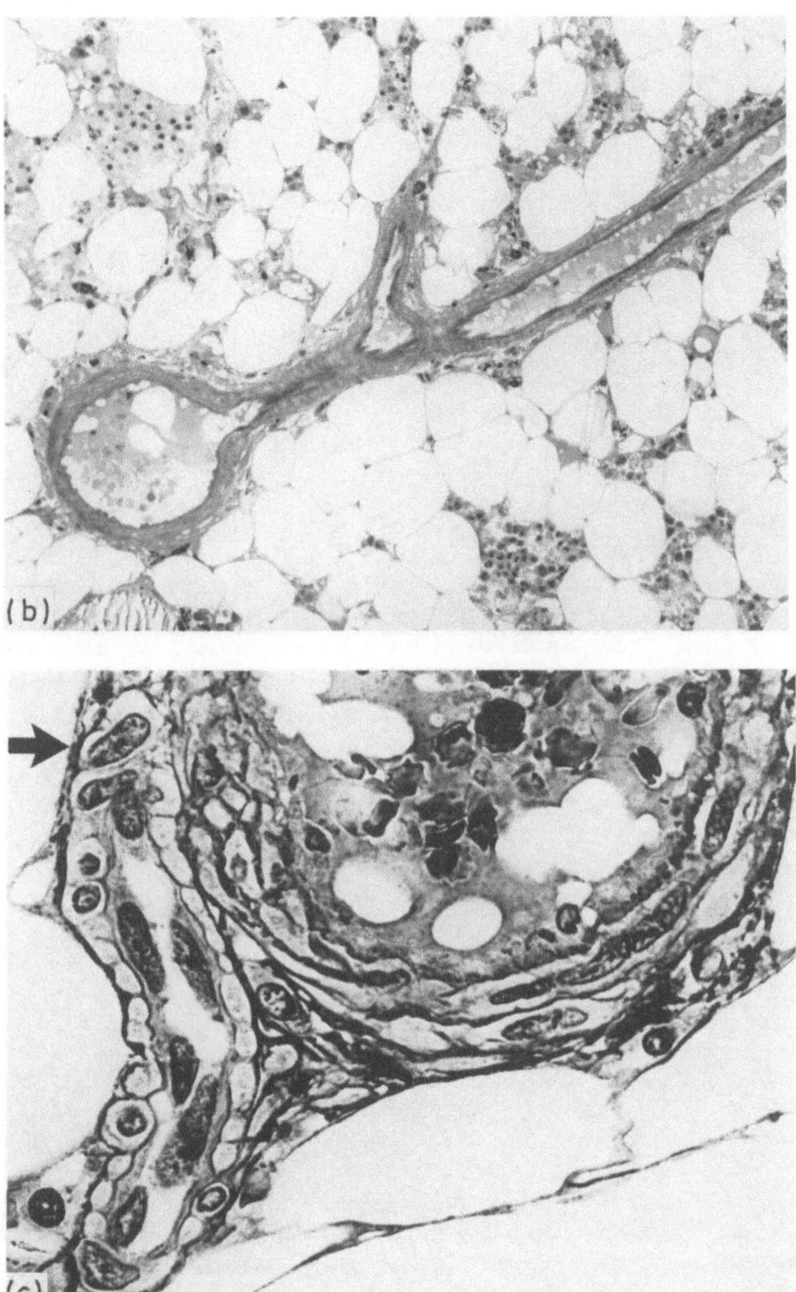

◄ **Abb. 2.23. a** KMB eines 70 Jahre alten Patienten nach Prostatektomie; keine zytostatische Therapie, keine Metastasen; beachte herdförmige Hypozellularität und ein Gefäß quer durch die Biopsie verlaufend (*Pfeil;* Vergr. 400:1, Giemsa); **b** Querschnitt einer Arterie *(links)* mit Abzweigung von kleinen arteriellen Gefäßen (Vergr. 100:1, Giemsa); **c** normale Arterie des Knochenmarks mit einer kleineren Arterie und Sphinktermechanismus am Abgang (Vergr. 1000:1, Gomori)

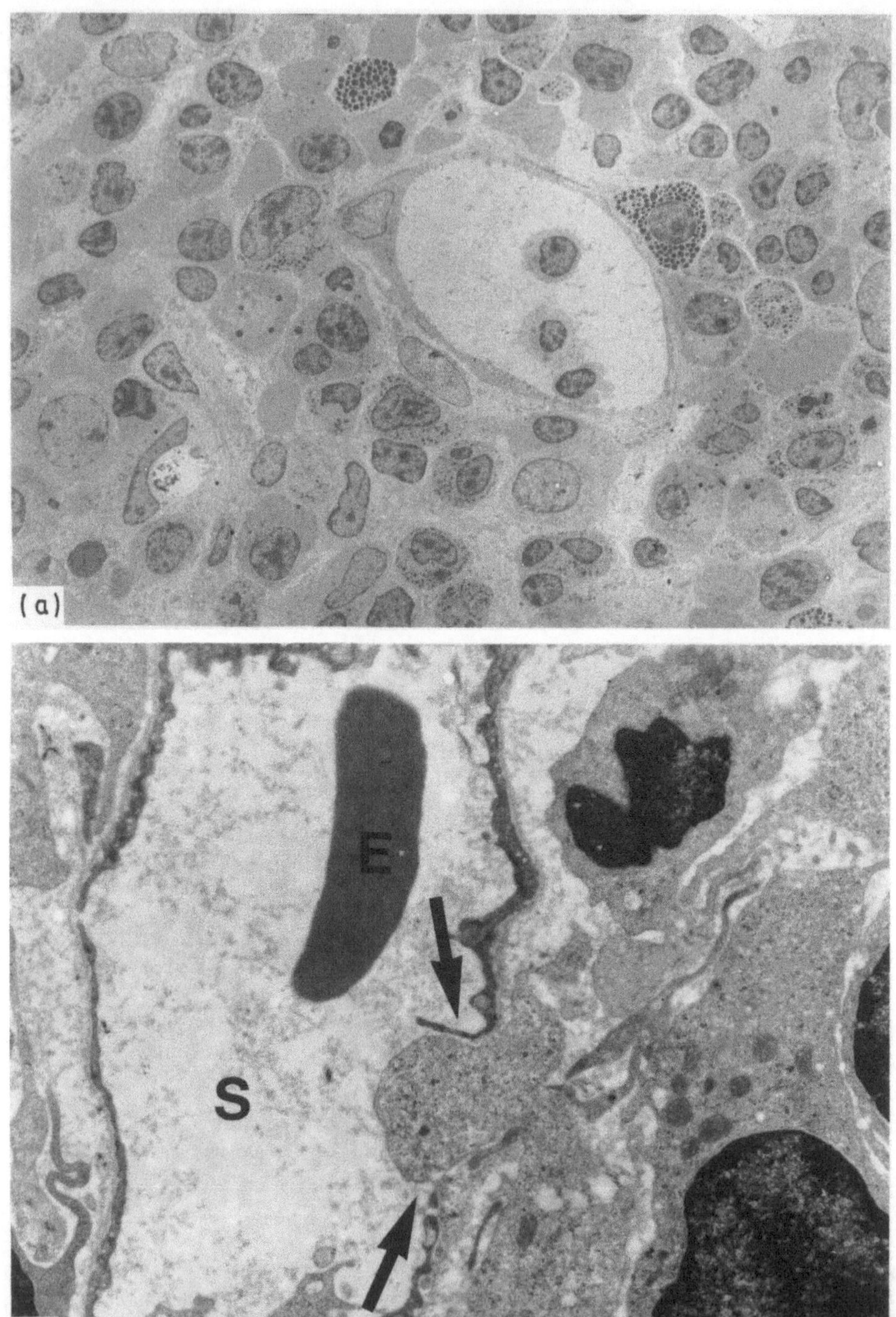

Abb. 2.24. a Normale Hämatopoese mit Sinusgefäß im Zentrum des Bildes (Vergr. 800:1, EM);
b Sinusgefäß *(S)* mit transendothelialer Passage *(Pfeile; E* Erythrozyt; Vergr. 10000:1, EM)

Literatur

Bruyn PP de (1981) Structural substrates of bone marrow function. Sem Haematol 18:179–193
Chambers TJ (1980) Cellular basis of bone resorption. Clin Orthop 151:283–293
Crosby WH (1977) Delivery of platelets by the marrow – the derivation of platelets. In: Seno S, Takaku F, Sirino S (eds) Topics in haematology. Excerpta Medica, Amsterdam Oxford, pp 416–419
Dancey JT, Deubelbeiss KA, Harker LA, Finch CA (1976) Neutrophil kinetics in man. J Clin Invest 58:705–715
Demmler K (1976) Das Gefäßsystem des Knochenmarks. Ferdinand Enke Verlag, Stuttgart
Ferrant A, Rodham J, Cordier A et al. (1980) Selective hypoplasia of pelvic bone marrow. Scand J Haematol 25:12–18
Frisch RE, Canick JA, Tulschinsky D (1980) Human fatty marrow aromatizes androgen to estrogen. J Clin Endocrin Metab 51:394–396
Frost HM (1962) Tetracycline labelling of bone and the zone of demarcation of osteoid seams. Can J Biochem Physiol 40:485–489
Furth R van, Raeburn JA, Sweet TL van (1979) Characteristics of human mononuclear phagocytes. Blood 54:485–500
Hashimoto M, Masanori H, Tsukasa S (1957) Lymphoid nodules in human bone marrow. Acta Pathol Jap 7:33–52
Johnell O (1980) Bone marrow cell content and osteoclasts in crista biopsies. Acta Orthop Scand 51:399–401
Krause JR, Stolc V (1980) Serum ferritin and bone marrow biopsy iron stores. Amer J Clin Path 74:461–464
Levine RF Hazzard KC, Lamberg JD (1982) The significance of megakaryocyte size. Blood 60:1122–1131
Loutit JF, Nisbet NW (1982) The origin of osteoclasts. Immunobiology 161:193
Mauch R, Botnick L, Hellman S (1981) Decline in marrow proliferative capacity as a function of age. Blood [Suppl I] 58:113a
Osmond DG, Fahlman MTE, Fulop GM, Rahal DM (1981) Regulation and localization of lymphocyte production in the bone marrow. In: Microenvironments in haemopoietic and lymphoid differentiation. Ciba Foundation Symposium 84, Pitman Medical, London, pp 68–85
Owen M (1980) Origin of bone cells in the post-natal organism. Arthr Rheumat 23:1073–1080
Raisz LG, Kream BE (1983) Regulation of bone formation (second of two parts). New Engl J Med 309:83–89
Rodan GA, Martin TJ (1981) Role of osteoblasts in hormonal control of bone resorption – a hypothesis. Calcif Tissue Int. 33:349–351
Rywlin AM, Ortega RS, Dominguez CJ (1974) Lymphoid nodules of the bone marrow: normal and abnormal. Blood 43:389–400
Rywlin AM (1976) Histopathology of the bone marrow. Little, Brown and Company, Boston
Williams L, Udupa KB, Lipschutz DA (1981) Age and erythropoiesis. Clin Res 29:864A
Zucker-Franklin D (1980) Ultra-structural evidence for common origin of human mast cells and basophils. Blood 56:534–540

3 Zytopenien: hypo- und hyperplastische Markbefunde

3.1 Zytopenien

Einer peripheren Zytopenie kann eine ineffektive oder verminderte Zellproduktion, ein erhöhter peripherer Verbrauch und/oder Abbau ohne entsprechende kompensatorische Produktionssteigerung zugrunde liegen. Die Ursache der Zytopenie kann im Knochenmark und/oder in der Peripherie liegen. Besonders Medikamente können beteiligt sein (siehe Übersichtsarbeit von Gordon-Smith 1980), und in einigen Fällen können Zytopenien durch immunologische Mechanismen ausgelöst werden. Andere Ursachen sind Störungen in der Knochenmarkzirkulation (Knospe u. Crosby 1971), endokrine Dysfunktion (Ferrari et al. 1976), Alkoholabusus (Ballard 1980), Virusinfekte (Bannister et al. 1983) und Anämien chronischer Erkrankungen. Alkohol ist inzwischen eine der häufigsten Krankheits- und Todesursachen in industrialisierten Ländern (Saunders 1983). Mögliche Ätiologien der Zytopenie (einschließlich der Anämien) sind zu umfangreich, um hier aufgezählt zu werden. Sie können in den vielen ausführlichen hämatologischen Textbüchern gefunden werden. Dieses Kapitel wird nur die Zustände beschreiben, in denen eine KMB diagnostische bzw. klinisch nützliche Informationen liefert.

3.2 Panzytopenien mit hypozellulärem Mark

3.2.1 Aplastische Anämie

Bei Verdacht auf Hypoplasie oder Aplasie sollte eine KMB durchgeführt werden, um andere mögliche Ursachen auszuschließen. Dabei kommen refraktäre Anämien, maligne Lymphome, Haarzell-Leukämie (und andere Leukämien), Myelofibrose und metastasierende Karzinome in Frage (Tabelle 3.1); diese Krankheitsbilder werden in späteren Kapiteln behandelt. Hämatologische Nebenwirkungen von Medikamenten, insbesondere Zytopenien, wurden von Young u. Vincent (1980) zusammengestellt. Für eine zuverlässige Beurteilung der Markzellularität wird ein Zylinder von mindestens 20–30 mm × 2 mm benötigt (Abb. 1.6). Ein repräsentativer Knochenmarkschnitt bei Panzytopenie (aplastischer Anämie) wird in Abb. 3.1 und in Farbtafel III c gezeigt. Es gibt eine sehr heterogene Gruppe möglicher Ätiologien der aplastischen Anämie (Camitta et al. 1982; Gordon-Smith 1980; Abdou et al. 1981; Gutman et al. 1978; Najean 1981). In der Mehrheit der Fälle läßt sich die Ursache nicht im Knochenmarkbild erkennen (Fischer u. Fohlmeister, 1983). Das hämatopoetische Gewebe ist hochgradig reduziert, die Anzahl der Sinusgefäße ist vermindert, während Fettzellen vermehrt vorhanden sind. Hämosiderinbeladene Makrophagen, Mastzellen, Plasmazellen und Lymphozyten sind zwischen den Fettzellen diffus

Tabelle 3.1. Knochenmarkhistologie bei Patienten mit unklaren Zytopenien

Knochenmarkhistologie	Patienten n	[%]
Refraktäre Anämie	141	32
Aplastische Anämie	60	14
Maligne Lymphome (Non-Hodgkin)	58	13
Akute Leukämie	50	11
Haarzelleukämie	45	10
MF/OMS	40	9
Morbus Hodgkin	14	3
Multiples Myelom	10	2
Präleukämie (Verlaufsbiopsien)	5	1
Systemische Mastozytose	4	1
Maligne Histiozytose	3	1
Angioimmunoblastische Lymphadenopathie	2	1

verteilt. Sind Lymphozyten absolut wie relativ vermehrt und/oder in herdförmigen Infiltraten angeordnet, so ist eine immunologische Komponente der Zytopenie anzunehmen. Im typischen Fall einer aplastischen Anämie liegen isolierte Erythropoeseinseln nahe an den Sinusgefäßen und zeigen eine deutliche Reifungsstörung mit Mitosefiguren. Auch Dyserythropoese und Erythrophagozytose durch Histiozyten sind nachzuweisen. Megakaryozyten können ebenfalls fehlen oder sind in Form von ein oder zwei kleinen Ansammlungen zu finden. Kleine Gruppen von myeloischen Vorstufen sowie wenige isolierte neutrophile Granulozyten sind in der Regel vorhanden. In der Frühphase ist das Markbild durch interstitielles Ödem, nekrotische Zellen, Kapillaren und Lipomakrophagen charakterisiert. Es wurden auch prognostische Parameter in der KMB gesucht, jedoch sind die vorliegenden Ergebnisse nicht überzeugend; bisher wurden keine histologischen Charakteristika der Knochenmarkhistologie eindeutig identifiziert, die Prognose und weiteren Verlauf vorhersagen könnten. Es ist zumindest wahrscheinlich, daß lymphozytäre Infiltrate und Kapillarnekrosen in den Fällen mit späterer Regeneration fehlen oder nur selten vorkommen. Ebenso sind komplette oder teilweise Remissionen bei Aplasien im Rahmen von Hungerzuständen oder Strahlentherapie bekannt. Das Risiko einer schweren aplastischen Anämie erscheint geringer, wenn die Knochenmarkhistologie zu Beginn der Erkrankung eine partielle Atrophie zeigt (Abb. 3.2), im Gegensatz zu dem höheren Risiko bei komplettem Schwund der Hämatopoese und Ersatz durch Fettgewebe von Anfang an. Eine quantitative Verminderung der Erythropoese ist häufig auch mit einer qualitativen Störung, d. h. Dyserythropoese vergesellschaftet (s. unten). Eine Reduktion des Spongiosavolumens (Osteopenie) wurde bei langdauernden hypoplastischen Zuständen ebenfalls beobachtet, möglicherweise bedingt durch die Atrophie der versorgenden Blutgefäße.

3.2.2 Erythroblastophthise („pure red cell aplasia")

In der Übersicht zeigt das Mark keine auffallenden Veränderungen (Abb. 3.3a). Markatrophische Bezirke wechseln sich mit Arealen normaler Zellularität ab, die bei

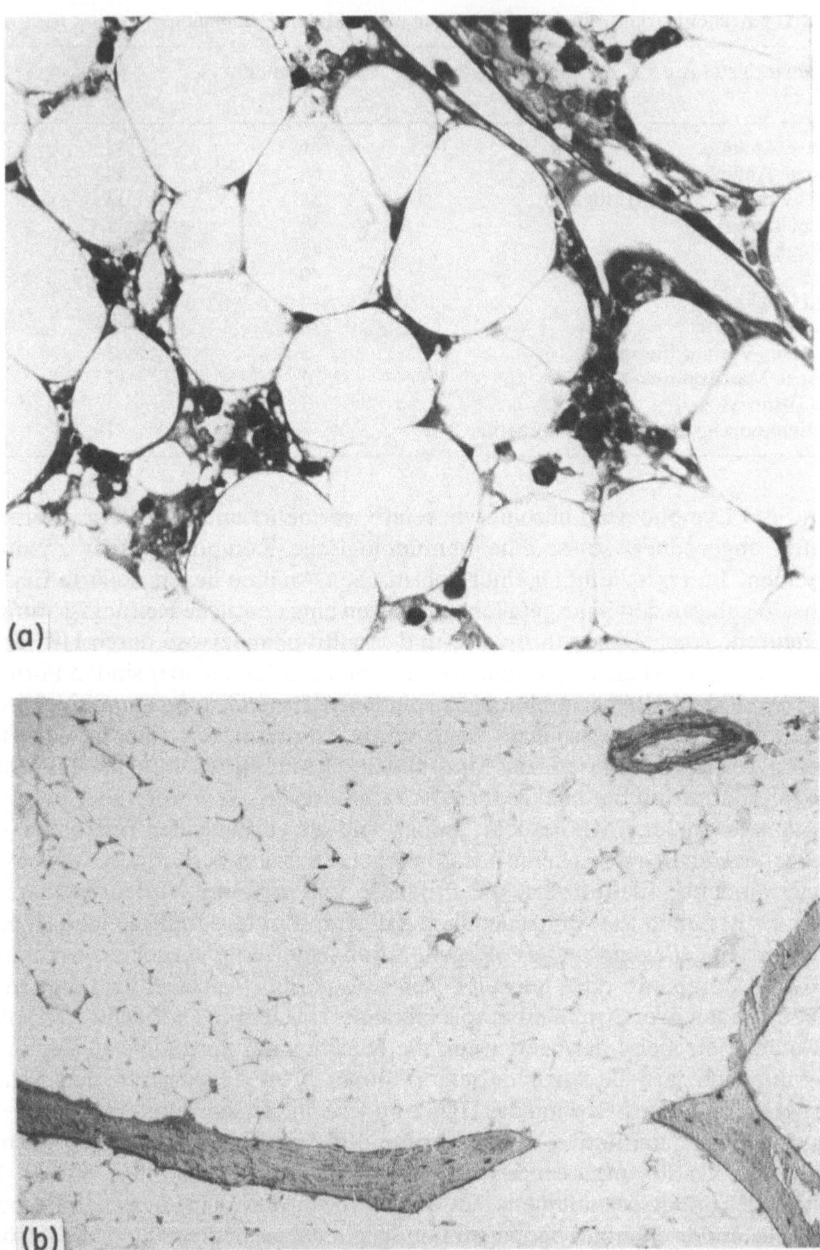

Abb. 3.1. a Patient mit Panzytopenie; außer chronischem Alkoholismus wurde keine andere Krankheit gefunden. Die KMB zeigt nur vereinzelte, isolierte Herde hämatopoetischer Zellen (Vergr. 400:1, Giemsa); **b** Patient mit Paraplegie durch einen raumverdrängenden Prozeß im Bereich der Wirbelsäule; die bilaterale KMB zeigte totale Markaplasie. Das periphere Blutbild war normal (Vergr. 100:1, Giemsa)

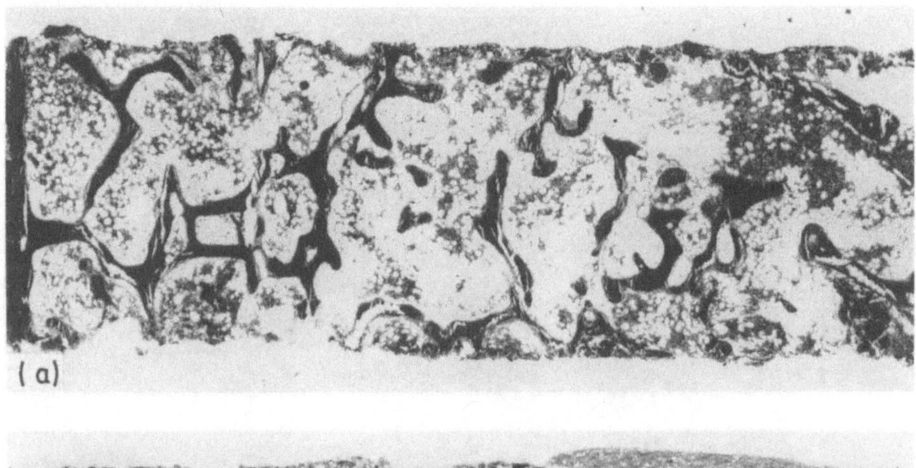

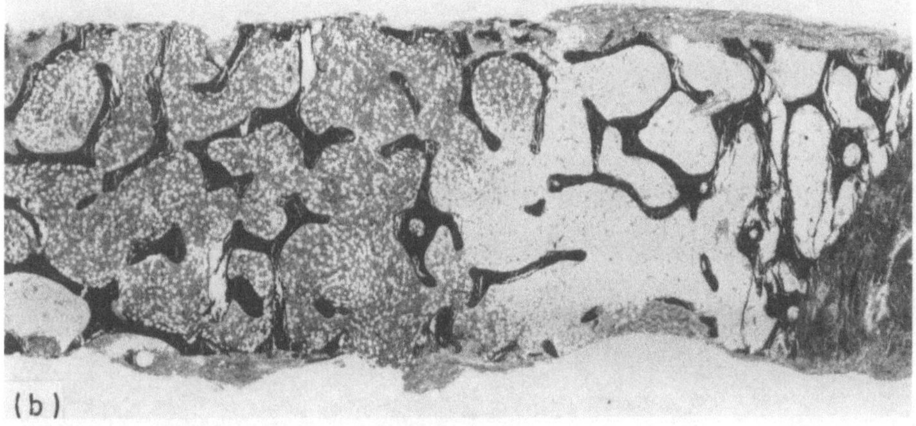

Abb. 3.2. a Aplastische Anämie mit geringer Resthämatopoese zu Beginn der Erkrankung.
Vollständige Restitution des Knochenmarks in einer Kontrollbiopsie nach 3 Monaten (Vergr. 10:1,
Gomori); **b** zum Vergleich subkortikale Hypoplasie bei einem 65 Jahre alten Patienten, ohne
Nachweis einer peripheren Zytopenie (Vergr. 10:1, Gomori)

stärkerer Vergrößerung keine erythropoetischen Inseln erkennen lassen. Nur vereinzelt lassen sich isolierte Proerythroblasten erkennen. Auffallend sind grobschollige
Eisenablagerungen und Zellreste in den Makrophagen, Lymphzellinfiltrate, Mastzellen und Plasmazellen sowie weitgehend normale Megakaryozyten und Granulopoese. Bei der Erythroblastophthise wurden viele unterschiedliche Ursachen
beschrieben. Auch mit lympho- und myeloproliferativen Erkrankungen sowie mit
immunologischen Reaktionen wie z.B. der Kältehämagglutininkrankheit (Cazzola
et al. 1983) wurde die Erythroblastophthise in Verbindung gebracht (Tabelle 3.2).
Bei den meisten Fällen bleibt die Ätiologie jedoch unbekannt. Beziehungen zum
Thymom, zum systemischen Lupus erythematodes und zur primären autoimmun-
bedingten Hypothyreose wurden ebenfalls berichtet (Francis 1982). Zusätzlich
konnte gezeigt werden, daß Überschuß an bestimmten Subtypen von T-Zellen die
terminale Differenzierung der erythro- und granulozytären Vorstufen beeinflußt
(Nathan u. Sytkowski 1982; Hocking et al. 1983). In der Kindheit können vorüber-

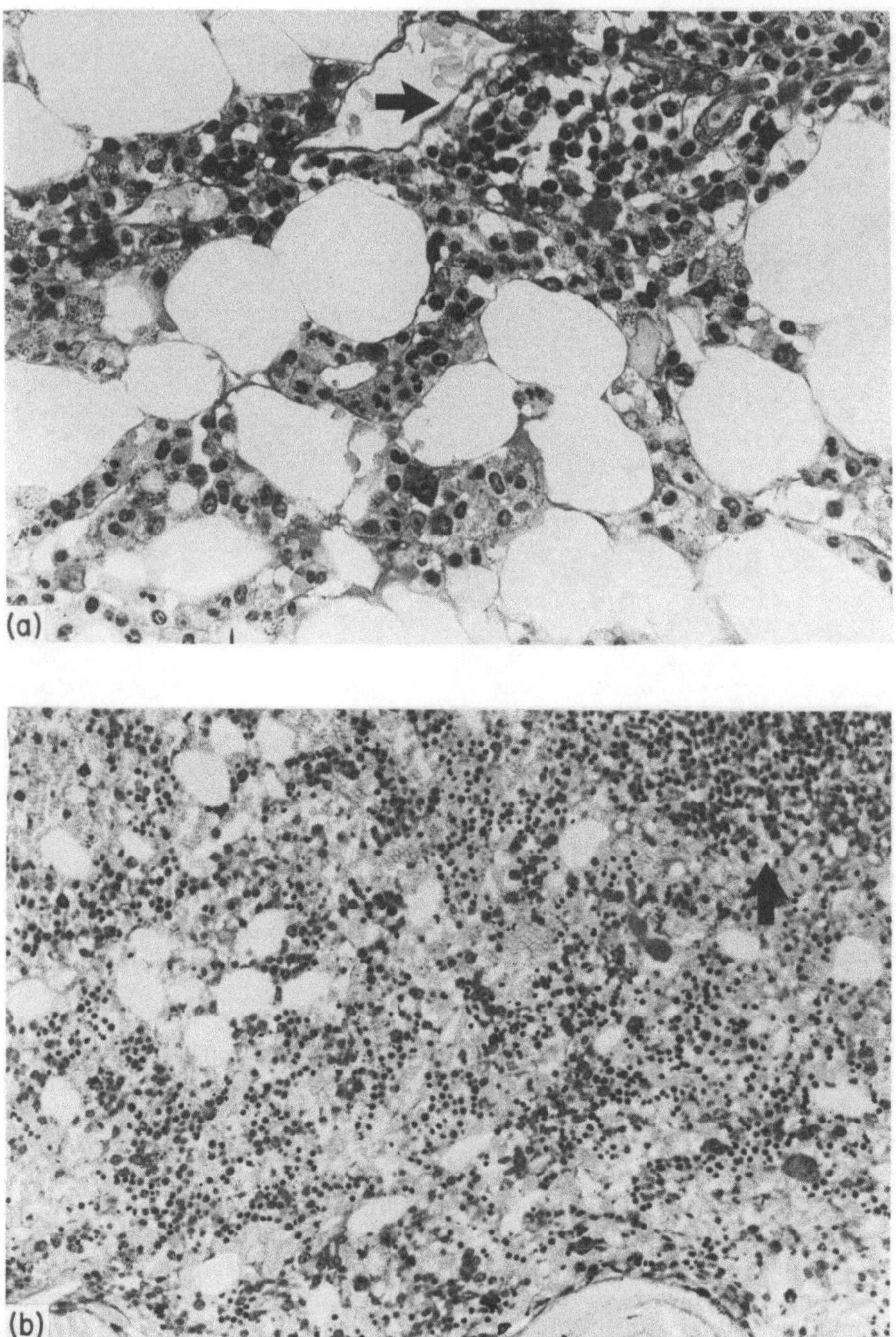

Abb. 3.3. a Patient mit Erythroblastophthise; beachte das Fehlen ьer Erythroblasten; kleines Lymphzellinfiltrat (*Pfeil;* Vergr. 250:1, Giemsa); **b** Patient mit Agranulozytose, möglicherweise medikamentös induziert; beachte zahlreiche „Erythrone" und Lymphzellinfiltrat (*Pfeil;* Vergr. 100:1, Giemsa)

Tabelle 3.2. Erkrankungen mit quantitativen Veränderungen der Erythropoese

Vermindert	Vermehrt	Neoplastisch (vermehrt)
Kongenital	Kongential	MPD
Thymome	CDA	PV
Erythroblastophthise	Hämoglobinopathien	CMML
Aplastische Krise (PNH usw.)	Blutung	MF/OMS
Aplastische Anämie	Hämolyse	Erythropoetische Neoplasien
Infektionen	Megaloblastäre Anämie	Präleukämien
Chronische Erkrankungen	Eisenmangel	
SLE	Sekundäre Erythrozytose	
Renal	Refraktäre Anämien	
Malignome	Sideroblastische Anämie	
(Präleukämische hypoplastische		
Phase)		
Unklar		

CDA	=	kongenitale dyserythropoetische Anämien
CML	=	chronische myeloische Leukämie
HD	=	Morbus Hodgkin
IT	=	idiopathische (essentielle) Thrombozythämie
ITP	=	idiopathische thrombozytopenische Purpura
LPD	=	lymphoproliferative Erkrankungen
MF/OMS	=	Myelofibrose/Osteomyelosklerose
MPD	=	myeloproliferative Erkrankungen
PV	=	Polycythaemia vera
TTP	=	thrombotisch thrombozytopenische Purpura

gehende Erythroblastopenien und aplastische Anämien durch virale Infekte ausgelöst werden. Die aplastische Krise von Kindern mit Sichelzellanämie wurde kürzlich mit einer Parvovirusinfektion in Verbindung gebracht (Editorial, Lancet 1983).

3.2.3 Granulozytopenie

Wenige Biopsiestudien haben darüber berichtet, wobei die akute Phase besonders vernachlässigt wurde. Hier ist die Knochenmarkhistologie sehr variabel; Veränderungen reichen von einer Hypozellularität mit ausgeprägtem Ödem und Erythrozytenextravasaten aus zerstörten Sinusgefäßen bis hin zu einer Verminderung myeloischer Vorstufen und/oder Reifungsstörung, während die anderen Zellinien nicht betroffen sind (Abb. 3.3b). Sind die myeloischen Vorstufen nur gering oder nicht vermindert, oder besteht sogar eine Zunahme, zusammen mit ausgeprägter Reifungsstörung, so kann das Knochenmarkbild der promyelozytären Leukämie gleichen. Bei akuten toxischen Zuständen kann die Hämatopoese vollständig fehlen, die Wände der Blutgefäße sind stark geschädigt, es fallen ausgedehnte Niederschläge fibrinoiden Materials auf. Die medikamentös-induzierte Agranulozytose wurde 1980 von Young u. Vincent in einer Übersichtsarbeit behandelt. Neutropenie in Verbindung mit einem zellulären Knochenmark sind auch bei Autoimmunerkrankungen wie

Tabelle 3.3. Erkrankungen mit quantitativen Veränderungen der Granulopoese (Abkürzungen s. Tabelle 3.2)

Vermindert	Vermehrt	Neoplastisch (vermehrt)
Kongenital	Kongenital	MPD
Aplastische Anämie	Infektionen	PV
Medikamente/Bestrahlung	Entzündungen	IT
Infektionen	Trauma	CML
	Metabolisch	MF/OMS
	Allergie	Akute Leukämien
	Hypersplenismus	Präleukämien
	Zustand nach Therapie	
	Malignome	

der rheumatoiden Arthritis (Dancey u. Brubaker 1979) und dem Felty-Syndrom (Arthritis, Splenomegalie und Leukopenie) sowie bei bestimmten Lymphomtypen beschrieben (Kruskall et al. 1982; Balentine et al. 1983). Bei der „zyklischen Neutropenie" handelt es sich wahrscheinlich um eine abnorme Regulation der Produktion (Wright et al. 1981) mit Verminderung der granulozytären Vorstufen. Zusätzlich zu den bekannten Ursachen der erworbenen Leukopenie kann eine „pure white cell aplasia" als Folge einer autoimmunologischen Hemmung der Granulopoese vorkommen und dabei die Hemmung über Antikörper (Levitt et al. 1983; Carmel 1983) oder über T-Lymphozyten erfolgen. Zustände mit quantitativen Veränderungen der Granulopoese sind in Tabelle 3.3 aufgelistet.

3.2.4 Thrombozytopenien

Diese können primär oder sekundär bedingt sein. Die primäre Gruppe setzt sich aus hereditären Formen und der idiopathischen thrombozytopenischen Purpura (ITP) zusammen; der sekundären Gruppe liegen viele unterschiedliche Ursachen zugrunde (Tabelle 3.4). Drei wesentliche Mechanismen können unterschieden werden: Verminderte Produktion, erhöhter Umsatz und abnorme Verteilung. Kommt die Thrombozytopenie als Teil einer Bi- oder Trizytopenie vor und ist sie bedingt durch

Tabelle 3.4. Erkrankungen mit quantitativen Veränderungen der Megakarypoese (Abkürzungen s. Tabelle 3.2)

Vermindert	Vermehrt	Neoplastisch (vermehrt)
Kongenital	ITP	MPD
Aplastische Anämie	(TTP)	PV
Megaloblastische Anämie	Hämolyse	Megakaryozytäre Myelose
Medikamente/Bestrahlung	Blutung	IT
LPD	Hyperspenismus	CML
Andere Neoplasien	LPD	MF/OMS
	HD	Präleukämien
	Malignome	

verminderte Produktion, so ist das Biopsiebild ähnlich wie oben beschrieben, und es finden sich wenige oder keine Megakaryozyten im Knochenmark. Das gleiche gilt für die seltenen Formen einer megakaryozytären Hypo- und Aplasie (Stoll et al. 1981). In Fällen mit gesteigertem peripherem Verbrauch und/oder Abbau ist eine erhöhte Megakaryozytenzahl die Regel. Wird die Biopsie im akuten Stadium oder kurz nach Auftreten einer Thrombozytopenie durchgeführt, so findet man eine normale Megakaryozytendichte. Bei chronischen Zuständen sind junge Formen dominierend, obwohl auch größere nachzuweisen sind (Werlhof-Syndrom). Thrombozytopenie kann das führende Zeichen einer Präleukämie sein (Tricot et al. 1982) und kann auch bei Hypothermie vorkommen (O'Brien et al. 1982).

Thrombozytopenien bei myeloproliferativen und anderen hämatopoetischen Neoplasien werden später behandelt. Eine verminderte Plättchenzahl im peripheren Blut mit vermehrt Megakaryozyten im Knochenmark kann auch bei Patienten mit Splenomegalie, die durch nichtneoplastische Ursachen wie eine Gefäßkrankheit bedingt ist, gefunden werden. ITP muß von der Thrombozytopenie mit verminderten Megakaryozyten sowie von der unreifen Form einer megakaryozytären Myelose unterschieden werden (s. Kap. 8). Kleine Megakaryozyten oder sogar Mikromega-karyozyten (wie sie bei dysplastischen und einigen neoplastischen Zuständen gesehen werden) können auch im Knochenmark von Patienten mit nichtneoplastischen Erkrankungen wie z.B. der Leberzirrhose vorkommen. Die alkoholische Leber-erkrankung geht ebenfalls häufig mit Zytopenien einher. Thrombozytopenie wurde bei über 50% der Patienten mit autoimmunologisch bedingten Schilddrüsenerkran-kungen gefunden (Hymes et al. 1981).

Eine neuere Studie konnte bei einem Fall mit ITP in der Milz den Übergang von ceroidhaltigen Zellen in Schaumzellen zeigen (Lasser 1983). Der Autor nimmt an, daß die „sea-blue" Histiozyten Plättchen phagozytieren und sich dann nach dem Abbau der Plättchen in Schaumzellen umwandeln. Ein ähnlicher Mechanismus könnte für das Auftreten von „sea-blue" Histiozyten und Schaumzellen im Knochen-mark nicht nur bei der ITP, sondern auch bei anderen Erkrankungen, z.B. myeloproliferativen Erkrankungen, insbesondere wenn interstitielle Niederschläge von Plättchen vorkommen, verantwortlich sein.

3.2.5 Thrombotisch thrombozytopenische Purpura

Bei dieser Erkrankung werden Knochenmarkbiopsien nur selten durchgeführt, da Gewebsproben für diagnostische Zwecke üblicherweise aus der Mundschleimhaut entnommen werden. In einem von uns untersuchten Fall wurden Plättchenkonglome-rate in kleinen Arteriolen des Knochenmarks beobachtet (Abb. 3.4). Die charakteri-stische Lokalisation der Plättchen-Fibrin-Niederschläge ist der arteriokapilläre Über-gang. Hyaline Gefäßthromben, üblicherweise bei dieser Erkrankung beobachtet, konnten wir in der KMB jedoch nicht finden.

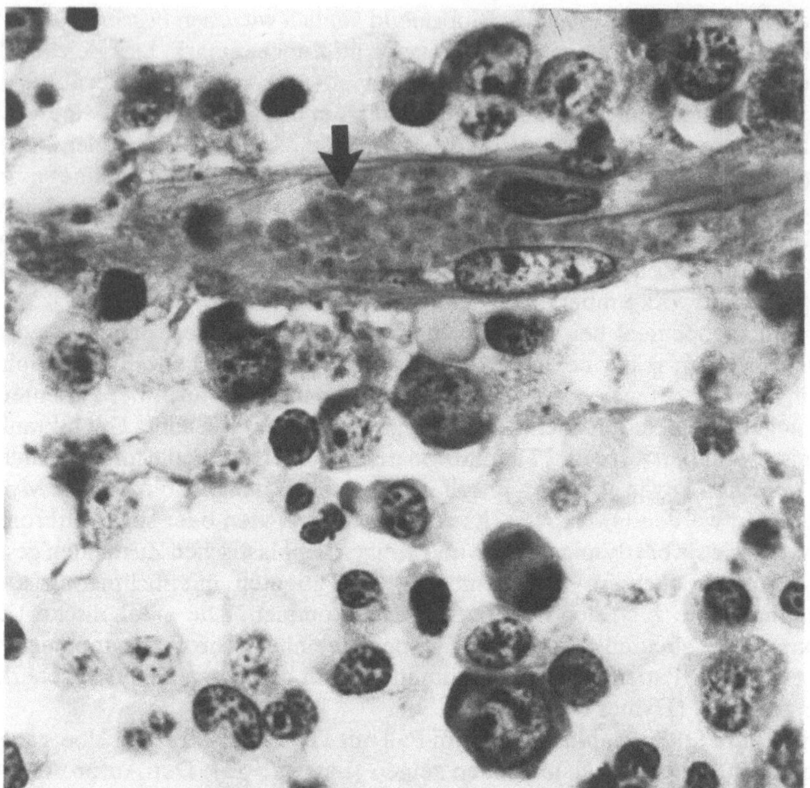

Abb. 3.4. KMB eines Patienten mit thrombotisch thrombozytopenischer Purpura, eine Woche vor dem Tode entnommen; beachte Arteriole mit Plättchenkonglomerat in Lumen (*Pfeil;* Vergr. 1000:1, Giemsa)

3.3   Panzytopenien mit hyperzellulärem Mark

3.3.1   Refraktäre Anämien

Diese Gruppe ist charakterisiert durch ein hyperzelluläres Knochenmark bei gleichzeitiger peripherer Zytopenie. Die Reifungsstörung der Hämatopoese führt zu clusterförmigen Ansammlungen von frühen Vorstufen. Es liegt eine ineffektive Erythropoese mit unterschiedlichen Mengen von Sideroblasten (Tabelle 3.5) und gleichzeitiger Eisenüberladung vor. Diese Zustände werden später im Rahmen der myelodysplastischen Syndrome besprochen.

Tabelle 3.5. Anämien mit sideroblastischer Komponente

Können auftreten bei:	Alkoholismus
	megaloblastären Anämien
	entzündlichen Erkrankungen
	myelodysplastischen Syndromen
	myeloproliferativen Erkrankungen
	lymphoproliferativen Erkrankungen
	Karzinomen

Literatur

Abdou, NI, Verdirame JD, Amare M, Abdou NL (1981) Heterogeneity of pathogenic mechanisms in aplastic anaemia: efficacy of therapy based on in vitro results. Ann Int Med 95:43–50

Bagby GC, Lawrence HJ, Neerhout RC (1983) T-lymphocyte mediated granulopoietic failure: in vitro identification of prednisone responsive patients. New Eng J Med 309:1073–1078

Balentine L, Skikne BS, Park CH, Lynch SR (1983) Malignant lymphocytic lymphoma. Demonstration of a serum inhibitor and response to combination chemotherapy. Cancer 52:35–38

Ballard HS (1980) Alcohol-associated pancytopenia with hypocellular bone marrow. Am J Clin Pathol 73:830–834

Bannister P, Miloszewski K, Barnard D, Losowsky MS (1983) Fatal bone marrow aplasia associated with non-A, non-B-hepatitis. Brit Med J 286:1314–1315

Camitta BM, Storb R, Thomas ED (1982) Aplastic anemia (first of two parts). Pathogenesis, diagnosis, treatment and prognosis. New Engl J Med 306:645

Carmel R (1983) An unusual case of auto-immune agranulocytosis with total absence of myeloid precursors. Am J Clin Pathol 79:611–615

Cazzola M, Barosi G, Ascari E (1983) Cold haemagglutinin disease with severe anaemia, reticulocytopenia and erythroid bone marrow. Scand J Haematol 30:25–29

Dancey JT, Brubaker LH (1979) Neutrophil marrow profiles in patients with rheumatoid arthritis and neutropenia. Brit J Haematol 43:607–617

Editorial, Lancet (1983) Bone marrow aplasia and parvovirus. Lancet 2:21–22

Ferrari E, Ascari E, Bossolo PA, Barosi G (1976) Sheehan's syndrome with complete bone marrow aplasia: long term results of substitution therapy with hormones. Brit J Haematol 33:575–582

Fischer R, Fohlmeister I (1983) Pathology of panmyelophthisis. Verh Dtsch Ges Pathol 67:286–306

Fohlmeister L, Fischer R, Mödder B, Rister M, Schaefer HE (1985) Aplastic anaemia and the hypocellular myelodysplastic syndrome: histomorphological, diagnostic, and prognostic features. J Clin Pathol 38:1218–1224

Francis DA (1982) Pure red-cell aplasia: association with systemic lupus erythematosus and primary autoimmune hypothyroidism. Brit Med J 284:85

Gordon-Smith EC (ed) (1980) Haematological effects of drug therapy. Clin Haematol 9:(3)

Gutman A, Frumkin A, Adam A, Bloch-Schtacher N, Rozenszajn LA (1978) X-linked dyskeratosis congenita with pancytopenia. Arch Dermatol 114:1667–1671

Hocking WG, Singh R, Schroff R, Golde DW (1983) Cell mediated inhibition of erythropoiesis and megaloblastic anemia in T-cell chronic lymphopcytic leukemia. Cancer 51:631–636

Hymes K, Blum M, Lackner H, Karpatkin S (1981) Easy bruising, thrombocytopenia, and elevated platelet immunoglobin G in Graves' Disease and Hashimoto's Thyroiditis. Ann Int Med 94:27–30

Knospe WH, Crosby WH (1971) Aplastic anemia: a disorder of the bone marrow sinusoidal microcirculation rather than stem-cell failure? Lancet 1:20–22

Krech R, Thiele J (1985) Histopathology of the bone marrow in toxic myelopathy. A study of drug induced lesions in 57 patients. Virchow Arch (Pathol Anat) 405:225–235

Kruskall MS, Weitzman SA, Stossel TP, Harris N, Robinson SH (1982) Lymphoma with autoimmune neutropenia and hepatic sinusoidal infiltration: a syndrome. Ann Int Med 97:202–205

Lasser A (1983) Diffuse histiocytosis of the spleen and idiopathic thrombocytopenic purpura (ITP): histochemical and ultrastructural studies. Am J Clin Pathol 80:529–533

Levitt LJ, Ries CA, Greenberg PL (1983) Pure white-cell aplasia. Antibody-mediated autoimmune inhibition of granulopoiesis. New Engl J Med 308:1141–1148

Najean Y (1981) Long term follow-up in patients with aplastic anaemia. A study of androgen-treated patients surviving more than two years. Am J Med 71:543–551

Nathan DG, Sytkowski A (1983) Erythropoietin and the regulation of erythropoiesis. Editorial retrospective. New Engl J Med 308:520–522

O'Brien H, Amess JAL, Mollin DL (1982) Recurrent thrombocytopenia, erythroid hypoplasia and sideroblastic anaemia associated with hypothermia. Brit J Haematol 51:451–456

Saunders JB (1983) Alcohol liver disease in the 1980s. Brit Med J 287:1819–1821

Stoll DB, Blum S, Pasquale D, Murphy S (1981) Thrombocytopenia with decreased megakaryocytes. Evaluation and prognosis. Ann Int Med 94:170–175

Tricot G, Criel A, Verwilghen RL (1982) Thrombocytopenia as presenting symptom of preleukaemia in 3 patients. Scand J Haematol 28:243–350

Wright DG, Dale DC, Fauci AS, Wolff SM (1981) Human cyclic neutropenia: clinical review and long-term follow-up of patients. Medicine 60:1–13

Young GAR, Vincent PC (1980) Drug-induced agranulocytosis. Clinics Haematol 9:483–504

4 Zytopenien: nicht hämatopoetische Komponenten

Stromareaktionen im Knochenmark können mit Zytopenien einhergehen. Diese werden bei Patienten beobachtet, die an ganz unterschiedlichen Krankheiten leiden wie Infektionen, Sarkoidose, Kollagenosen, Morbus Hodgkin, malignen Lymphomen und Karzinomen, alle ohne Knochenmarkbefall in der Biopsie (Abb. 4.1). Jedoch wird bei vielen Patienten mit Zytopenien trotz intensiver Suche keine ursächliche Erkrankung entdeckt. Bakterielle und chemische Toxine sowie Bestrahlung können ebenfalls das Knochenmarkstroma schädigen. Die Kapillaren und Sinusgefäße sind besonders empfindlich und zerstörbar, so daß die intra- und extravaskulären Kompartimente nicht mehr klar abgegrenzt sind.

Die Anämie bei chronischen Krankheiten kommt bei Infektionen vor, bei chronisch-entzündlichen, nichtinfektiösen Zuständen, malignen Erkrankungen, chronischen Leber- und Nierenerkrankungen. Bei vielen dieser Zustände ist sie bedingt durch eine eingeschränkte Markreaktion und einen gestörten Eisenmetabolismus.

Die Untersuchung der KMB kann auch seltene Infektionen aufdecken wie z.B. Mykobakterien bei AIDS (Cohen et al. 1983), „Donovan bodies" bei Kala-Azar, Coxiella Burnetti beim Q-Fieber (Geddes 1983) und die ursächlichen Organismen bei Lepra (Lawrence u. Schreiber 1979). Die Knochenmarkhistologie eines Falles mit AIDS ist in Abb. 4.2 zu sehen.

Bei schweren Fällen sind die Sinusgefäße zerstört und die Wände kleiner Blutgefäße degeneriert, größere Gefäße sind nur bei massiver Schädigung betroffen. Solche Schäden sind häufig das Ergebnis einer Allergie oder Autoimmunreaktion.

Bei chronischen Entzündungsreaktionen werden Hämatopoese und Fettgewebe durch Fasergewebe, Fibroblasten, Kapillaren, Makrophagen und andere infiltrierende Zellen ersetzt (Abb. 4.3) (Schlag et al. 1983). Thiele et al. (1983) haben die Verteilung und Größe der Megakaryozyten bei Entzündungsreaktionen beschrieben. Bei länger bestehenden Hypoplasien kommt eine Reduktion des Spongiosavolumens (Osteopenie) hinzu. Verschiedene Toxine einschließlich Mineralien können ebenfalls den trabekulären Knochen beeinflussen: z.B. Aluminiumintoxikation bei Hämodialysepatienten (Wills u. Savory 1983). Solche unspezifischen Veränderungen des Knochenmarks können in 6 Typen eingeteilt werden:

1. Akute Entzündung, „exsudativer" und „nekrotischer" Typ: Noch genügend Resthämatopoese, trotz Vorhandensein von Nekrosen hämatopoetischer Zellen und Kapillaren und reichlich Ödem (Farbtafel IIb). Gleichzeitig können reife Granulozyten vermehrt sein. Knochennekrosen können durch Chemotherapie mit oder ohne Zusatz von Steroiden verursacht werden (Harper et al. 1984).

2. Chronische Entzündung, „atrophischer" Typ: Nur noch wenig Resthämatopoese mit Nachweis von Ödem, Lymphozyten, Plasmazellen und Mastzellen. Der atrophische Typ kann weiter in eine gelatinöse Transformation, seröse Atrophie und

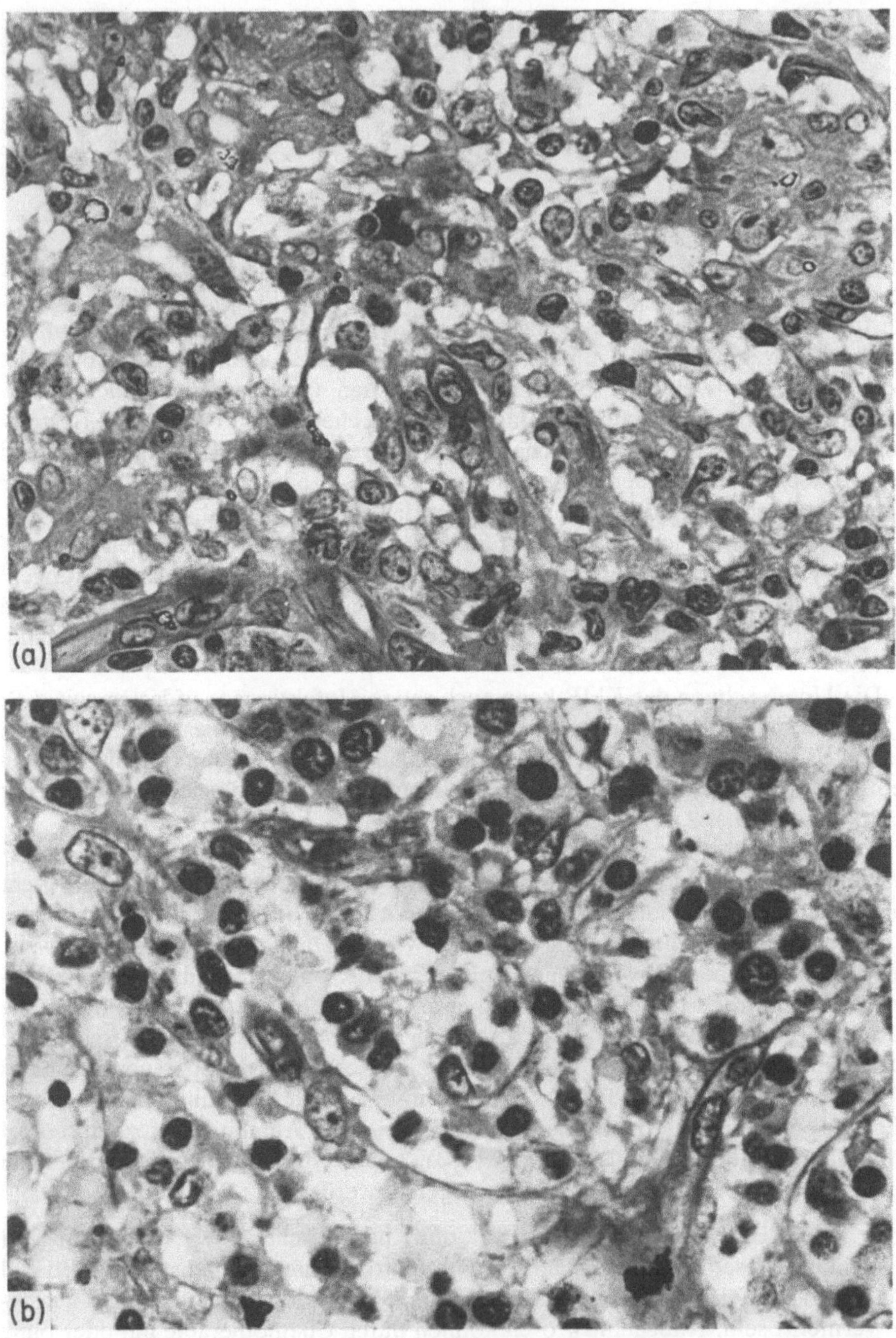

Abb. 4.1. a Epithelioidzellgranulom im Knochenmark bei einem Patienten mit sklerosierender Myelitis im Rahmen eines SLE (Vergr. 400:1, Giemsa); **b** Knochenmarkbefall bei einem Patienten mit angioimmunoblastischer Lymphadenopathie (AILD); die Diagnose wurde in der Lymphknotenbiopsie gesichert (Vergr. 600:1, Giemsa)

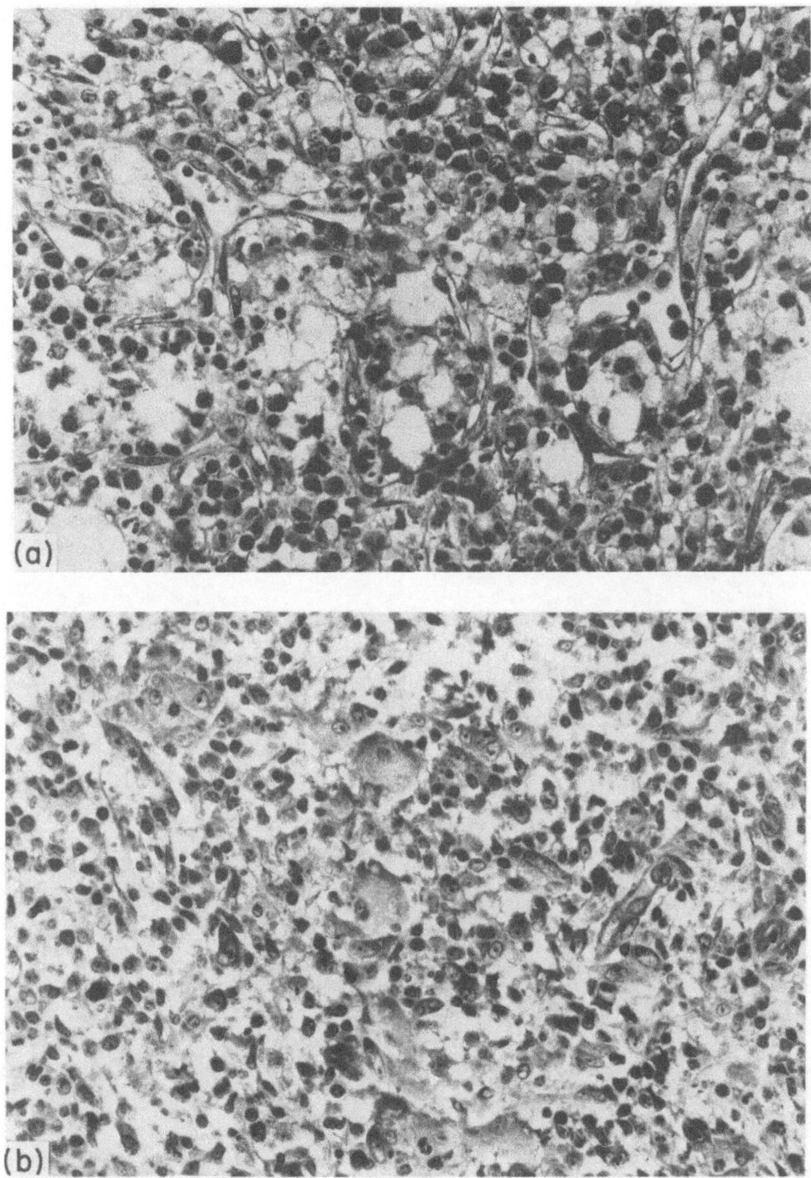

Abb. 4.2a, b. KMB eines Patienten mit AIDS. **a** Lymphozyten, Histiozyten, Fibroblasten und vaskuläre Proliferation; **b** eine andere Region desselben Schnittes mit Lymphozyten und Histiozyten (Vergr. 250:1, Giemsa)

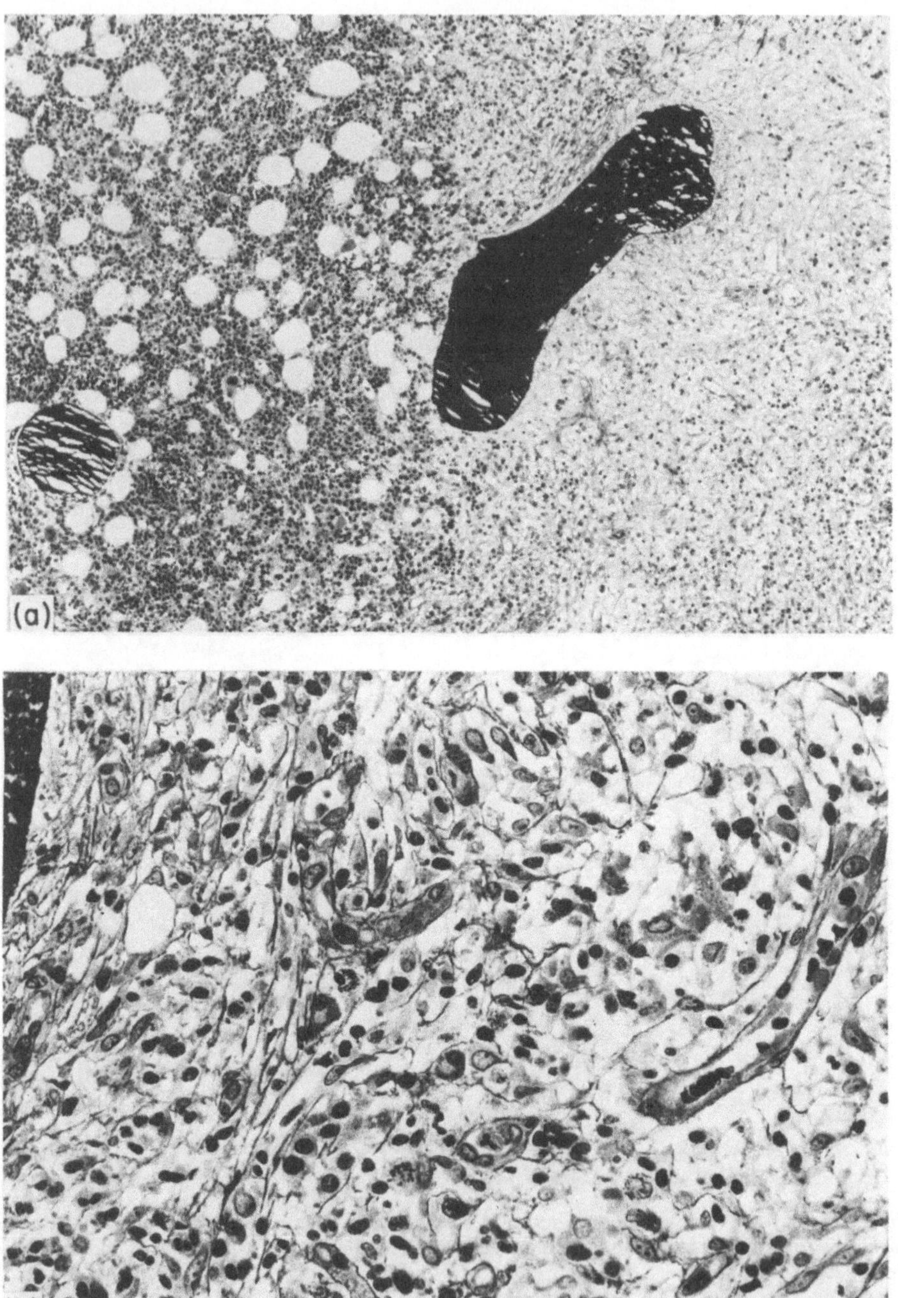

Abb. 4.3. a Herdförmige Fibrose des Knochenmarks bei einem Patienten mit Autoimmunkrankheit; beachte das Fehlen der Megakaryozyten im fibrotischen Bezirk (Vergr. 100:1, Giemsa); **b** stärkere Vergrößerung aus obigem Bezirk; Ersatz der Hämatopoese und Fettzellen durch Bindegewebe, das Kapillaren, Fibroblasten, Retikulinfasern, Lymphozyten und Plasmazellen enthält (Vergr. 400:1, Gomori)

exsudative Myelitis unterteilt werden. Solche Markveränderungen können bei einer großen Anzahl von Erkrankungen einschließlich chronischer Entzündungen, Malignome und Malnutrition gefunden werden. Das Mark ist hypozellulär, Fettzellen sind ebenfalls vermindert.

3. Chronische Entzündung, „fibrotischer" Typ: Hämatopoese und Fettgewebe vermindert bei Zunahme von Retikulin (sklerosierende Myelitis, Farbtafel IIa), vermehrt Kollagenfasern, Plasmozytose, interstitielles Ödem, variable Infiltration von Lymphozyten und Mastzellen und fakultativ osteoblastische Knochenneubildung.

4. Chronische Entzündung, „proliferativer" Typ: Normo- bis hyperzelluläres Mark, aber mit Zunahme von Plasmazellen und Mastzellen, Lymphozyten und eosinophilen Granulozyten.

5. Chronische Entzündung, „leukämoider" Typ: Normo- bis hyperzelluläres Mark mit vermehrt neutrophilen und eosinophilen Granulozyten oder Megakaryozyten (Farbtafel IIf.).

6. Chronische Entzündung, „granulomatöser" Typ: Mit Nachweis von Riesenzellgranulomen (Abb. 4.4 und 4.5) oder Lipidgranulomen, Epithelioidzellgranulomen (mit oder ohne Akkumulation von Lymphozyten) oder Mastzellgranulomen (Farbtafel IIc). Das Granulom entspricht einer speziellen Form der chronischen Entzündung. Es stellt üblicherweise ein noduläres Aggregat von Entzündungszellen dar, die hauptsächlich aus modifizierten Makrophagen, wegen ihrer Form auch Epithelioidzellen genannt, bestehen. Die Fusion von Makrophagen führt zu vielkernigen Riesenzellen, Langhans-Zellen, deren Kerne oft einen Ring an der Peripherie

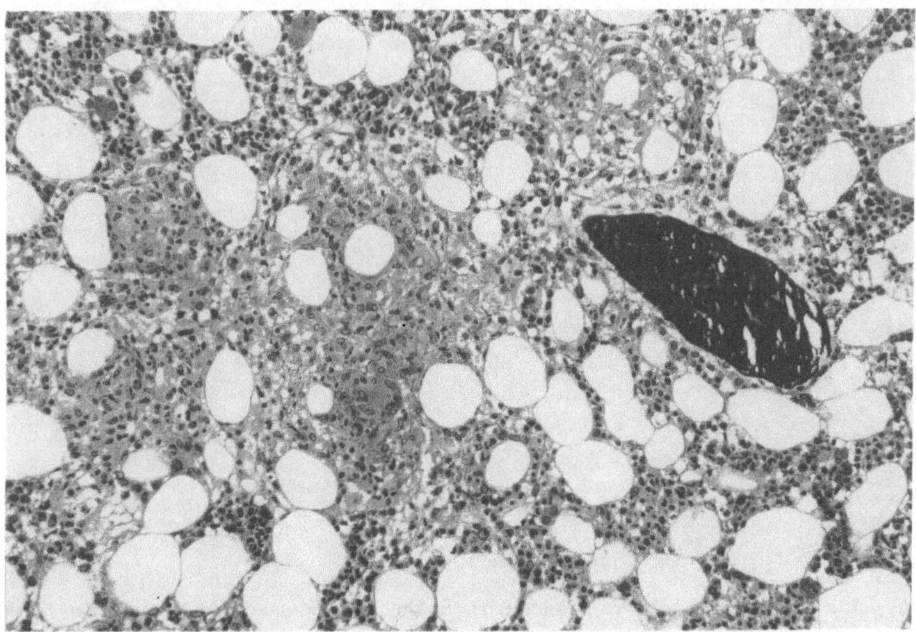

Abb. 4.4. Multiple, konfluierende Epithelioidzellgranulome, bei geringer Vergrößerung bzw. bei ungenügender Schnittqualität leicht zu übersehen (Vergr. 100:1, Gomori)

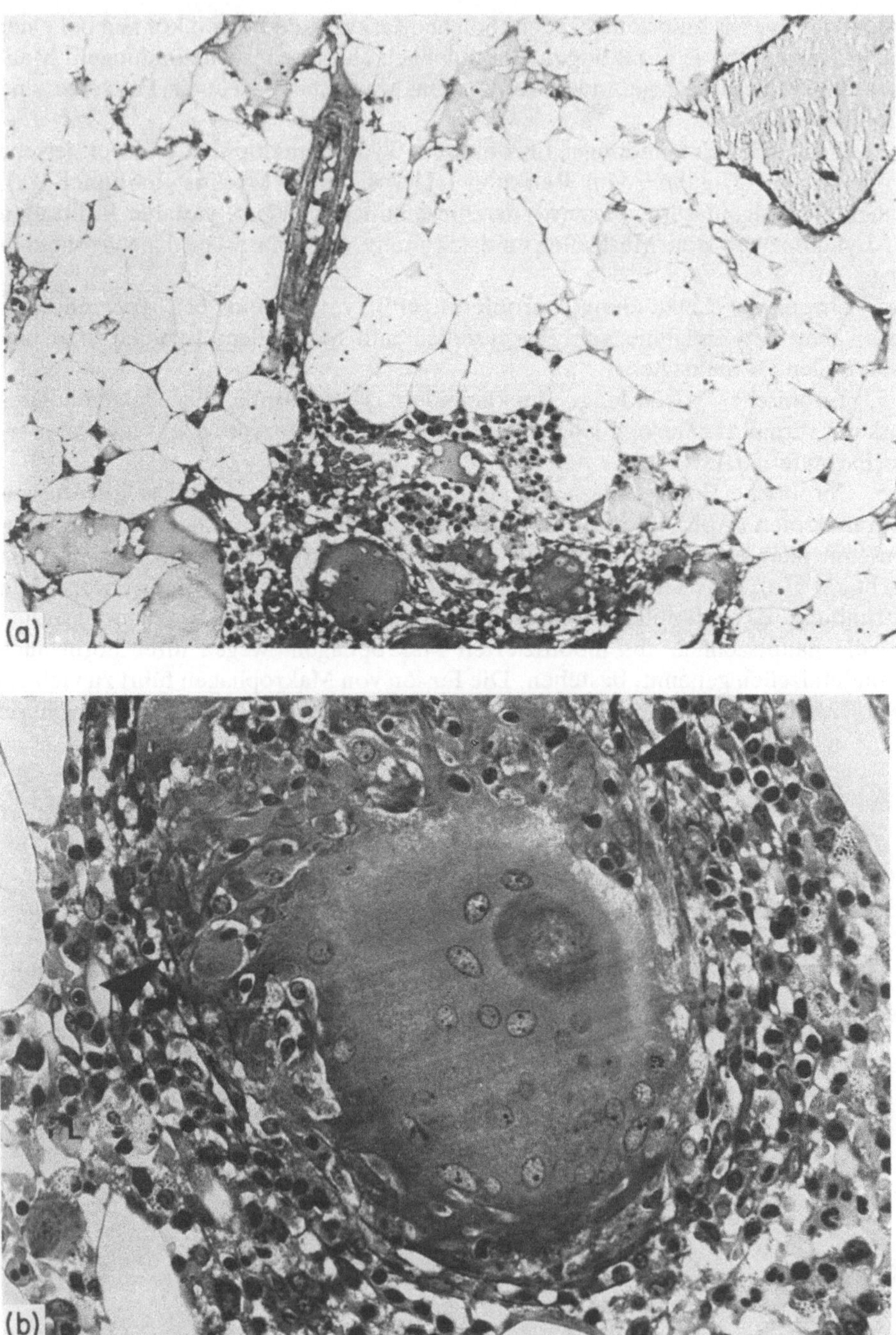

Abb. 4.5. a Panzytopenie unklarer Ätiologie mit Epithelioidzellgranulom im atrophischen Mark (Vergr. 250:1, Giemsa); **b** Knochenmarkgranulom bei einem Patienten mit Sarkoidose; beachte Riesenzelle mit Einschlußkörperchen, Epithelioidzellen *(Pfeile)* und lymphozytärer Randwall (Vergr. 400:1, Giemsa)

Tabelle 4.1. Granulome in der KMB (n = 156)

Erkrankungen	[%]
Unbekannt	22
Systemische Mastozytose	21
Morbus Hodgkin	14
Maligne Lymphome	10
Tuberkulose	9
Sarkoidose	8
Infektionskrankheiten	5
Tumorkrankheiten	5
Kollagenkrankheiten	4
Polycythaemia vera	2

der Zellmasse bilden. Die Riesenzellen können 300 μm im Durchmesser erreichen, bei ausgeprägter Vielkernigkeit (mehr als 30). Die Einschlußkörperchen (Schauman- oder Asteroidkörperchen) innerhalb der Riesenzellen sind unspezifische metabolische und sekretorische Produkte in den verschiedenen Stadien des Abbaus. Andere Zellen wie Fibroblasten, Plasmazellen, Lymphozyten und neutrophile Granulozyten können im Granulom und in der unmittelbaren Nachbarschaft auftreten.

Die Reaktionsformen der Gruppen 1–5 wurden bereits oben beschrieben. Vor allem Granulome werden nicht selten im Knochenmark beobachtet (Schnaidt et al. 1980). Sie finden sich im hypo-, normo- und hyperzellulären Mark (Tabelle 4.1). Die Granulombildung ist eine Antwort auf zahlreiche Agenzien, einschließlich Mykobakterien, Pilze, Toxoplasmose, Histoplasmose, maligne Lymphome und multiples Myelom (Falini et al. 1982), Morbus Hodgkin, regionale Ileitis, Sarkoidose (Browne et al. 1978), Reaktion nicht-hämatologischer Neoplasien, primäre biliäre Zirrhose, Q-Fieber (Okun et al. 1979), infektiose Mononukleose (Martin 1977) und in Verbindung mit mitochondrialen Antikörpern (Fagan et al. 1983). Granulome sind unterschiedlich groß mit verschiedener zellulärer Zusammensetzung: Sie können groß oder klein, einzeln oder multipel vorkommen, inter- oder paratrabekulär gelegen sein, ausschließlich aus Riesenzellen oder aus Riesenzellen mit Lymphozyten, Plasmazellen, Histiozyten, Epithelioidzellen, eosinophilen Granulozyten, Mastzellen, Kapillaren, Fibroblasten und Fasern unterschiedlicher Verteilung bestehen (Adler 1980; Spector 1980). Die Beschreibung der Granulome im Knochenmark bei Sarkoidose dient als Beispiel (s. unten). Die granulomatöse Knochenmarkerkrankung wurde von Bodem et al. (1983) in einer Übersicht behandelt.

4.1 Lipidgranulome

Sie bestehen aus lipidbeladenen Makrophagen, die in kleinen Aggregaten bis zu flächenhaften Infiltraten auftreten können. Lymphozyten, Plasmazellen und eosinophile Granulozyten, gelegentlich Riesenzellen, Epithelioidzellen und Fibroblasten können in Lipidgranulomen vorkommen.

4.2 Sarkoidose

Ungefähr 30% der Patienten mit Sarkoidose haben charakteristische Granulome in der KMB (Abb. 4.4 und 4.5). Diese Granulome bestehen aus Epithelioidzellen und Riesenzellen, umgeben von Lymphozyten in Verbindung mit Fasern und amorphem eosinophilem Material; sehr selten werden Schauman- oder Asteroidkörperchen gefunden. Die Riesenzellen können eine Größe von 300 µm erreichen und bis zu 30 Kerne enthalten; das Zytoplasma enthält Einschlußkörperchen, die unspezifische Endprodukte der Zellaktivität darstellen. Nekrosen werden nicht beobachtet, im Gegensatz zu Markgranulomen bei Tuberkulose, die ansonsten denen der Sarkoidose ähnlich sind (Tabelle 4.2). Erhöhte osteoklastische Knochenresorption kann bei der Sarkoidose eine Hyperkalzämie erzeugen; sie soll durch einen Osteoklasten stimulierenden Faktor der Monozyten hervorgerufen werden.

4.2.1 Unspezifische Reaktionen des Knochenmarks

Es sei nochmals betont, daß das Knochenmark als Quelle reaktiver Zellen schnell und ausgeprägt auf Reize reagieren kann, daß viele dieser Reaktionen vorübergehend sind (ebenso wie der Reiz, der diese hervorruft) und von einer kompletten Regeneration und Restauration der normalen Knochenmarkstrukturen begleitet werden. Um ein Beispiel zu geben: Bei der Anorexia nervosa wird die Panzytopenie durch Hypoplasie und durch exsudative Myelitis erzeugt, sie bildet sich aber nach Wiederaufnahme einer normalen Ernährung vollständig zurück. Andere Fälle mit exsudativer Myelitis wiederum, morphologisch ähnlich, aber durch andere Ursachen bedingt, können in Myelofibrose oder sogar in kompletter Aplasie enden, wenn die Schädigung des Markstromas nicht behoben wird. Auch wenn es wenige Daten darüber gibt, so ist anzunehmen, daß die Natur des verursachenden Agens und möglicherweise seine Persistenz den weiteren Verlauf beeinflussen.

4.3 Blutgefäße bei Zytopenie

Markatrophie (Hypoplasie, fettige Atrophie, Ersatz des hämatopoetischen Gewebes durch Fettzellen) ist bei allen pathologischen Veränderungen der Blutgefäße (Farbtafel III c), wie z. B. der Arteriosklerose (Abb. 4.6b, c), der Thrombosierung und der Vaskulitis zu erwarten. Solche Veränderungen können auch bei Diabetes mellitus angetroffen werden, verbunden mit Hypoplasie und Osteopenie der betroffenen Areale. Auch die Riesenzellarteriitis wurde in der KMB beschrieben (Enos et al. 1981).

Tabelle 4.2. Häufigkeit des Knochenmarkbefalls bei granulomatösen Erkrankungen

Patientenzahl	Erkrankungen	Befall [%]
75	Systemische Mastozytose	80
44	Miliartuberkulose	41
43	Sarkoidose	30

4.4 Amyloidose

Das Amyloid, ein fibrilläres Material, wird extrazellulär abgelagert und zuerst in den Wänden der kleinen Blutgefäße angetroffen (Abb. 4.6a).

Die zwei wesentlichen Formen sind a) das „Amyloid unklarer Herkunft" (möglicherweise leitet es sich von einem Plasmaprotein ab) und b) das Amyloid, dem die leichten Ketten der Immunglobuline zugrunde liegen. Die erste Form ist der klassische Typ der sekundären Amyloidose, die bei einigen chronischen entzündlichen Erkrankungen und bei Tumorkrankheiten anzutreffen ist. Die zweite Form kommt bei ungefähr 15% der Patienten mit multiplem Myelom oder mit anderen Plasmazelldyskrasien vor. Dazu gerechnet werden auch einige Fälle der sog. primären Amyloidose, in denen keine zugrundeliegende Krankheit gefunden wird. Es gibt auch seltene Formen einer genetisch festgelegten Amyloidose.

Die vaskuläre Amyloidose wurde im Knochenmark bei vielen unterschiedlichen Erkrankungen beschrieben und verläuft meist chronisch. Die interstitielle Amyloidose wird ebenfalls im Knochenmark beobachtet, ist jedoch extrem selten. Das Amyloid ist in Giemsa-gefärbten Schnitten einfach zu diagnostizieren, obwohl andere Färbemethoden, z.B. Kongorot und Polarisationslicht, oder neuerdings Immunhistologie oft zur Sicherung der Diagnose verwendet werden. In der Giemsa-Färbung manifestiert sich das Amyloid als homogener dunkelblauer Niederschlag, üblicherweise innerhalb der arteriellen Wände lokalisiert. Ausgedehnte Studien haben gezeigt, daß Amyloidfibrillen durch Proteolyse der Deltaketten bei einem sauren pH gebildet werden. Leichte Ketten werden nicht von Monozyten abgebaut.

Amyloidniederschläge in den Wänden der Blutgefäße werden bei Patienten mit vaskulärer Amyloidose ebenso häufig im Knochenmark wie in der Rektumschleimhaut nachgewiesen (Krause 1977). Die interstitielle Amyloidose ist dagegen im Knochenmark selten zu finden. Beide Formen beeinträchtigen die Hämatopoese und das Markstroma und führen zu Hypoplasie und Osteopenie.

4.5 Knochenmarknekrose

Wie zuvor erwähnt, kann dieser Befund in der akuten Phase nach Gefäßthrombose auftreten. Die ischämische Knochennekrose kommt vor beim systemischen Lupus erythematodes (Zizic et al. 1980), bei Infektionen wie z.B. der bakteriellen Endokarditis (Eide 1982), bei Q-Fieber (Brada u. Bellinham 1980), bei Streptokokkeninfekten (Terheggen u. Lampert 1979), bei anderen schweren toxischen und entzündlichen Zuständen (Abb. 4.7), bei rasch wachsenden Leukämien und Lymphomen (Cowan et al. 1980) und in Nachbarschaft von rasch wachsenden Metastasen (Conrad u. Carpenter 1979; Granot et al. 1980; Hughes et al. 1981; Frisch et al. 1984). Nekrosen im Knochenmark wurden auch bei der Sichelzellkrankheit beobachtet: Obstruktion der Gefäße führt zu Ischämie und Nekrose des hämatopoetischen Gewebes. Fettembolien können mit auftreten. Größere Knochenmarknekrosen können Knochenschmerzen verursachen.

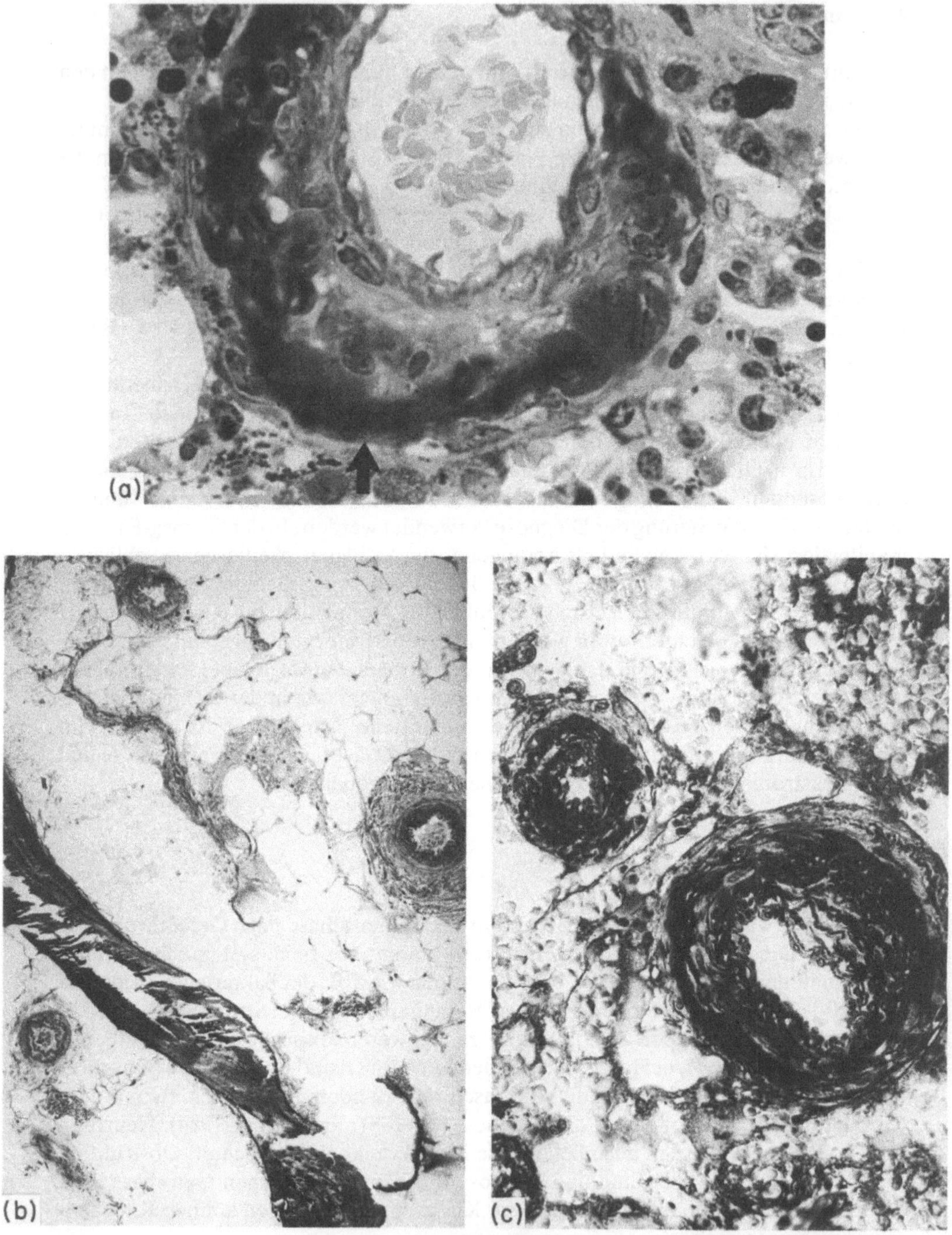

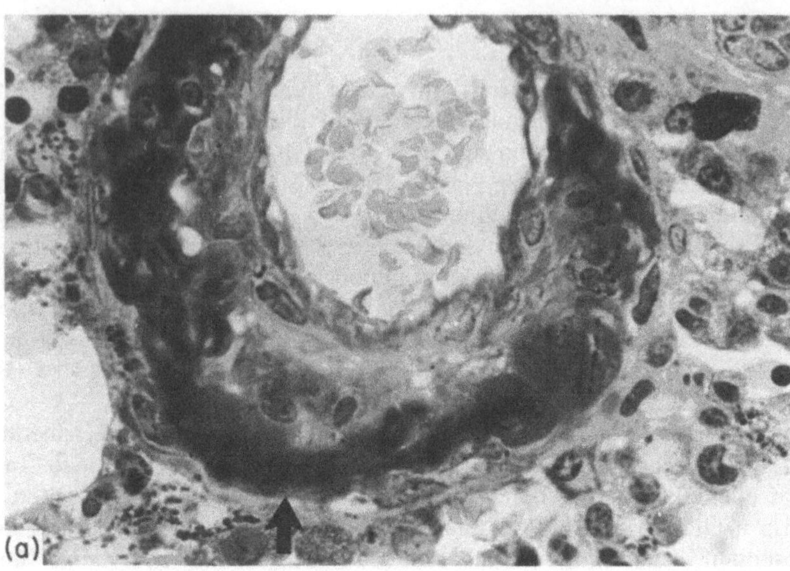

Abb. 4.6. a Arterie mit Amyloidablagerungen *(Pfeil)* in der Gefäßwand, umgeben von Plasmazellen (Vergr. 800:1, Giemsa); **b** Schnitt mit hypoplastischem Knochenmark, Blutgefäße mit Wandverdik-kung (Vergr. 100:1, Toluidinblau); **c** sklerotische Gefäße bei einem Patienten mit Diabetes mellitus (Vergr. 400:1, Gomori)

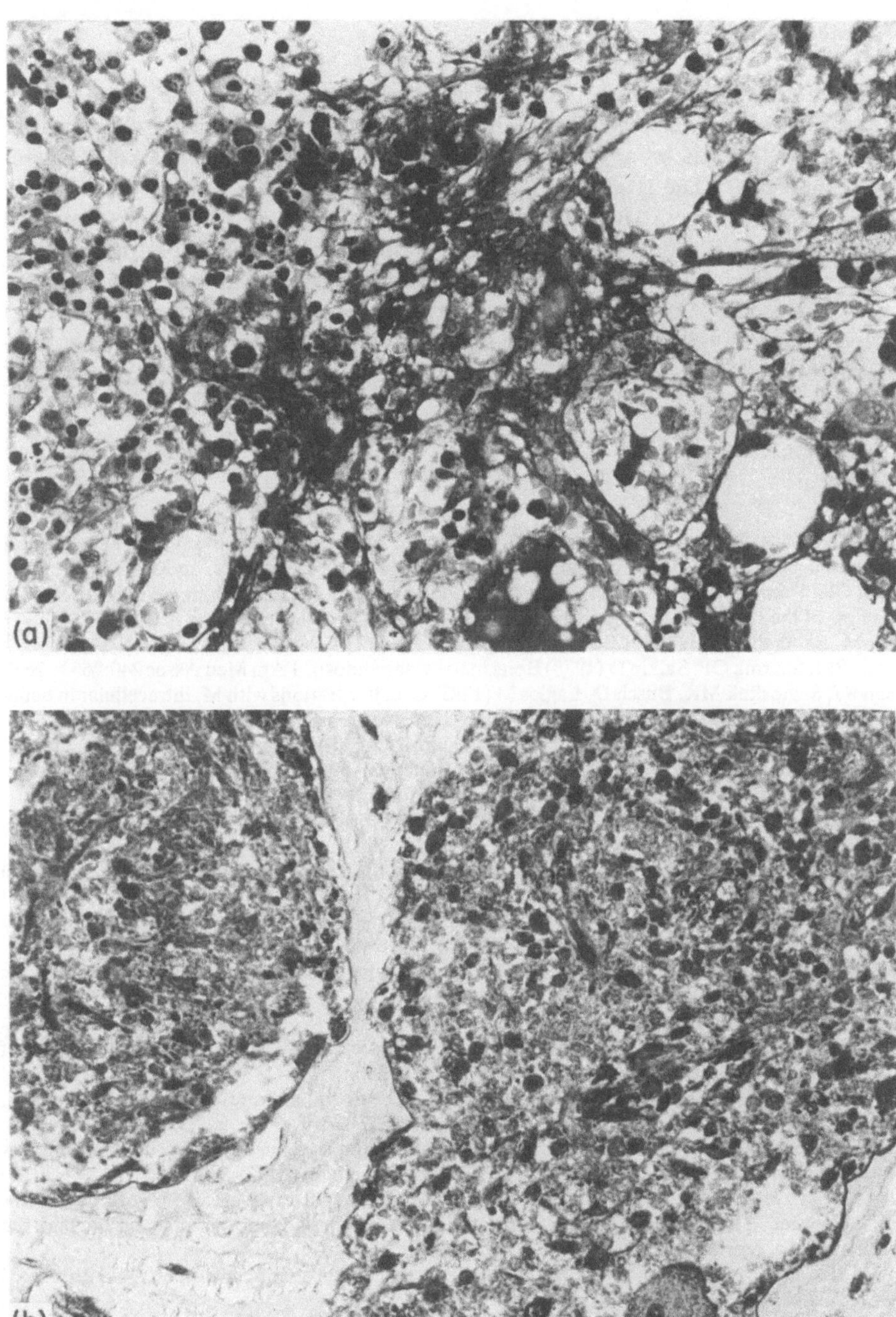

Abb. 4.7. a Exsudative Myelitis bei Sepsis; beachte „Fibrinfasersterne" (sternförmige Fibrinnieder-schläge) und zarte Fibrose des Knochenmarks (Vergr. 400:1, Giemsa); **b** Sepsis und Nekrose des Knochenmarks; Zellkonturen verwaschen und nur noch Kerntrümmer erkennbar (Vergr. 250:1, Giemsa)

4.6 Osteomyelitis

Sie entsteht durch hämatogene Aussaat von Organismen, die sich im Knochenmark absiedeln. Diese Organismen können durch offene Frakturen, chirurgische Eingriffe oder durch andere scheinbar unwesentliche oder sogar nichtbemerkte lokale Entzündungen eindringen. Die typische Markläsion (in den akuten Fällen) ist die Nekrose sowohl des Knochenmarks als auch des Knochens, die von einer ausgeprägten Granulozytenreaktion begleitet wird. Diese Phase wird manchmal als eitrige destruktive Nekrose bezeichnet. Es folgt eine Phase der reparativen Antwort mit ausgeprägter osteoblastischer Aktivität, die gelegentlich zu einer massiven Sklerosierung führt (Garrés sklerosierende Osteomyelitis), bedingt durch fibröse und knöcherne Ausbesserung der destruktiven Läsionen (Farbtafel II e).

Literatur

Adler CP (1980) Granulomatous diseases of bone. In: Dhom G (ed) 64. Verhandlungen der Deutschen Gesellschaft für Pathologie. Gustav Fischer Verlag, Stuttgart, pp 359–360

Bodem CR, Hamory BH, Taylor HM, Kleopfer L (1983) Granulomatous bone marrow disease. A review of the literature and clinicopathologic analysis of 58 cases. Medicine 62:372–383

Brada M, Bellingham AJ (1980) Bone marrow necrosis and Q fever. Br Med J 281:1108–1109

Browne PM, Sharma OP, Salkin D (1978) Bone marrow sarcoidosis. J Am Med Assoc 240:2654–2655

Cohen RJ, Samoskuk MK, Busch D, Lagios M (1983) Occult infections with M. intracellular in bone-marrow biopsy specimens from patients with AIDS. New Engl J Med 308:1475–1476

Conrad ME, Carpenter JT (1979) Bone marrow necrosis. Am J Haematol 7:181–189

Cowan JD, Rubin RN, Kies MS, Cerazo L (1980) Bone marrow necrosis. Cancer 46:2168–2171

Eide J (1982) Bone infarcts in bacterial endocarditis. Human Pathol 13:631–634

Enos WF, Pierre WV, Rosenblatt JE (1981) Giant cell arteritis detected by bone marrow biopsy. Mayo Clin Proc 56:381–383

Fagan EA, Moore-Gillon JC, Turner-Warwick M (1983) Multiorgan granulomas and mitochondrial antibodies. New Engl J Med 308:572–575

Falini B, Tabilio A, Velardi A, Cernetti C, Aversa F, Martelli MF (1982) Multiple myeloma with a sarcoidosis-like reaction. Scand J Haematol 29:211–216

Frisch B, Bartl R, Mahl G, Burkhardt R (1984) Scope and value of bone marrow biopsies in metastatic cancer. Invasion Metastasis 4 [Suppl 1]:12–30

Geddes AM (1983) Q fever. Br Med J 287:927–928

Granot H, Polliack A, Metzner T (1980) Bone marrow necrosis as the only manifestation of disseminated carcinomatosis. Acta Haematol 64:232–235

Harper PG, Trask C, Souhami RL (1984) Avascular necrosis of bone caused by combination chemotherapy without corticosteroids. Br Med J 288:267–268

Hughes RG, Islam A, Lewis SM, Catovsky D (1981) Spontaneous remission following bone marrow necrosis in chronic lymphocytic leukaemia. Clin Lab Haematol 3:173–184

Kaltwasser JP, Hubner K, Bergmann L, Schalk KP, Schneider M, Mitrou PS (1983) Bone marrow histology and T-cell subsets as indicators of immunopathogenesis in aplastic anaemia and pure red cell anaemia. Verh Dtsch Ges Pathol 67:307–312

Krause JR (1977) Value of bone marrow biopsy in the diagnosis of amyloidosis. South Med J 70:1072–1074

Lawrence C, Schreiber AJ (1979) Leprosy's footprints in bone-marrow histiocytes. New Engl J Med 300:834–835

Martin MFR (1977) Atypical infectious mononucleosis with bone marrow granulomas and pancytopenia. Br Med J 2:200

Okun DB, Sun NCJ, Tanaka KR (1979) Bone marrow granulomas in Q fever. Am J Clin Pathol 71:117–121

Schlag R, Burkhardt R, Bartl R, Kettner G (1983) Acute and chronic inflammatory changes in the bone marrow. Verh Dtsch Ges Pathol 67:474–477

Schnaidt U, Vykoupil KF, Thiele J, Scheller S, Georgii A (1980) Granuloma-like lesions of the bone marrow. In: Dhom G (ed) Verhandlungen der Deutschen Gesellschaft für Pathologie. Gustav Fischer Verlag, Stuttgart, pp 21–24

Smith RRL, Spivak JL (1985) Marrow cell necrosis in anorexia nervosa and involuntary starvation. Br J Haematol 60:525–530

Spector WG (1980) The morphology, kinetics and fate of granulomas. In: Dhom G (ed) Verhandlungen der Deutschen Gesellschaft für Pathologie. Gustav Fischer Verlag, Stuttgart, pp 21–24

Terheggen HG, Lampert F (1979) Acute bone marrow necrosis caused by streptococcal infection. Eur J Paed 30:53–58

Thiele J, Holgado S, Choritz H, Georgii A (1983) Density distribution and size of megakarocytes in myeloproliferative diseases. Scand J Haematol 31:329–341

Wills MR, Savory J (1983) Aluminium poisoning: dialysis encephalopathy, osteomalacia and anaemia. Lancet 2:29–33

Zizic TM, Hungerford DS, Stevens MB (1980) Ischemic bone necrosis in systemic lupus erythrematosus. Medicine 59:134–142

5 Qualitative Anomalien der Erythropoese

5.1 Dyserythropoese

Dieser Begriff umfaßt sowohl morphologische als auch kinetische Aspekte der Erythropoese. Denn selbst wenn die Erythroblasten funktionell abnorm sind, so können doch einige überleben, ausreifen und in die Zirkulation gelangen, auch wenn diese Erythrozyten pathologisch sind und eine verkürzte Überlebenszeit aufweisen (Lewis u. Verwilghen 1977). Daher schließt die Dyserythropoese quantitative wie qualitative Anomalien der Erythropoese mit ein. Ein gewisses Ausmaß morphologischer Dyserythropoese kann bei jeder Hyperplasie (oder beschleunigten Produktion) beobachtet werden. Diese Veränderungen sind jedoch vorübergehend und dauern nur so lange an, bis das Gleichgewicht wieder erreicht ist („physiologische Dyserythropoese").

Zwei große Gruppen pathologischer Dyserythropoesen sind bekannt: die kongenitalen und die erworbenen. In der ersten Gruppe sind die kongenitalen dyserythropoetischen Anämien, d.h. CDA I, II (Hempas) und III und ihre Varianten, die thalassämischen Syndrome, die Hämoglobinopathien, die kongenitalen sideroblastischen Anämien, die Fanconi-Anämie und andere enthalten (Tabelle 5.1). Eine KMB wird bei diesen Erkrankungen selten durchgeführt, da sie üblicherweise mit biochemischen und hämatologischen Tests diagnostiziert werden. Charakteristisch ist eine hyperplastische und ineffektive Erythropoese mit einer hämolytischen Komponente unterschiedlichen Ausmaßes und gleichzeitigen Störungen des Eisenstoffwechsels. Bei hyperplastischem Mark ist häufig die Spongiosa in Form einer unterschiedlich ausgeprägten Osteodystrophie und Osteomalazie mitbetroffen (Pootrakul et al. 1981).

Die zweite Gruppe umfaßt ein weites Spektrum von Erkrankung einschließlich ernährungsbedingte Mangelzustände (Vitamin B_{12}, Folsäure, Eisen), myelodysplastische Syndrome sowie maligne hämatologische Erkrankungen, die entweder die Erythropoese direkt oder indirekt durch Veränderungen ihres Mikroenvironments beeinflussen. In diesem Kapitel wird nur die CDA ausführlich beschrieben; andere werden in späteren Kapiteln diskutiert.

Tabelle 5.1. Störungen der Hämoglobinsynthese

1 Störungen des Eisenstoffwechsels
2 Störungen der Globinsynthese
    Thalassämiesyndrome
    Andere Hämoglobinopathien
3 Störungen der Porphyrin- und Hämsynthese
4 Medikamentös induziert

5.2 Megaloblastische (und megaloblastoide) Erythropoese

Sie wird hervorgerufen durch Vitamin-B_{12}- und/oder Folsäuremangel. Dabei finden sich gleiche morphologische Veränderungen unabhängig von der jeweiligen Ursache, wie z.B. erhöhter Verbrauch, gesteigerte Absorption, ungenügendes Angebot, Mangel an Intrinsicfaktor und Nebenwirkungen von Medikamenten (z.B. Antikonvulsiva, einige orale Kontrazeptiva, Antituberkulotika und hochdosierte Antibiotika) (Tabelle 5.2). Die erythropoetischen Zellen sind groß mit Kernen, die ein viel feineres Chromatinmuster als normal ausreifende Erythroblasten haben und mit einem proportional deutlichen Überwiegen unreifer Vorstufen. Auch andere Zelllinien zeigen eine gestörte Reifung, z.B. Riesenstabkernige (Metamyelozyten), hypersegmentierte Granulozyten und vielkernige Megakaryozyten. In den Stromazellen wird vermehrt Eisen nachgewiesen (Tabelle 5.3), außer bei Fällen mit gleichzeitigem Eisenmangel. Das Knochenmark ist häufig hyperzellulär mit Verminderung des Fettmarks.

Tabelle 5.2. Megaloblastische und megaloblastoide Reifungsstörung

1 Defekte DNS-Synthese (erworben)
   Mangel an Vitamin B_{12} und/oder Folsäure
2 Gesteigerte Hämatopoese, bedingt durch
   Hämolyse
   Blutung
3 Kongenitale Anomalien der Erythropoese
4 Unklare Ursache
   Erworbene sideroachrestische Anämie
   Myelodysplastische Syndrome
   Sekundär bei Malignomen
5 Neoplastische Veränderungen
   Myeloproliferative Erkrankungen

Tabelle 5.3. Erkrankungen mit quantitativen Veränderungen der Eisenspeicher

Vermindert	Vermehrt
Mangelzustände	Angeborene Hämoglobinopathien
Nahrung	Sideroblastische Anämie
Vegetarier	Kongenitale dyserythropoetische Anämien
Erhöhter Verbrauch	Hämochromatose
Schwangerschaft	Erworbene sideroachrestische Anämien
Stillperiode	Chronische Erkrankungen
Verlust	Kollagen
Blutung	Renal
Varizen	Patienten höheren Alters
Zwerchfellhernie	Erythropoetische Neoplasien
Parasiten	MF/OMS
Malignome	Andere Malignome
Polycythaemia vera	Hämosiderose
	Transfusionsbedingt

5.3 Eisenmangel

Eisenmangel ist weltweit ein häufiger Befund. Das Knochenmark zeigt dabei eine Hyperplasie der Erythropoese. Die Zellen sind klein, es gibt viele Spätformen mit blassem Zytoplasma (bedingt durch die ungenügende Hämoglobinisierung), und die Konturen sind unregelmäßig. Die Regel ist eine beträchtliche ineffektive Erythropoese mit intramedullärem Abbau. In einigen Fällen mit ausgeprägtem Eisenmangel kann das Mark auch hypozellulär sein.

5.4 Kongenitale dyserythropoetische Anämien

Die Diagnose wird üblicherweise an Ausstrichen des Knochenmarks sowie elektronenmikroskopisch gestellt. In Verbindung mit anderen biochemischen und hämatologischen Untersuchungsmethoden können die einzelnen Varianten unterschieden werden. Die Knochenmarkschnitte zeigen ein hyperzelluläres Mark mit extrem ausgeprägter erythropoetischer Hyperplasie und entsprechender Fettmarkverminderung (Abb. 5.1). Bei starker Vergrößerung können einige charakteristische Kernveränderungen auch im Lichtmikroskop beobachtet werden, wenn auch eine detaillierte Analyse nur elektronenmikroskopisch möglich ist (Lewis u. Verwilghen 1977). Dabei handelt es sich um Zwei- oder Vielkernigkeit, internukleäre Brücken, nukleäre Sprossung, Fragmentierung und Degeneration (Karyorrhexis) sowie zahlreiche atypische Mitosefiguren. Als zytoplasmatische Anomalien gelten Vakuolisierung, basophile Tüpfelung, eisenhaltige Granula (auch Ringsideroblasten können vorkommen) und interzelluläre zytoplasmatische Brücken. Nicht alle erythropoetischen Vorläufer sind betroffen, so daß auch normale Zellformen zwischen dyserythropoetischen Zellen zu finden sind.

Makrophagen mit phagozytierten Erythroblasten und Kernresten fallen besonders auf; in einigen Fällen von CDA II wurden Gaucher-ähnliche Histiozyten im Knochenmark beobachtet. Wie in den meisten Fällen mit gesteigerter und ineffektiver erythropoetischer Aktivität ist die Eisenspeicherung ausgeprägt. Siderinniederschläge werden (in schweren Fällen) in Retikulum-, Endothel- und Endostzellen und bei vorausgehender transfusionsbedingter Überladung sogar in den Osteoidsäumen gefunden. Bei Fällen mit langdauerndem Verlauf ist der trabekuläre Knochen osteopenisch mit vermehrtem Osteoid und normalem bis erhöhtem Knochenumbau.

5.5 Porphyrien

Nach dem Ort des metabolischen Defekts werden diese Krankheiten in eine erythropoetische und eine hepatische Form unterteilt. Das Knochenmark zeigt eine erythroblastische Hyperplasie. Es kann eine bimorphe Population zu finden sein, mit Nachweis von Makroblasten als Folge eines Folsäuremangels, bedingt durch den erhöhten Verbrauch und den entsprechenden relativen Mangel. Die pathologische Population erythropoetischer Vorstufen zeigt ausgeprägte dyserythropoetische Züge.

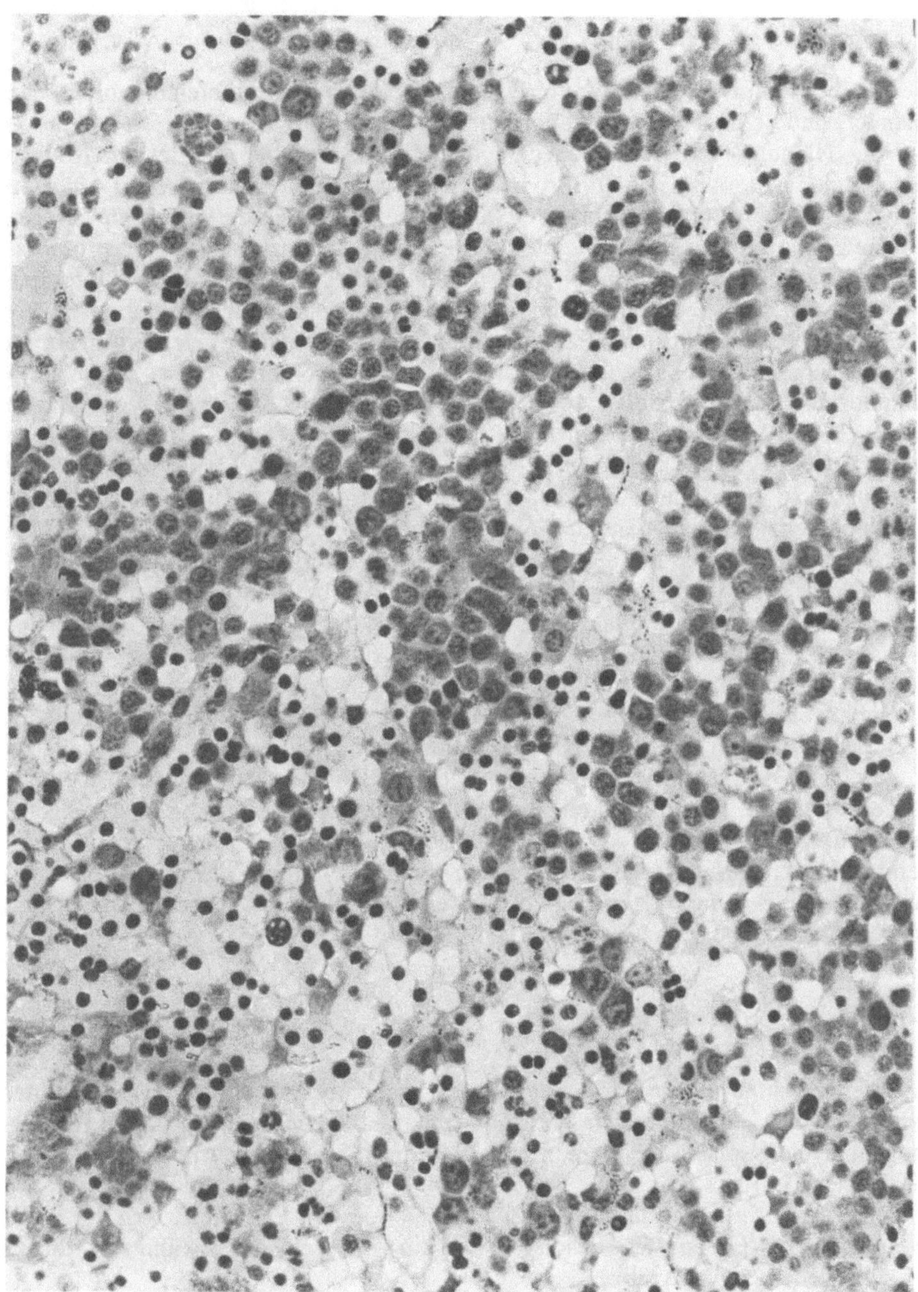

Abb. 5.1. Kongenitale dyserythropoetische Anämie (CDA II); beachte Fehlen der Fettzellen und extreme erythropoetische Hyperplasie (Vergr. 400:1, Giemsa)

5.6 Hämolytische Anämien

Die KMB trägt nur unwesentlich zur Diagnose bei. Die kongenitalen hämolytischen Anämien sind bedingt durch angeborene Enzymfehler der Erythrozyten und durch instabile Hämoglobine; das einzige in der Biopsie sichtbare Kriterium ist eine ausgeprägte Hyperplasie der Erythropoese. Bei erworbenen hämolytischen Anämien kann die KMB differentialdiagnostisch wertvoll sein, insbesondere wenn gleichzeitig maligne Erkrankungen vorkommen. Abnorme Antikörper zusammen mit Proliferation des RES können in den hämolytischen Schüben dieser Fälle auftreten. Unter den erworbenen hämolytischen Anämien ist die paroxysmale nächtliche Hämoglobinurie (PNH) von besonderem Interesse (Schreiber 1983). Die Neigung der Erythrozyten zur komplementabhängigen Lysis beruht auf einem Membrandefekt, der auch in Granulozyten, Blutplättchen und in „colony forming units" gefunden wird. Davon leitet sich die Folgerung ab, daß die Störung auf dem Niveau der pluripotenten Stammzellen liegt (Dessypris et al. 1983). Das Knochenmark ist üblicherweise hyperplastisch, jedoch auch eine Hyperplasie und sogar eine „aplastische Krise" mit zeitlich begrenztem Versagen der Erythropoese werden beobachtet.

Hämolytische Krisen können durch Infekte, besonders des oberen Respirationstrakts, ausgelöst werden. Einige aplastische Krisen bei hämolytischen Anämien wurden inzwischen auf ein Parvovirus bezogen (Davies 1983). Bei schwerer Hämolyse ist das Fettmark durch eine hyperplastische Erythropoese (Farbtafel V e) mit hohem Anteil von Proerythroblasten ersetzt (Abb. 5.2); viele Mitosefiguren sowie Makrophagen mit Kernresten fallen auf. Diese werden auch in anderen Situationen, z. B. der aplastischen Krise der PNH, bei der die erythropoetische Aktivität reduziert ist, gesehen. Die gesteigerte Erythropoese bei chronischer Blutung weist ebenfalls vermehrt unreife Erythroblasten auf, möglicherweise bedingt durch gesteigerte Passage und Abgabe in die Zirkulation. Gleichzeitig fällt eine Megakaryozytenvermehrung durch Verlust und erhöhten Verbrauch von Plättchen auf. Bei chronischen hämolytischen Anämien dehnt sich die Hämatopoese bis in den Schaft der langen Röhrenknochen und sogar in Leber und Milz aus.

5.7 Sideroblastose

Anämien mit sideroblastischer Komponente kommen bei Alkoholismus, megaloblastären Anämien, entzündlichen Erkrankungen, malignen hämatologischen Erkrankungen, myelodysplastischen Syndromen und verschiedenen anderen Erkrankungen vor (Tabelle 5.4).

Die *Hämosiderose* ist definiert als Akkumulation von Eisen in Zellen des RES, bevorzugt in der Leber. Eine besonders ausgeprägte Speicherung kann zur Fibrose der betroffenen Gewebe führen.

Bei Eisenüberladung kann Siderin in Makrophagen und Retikulumzellen, in Sinusendothelien, in Endostzellen, im Endost und sogar auf der Oberfläche des trabekulären Knochens in osteozytären Lakunen gefunden werden (Abb. 5.3 und Farbtafel IXf). Nach Färbung mit Berliner Blau oder einer anderen Eisenfärbung stellt sich das Eisen als zartblaue Tönung des Zytoplasmas oder als fein- bis grobschollige Einlagerungen in intrazellulären Granula dar. Bei ausgeprägten Hämo-

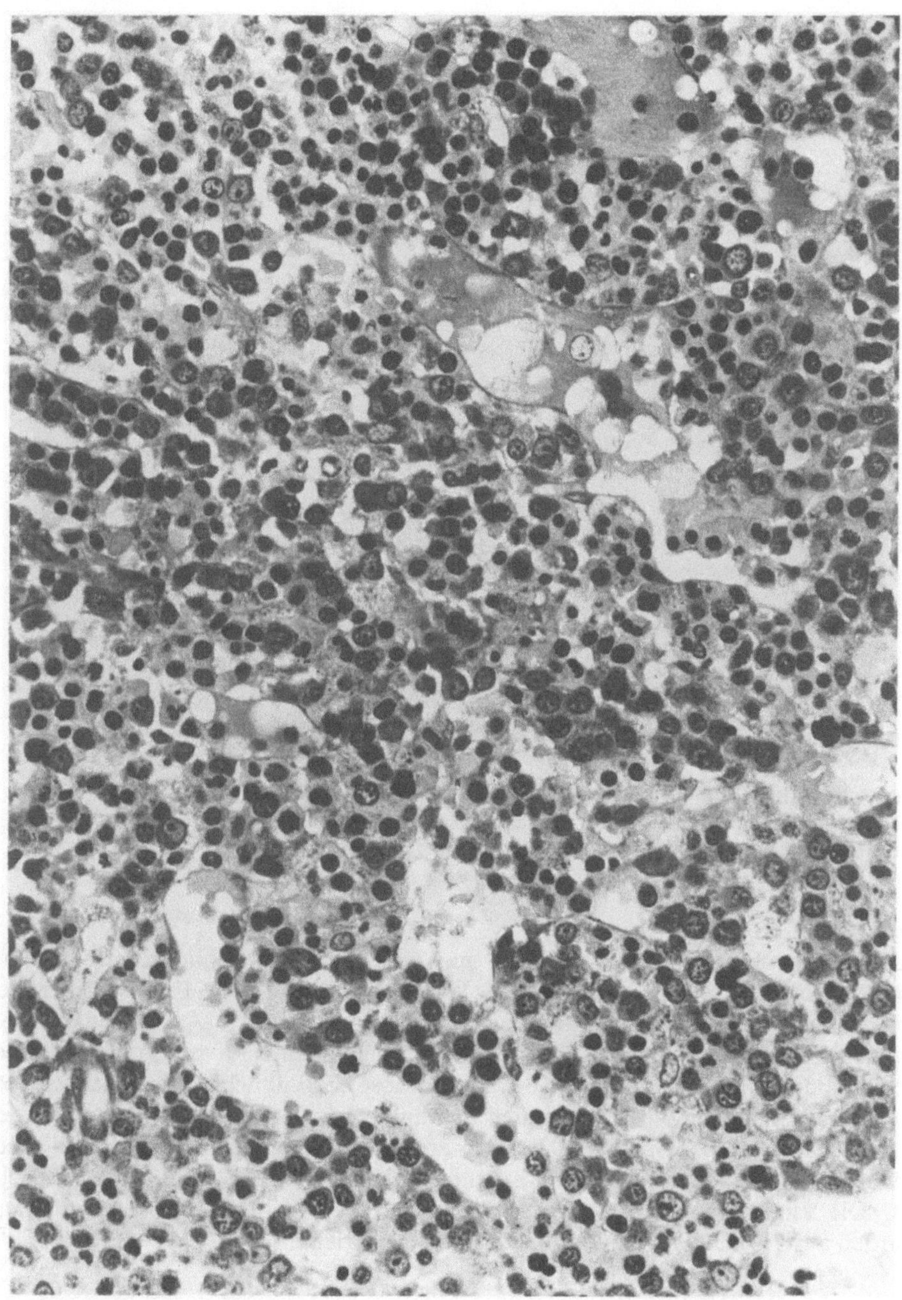

Abb. 5.2. KMB eines Patienten mit medikamentös induzierter hämolytischer Anämie; erythropoetische Hyperplasie, ohne Vermehrung der Megakaryozyten (Vergr. 400:1, Giemsa)

Tabelle 5.4. Sideroblastische Erythropoese

Angeboren	Enzymdefekte
Erworben	„Idiopathisch"
	Medikamente
	Alkoholismus
	Bindegewebskrankheiten
	Entzündliche Krankheiten
	Hämatologische Neoplasien
	Andere Neoplasien

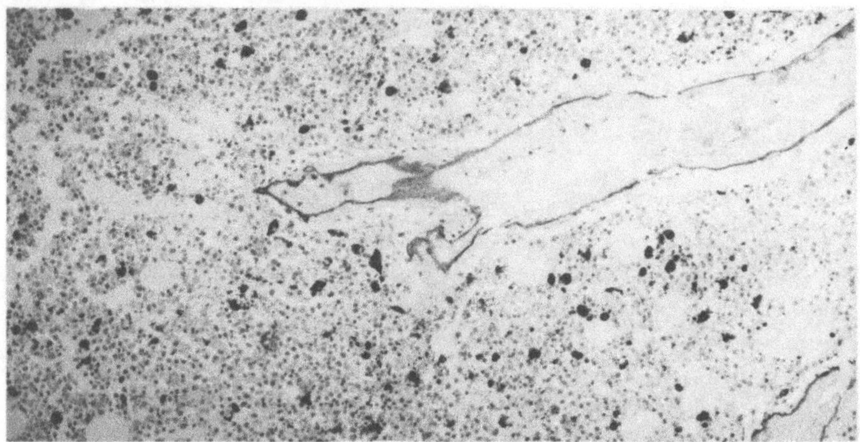

Abb. 5.3. KMB eines Patienten mit multiplem Myelom, Anämie und transfusionsbedingter Eisenüberladung; die schwarzen Flecken stellen eisenbeladene Makrophagen dar; der Bälkchenumfang ist
durch Eisenablagerung im Osteoid konturiert (Vergr. 60:1, Berliner Blau)

siderinablagerungen kann das Eisen auch als bräunlich-gelbliche intrazelluläre
Niederschläge in der Giemsa-Färbung erkannt werden. Die Eisenspeicher des
Knochenmarks lassen sich leichter in Gewebsschnitten als in Aspiratsausstrichen
untersuchen, da letztere nicht genügend Stromaelemente für eine repräsentative
Beurteilung enthalten können. Die Hämosiderose wird üblicherweise nach wieder-
holten Transfusionen bei angeborenen Erkrankungen, z.B. den Thalassämien, der
Sichelzellanämie, der Sphärozytose, den erythrozytären Enzymdefekten, oder bei
erworbenen Zuständen wie der aplastischen Anämie und der Myelofibrose beobachtet. Die klinischen Konsequenzen einer transfusionsbedingten Eisenüberladung
wurden ausführlich von Schäfer et al. (1981) beschrieben.

5.8 Hämochromatose

Man versteht darunter eine familiär (primär, idopathisch) auftretende Entität, sie
kommt jedoch auch bei einer Reihe von Lebererkrankungen (sekundär) und bei
kongenitalem Transferrinmangel vor. Bei der primären Form sind die Hämosiderin-

niederschläge in den Zellen des RES nur gering, doch wurden Osteoporose und sogar Zusammensinterung von Wirbelkörpern beobachtet, die auf Ascorbinsäuremangel zurückgeführt werden, sekundär bedingt durch den oxidativen Effekt des Körpereisens. Ein anderer und wahrscheinlich direkter Mechanismus ist der inhibitorische Effekt auf die Osteoblasten, hervorgerufen durch Eisenniederschläge in Endostzellen und Osteoidsäumen.

Neue Studien haben gezeigt, daß die Bestimmung des Ferritingehalts in Erythrozyten einen nützlichen nichtinvasiven Test darstellt, um die Hämochromatose von alkoholischer Lebererkrankung mit Eisenüberladung zu unterscheiden (van der Weyden et al. 1983).

Literatur

Davies LR (1983) Aplastic crisis in haemolytic anaemias: the role of a parvovirus-like agent. Br J Haematol 55:391–393

Dessypris EN, Clarke DA, McKee jr LC, Krantz SB (1983) Increased sensitivity to complement of erythroid and myeloid progenitors in paroxysmal nocturnal hemoglobinuria. New Engl J Med 309:609–613

Lewis SM, Verwilghen RL (eds) (1977) Dyserythropoiesis. Academic Press, London, p 5

Pootrakul P, Hungsprenges S, Fucharoen S, Baylink D, Thompson E, English E, Lee M, Finch C (1981) Relation between erythropoiesis and bone metabolism in thalassemia. New Engl J Med 304:1470–1476

Schafer AI, Cheron RG, Dluhy R, Cooper B, Gleason RE, Soeldner JS, Bunn HF (1981) Clinical consequences of acquired transfusional iron overload in adults. New Engl J Med 304:319–324

Schreiber AD (1983) Paroxysmal nocturnal hemoglobinuria revisited. New Engl Med 309:723–724

Weyden MB van der, Fong H, Salem HH, Batey RG, Dudley FJ (1983) Erythrocyte ferritin content in idiopathic haemochromatosis and alcoholic liver disease with iron overload. Br Med J 286:752–754

6 Hyperplastische Reaktionen

6.1 Erythrozytose

Die Erythrozytose oder sekundäre Polyzythämie, in der Regel ohne Leukozytose und Thrombozytose, tritt auf, wenn die Erythropoese durch erhöhte Spiegel von Erythropoetin stimuliert wird. Dies wird bei abnormen Hämoglobinen mit erhöhter Sauerstoffaffinität beobachtet sowie unter Bedingungen in denen die Erythrozytose als Ergebnis entsprechender Stimuli, z. B. extremer Höhenlage und pulmonalen bzw. kardiovaskulären Erkrankungen auftritt. Eine gesteigerte Erythropoetinproduktion kann auch unphysiologische Ursachen haben, wie z. B. bei Nierenkarzinomen, Kleinhirnadenomen und Uterusmyomen. Die Ursachen einer gesteigerten Erythropoese sind in Tabelle 3.2 zusammengefaßt. Die Kausaldiagnose einer Erythrozytose wird durch entsprechende klinische Untersuchung gestellt. Das Knochenmarkbild läßt keinen Rückschluß auf die Ursache zu: Es zeigt eine normale Topographie der Hämatopoese und Normo- bis Hyperzellularität mit zahlreichen regelrecht ausreifenden Erythropoeseinseln. In einigen Fällen kann das Verhältnis von Parenchym zu Fettgewebe altersentsprechend oder auch zugunsten der Hämatopoese verschoben sein. Bei Fehlen eines Eisenmangels sind die Eisenspeicher unbeeinflußt, der Retikulingehalt liegt im Normbereich. Zwischen der Erythrozytose im peripheren Blut und der morphologisch erkennbaren Aktivität im Knochenmark können Diskrepanzen auftreten – Ausdruck für seine Reservekapazität und die Effizienz und Geschwindigkeit der Kompensation. Die chronische erythropoetische Hyperplasie kann auch mit einem gesteigerten Knochenumbau vergesellschaftet sein (Weinstein 1981).

Eine erhöhte Erythrozytenzahl im peripheren Blut wird auch bei relativer Polyzythämie (auch als „Pseudo-" oder „Streßpolyzythämie" bezeichnet) beobachtet. Diese beruht auf einer Verringerung des Plasmavolumens. Die Erythrozytenmasse ist dabei nicht vermehrt, das Knochenmark unauffällig.

6.2 Leukämoide Reaktionen

Sie beziehen sich auf periphere Blutwerte, wobei das Differentialblutbild dem bestimmter Leukämien, insbesondere der CML, entspricht. Hervorgerufen werden sie durch zahlreiche Veränderungen (Tabelle 3.3), z. B. bakterielle und virale Infektionen, entzündliche Krankheiten, Nekrosen, allergische Reaktionen, hämolytische Anämien, Verbrennungen, Medikamente, Toxine und Neoplasien. Charakteristischerweise besteht eine Leukozytose mit Vermehrung und Linksverschiebung der neutrophilen Granulozyten, wenn auch andere Zellinien mitbeteiligt sein können; so sind eosinophile Granulozyten bei parasitären, allergischen und dermatologischen Erkrankungen, bei Bindegewebskrankheiten und bei Nebenwirkungen von Medikamenten vermehrt (Tabelle 6.1). Lymphozyten sind bei Keuchhusten, Windpocken und infektiöser Mononukleose, Monozyten bei einigen granulomatösen Erkrankungen vermehrt. Eine ausgeprägte Lymphozytose, die den Verdacht auf eine chronische lymphatische Leukämie erweckt, wurde bei Hyposplenismus beschrieben (Wilkinson et al. 1983). Eine Eosinophilie wurde bei lymphoblastischen Leukämien und Lymphomen beobachtet (Catovsky et al. 1980). Unter dem Hypereosinophiliesyndrom versteht man eine anhaltende absolute Vermehrung ($> 1500/mm^3$) von eosinophilen Granulozyten mit Hinweis auf Organbeteiligung. Beim Churg-Strauss-Syndrom ist die Eosinophilie noch mit „allergischer" Vaskulitis und granulomatösen Reaktionen verbunden.

Die histologische Unterscheidung zwischen einer leukämoiden Reaktion und der CML im Knochenmark ist in einigen Fällen nicht möglich. Das gleiche gilt für die eosinophile CML und einer ausgeprägten eosinophilen Reaktion. Bei reaktiven Veränderungen zeigt die Zellularität im wesentlichen eine proportionale Vermehrung (Abb. 6.1 und 6.2). Bei bakterieller Sepsis können die granulopoetischen Vorstufen das Fett komplett verdrängen, wobei zahlreiche segmentkernige Granulozyten über das gesamte Knochenmark verteilt sind. Makrophagen mit kristallförmigen Einschlüssen sind selten, aber Zellen mit Charcot-Leyden-Kristallen können bei jeder eosinophilen Hyperplasie gefunden werden (Abb. 6.2); die perivaskuläre Plasmazytose kann sehr ausgeprägt sein, die granulozytäre Hyperplasie ist mehr perivaskulär und intertrabekulär, im Gegensatz zur betonten paratrabekulären Lokalisation der CML. Die Megakaryozytenzahl wechselt, atypische Formen und Mikromegakaryozyten fehlen. Sind die peripheren Blutwerte sehr hoch, kann das Knochenmarkbild einer promyelozytären Leukämie gleichen. Bei leukämoiden Reaktionen trifft die Hyperplasie überwiegend die neutrophile und eosinophile Zellreihe, während bei der CML auch die basophile Zellinie beteiligt ist, ersichtlich an der erhöhten Basophilenzahl im peripheren Blut.

Bei der infektiösen Mononukleose ist das Mark hyperzellulär mit Vermehrung aller hämatopoetischen Elemente, einschließlich der Retikulumzellen; auch Granulome können vorhanden sein. Hyperzellularität mit Zunahme von Histiozyten, die Erythrozyten phagozytieren, ist bei Morbus Kawasaki bekannt (Marsh et al. 1980; Kateo et al. 1983).

Tabelle 6.1. Ursachen der Eosinophilie

Allergische Erkrankungen (Asthma bronchiale usw.)
Hautkrankheiten
Parasitäre Erkrankungen
Löffler-Syndrom
Primäres hypereosinophiles Syndrom
„Tropische" Eosinophilie
Infektionen
Myelo- und lymphoproliferative Erkrankungen
Malignome (z. B. bei Metastasen, Nekrosen)
Nach Bestrahlung
Immun- und Kollagenkrankheiten
Morbus Hodgkin
Mastozytose

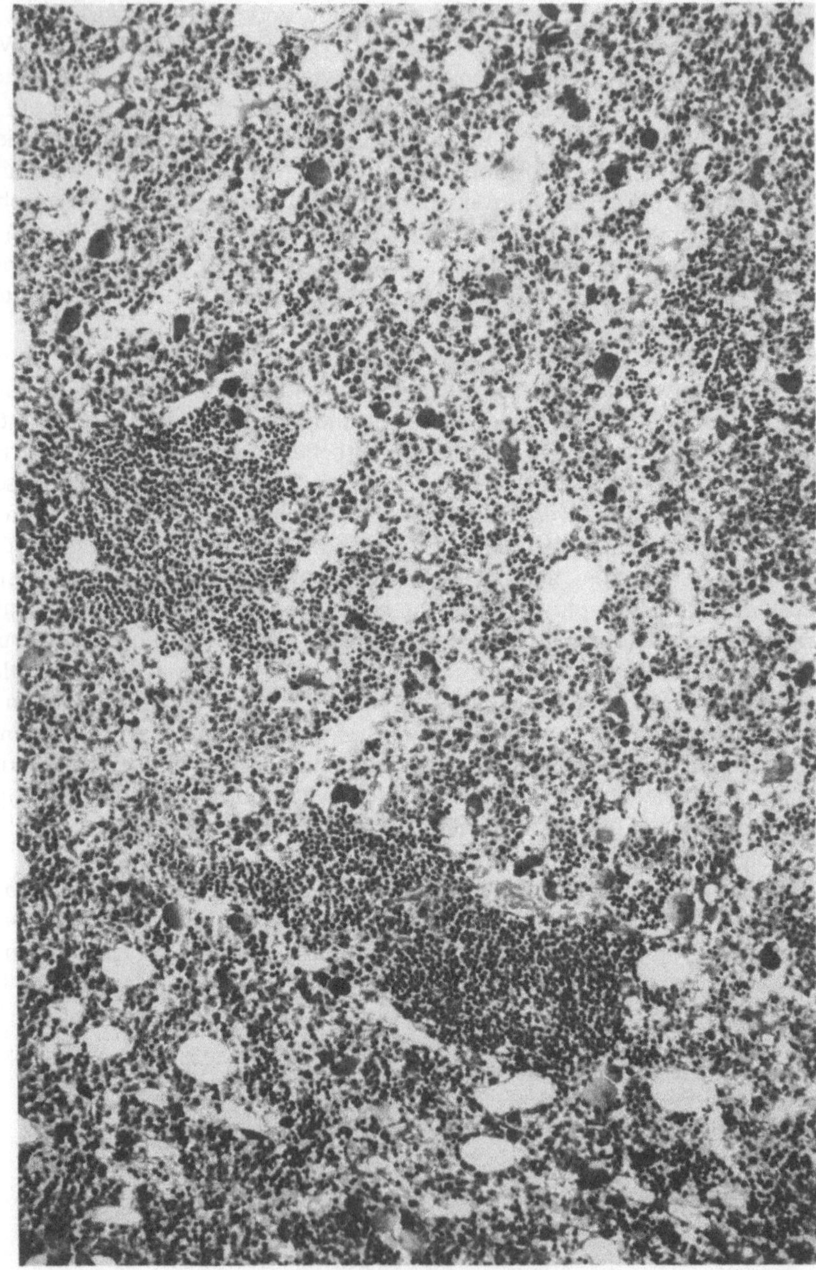

Abb. 6.1. KMB eines Patienten mit CLL und leukämoider Reaktion (Vergr. 750:1, Giemsa)

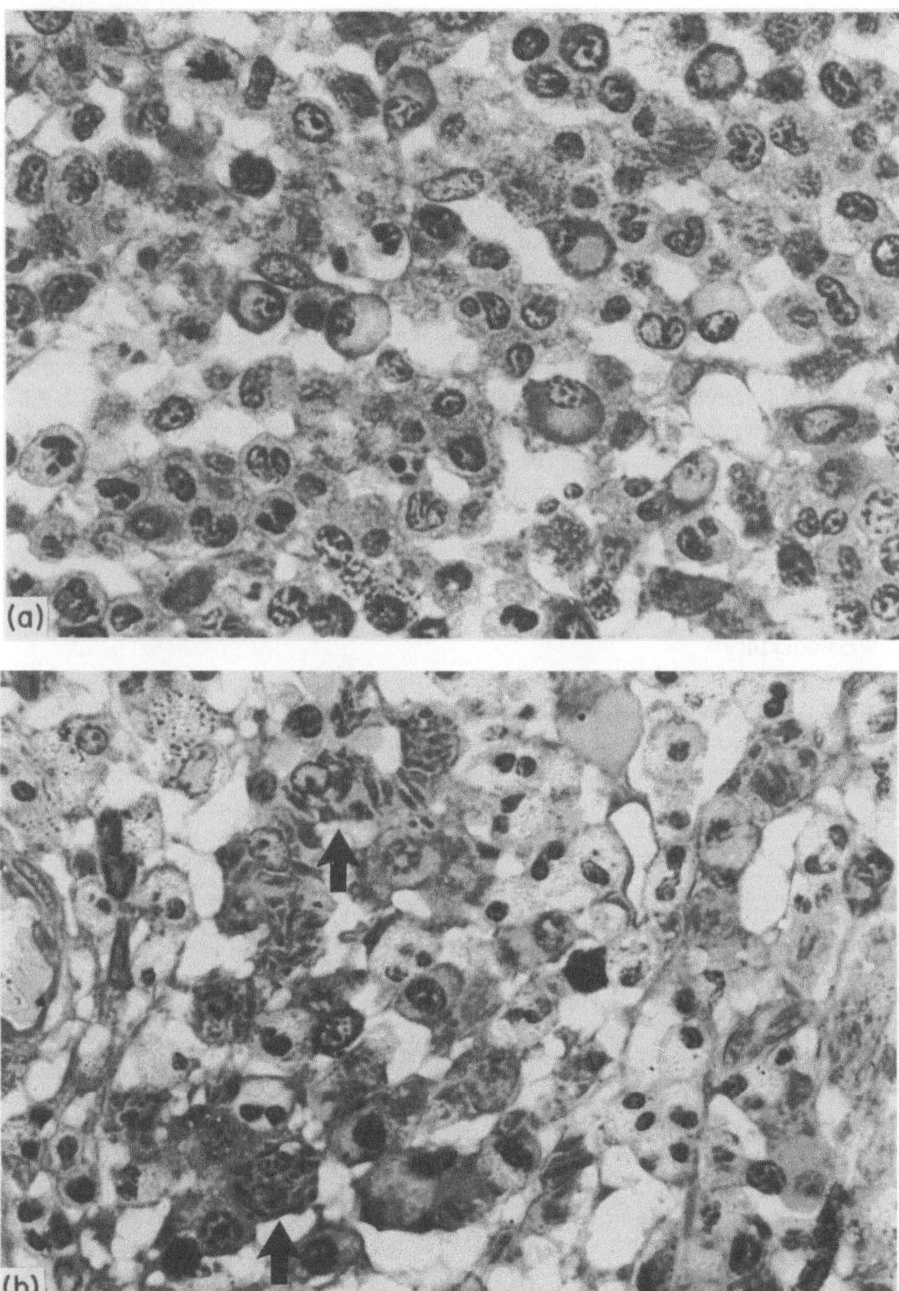

Abb. 6.2. a KMB eines Patienten mit leukämoider Reaktion bei retroperitonealem Tumor (malignes Histiozytom); beachte granulopoetische Hyperplasie und zahlreiche Plasmazellen. Die Leukozyten im peripheren Blutbild betrugen $18 \cdot 10^9/l$ (Vergr. 600:1, Giemsa); **b** Eosinophile Reaktion bei multiplem Myelom; beachte zahlreiche Histiozyten mit kristallinen Einschlüssen *(Pfeile)*, wahrscheinlich handelt es sich dabei um Abbauprodukte von eosinophilen Granulozyten (Vergr. 600:1, Giemsa)

6.3 Thrombozytose

Eine erhöhte Plättchenzahl im peripheren Blut kann als temporäres Phänomen nach Splenektomie, bei akuten chronischen Entzündungen, nach einer Blutung, bei Eisenmangel und postoperativ auftreten (s. Tabelle 3.4). Sie wird auch bei Patienten mit Morbus Hodgkin, malignen Lymphomen und Karzinomen beobachtet; bei letzterer Gruppe kann die Thrombozytose als eine unspezifische proliferative Reaktion auf Gewebsnekrosen sowie als Reaktion auf die Stimulation spezifischer Faktoren auftreten. Bei den sekundären Thrombozytosen zeigt das Knochenmark eine normale Architektur mit normaler bis erhöhter Zellularität (abhängig von der Ätiologie) und einer Vermehrung von Magakaryozyten. Diese zeigen noch keine ausgeprägte Polymorphie-Atypie, Herdbildung oder Pyknoseformen, die die neoplastische Megakaryozytenproliferation charakterisieren. Ausnahme sind lediglich Fälle mit extrem schweren Infektionen. Es muß betont werden, daß im Knochenmark bei reaktiven Veränderungen sehr hohe Plättchenzahlen ($1000 \cdot 10^9$/l oder höher) bei Abwesenheit einer ausgeprägten megakaryozytären Hyperplasie vorkommen können (Abb. 6.3). Herdförmige Megakaryozytenvermehrungen finden sich im Knochenmark in Nachbarschaft von Metastasen (Abb. 12.18).

6.4 Plasmozytose

Plasmozytose im Knochenmark (reaktive Plasmozytose) kommt bei zahlreichen Veränderungen vor, insbesondere bei solchen mit antigenetischer Stimulation, allergischen und autoimmunologischen Reaktionen sowie als Begleitphänomen bei immunproliferativen Erkrankungen anderer Organe, z. B. bei der immunproliferati-

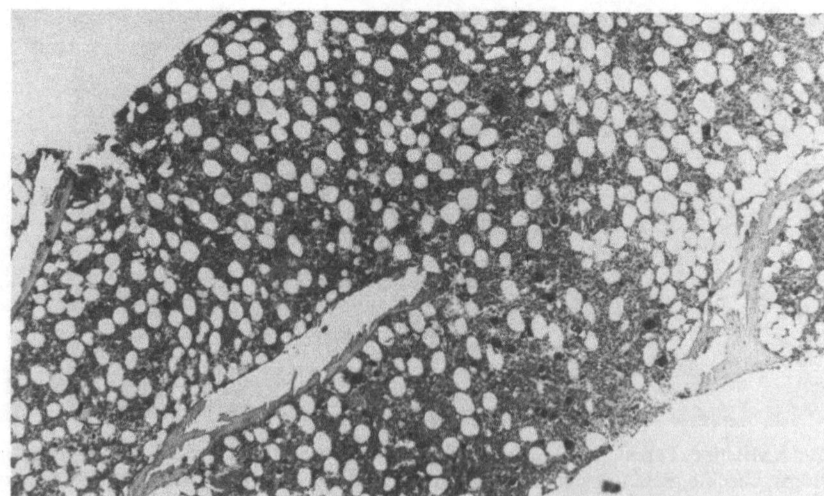

Abb. 6.3. KMB eines Patienten mit Diabetes mellitus und einer Plättchenzahl im peripheren Blut von $1000 \, b \cdot 10^9$/l. Reaktion auf eine Infektion; kein Hinweis für Hyperplasie der Megakaryozyten (Vergr. 40:1, Giemsa)

ven Erkrankung des Dünndarms (Khojasteh et al. 1983). Sie ist auch bei leukämoiden Reaktionen sowie Malignomen anzutreffen. In diesen Fällen sind die Plasmazellen über das gesamte Mark verteilt mit Betonung um Kapillaren (Abb. 6.2).

6.5 Mastzellvermehrung

Eine Mastzellvermehrung im Knochenmark kommt bei allergischen und autoimmunologischen Zuständen, hypoplastischen Anämien (relativ und absolut vermehrt), lymphoproliferativen Erkrankungen (Yoo et al. 1978), wie Immunozytom und Haarzell-Leukämie, vaskulären Erkrankungen, Osteoporose, Myelodysplasien und Präleukämien vor. Mastzellen werden auch in Nachbarschaft von Karzinommetastasen, bei Myelofibrose und bei systemischer Mastozytose gefunden.

Literatur

Catovsky D, Bernasconi C, Verdonck PJ, Postma A, Hows J van der, Does-van den Berg A, Rees JKH, Castelli G, Morra E, Galton DAG (1980) The association of eosinophilia with lymphoblastic leukaemia or lymphoma: a study of seven patients. Br J Haematol 45:523–534
Kato H, Inoue O, Koga Y, Shingu M, Fujimoto T, Kondo M, Yamamoto S, Tominaga K, Sasaguri Y (1983) Variant strain of propionibacterium acnes: a clue to the aetiology of Kawasaki disease. Lancet 2:1383–1388
Khojasteh A, Haghshenass M, Haghighi P (1983) Immunoproliferative small intestinal disease. A Third-World Lesion. Current concepts. New Engl J Med 308:1404–1405
Marsh WC, Bishop JW, Koenig HM (1980) Bone marrow and lymph node findings in a case of fatal Kawasaki's disease. Arch Pathol Lab Med 104:563:567
Weinstein RS, Hutson MS, Ide LF, Ltcher CL (1981) Chronic erythroid hyperplasia and accelerated bone turnover. Clin Res 29:864A
Wilkinson LS, Tang A, Gjested A (1983), Marked lymphocytosis suggesting chronic lymphocytic leukaemia in three patients with hyposplenism. Am J Med 75:1053–1056
Yoo D, Lessin LS, Jensen WC (1978) Bone marrow mast cells in lymphoproliferative disorders. Ann Int Med 88, 753–757

7 Osteopathien

Das Skelett hat drei wesentliche Funktionen: 1) Es garantiert die mechanische Stabilität der Körperform und ermöglicht die Fortbewegung, umhüllt und schützt zugleich auch weichere, verletzliche Gewebe. 2) Es ist der wichtigste Mineralspeicher und beeinflußt die Homöostase des Mineralhaushaltes. 3) Es beherbergt das Knochenmark, das die geformten Elemente des Blutes erzeugt.

Das Osteon (s. Kap. 2) ist die funktionelle und morphologische Einheit des kortikalen und kompakten Knochens. Dieses Bauelement unterliegt während des ganzen Lebens einem ständigen Umbau („remodelling"). Der Umbau des spongiösen Knochens im axialen Skelettanteil findet an der endostalen Oberfläche statt, einerseits durch Osteoblasten, die Lamellen appositionellen Osteoids auflagern, andererseits durch Osteoklasten, die auf der trabekulären Oberfläche Knochen resorbieren und Howship-Lakunen formen. Parathormon, Kalzitonin und Vitamin-D-Metaboliten gehören zu den wichtigsten der zahlreichen Substanzen, die an den komplexen Mechanismen zur Kontrolle des Kalziumhaushalts und der Knochenstruktur beteiligt sind.

Parathormon ist das entscheidende Polypeptidhormon, das den Kalziumhaushalt beim Menschen reguliert.

Vitamin-D-Metaboliten. Der genaue Mechanismus ihrer Beteiligung an der Kontrolle des Knochenumbaus ist bis jetzt noch nicht vollständig aufgeklärt (Fraser 1983; McCarthy et al, 1984).

Kalzitonin ist ebenfalls bei der Regulation des Knochenmetabolismus beteiligt. Die Sekretionsrate von Kalzitonin hängt vom Kalziumspiegel im Plasma ab. Kalzitonin hemmt die Resorption der Mineralstoffe aus dem Knochen; es wirkt auf die Osteoklasten, deren Tätigkeit durch das zyklische Adenosinmonophosphat beeinflußt wird. Konzepte zur Regulation der Knochenbildung und Resorption (Parfitt 1982) und zur Aufrechterhaltung des Gleichgewichts beider Systeme haben in den letzten Jahren durch die Fortschritte auf biochemischem, molekularem, zellulärem und geweblichem Sektor rasch zugenommen. Ferner wurden der enge Zusammenhang zwischen Knochen und Mark sowie Abhängigkeiten und Wechselbeziehungen dieser beiden Organe erst in neuerer Zeit voll erkannt (s. Übersichtsarbeit von Raisz 1981; Vaughan 1981). Es ist schon lange bekannt, daß Erkrankungen des Marks auch den Knochen (z. B. Bürstenschädel bei Thalassämie und Osteolysen beim multiplen Myelom) und Erkrankungen des Knochens auch das Mark beeinflussen (Anämie bei Osteopetrose und beim Morbus Paget). Zusätzlich beeinflussen Störungen der Bindegewebskomponenten Knochen wie Mark, z.B. hämatopoetische Hypoplasie und Osteopenie bei Angiopathien. Schließlich können beide Gewebe tiefgreifend verändert werden durch pathologische Zustände anderer Organe, z.B. Anämie und Osteodystrophie bei Nierenkrankheiten und Erythrozytose bei Lungenerkrankungen.

Wie dieser kurze Überblick andeutet, ist der trabekuläre Knochen vulnerabel und kann bei einer großen Anzahl von Erkrankungen unterschiedlich schwer primär oder sekundär betroffen werden. Bei vielen dieser Erkrankungen ist eine KMB indiziert, da Anomalien der Bildung, Resorption und Mineralisation in der Histologie bereits diagnostiziert werden können, bevor diese röntgenologisch faßbar sind. Einen Überblick über die wesentlichen morphologischen Veränderungen häufiger Osteopathien gibt Abb. 7.1. Mit der Einführung der Tetrazyklinmarkierung sind jetzt auch kinetische Aussagen über den Knochenumbau möglich (Fallon u. Teitelbaum 1982). Es ist jedoch nicht möglich, hier alle diese Aspekte zu behandeln, deshalb werden nur die wesentlichen Entitäten berücksichtigt.

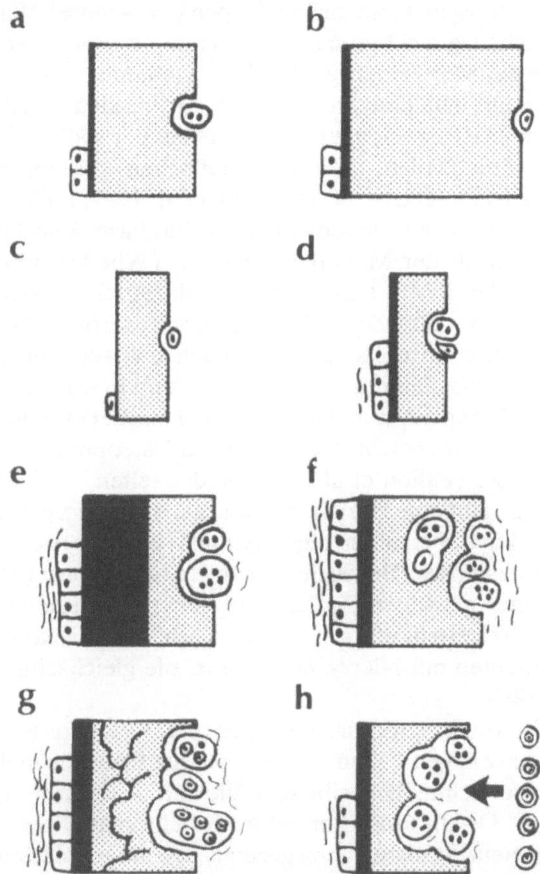

Abb. 7.1a–h. Schematische Zusammenstellung morphologischer Veränderungen in der Biopsie bei häufigen Osteopathien. **a** Normaler Knochen; **b** Osteosklerose; **c** Osteoporose, „low turnover"; **d** Osteoporose, „high turnover"; **e** Osteomalazie; **f** Hyperparathyreoidismus; **g** Morbus Paget; **h** karzinomatöse Osteodysplasie, osteoblastenaktivierender Faktor der Tumorzellen *(Pfeil). Punktraster* = Gesamtmasse des mineralisierten Knochens, *schwarz* = Osteoid, = Osteoblastenmenge, = Osteoklastenmenge, = Mosaikstruktur, = Fasern, = Tumorzellen

7.1 Osteoporotische Syndrome

Sie sind definiert als eine Verminderung des spongiösen (Abb. 7.2a, b) und des kompakten Knochens in einem Ausmaß, daß die mechanische Stabilität nicht mehr gewährleistet ist (Meunier et al. 1979; Nordin et al. 1980). Man sollte unterscheiden zwischen dem *Befund* einer Reduktion des Knochengewebes unter die altersentsprechende Normgrenze (Osteopenie) und der klinischen *Erkrankung* mit Knochenschmerzen und Frakturneigung (Osteoporose). Neben der primären (idiopathischen) Osteoporose gibt es bei einer großen Anzahl von Erkrankungen auch eine sekundäre Form (Gruber 1981). Einige Skelettregionen sind für die Osteopenie besonders anfällig, z. B. die Wirbel und der Femurhals (Avioli u. Raisz 1981; Frisch et al. 1982). In den Beckenkammbiopsien kann die Osteopenie mit einer Verminderung der Hämatopoese, Vermehrung des Fettmarks, Abnahme der paratrabekulären Sinusgefäße und Zunahme der Mastzellen einhergehen (Demmler et al. 1983; Fallon et al. 1983). Funktionell nimmt man eine Störung im Gleichgewicht zwischen Anbau und Resorption zugunsten letzterer an, aber besonders bei der sog. primären (idiopathischen, altersabhängigen, senilen, postmenopausischen) Osteoporose dürfte die Ursache multifaktoriell sein (Darby 1981; Nordin et al. 1981; Lips et al. 1982; Parfitt 1982; Milhaud et al. 1983). Die Osteoporose ist die häufigste Knochenkrankheit, die besonders bei Frauen nach der Menopause auftritt (Whedon 1981; Stevenson u. Whitehead 1982). In der KMB kann eine osteoklastische Aktivität beobachtet werden, insbesondere wenn rarefizierte Bälkchen mit Resorptionslakunen vorliegen; in Serienschnitten können darin Osteoklasten nachgewiesen werden (Frisch et al. 1982). Nur wenige Osteoblasten und Osteoidsäume sind in weitem Abstand voneinander zu finden. Die Bildung des trabekulären Knochens bei Osteoporose wurde von Darby u. Meunier (1981) untersucht. Generalisierte Osteopenie findet sich auch bei systemischer Mastozytose (Fallon et al. 1981) und – selten – bei Kalzitoninmangel (Stevens et al. 1982). Es gibt eine Beziehung zwischen Osteoporose und körperlicher Aktivität; physisch aktive Personen einschließlich Frauen nach der Menopause werden seltener osteoporotisch. Bewegungsübungen haben auch bei bereits vorhandener Osteoporose einen günstigen Einfluß, wie an der Dichtezunahme der Lendenwirbel gezeigt wurde. Es besteht offensichtlich ein erhöhtes Risiko zu Oberschenkelhalsfrakturen bei Patienten mit Niereninsuffizienz, die gleichzeitig Fluorid bekommen (Gerster et al. 1983).

Neuere Arbeiten sprechen dafür, daß sich die Osteoporose unterschiedlich manifestieren kann; bei einigen Fällen ist der kortikale Knochen mehr betroffen, bei anderen der spongiöse, schließlich gibt es Fälle mit Rarefizierung des gesamten Skeletts (Dixon 1983). Osteoporose kommt auch beim männlichen Geschlecht vor (Seeman et al. 1983). Neue Studien haben gezeigt, daß die Involutionsosteoporose in zwei unterschiedliche Syndrome aufgeteilt werden kann, die sich nach der Epidemiologie, dem Muster des trabekulären und kortikalen Knochenschwunds, der Neben-

---

Abb. 7.2. a KMB eines jungen Erwachsenen mit normaler Spongiosastruktur (Vergr. 25:1, Gomori); ▶
b „idiopathische" Osteoporose bei einem älteren Erwachsenen mit hochgradiger Verminderung des Spongiosavolumens; isolierte Knocheninseln (*Pfeile;* Vergr. 40:1, Gomori); **c** Patient mit Osteomalazie: das Übersichtspräparat zeigt breite Osteoidsäume (dunklerer Anteil der Knochenbälkchen), vor allem in Beziehung zur disseziierenden Osteoklasie (*Pfeile;* Vergr. 10:1, Giemsa)

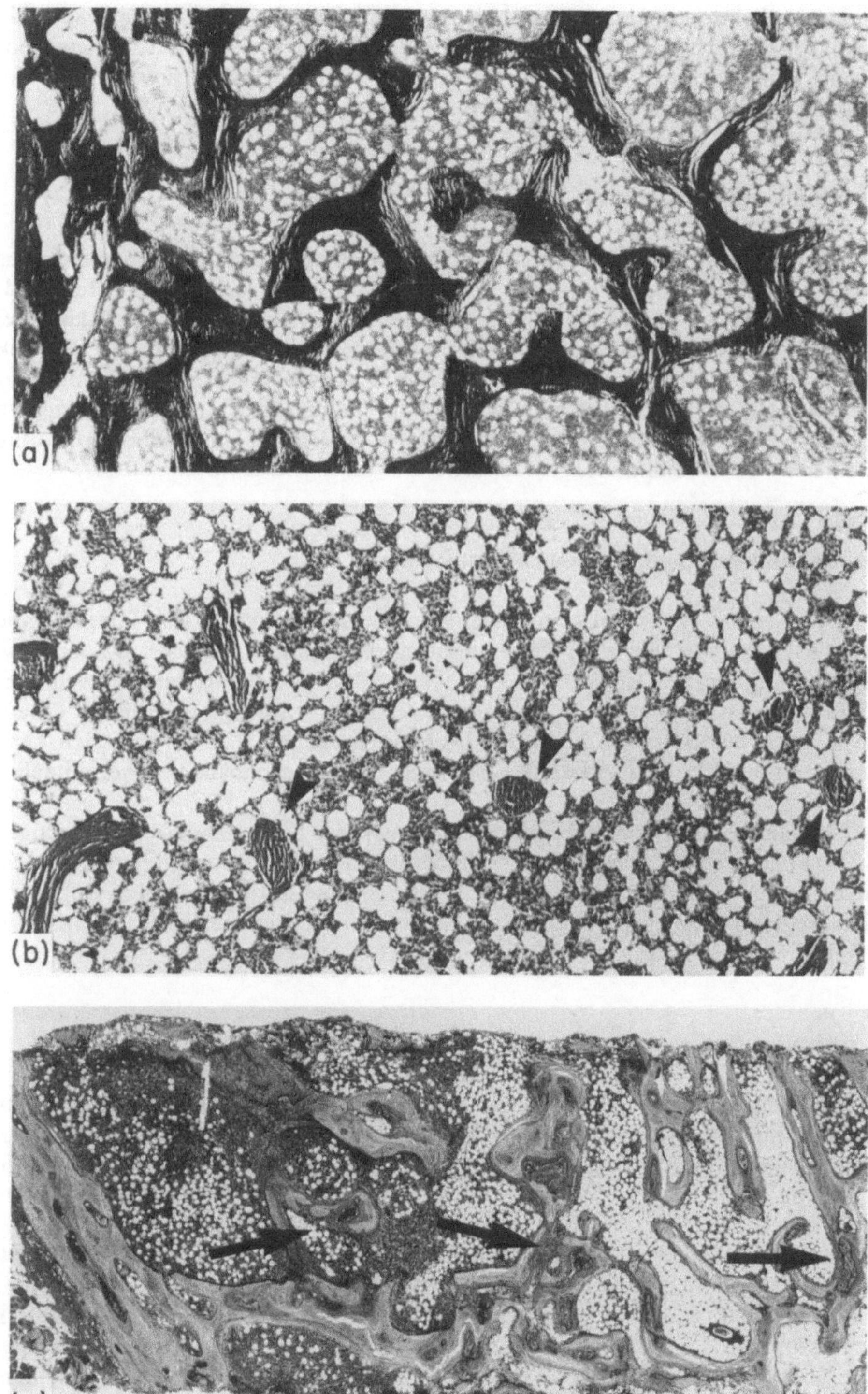

schilddrüsenfunktion und den Ursachen unterscheiden (Riggs u. Melton 1983). Die
Osteoporose kann histologisch weiter unterteilt werden nach dem Grad des Knochen-
umbaus: „high turnover", z. B. bei Hyperthyreose, und „low turnover", z. B. bei
Immobilisation (Abb. 7.1).

7.2 Endokrine Osteoporose

Osteopenie kann bei Hyperthyreose, Hyperparathyreoidismus, Hypogonadismus
sowie bei erhöhter Produktion (oder Gabe) von Steroiden vorkommen (Muls et al.
1982). Glukokortikoidinduzierte Osteoporose ist als Therapienebenwirkung bei
Patienten mit Asthma bronchiale und rheumatoider Arthritis bekannt (Baylink
1983). Eine KMB zum Zeitpunkt der initialen Diagnose liefert Ausgangswerte zur
Überwachung des Krankheitsverlaufs und der Therapieeffekte. Das histologische
Bild zeigt eine Rarefizierung des spongiösen Knochens ohne oder mit gering
gesteigertem Knochenumbau.

7.3 Unterschiedliche Ursachen der Osteoporose

Die Ursachen der Osteoporose sind vielfältig und schließen z. B. ein: Langzeitgabe
großer Mengen von Heparin, Immobilisationsosteoporose, „disuse" Osteoporose
(Stout 1982), juvenile Osteoporose – die von der kongenitalen Osteogenesis imperfecta abgegrenzt werden muß (Herbage et al. 1982) – sowie metabolische Osteoporose (z. B. bei Diabetes mellitus), die Erwachsene wie Kinder betreffen kann
(Shore et al. 1981). Bei Alkoholabusus sind die Knochenbälkchen verschmälert
(Schnitzler u. Solomon 1982).

Osteoporose kann auch bei Eisenüberladung sowie bei metabolischen Störungen
im Zusammenhang mit vaskulären Veränderungen, z. B. Mikroangiopathie, auftreten (Demmler et al. 1983) (s. Abb. 4.6). Osteoporose mit bevorzugtem Befall der
Beckenregion wurde auch bei der Mönckeberg-Arteriosklerose beschrieben (Amos
u. Wright 1980).

7.4 Myelogene Osteopathien

Veränderungen des Spongiosavolumens werden bei allen malignen hämatologischen
Systemerkrankungen sowie bei nichtneoplastischen Veränderungen der Markzellularität (Tabelle 7.1) und bei nodulären lymphoiden Hyperplasien (Vigorita et al. 1983)
beobachtet. Nach neueren Studien produzieren Zellen der myeloischen Leukämien
einen knochenresorbierenden Faktor (Gewirtz et al. 1981). Rarefizierung der
Spongiosa wird bei allen Zuständen mit Hyper- sowie Hypozellularität beobachtet.
Sind die Zellen intramedullärer hämatologischer Malignome von Bindegewebe
locker umgeben, so kann eine paratrabekuläre Fibrose und sogar Knochenneubildung auftreten. Bei Induktion einer ausgeprägten Osteosklerose und gleichzeitiger
Mineralisationsstörung kann das Bild einer Osteomalazie im Vordergrund stehen.
Diese Knochenveränderung wird z. B. bei Knochenmarkmetastasierung des Prosta-

Tabelle 7.1. Myelogene Osteodysplasie (MOD)

Erkrankungen	Patientenzahl n	MOD [%]
Osteomyelosklerose	350	100
Multiples Myelom	710	70
Morbus Hodgkin	130	61
Myelofibrose	620	50
Aplastische Anämie	155	40
Chronische myeloische Leukämie	710	40
Polycythaemia vera	800	25
Maligne Lymphome	1255	20
Akute Leukämien	895	10
Kongenitale hämolytische Erkrankungen[a]		
Speicherkrankheiten		

[a] In dieser Gruppe wurden nur wenige Fälle untersucht; alle Patienten zeigten eine unterschiedlich stark ausgeprägte Osteodysplasie

takarzinoms gefunden (Charhin et al. 1983). Es soll jedoch daran erinnert werden, daß Knochenmarkanomalien mit gleichzeitiger Verminderung der Spongiosastruktur bei älteren Patienten, insbesondere bei Frauen, nur Ausdruck einer vorbestehenden Osteopenie sein können. Osteopathien, verursacht durch Metastasen, sind in Kap. 12 abgehandelt.

7.5 Osteodystrophien

Diese kommen bei angeborenen Störungen des Bindegewebes, des Knorpels und des Knochens, bei Vitamin-D-resistenter Rachitis, bei Vitamin-D-abhängiger Osteomalazie, bei gastrointestinalen und hepatischen Erkrankungen, bei chronischer metabolischer Azidose (Cunningham et al. 1982) und bei Arzneimittelnebenwirkungen, z. B. der antikonvulsiven Therapie (Kragstrup et al. 1982) vor. Klassische Beispiele sind der primäre Hyperparathyreoidismus und die renale Osteodystrophie (sekundärer Hyperparathyreoidismus).

7.6 Osteomalazie

Diese Knochenstörung kann bei jeder der oben erwähnten Erkrankungen mit vorkommen. Mit Osteomalazie (Abb. 7.2 c) wird eine gestörte Mineralisation der neu geformten, strukturell normalen Knochenmatrix (Farbtafel IV b) bezeichnet. Als obere Normgrenze kann gelten, wenn ein Viertel der Spongiosaoberfläche von Osteoid bedeckt ist; höhere Werte entsprechen einer Osteomalazie. Auch Inseln nichtmineralisierter Knochenmatrix können im Inneren der Knochenbälkchen angetroffen werden (Abb. 7.2 c). Vermehrte und verbreitere Osteoidsäume sowie gesteigerter Knochenumbau (zusammen mit Anomalien der Tetrazyklinmarkierung) werden im allgemeinen für die Diagnose gefordert (Frame u. Parfitt 1978; Avioli u. Raisz

1981). Da das Röntgenbild Osteoidgewebe nicht erkennen läßt, ist eine KMB bei biochemisch oder klinisch begründetem Verdacht auf Osteomalazie obligat. Osteomalazie kann bedingt sein durch Vitaminmangel aufgrund einer hepatischen (Dibble u. Losowsky, 1982), renalen (Brown et al. 1982) oder intestinalen Erkrankung, durch Ernährungsstörungen und durch Arzneimittelnebenwirkung. Eine subklinische Osteomalazie ist bei älteren Patienten häufiger als bisher angenommen und kann nur mittels KMB diagnostiziert werden (Hosking et al. 1983). Sie kann auch beim Turner-Syndrom (Shore et al. 1982) sowie als Ergebnis intramedullärer Malignome oder während deren Behandlung (Okita u. Block 1979) auftreten. Sie wird ebenfalls bei Patienten nach Ureterosigmoidostomie gesehen; eine Heilung erfolgt nach Korrektur der Azidose (Siklos et al. 1980). In vielen Fällen ist die direkte Ursache eine Hypokalzämie und/oder Hypophosphatämie. Eine resistente Osteomalazie kann sich bei Patienten unter Hämodialyse entwickeln (Hodsman et al. 1981). Initial ist eine Zunahme des Osteoids mit geringer Steigerung der Osteoblastenzahl vorhanden – später können sich ein gesteigerter Knochenumbau und eine paratrabekuläre Fibrose entwickeln, das histologische Bild gleicht dann dem des sekundären Hyperparathyreoidismus. Histologisch ist es nicht möglich, die renale Osteodystrophie von einer Osteomalazie anderer Ursache zu unterscheiden. Bei ersterer Erkrankung kann der Knochen osteoporotisch oder osteomalazisch sein, ja sogar dem Bild bei primärem Hyperparathyreoidismus gleichen. Bei der Malabsorption stehen die Osteoblasten im Gegensatz zur Dominanz von Osteoklasten bei Hyperparathyreoidismus jedoch mehr im Vordergrund. Es sei betont, daß bei diesen Zuständen eine große Bandbreite von Umbauaktivitäten zu beobachten ist, von kleinen lokalisierten Arealen bis zu ausgedehnten Flächen der trabekulären Oberfläche.

7.7 Andere seltene Erkrankungen

Die *Gorham'sche Erkrankung* (das „Syndrom des schwindenden Knochens") wird möglicherweise durch immunologisch gesteuerte Aktivierung der Osteoklasten erzeugt, deren isolierte Aktivität für den Knochenschwund verantwortlich ist.

Bei der *Marmorknochenkrankheit* (Osteopetrose) wird der osteoblastische Knochenanbau nicht von einer abgestimmten osteoklastischen Resorption ausgeglichen. Es sind zwar Osteoklasten in Knochennähe nachzuweisen, offensichtlich fehlt ihnen jedoch die Fähigkeit zur Resorption. Diese Erkrankung wurde kürzlich erfolgreich durch Transplantation von Monozyten kompatibler Spender behandelt (Coccia et al. 1980); diese transformierten sich beim Empfänger in Osteoklasten, die das Gleichgewicht zwischen Bildung und Resorption wiederherstellen konnten, was eine Heilung der Kranken bedeutete.

Die *Fluorose*, bedingt durch eine lange und übermäßige Einnahme von Fluoriden, kann eine Kombination von Osteosklerose (s. Abb. 7.7 b) und Osteomalazie erzeugen.

Bei der *hypophosphatämischen Osteomalazie* ist bei gleichzeitigem Nachweis von benignen Hämangiomen (möglicherweise durch ein humorales Agens ausgelöst) die renale Phosphat-Ausscheidung erhöht.

7.8 Osteodystrophie

7.8.1 Osteodystrophie bei Hyperparathyreoidismus (Osteitis fibrosa generalisata)

Die Osteodystrophie kommt insbesondere beim Hyperparathyreoidismus (HPT) vor. Der HPT ist in der Regel erworben (Mundy u. Fisher 1980) und nur selten angeboren (Law et al. 1983). Sowohl beim primären als auch beim sekundären HPT ist der Knochenumbau gesteigert, es liegt eine ungeordnete Abstimmung zwischen Bildung und Resorption vor (Abb. 7.3). Osteoblastische wie osteoklastische Aktivität sind eng mit den Blutgefäßen, speziell den Sinusgefäßen und ihren Endothelien verbunden. Es besteht eine paratrabekuläre Fibrose in den betroffenen Arealen sowie eine Reduktion der Hämatopoese (Abb. 7.2). Milder, asymptomatischer Hyperparathyreoidismus ist nicht selten, kann aber zur Skeletterkrankung führen. Bei ausgeprägten Formen kann die Fibrose flächenhaft sein und die Hämatopoese verdrängen. Beim primären HPT sowie bei der „disequilibrium hypercalcaemia" (Hosking 1983) übertrifft die osteoklastische Tätigkeit üblicherweise die osteoblastische Knochenproduktion, so daß die Knochenbälkchen in Form von Zysten ausgehöhlt werden und osteopenische Areale (Farbtafel IV c) mit breiten Osteoidsäumen (Osteomalazie) erkennen lassen (Amelin et al. 1979).

Anhäufungen von Osteoklasten, verbunden mit hämosiderinbeladenen Makrophagen (als Ergebnis der Blutung) und Fibrose bilden die sog. „braunen Tumoren", die ebenfalls in der KMB angetroffen werden. Gelegentlich können auch Osteoblastose und Fibrose vorherrschen.

Beim primären HPT wurden in einigen Studien 2 Typen von Knochenveränderungen beschrieben: massive Knochenveränderungen ohne Nachweis von Nierensteinen und minimale Knochenreaktion in Verbindung mit Nierensteinen (Beil et al. 1974).

Der primäre HPT kommt auch bei Kindern vor (Eftekhari u. Yousefzadeh 1982), in Fällen mit verdächtigem oder biochemisch und radiologisch gesichertem HPT kann eine KMB den genauen Typ der vorliegenden Osteodystrophie definieren.

Der Riesenzelltumor des Knochens (auch Osteoklastom genannt) muß differentialdiagnostisch zum „brauen Tumor" bei Hyperparathyreoidismus in Erwägung gezogen werden. Bei der endgültigen Diagnose sind klinisches Bild und biochemische Daten mit einzubeziehen. Die Mehrheit der Riesenzelltumoren kommt in den Röhrenknochen vor, es gibt jedoch auch Berichte über andere Lokalisationsstellen, einschließlich des Beckens (Vanel et al, 1983). In dieser Region können auch Metastasen von Riesenzelltumoren angetroffen werden. Caballes (1981) hat die Klassifikation und die Metastasierungsmechanismen der sog. Riesenzelltumoren des Knochens diskutiert.

7.8.2 Renale Osteodystrophie

Dieser Erkrankung liegen Störungen metabolischer und homöostatischer Kontrollmechanismen des Mineralhaushalts zugrunde; üblicherweise manifestiert sie sich als fortschreitende Knochenkrankheit, histologisch bestehend aus einer Mischung von Osteosklerose, Osteoporose, Osteomalazie und Osteitis fibrosa cystica (Abb. 7.4, Farbtafel IV d). Die Diagnose einer renalen Osteodystrophie sollte daher stets

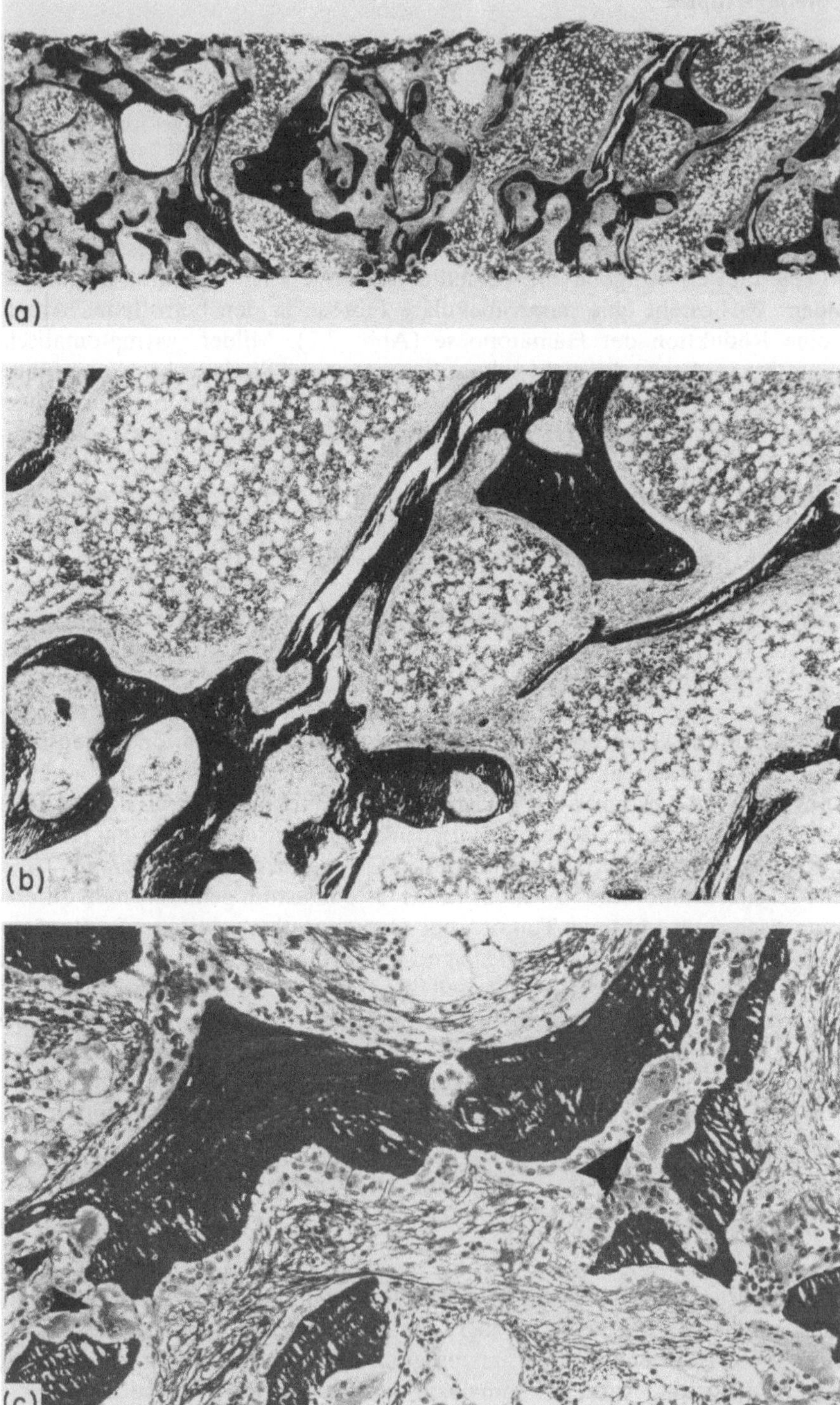

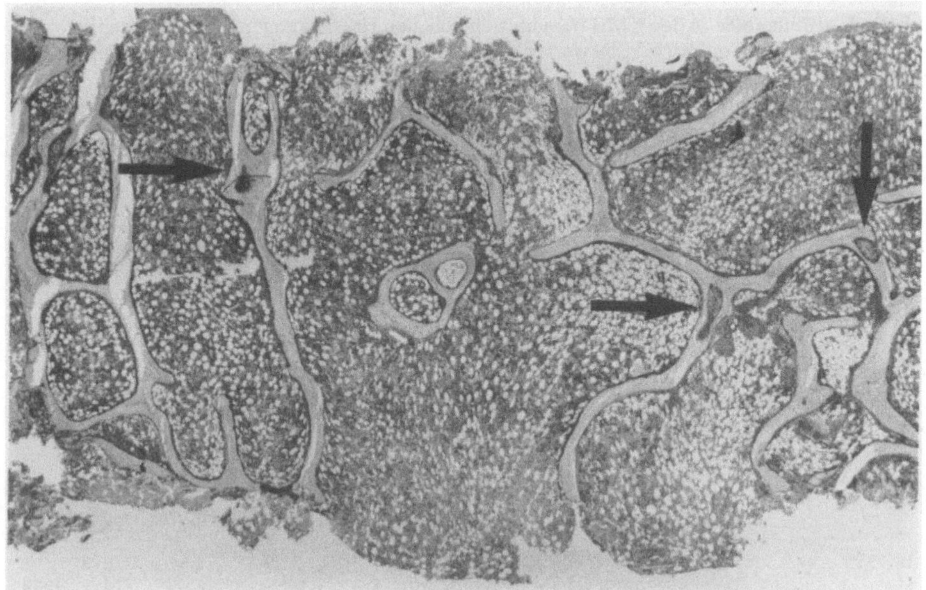

Abb. 7.4. Renale Osteodystrophie mit schmalen Knochenbälkchen, regelrechtem Osteoidanteil, aber mit Nachweis disseziierender Osteoklasie (*Pfeile;* Vergr. 15:1, Giemsa)

Angaben über den Grad der Osteopenie, der Osteomalazie und des Knochenumbaus einbeziehen. Reduktion der Hämatopoese, Fibrose und Marködem tragen zur Anämie bei chronischer Niereninsuffizienz bei. Beim einzelnen Patienten können unterschiedliche Teilaspekte im Vordergrund stehen, die mit der KMB erkannt und einer gezielten Therapie zugeführt werden können (Maloney et al. 1982). Spezielle Formen der Osteodystrophien wurden bei Nierenpatienten unter Hämodialyse beobachtet (s. oben). Über die quantitative Knochenhistologie von Patienten mit Nierenerkrankung liegen viele Studien vor (z. B. Eastwood 1982). Die Befunde bei Knochenoxalose und renaler Osteodystrophie wurden von Gherardi et al. (1980) beschrieben.

In Bezirken mit sehr aktivem HPT kann die Hämatopoese vollständig fehlen, ihr Platz wird durch stimuliertes Bindegewebe und Blutgefäße, insbesondere Arteriolen, eingenommen. Diese mesenchymale Aktivierung wird jedoch nicht ausschließlich bei primärem oder sekundärem Hyperparathyreoidismus beobachtet, sondern kommt auch bei Morbus Paget des Knochens, Osteomyelitis, malignen Lymphomen, Myelomen und metastasierenden Karzinomen vor (Tabelle 7.2). In vielen Fällen finden sich auch vermehrt infiltrierende Zellen, wie Lymphozyten, Plasmazellen, Makrophagen

---

◄ **Abb. 7.3a–c.** KMB eines Patienten mit primärem Hyperparathyreoidismus und ausgeprägten Veränderungen der Spongiosastruktur; typische disseziierende Osteoklasie mit Osteoklasten *(Pfeil)*, paratrabekulärer grobsträhniger Fibrose mit Ausbreitung bis in die Markräume, hypozelluläres Mark. [Vergr. 4:1 (**a**), 60:1 (**b**), 250:1 (**c**), Gomori]

Tabelle 7.2. Blutgefäße in den KMB bei unterschiedlichen Erkrankungen. In jeder Gruppe wurden 40 Fälle histomorphometrisch ausgewertet. *Obere Zahl* Mittelwert/100 mm^2; *untere Zahlen* Streubreite

	Arterien	Arteriolen	Kapillaren	Sinus
Normal	2	26	101	1700
	0–26	4–81	38–208	910–2520
HPT	14	53	568	2076
	0–39	10–173	330–1196	817–1996
Osteoporose	3	24	75	976
	0–3	8–48	48–90	518–1342
Morbus Paget	25	285	1130	2330
	10–48	82–410	412–2110	1320–3100
PV	23	66	307	3756
	6–45	48–97	230–412	2490–4910
CML	16	58	1055	2460
	1–29	26–86	410–1812	1868–3112
MF/OMS	39	183	2126	2073
	2–49	125–250	1280–3340	1412–2938
Aplasie	2	73	229	1000
	0–4	32–168	91–355	335–1420
Multiples Myelom	16	126	654	1737
	1–23	81–190	310–854	1110–2025

und Mastzellen, besonders in Verbindung mit der Angio- und Osteogenese, die das aktivierte Mesenchym charakterisieren.

7.9 Morbus Paget des Knochens (Osteodystrophia deformans)

Zur Ätiologie des Morbus Paget des Knochens gibt es nur eine große Zahl von Spekulationen (Frame u. Marel 1981; Hosking 1981). Es scheint sich um eine primäre Erkrankung der Osteoklasten zu handeln, deren unkontrollierte Aktivität sekundär auch die Osteoblasten stimuliert (Farbtafel IV a) mit dem Ergebnis einer ebenfalls gesteigerten Knochenbildung (Meunier et al. 1980; Krane 1980). Die Skelettszintigraphie dient zur Diagnose und dokumentiert die Ausdehnung des aktiven Krankheitsprozesses (McKillop u. Fogelman 1984). Einschlußkörperchen, die an die Nukleokapside der Masernvirusgruppe erinnern, wurden elektromikroskopisch sowohl im Kern als auch im Zytoplasma der Osteoklasten gefunden (Editorial, Lancet 1982). Dieser Befund wird als Hinweis gewertet, daß dem Morbus Paget eine Viruserkrankung zugrunde liegt, möglicherweise sind jedoch noch andere Kofaktoren zur Manifestation der Erkrankung nötig. Die Osteoklasten sind hyperplastisch und hypertroph, ihre Größe kann das Vielfache der normalen Osteoklasten erreichen. Die Anzahl der Kerne pro Zelle variiert stark – bis zu 100 wurden in einer Zelle gezählt –, und die Nukleolen sind ebenfalls groß und prominent. Die Knochenresorption ist folglich gesteigert, was wiederum eine überstürzte Knochenbildung stimuliert. Diese ist von vaskulärer Hyperplasie und Fibrose begleitet, die zusammen mit den verbreiterten Knochenbälkchen die Markräume verschmälern und so eine Reduktion der Hämatopoese verursachen. Klinisch wird bei den Patienten entsprechend häufig eine Anämie beobachtet. Sowohl kompakter wie spongiöser Knochen ist betroffen, im Endresultat ist ein strukturell veränderter und abnormer Knochen (Abb. 7.5), welcher ungenügend belastbar ist und deswegen bei schwer betroffenen Patienten zu typischen Deformierungen führt. Bei Frühläsionen können die osteoklastische Aktivität und das histologische Gesamtbild dem eines primären Hyperparathyreoidismus gleichen (Abb. 7.6). Die Osteoblasten und Osteozyten zeigen keine morphologischen Auffälligkeiten, wenn auch der produzierte Knochen geflechtartig sowie lamellär durchbaut ist und die für den Morbus Paget pathognomonische Mosaikstruktur erkennen läßt. Die Mosaikstruktur (Abb. 7.5) ist auf Kittlinien des neu gebildeten Knochens zurückzuführen, der von Osteoblasten überstürzt angelagert wird, um die von den Osteoklasten erzeugten Hohlräume zu füllen. Neben Größe und Vielkernigkeit haben die Osteoklasten intranukleäre und zytoplasmatische Vakuolen und Einschlüsse; auch degenerierte Zellen mit pyknotischen Kernen sind üblicherweise zu erkennen. Im allgemeinen besteht ein herdförmiger Befall von (in der Reihenfolge ihrer Häufigkeit) Becken, Femur, Schädel, Tibia, Schlüsselbein und Rippen (Guyer 1981). Ein häufiges Symptom ist der Knochenschmerz. Mit der Einführung der Diphosphonate und des Kalzitonins scheint eine effektive Behandlung möglich zu sein (Krane 1982). Die KMB ist daher sowohl zur frühen Diagnosestellung als auch zur Kontrolle des Therapieeffekts angezeigt. Die Inzidenz des Morbus Paget ist hoch – in einigen Ländern wird sie auf etwa 4% der Gesamtbevölkerung geschätzt (Becker 1981; Detheridge et al. 1982, 1983); er kommt nur selten bei jungen Erwachsenen, zunehmend häufiger in den älteren Altersgruppen vor. Das Becken ist in der Regel befallen, so daß eine frühe Beckenkammbiopsie bei einem hohen Anteil der Patienten die Diagnose liefert.

Die Entwicklung eines Osteosarkoms bei vorbestehendem Morbus Paget ist beschrieben worden. Auch Begleiterkrankungen, insbesondere solche mit Bevorzugung höherer Altersgruppen, kommen bei Patienten mit Morbus Paget vor. Das gleichzeitige Auftreten einer Osteogenesis imperfecta und eines Morbus Paget ist ebenfalls beobachtet worden (Shapiro et al. 1983).

7.10 Osteogenesis imperfecta

Die Osteogenesis imperfecta ist eine der häufigsten angeborenen Knochenkrankheiten. Sie beruht auf angeborenen Defekten des Kollagenmetabolismus, deren genaue biochemische Lokalisierung noch nicht geklärt ist. Morphologisch fallen eine dünne und poröse Knochenrinde sowie schmale und rarefizierte Knochenbälkchen auf (Farbtafel IV e). Die Osteozyten und Osteoblasten zeigen trotz der defekten Matrixproduktion keine pathologischen Veränderungen. Die Osteogenesis imperfecta stellt eine heterogene Gruppe von Krankheiten dar, wobei der Schweregrad von letal (Pope et al. 1984) bis subklinisch reicht (Shapiro et al. 1983). Zahlreiche Abnormitäten des Kollagens sind inzwischen nachgewiesen worden (Nichols et at. 1984).

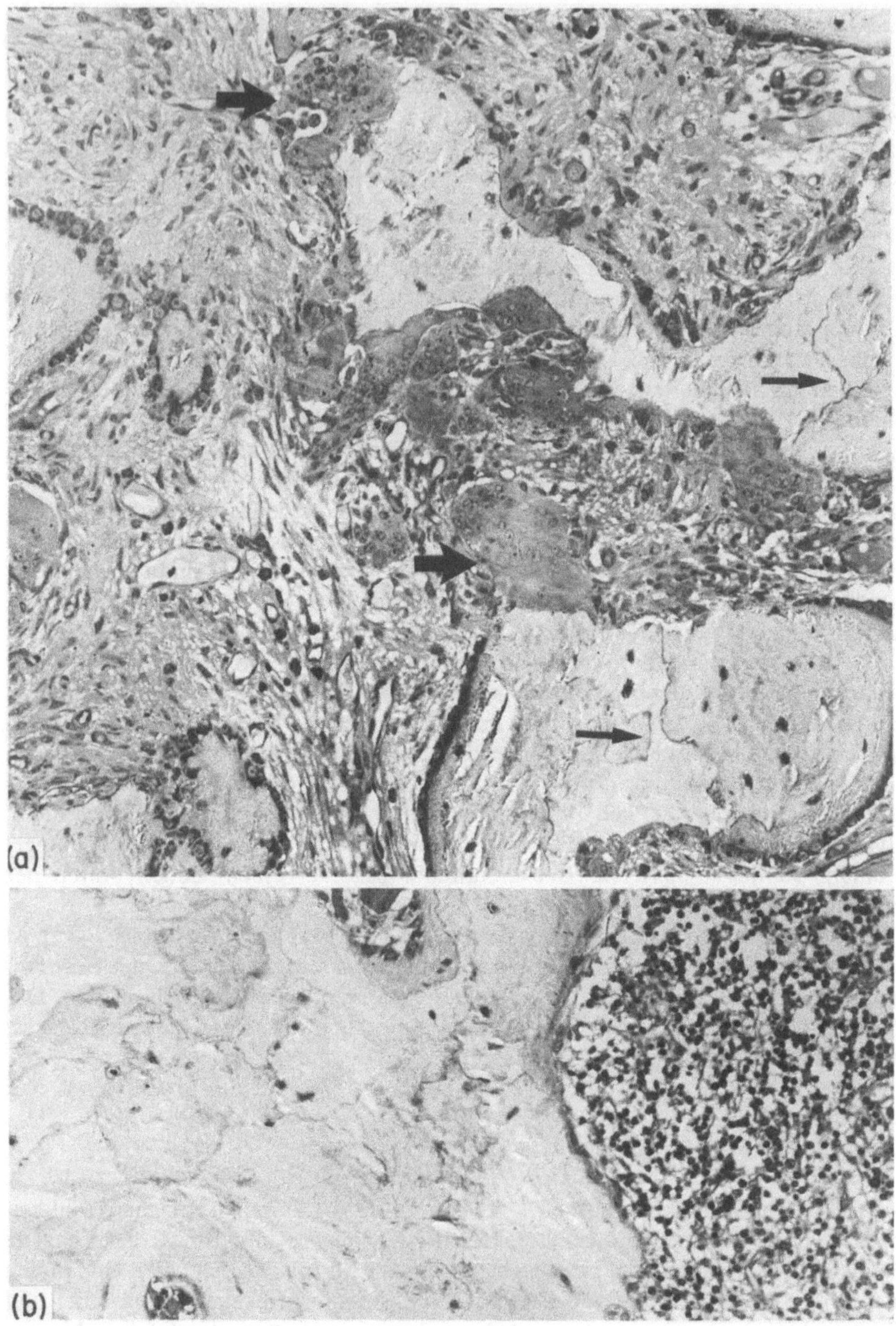

Abb. 7.5. a KMB eines Patienten mit Morbus Paget des Knochens; die Spongiosa zeigt die typische Mosaikstruktur *(schmale Pfeile);* beachte Riesenosteoklasten *(breite Pfeile)* und zahlreiche Osteoblastensäume. Die Markräume sind mit Bindegewebe ausgefüllt, mit vollständiger Verdrängung der Hämatopoese (Vergr. 300:1, Giemsa). **b** Lymphoplasmozytoides Lymphom (Immunozytom) mit gleichzeitigem Morbus Paget des Knochens; beachte Mosaikstruktur und lymphatische Zellen im Markraum (Vergr. 300:1, Giemsa)

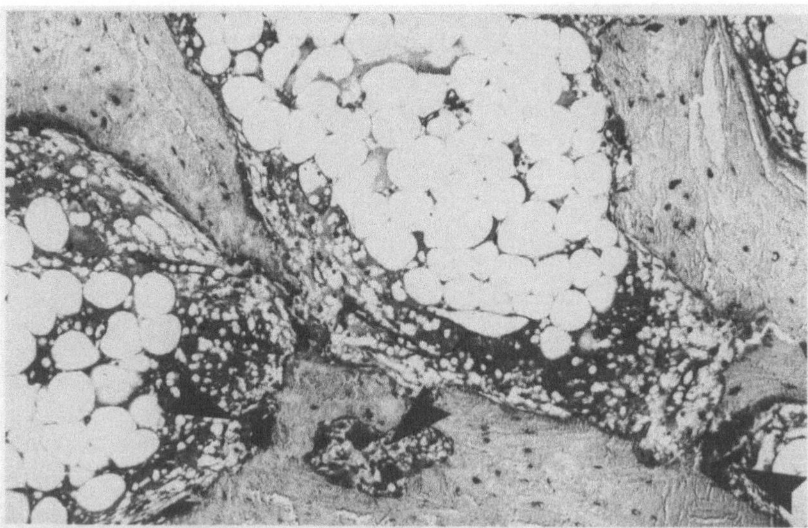

Abb. 7.6. KMB eines Patienten mit Morbus Paget, röntgenologisch diagnostiziert; die KMB wurde in Nachbarschaft des betroffenen Knochens entnommen; beachte den gesteigerten Knochenumbau, Osteoklasten *(Pfeile)* und paratrabekuläre Fibrose, aber keine typische Mosaikstruktur (Vergr. 100:1, Giemsa)

7.11 Osteopetrose (Marmorknochenkrankheit)

Diese Erkrankung leitet ihren Namen von der extremen Verdichtung des Knochens ab, bedingt durch eine exzessive und ungezügelte Knochenbildung, die zu einer Verbreiterung der Knochenrinde sowie zur Sklerosierung der Spongiosa führt (Abb. 7.7a). Der zunehmende Übergriff auf die Markräume führt zu ihrer Einengung und zur Insuffizienz der Hämatopoese; neurologische und andere Probleme kommen hinzu. Fälle von unterschiedlichem Schweregrad wurden beschrieben (Kaibara et al. 1982; Shapiro et al. 1980). Der Defekt liegt in einer Funktionsstörung der Osteoklasten. Transplantation kompatiblen Knochenmarks führte nach Repopulation mit Spenderzellen zu einer dramatischen Verbesserung. Davon abstammende Osteoklasten führten zu einer normalen Knochenresorption und stellten das Gleichgewicht zwischen Knochenbildung und -resorption wieder her (Coccia et al. 1980). Zumindest zwei Formen der Osteopetrose wurden beschrieben, eine rasch progressive und eine langsam verlaufende, benigne Form (Kaibara et al. 1982). Die histologischen, ultrastrukturellen und biochemischen Befunde der Osteopetrose wurden in einer Übersicht von Shapiro et al. (1980) zusammengefaßt.

7.12 Hyperostose

Störungen der Ossifikation können aus einer langdauernden Verabreichung von Medikamenten resultieren; so steht z. B. die Retinoidhyperostose in Verbindung mit der Gabe von 13-cis-Retinsäure bei refraktärer Ichthyosis (Pittsley u. Yodes 1983).

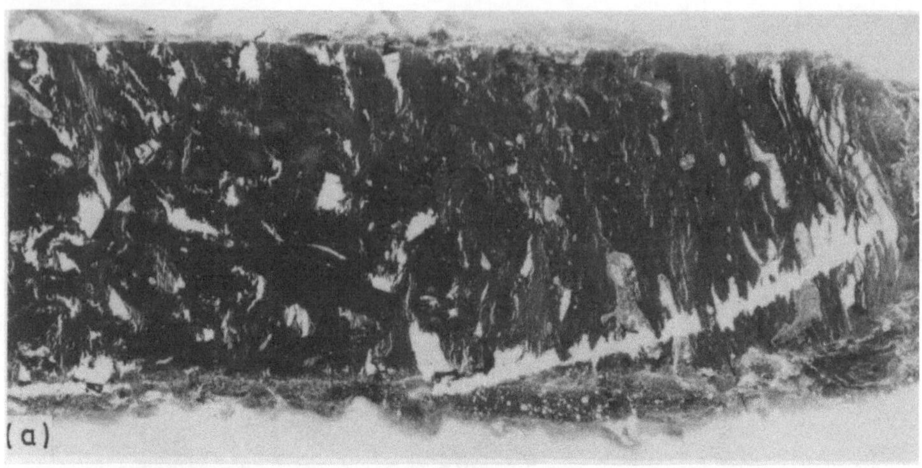

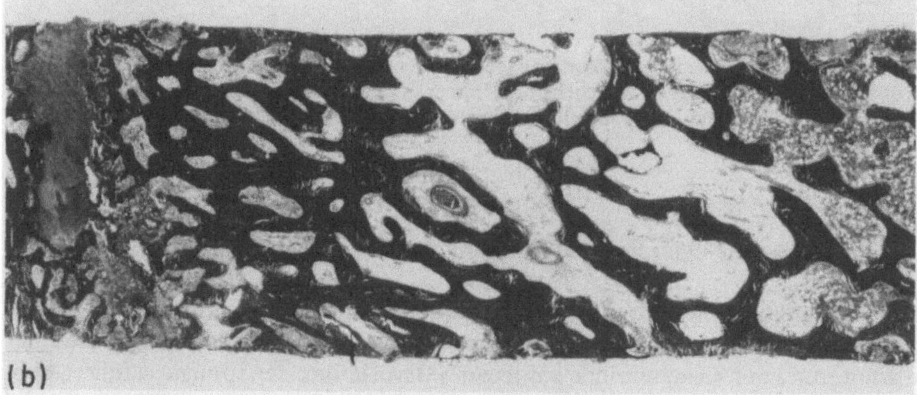

Abb. 7.7a, b. Erkrankungen mit Osteosklerose. **a** Osteopetrose (Marmorknochenkrankheit) mit nahezu vollständigem Ersatz der Markräume durch Knochengewebe (Vergr. 10:1, Gomori); **b** Osteosklerose bei Fluorintoxikation (Vergr. 10:1, Gomori)

Seit der Beobachtung, daß mit der Einnahme von natürlichen und synthetischen Retinoiden das Risiko, an verschiedenen Formen epithelialer Karzinome zu erkranken, gesenkt wird, werden diese Substanzen zunehmend verwendet. Entsprechend muß deren Wirkungsmechanismus genauer untersucht werden, insbesondere deren Wirkung auf die Bildung und Resorption des Knochens.

7.13 Fibröse Dysplasie

Darunter versteht man eine Entwicklungsstörung des Mesenchyms ossärer Gewebe. Die Ätiologie ist unbekannt. Histologisch werden Knochen und Mark durch fibröses Gewebe ersetzt, das manchmal Inseln unreifen Knochens (Geflechtknochen) und Knorpel enthält (Abb. 7.8). Es kommt am häufigsten bei Mädchen im Alter zwischen 5 und 15 Jahren vor, wenn auch jedes Alter betroffen werden kann. Drei wesentliche

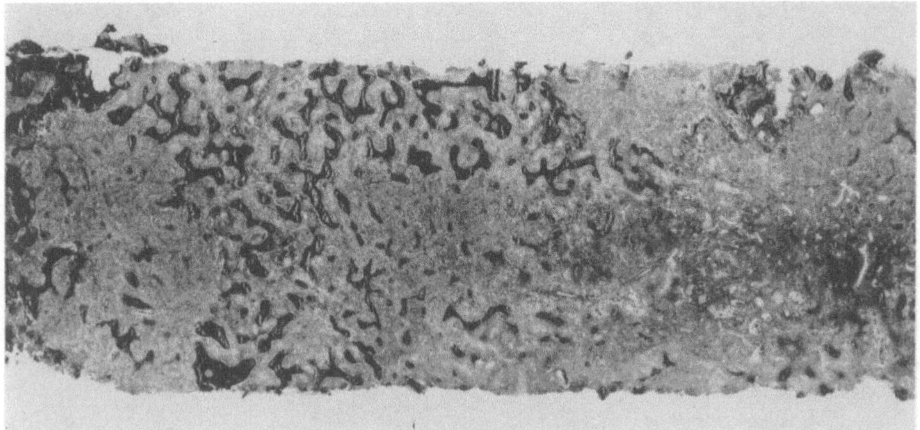

Abb. 7.8. Fibröse Dysplasie mit vollständiger Zerstörung der normalen Spongiosa. Produktion von filigranartig angeordnetem Geflechtknochen (Vergr. 10:1, Gomori)

Typen wurden beschrieben: Monostotisch mit Befall eines einzelnen Knochens, polyostotisch mit Läsionen in mehreren Knochen; als Teil des Albright-Syndroms, verbunden mit Hautpigmentierung und Endokrinopathien.

Die Defekte betreffen kortikalen und spongiösen Knochen, ihre Größe reicht von wenigen Millimetern bis zu großen Flächen und führt zu Deformierungen der Knochen. Die fibröse Dysplasie entsteht wahrscheinlich in den Markräumen; sie zeigt Variationen bezüglich Zellularität und Vaskularisation; nur wenige Osteoblasten und Osteoklasten sind zu finden; die Veränderungen bleiben über lange Zeit konstant. Die Entfernung von Adenomen der Nebenschilddrüse hat keinen Einfluß auf die fibröse Dysplasie (Ehrig u. Wilson 1972).

7.14 Chondrosarkom

Das Chondrosarkom ist nach dem Osteosarkom der zweithäufigste Knochentumor, in der Hälfte der Fälle ist das knöcherne Becken betroffen (Huvos et al. 1983; Spjut u. Ayala 1983). Bei zentraler Lokalisation kann sich das Chondrosarkom in den Markräumen ausbreiten und das Markgewebe durch knorpelähnliche Massen ersetzen (Abb. 7.9, Farbtafel IV f). Die Struktur der Zellen innerhalb dieser Massen ist für die Diagnose wichtig (die aber auch große Schwierigkeiten bereiten kann). Die Zellen sind nicht in Säulen angeordnet; ihre Kerne sind charakterisiert durch Hyperchromasie, Lappung, bizarre Formung und Vielkernigkeit; viele Mitosefiguren sind zu erkennen. Auch eine Ossifizierung kann auftreten, in der Regel innerhalb des Knorpels. Einige Chondrosarkome können auch myxomatöse Areale enthalten.

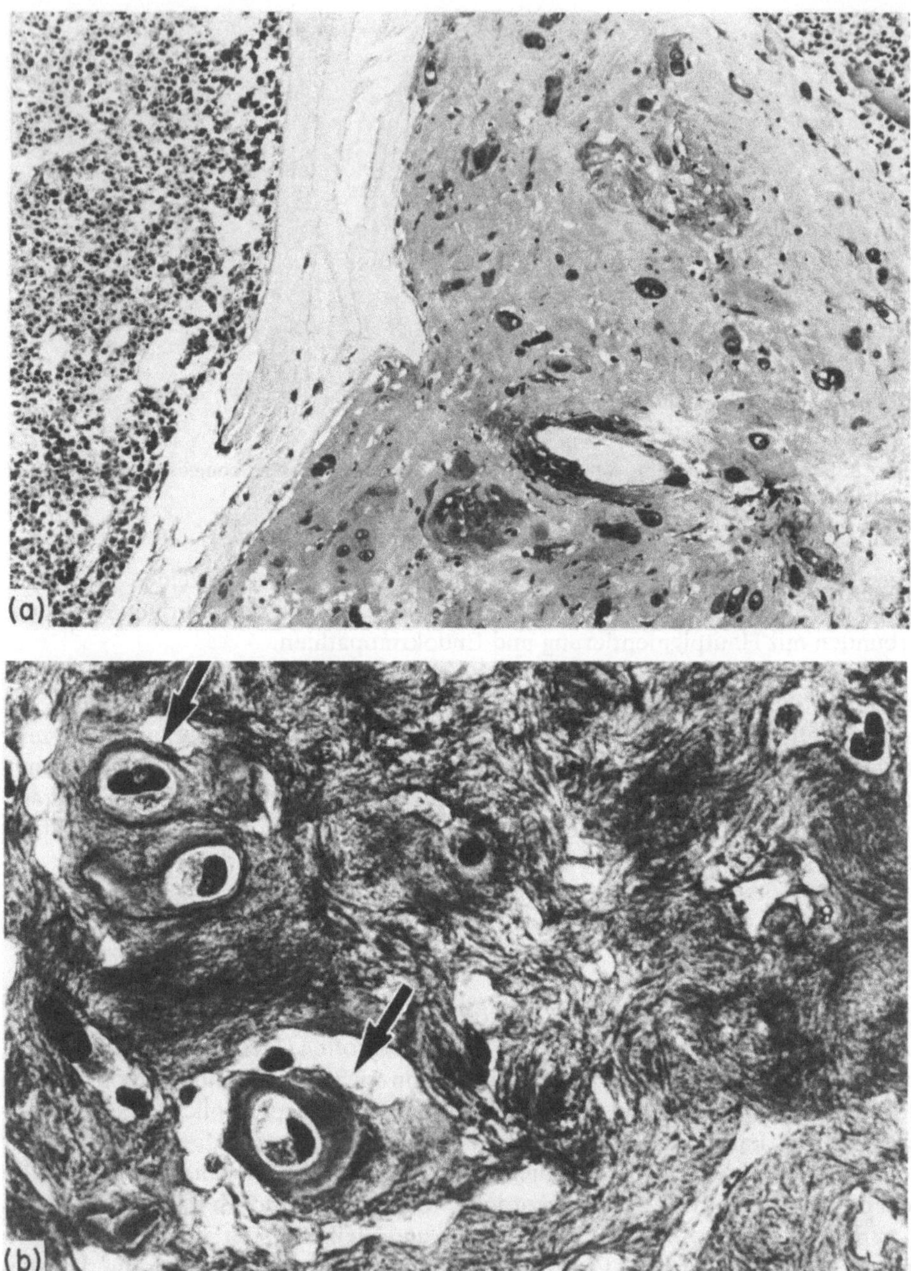

Abb. 7.9. a Chondrosarkom; beachte das Knochenbälkchen mit normalem Knochenmark *links* und Tumorgewebe *rechts* (Vergr. 100:1, Giemsa); **b** stärkere Vergrößerung der Tumorzellen *(Pfeile)* innerhalb der Knorpelmatrix (Vergr. 600:1, Giemsa)

7.14.1 Differentialdiagnose von Osteosarkom, Chondrosarkom und Fibrosarkom des Knochens

Sanerkin (1980) schlug vor, daß diese am zuverlässigsten aus dem Ursprung der Tumorzelle und der Aktivität der alkalischen Phosphate definiert werden können. Das Osteosarkom, das sich von Osteoblasten ableitet, ist alkalische Phosphatase-positiv; das Chondrosarkom, von Chondroblasten abgeleitet, ist alkalische Phosphatase-negativ; das Fibrosarkom, das seinen Ursprung in den Fibroblasten hat, ist ebenfalls durch Negativität der alkalischen Phosphatase charakterisiert. Nach Meinung des Autors wäre damit der Nachweis von Osteoid als diagnostisches Kriterium nicht mehr nötig.

Literatur

Adler CP (1983) Knochenkrankheiten. Diagnostik makroskopischer, histologischer und radiologischer Strukturveränderungen des Skeletts. Thieme, Stuttgart New York

Amelin AZ, Vantsevich LM, Slutski LI, Sosaar VB (1979) Biopsy used in the diagnosis of parathyroid osteodystrophy. Klin Med Mosk 57:81–84

Amos RS, Wright V (1980) Mönckeberg's arteriosclerosis and metabolic bone disease. Lancet 2:248:9

Avioli LV (1983) The osteoporotic syndrome. Detection, prevention and treatment. Grune & Stratton, New York London

Avioli LV, Raisz LG (eds) (1980) Metabolic bone disease. Clinics in Endocrin and Metab 9:177–206

Barker DJR (1981) The epidemiology of Paget's disease. Metab Bone Dis Rel Res 4 & 5:231–234

Baylink DJ (1983) Glucocorticoid-induced osteoporosis. New Engl J Med 309:306–308

Beil E, Prechtel K, Bartl R, Kronseder A (1974) Histomorphometrical studies of iliac crest biopsies and parathyroid glands with primary hyperparathyroidism. Verh Dtsch Ges Path 58:344–347

Bilke DD, Genant HK, Cann C, Recker RR, Halloran BP, Strewler GJ (1985) Bone disease in alcohol abuse. Ann Intern Med 103:42–48

Brown DJ, Ham KN, Dawborn JK, Xipell JM (1982) Treatment of dialysis osteomalacia with desferrioxamine. Lancet 2:343–345

Caballes RL (1981) The mechanism in the so-called "benign cell tumor of bone" Human Pathol 12:762–767

Chan YL, Furlong TJ, Cornish CJ, Posen S (1985) Dialysis osteodystrophy. A study involving 94 patients. Medicine 64:296–309

Charhon SA, Chapuy MC, Delvin EC, Valentin-Opran A, Edouard CM, Menier PJ (1983) Histomorphometric analysis of sclerotic bone metastases from prostatic carcinoma with special reference to osteomalacia. Cancer 51:918–924

Coccia PF, Krivit W, Cervenka J, Clawson C, Kersey JH, Kimm TH, Nesbit ME, Ramsay NKG, Warkentin PE, Teitelbaum SL, Kahn AJ, Brown DM (1980) Successful bone-marrow transplantation for infantile malignant osteopetrosis. New Engl J Med 302:701–708

Cunningham J, Fraher LJ, Clemens TL, Revell PQ, Papapoulos SE (1982) Chronic acidosis with metabolic bone disease. Effect of alkali on bone morphology and vitamin D metabolism. Am J Med 73:199–204

Darby AJ (1981) Bone formation and resorption in postmenopausal osteoporosis. Lancet 2:536

Darby AJ, Meunier PJ (1981) Mean wall thickness and formation periods of trabecular bone packets in idiopathic osteoporosis. Calcif Tissue Int 33:199–204

Demmler K, Otte P, Bartl R, Burkhardt R, Frisch B, Jahn A (1983) Osteopenie, Markatrophie und Kapillarversorgung. Vergleichende Untersuchungen am menschlichen Beckenkamm und 1. Lendenwirbel. Z Orthop 121:223–227

Detheridge FM, Guyer PB, Barker DJP (1982) European distribution of Pagets disease of bone. Br Med J 285:1005–1007

Detheridge FM, Baker DJP, Guyer PB (1983) Paget's disease of bone in Ireland. Br Med J 287:1345–1346

Dibble JB, Losowsky MS (1982) Osteomalacia in chronic liver disease. Br med J 285:157–158

Dixon AStJ (1983) Non-hormonal treatment of osteoporosis. Br Med J 286:999–1000

Eastwood J (1982) Quantitative bone histology in 38 patients with advanced renal failure. J Clin Pathol 35:125–134

Editorial (1982) Viruses and Paget's disease of bone. Lancet 2:1198–1199

Eftekhari F, Yousefzadeh DK (1982) Primary infantile hyperparathyroidism: clinical, laboratory and radiographic features in 21 cases. Skeletal Radiol 8:201–208

Ehrig V, Wilson DR (1972) Fibrous dysplasia of bone and primary hyperparathyroidism. Ann Int Med 77:234–238

Fallon MD, Whyte MP, Teitelbaum SL (1981) Systemic mastocytosis associated with generalized osteopenia: Histopathological characterization of the skeletal lesion using undecalcified bone from two patients. Human Pathol 12:813–820

Fallon MD, Teitelbaum S (1982) The interpretation of fluorescent tetracycline markers in the diagnosis of metabolic bone diseases. Human Pathol 13:416–417

Fallon MD, Whyte MP, Craig RB, Teitelbaum SL (1983) Mast-cell proliferation in postmenopausal osteoporosis. Calcif Tissue Int 35:29–31

Frame B, Parfitt AM (1978) Osteomalacia: current concepts. Ann Int Med 89:966–982

Frame B, Marel GM (1981) Paget's disease: a review of current knowledge. Radiology 141:21–24

Fraser DR (1983) The physiological economy of vitamin D. Lancet 1:969–971

Frisch B, Eventov J, Salama R, Burkhardt R (1982) Histologic studies on femoral neck biopsies from patients with fractures of the proximal femur. In: Menczel J et al. (eds) Osteoporosis. John Wiley and Sons, New York, pp 237–247

Gerster JC, Charon SA, Jaeger P, Boivin G, Briancon D, Rostan A, Baud CA, Meunier PJ (1983) Bilateral fractures of femoral neck in patients with moderate renal failure receiving fluoride for spinal osteoporosis. Br Med J 287:723–725

Gewirtz A, Viguery A, Stewart A, Hoffman R (1981) Production of a bone resorbing factor by human myeloid leukemia cells. Blood [Suppl 1] 58:139A

Gherardi G, Poggi A, Sisca S, Calderaro V, Bonucci E (1980) Bone oxalosis and renal osteodystrophy. Arch Pathol Lab Med 104:105–111

Gruber HE, Stauffer ME, Thompson ER, Baylink DJ (1981) Diagnosis of bone disease by core biopsies. Sem Haematol 18:258–278

Guyer PB (1981) Paget's disease of bone: the anatomical distribution. Metab Bone Dis Rel Res 4 & 5:239–242

Herbage D, Borsali F, Buffevant Ch, Flandin Fm Aguercif M (1982) Composition, cross-linking and thermal stability of bone and skin collagens in patients with osteogenesis imperfacta. Metab Bone Dis Rel Res 4:95–101

Hodsman AB, Sherrard DJ, Wong EGC et al. (1981) Vitamin D resistant osteomalacia in hemodialysis patients lacking secondary hyperparathyroidism. Ann Int Med 94:629–637

Hosking DJ (1981) Paget's disease of bone. Br Med J 283:686–688

Hosking DJ (1983) Disequilibrium hypercalcaemia. Br Med J 286:326–327

Hosking DJ, Kemm JR, Knight ME, Campbell GA, Cotton RE, Beryman R (1983) Screening for subclinical osteomalacia in the elderly: normal ranges or pragmatism. Lancet 2, 1290–1292

Huvos AG, Rosen G, Dabska M, Marcove RC (1983) Mesenchymal chrondrosarcoma. A clinicopathologic analysis of 35 patients with emphasis on treatment. Cancer 51:1230–1237

Kaibara N, Katsuki I, Hotokebuchi I, Takagashi K (1982) Intermediate form of osteopetrosis with recessive inheritance. Skeletal Radiol 9:47–51

Kragstrup J, Melsen F, Mosekilde L (1982) Reduced wall thickness of completed remodelling sites in iliac trabecular bone following anticonvulsant therapy. Metab Bone Dis Res 4:181–185

Krane SM (1980) Skeletal metabolism in Paget's disease of bone. Arthritis and Rheumatism 23:1087–1094

Krane SM (1982) Etidronate disodium in the treatment of Paget's disease of bone. Ann Int Med 96:619–625

Law WM, Hodgson SF, Heath H (1983) III. Autosomal recessive inheritance of familial hyperparathyroidism. New Engl J Med 309:650–653

Lips P, Netelenbos JC, Jongen MJM, Ginkel FC van, Althius AL, Schaik CL van, Vijgh WJF van der, Vermeiden JPW, Meer C van der (1982) Histomorphometric profile and vitamin D status in patients with femoral neck fracture. Metab Bone Dis Rel Res 4:85–93

Maloney NA, Ott SM, Sherrard DJ (1982) Renal osteodystrophy revisited. Calcif Tissue Int [Suppl N1] 34:S33

McCarthy DM, Hibbin JA, Goldman JM (1984) A role for 1,25-dihydroxyvitamin D_3 in control of bone-marrow collagen deposition? Lancet 1:78–80

McKillop JH, Fogelmann I (1984) Regular review: bone scintigraphy in benign bone disease. Br Med J 288:264–266

Meunier PJ, Courpron P, Edouard C, Alexandre C, Bressot C, Lips P, Boyce BF (1979) Bone histomorphometry. In: Barrel US (ed) Osteoporosis II. Grune and Stratton, New York

Meunier PJ, Coindre JM, Edouard CM, Arlot ME (1980) Bone histomorphometry in Paget's disease. Arthritis and Rheumatism 23:1095–1103

Milhaud G, Christiansen C, Gallagher C, Reeve J, Seeman E, Chesnut C, Parfitt A (1983) Pathogenesis and treatment of postmenopausal osteoporosis. Calcif Tissue Int 35:708–711

Muls E, Bouillon R, Boelaert J, Lamberigts G, Imschoot S van, Daneels R, Moor P de (1982) Etiology of hypercalcemia in a patient with Addison's disease. Calcif Tissue Int 34:523–526

Mundy GR, Fisher R (1980) Primary hyperparathyroidism. Lancet 1:1317–1320

Nichols AC, Pope FM, Craig D (1984) An abnormal collagen: a chain containing cysteine in autosomal dominant osteogenesis imperfecta. Br Med J 288:112–113

Nordin BEC (1984) Metabolic bone and stone disease. Churchill Livingstone, Edinburgh London

Nordin BEC, Aaron J, Speed R, Crilly RC (1981) Bone formation and resorption as the determinants of trabecular bone volume in osteoporosis. Lancet 2:277–279

Okita K, Block M (1979) Osteomalacic new bone formation during therapy of acute granulocytic leukemia. Am J Clin Pathol 71:645–650

Parfitt AM (1982) The coupling of bone formation to bone resorption: a critical analysis of the concept and of its relevance to the concept and of its relevance to the pathogenesis of osteoporosis. Metab Bone Dis Rel Res 4:1–6

Pittsley RA, Yoder FW (1983) Retinoid hyperostosis: skeletal toxicity associated with long term administration of 13-cis retinoic acid for refractory ichthyosis. New Engl J Med 208:1012–1014

Pope FM, Cheah KSE, Nicholls AC, Price AB, Grosveld FG (1984) Lethal osteogenesis imperfecta congenita and a 300 base pair gene deletion for an $\alpha 1$(I)-like collagen. Br Med J 288:431–434

Raisz RG (1981) What marrow does to bone. New Engl J Med 304:1485–1486

Revell PA (1986) Pathology of bone. Springer, Berlin Heidelberg New York Tokyo

Riggs BL, Melton J, III (1983) Evidence for two distinct syndromes of involutional osteoporosis. Am J Med 75:898–901

Sanerkin NG (1980) Definitions of osteosarcoma, chondrosarcoma and fibrosarcoma of bone. Cancer 46:178–185

Schnitzler CM, Solomon L (1982) Bone morphometry after alcohol abuse. Calcif Tissue Int [Suppl N1] 34:S35

Seeman E, Melton LJ, O'Fallon WM, Riggs BL (1983) Risk factors for spinal osteoporosis in men. Am J Med 75:977–983

Shapiro F, Glimcher MJ, Holtrop ME, Tashjian AH, Brickley-Parsons D, Kenzora JE (1980) Human osteopetrosis. A histological, ultrastructural and biochemical study. J Bone Jt Surg 62A:384–399

Shapiro JR, Triche T, Rowe DW, Munabi A, Cattell HS, Schlesinger S (1983) Arch Int Med 143:2250–2257

Shore RM, Chesney RW, Marzess RB, Rose PG, Bargman GJ (1981) Osteopenia in juvenile diabetes. Calcif Tissue Int 33:455–457

Shore RM, Chesney RW, Marzess RB, Rose PG, Bargman GJ (1982) Skeletal demineralization in Turner's syndrome. Calcif Tissue Int 34:519–522

Siklos P, Davie M, Jung RT, Chalmers TM (1980) Osteomalacia in uretero-sigmoidostomy: healing by correction of the acidosis. Br J Urology 52:61–62

Spjut HJ, Ayala AG (1983) Skeletal tumours in children and adolescents. Human Pathol 14:628–642

Stevenson JC, Whitehead MI (1982) Postmenopausal osteoporosis. Br Med J 285:585–588

Stevenson JC, White MC, Joplin GF, MacIntyre I (1982) Osteoporosis and calcitonin deficiency. Br Med J 285:1010–1011

Stout SD (1982) The effects of long-term immobilization on the histomorphology of human cortical bone. Calcif Tissue Int 34:337–342

Vanel L, Contesso G, Rebibo G, Zafrani B, Masselot J (1983) Benign giant-cell tumours of bone and pulmonary metastases and favourable prognosis. Report on two cases and review of the literature. Skeletal Radiol 10:221–226

Vaughan J (1981) Osteogenesis and haematopoiesis. Lancet 2:133–136

Vigorita VJ, Suda MK, Lane JM (1983) Osteoporosis with idiopathic nodular lymphoid hyperplasia of the marrow. Arch Pathol Lab Med 107:276–277

Whedon JD (1981) Osteoporosis. New Engl Med 7:397–399

8 Myeloproliferative Erkrankungen

8.1 Maligne hämatologische Systemerkrankungen

Hämatologische Neoplasien leiten sich von Vorstufen myeloischer oder lymphatischer Zellinien oder von pluripotenten Stammzellen ab, die dann auch zu biphänotypischen Leukämien expandieren können (Abb. 8.1). Die malignen hämatologischen Systemerkrankungen sind charakterisiert durch Veränderungen der Architektur, der Topographie, der relativen Verteilung der Knochenmarkelemente und in einigen Fällen durch mehr oder weniger auffallende zytologische Merkmale der betroffenen Zellinien. Bei der Auswertung der Biopsien mit Hyperplasie oder Proliferation von hämatopoetischen Zellen sollte eine Reihe von spezifischen Fragen systematisch beantwortet werden:

1. Besteht eine abnorme Hyperplasie oder Proliferation?
2. Welche Zellen umfaßt die Hyperplasie?
3. Umfaßt die Hyperplasie nur einen Zelltyp (monomorph) oder mehrere Zellformen?
4. Liegt eine spezielle räumliche Anordnung vor? Ist das Wachstumsmuster nodulär oder diffus? Ist ein spezielles Wachstumsmuster erkennbar?
   Wie hoch ist der Anteil der infiltrierten Markräume?
5. Ist eine Faservermehrung erkennbar? Ist ein Ödem oder Exsudat zwischen den Zellen nachweisbar?
6. Sind Histiozyten, Makrophagen oder andere Zellen, Lymphozyten und Mastzellen zu erkennen?

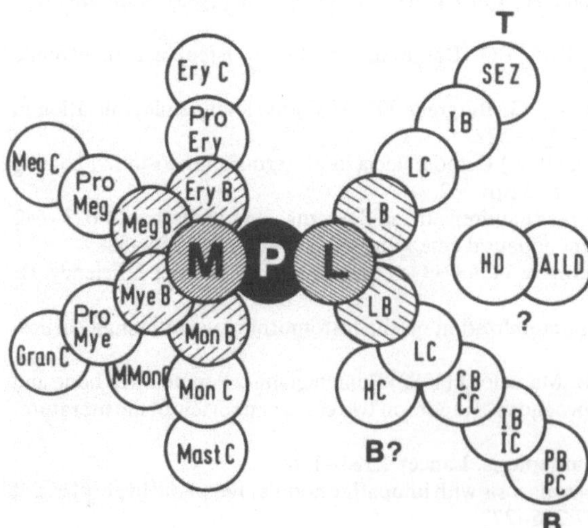

Abb. 8.1. Schematische Darstellung myelo- und lymphoproliferativer Erkrankungen nach den proliferierenden Zellinien: P = pluripotente Stammzelle; M = frühe myeloische Vorstufen; L = frühe lymphatische Vorstufen; *gestreifte Scheiben* = determinierte Vorstufen; *weiße Scheiben* = differenzierte Zellinien; B = B-Zellinie; T = T-Zellinie

7. Wie stark werden Hämatopoese und Fettgewebe beeinflußt?
8. Liegt eine Reaktion des Knochens und der Knochenzellen vor?
9. Sind Veränderungen der Blutgefäße einschließlich Stimulation der Neoangiogenese erkennbar?

Die Differentialdiagnose der myelo- und lymphoproliferativen Erkrankungen ist in Tabelle 8.1 aufgelistet.

Myeloproliferative Erkrankungen (MPD) umfassen die in Tabelle 8.2 zusammengestellten Krankheiten, einschließlich Varianten, Übergangs- und Zwischenformen (Dameshek 1951; Gilbert 1973; Laszlo 1975; Frisch et al. 1984a, b). Die MPD sind hämatologische Neoplasien klonalen Ursprungs (Boggs 1981; Fialkow et al. 1981; Castro-Malaspina et al. 1982) und als solche primäre Erkrankungen des Knochenmarks. Es ist von Interesse, daß die erythrozytären, granulozytären, megakaryozytären und lymphozytären Zellinien alle als abnorme Klone der MPD identifiziert wurden, bisher jedoch keine myeloproliferative Störung mit Beteiligung der Osteoklasten beschrieben wurde, obwohl doch diese Zellen sich von der hämatopoetischen pluripotenten Stammzelle über die monozytäre Zellinie ableiten. Die leukämische Transformation stellt eine klonale Entwicklung aus einer neoplastischen Stammzelle dar, trotzdem ist diese noch fähig (für eine unterschiedlich lange Zeitperiode) differenzierte Formen zu produzieren. Der Klon ist genetisch bedingt instabil, empfindlich in bezug auf Reifungsstörungen. Transformationen zur Blastenkrise oder zur Myelofibrose/Osteomyelosklerose (MF/OMS) wurden für alle chronischen MPD dokumentiert. Zumindest in der Frühform gibt es keine eindeutigen histologischen Charakteristika, die die chronischen MPD von ihren normalen Zellformen im Knochenmark unterscheiden. Die MPD sind charakterisiert durch Wachstumsstörungen mit ständiger Zunahme hämatopoetischer Zellen trotz fehlendem physiologischen Stimulus. In den meisten Fällen ist das Knochenmark diffus und ausgedehnt infiltriert, so daß sich bereits vor der Diagnose eine beträchtliche Tumormasse angesammelt hat. Ebenso kann eine „normale" Markzellularität in Wirklichkeit die Zunahme eines vorher bestehenden hypozellulären Markes bedeuten und daher bei

Tabelle 8.1. Differentialdiagnose bei lympho- und myeloproliferativen Erkrankungen

Reaktive Hyperplasien	Granulome
Infektionen	Infektionen
Immunerkrankungen	Sarkoidose
Malignome	Malignome
Milzerkrankungen	Medikamente
Lebererkrankungen	Allergisch/immunologisch/rheumatisch
Lungenerkrankungen	AIDS
Hochdruck	Unklar
Hyperplasien unklarer Ätiologie	Markfibrose
Hypo- und Aplasien	Metastasierendes Karzinom
Enzymdefekte	Hyperparathyreoidismus
Speicherkrankheiten	Osteoporose
Eosinophile Syndrome	Osteomalazie
Mastozytose	
Autoimmun-lymphoproliferative Erkrankungen	

Tabelle 8.2. Histologische Klassifikation myeloproliferativer Erkrankungen (MPD). Kriterien der Klassifikation: Zellinie(n), Grad der zellulären Differenzierung und Fibrosegrad

Klinische Diagnose	Knochenmarkhistologie
Akute Leukämie[a]	Myeloblastisch (hyper- und hypozelluläre Formen)[b] Monoblastisch Erythroblastisch Megakaryoblastisch Gemischt blastisch (Akute Myelofibrose, AMF) Lymphoblastisch, Blastenkrise
Subakute Leukämie (Smouldering Variante)	Promyelozytisch[c] Myelomonozytisch Proerythrozytisch[b] Promegakaryozytisch Gemischtzellig[c]
CML (CGL)	Granulozytisch Granulo-/megakaryozytisch
MF/OMS/(AMF)	Myelofibrotisch[b] Osteomyelosklerotisch[b]
PV/IT	Megakaryozytisch Erythro-/megakaryo-/granulozytisch Erythro-/megakaryozytisch Erythro-/granulozytisch[c] Erythrozytisch[c]
Myelodysplasie Präleukämie	Gemischt zellulär

[a] In einigen Fällen werden Zytochemie und/oder EM zum Nachweis der blastären Zellinie benötigt, insbesondere in der Blastenkrise.
AMF wurde doppelt aufgelistet, da es sich um eine akute Erkrankung, um unreife Zellen und um ausgeprägte Fibrose handelt.
[b] In Grenzfällen müssen reaktive Veränderungen mit ähnlichem histologischen Erscheinungsbild ausgeschlossen werden.
[c] Weitere klinische Daten und/oder Verlaufsbiopsien sind zur Sicherung der histologischen Diagnose nötig.

klinischem Verdacht auf eine MPD diese nicht ausschließen (Tabelle 8.3). Trotzdem muß betont werden, daß das histologische Bild insgesamt fast immer verändert ist und daher eine zuverlässige Interpretation und Diagnose zuläßt. Die Erfahrung mit einer großen Zahl von Biopsien bei MPD hat gezeigt, daß die Knochenmarkhistologie bei klinisch eindeutiger MPD wenn schon nicht in der ersten, so doch in den folgenden Biopsien die Diagnose zuläßt (Farbtafel V c). Für die Auswertung der histologischen Knochenmarkparameter bei Patienten mit MPD dienen die Normalwerte in Tabelle 1.1 als Basis für die Beurteilung pathologischer Abweichungen. Da das Knochenmark die Quelle myeloischer Zellen ist, sollte eine KMB bei allen Patienten mit MPD durchgeführt werden, und nicht nur bei Punctio sicca. Was die Polycythämia vera und ihre Transformation betrifft, so müssen die Kriterien der PV Study Group nicht immer zutreffen. Folglich können Frühformen, Borderlinefälle, Varianten und Übergänge in therapeutischen Protokollen und Vergleichsstudien mit klinischen

Tabelle 8.3. Nichtrepräsentative Knochenmarkhistologie in initialen Biopsien bei myeloproliferativen Erkrankungen

Klinische Diagnose	Anzahl[a]	Nicht repräsent. Histologie [%]	Zunahme von Fettzellen [%][b]
PV	732	9	6
IT	188	10	16
CML	544	2	–
AMM[c]	641	1	18
MPD (?)[d]	668	14	22

[a] Anzahl der Patienten in jeder Gruppe entspricht 100%.
[b] Entweder diffus oder herdförmig.
[c] Agnogene myeloische Metaplasie, der Myelofibrose/Osteomyelosklerose entsprechend.
[d] Typ der MPD mit klinischen Kriterien allein nicht klassifizierbar.

Untersuchungen ausgeschlossen sein. Die PV Study Group hat empfohlen, daß eine KMB zur Initialdiagnose und dann in jährlichen Abständen durchgeführt wird.

Histologische Erkennung und Klassifikation werden durch die Beschreibung dreier Kriterien vervollständigt: vorherrschende proliferierende Zellinien, Differenzierungsgrad und Fibrosereaktion. Die Beurteilung einer Zellinie als proliferativ beruht auf zytologischen, histologischen und histotopographischen Kriterien. Diese Klassifikation mittels klar definierter Charakteristika erlaubt bei den meisten Patienten eine Einteilung der KMB. Die wenigen restlichen Fälle können wahrscheinlich oder zeitlich begrenzt einer klinischen Einheit zugeordnet werden. Die histologische Auswertung ergab 5 wesentliche Gruppen, in Abb. 8.2 zusammengefaßt.

Es muß betont werden, daß die Gruppen nicht scharf voneinander abgegrenzt sind; sie überlappen sich, und die Einordnung des einzelnen Falles hängt zumindest in einem bestimmten Ausmaß von den Kriterien des Untersuchers ab (Tabelle 8.4). Das gleiche gilt für die weitere Unterteilung der großen Entitäten (s. unten). Eine besondere Forderung an eine Klassifikation der MPD ist die Möglichkeit, den wahrscheinlichen Verlauf der Erkrankung vorherzusagen. Diese Überlegungen unterstreichen die Tatsache, daß eine einzelne Biopsie nur die Momentaufnahme eines Entwicklungsprozesses darstellt, der in unterschiedliche Richtungen verlaufen

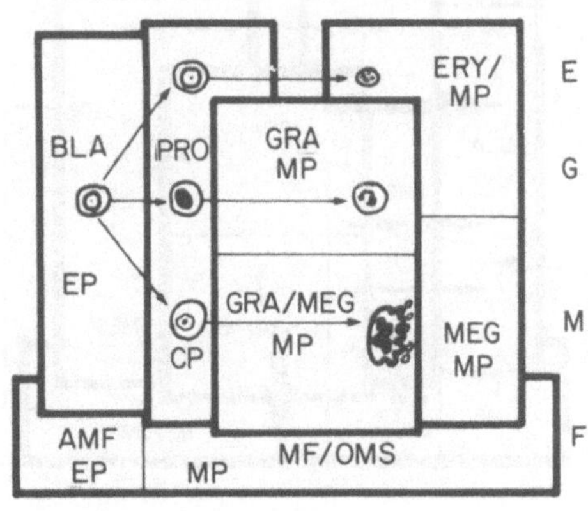

Abb. 8.2. Histologische Gruppen der MPD. *EP* = „early precursors", frühe Vorstufen ohne Differenzierung im Knochenmark; *CP* = „committed precursors", determinierte Vorstufen mit teilweiser Differenzierung im Knochenmark; *MP* = „mature progeny produced", Vorstufen mit Differenzierung; *AMF* = akute Myelofibrose; *BLA* = blastisch; *PRO* = pro-Formen; *GRA* = granulozytisch; *MEG* = megakaryozytisch; *ERY* = erythrozytisch; *E* = Erythropoese; *G* = Granulopoese; *M* = Megakaryopoese; *F* = Fibrose

Tabelle 8.4. Klinische Diagnosen und die zugrundeliegende Histopathologie bei MPD

Klinische Diagnose	(Zahl)[a]	Knochenmarkhistopathologie (% in jeder Gruppe)								
		NORM	ERY	MEG	GRA/ MEG	GRA	MF	OMS	PRO	BLA[b]
PV	(732)	2	90	1	2	–	3	1	1	–
IT	(188)	1	8	60	15	2	4	4	5	1
CML	(544)	–	1	1	26	43	9	8	7	5
AMM	(641)	–	1	3	4	2	42	38	5	5
MPD (?)	(668)	–	3	7	7	9	30	15	25	4

[a] Die Anzahl der Patienten in jeder Gruppe entspricht 100%.
[b] Abkürzungen der proliferierenden Zellreihe(n) oder der Fibrose.

Tabelle 8.5. Histologische Evolution der MPD im Knochenmark. Mittleres Zeitintervall 23 Monate

Erstbiopsie	(Zahl)[a]	Verlaufsbiopsien (% in jeder Gruppe)								
		NORM	ERY	MEG	GRA/ MEG	GRA	MF	OMS	PRO	BLA[b]
NORM	(12)	25*	50	–	–	17	–	–	8	–
ERY	(240)	3	86*	1	3	0,5	3	1	2	0,5
MEG	(36)	3	7	71*	10	–	3	7	–	–
GRA/MEG	(46)	–	2	2	20*	12	27	12	15	10
GRA	(60)	2	–	2	3	52*	5	4	12	20
MF	(63)	–	2	–	2	3	49*	30	3	11
OMS	(36)	–	–	3	–	–	3	89*	–	5
PRO	(41)	2	2	–	2	5	12	7	51*	18
BLA	(21)	5	–	–	–	14	5	–	5	71*

* keine Veränderungen der initialen Histologie.
[a] Anzahl der Patienten in jeder Gruppe entspricht 100%.
[b] Abkürzungen geben die vorwiegenden proliferierenden Zellinien oder Fibrose an.

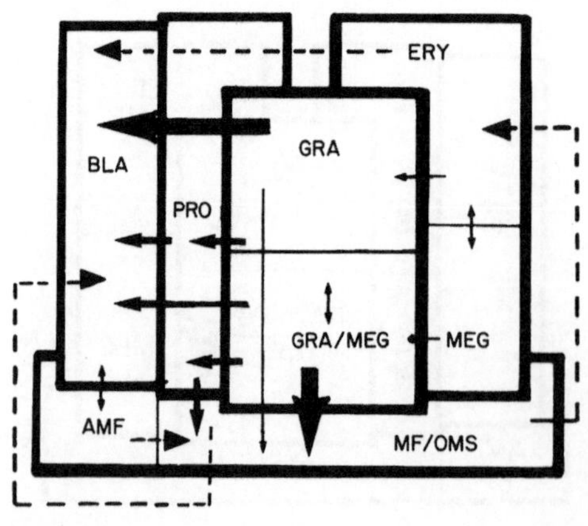

Abb. 8.3. Histologische Metamorphose der MPD. Die *Pfeile* geben die Richtung der Evolution an, ihre Dicke entspricht der relativen Häufigkeit; *unterbrochene Linien* = seltene Übergänge. Abkürzungen wie in Abb. 8.2

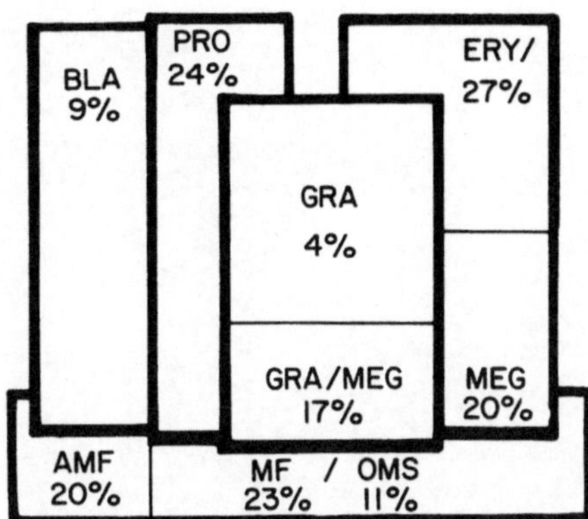

Abb. 8.4. Häufigkeit benigner Lymphzellinfiltrate im Knochenmark bei MPD; % = Prozente der Biopsien mit Lymphzellinfiltraten in jeder Gruppe. Abkürzungen wie in Abb. 8.2

kann. Die histologischen Transformationen, abgeleitet aus Verlaufsbiopsien, sind aus Abb. 8.3 und Tabelle 8.5 ersichtlich. Auch gleichzeitiges Auftreten von myelo- und lymphoproliferativen Erkrankungen kann vorkommen (Manoharan et al. 1981; Papayannis et al. 1982). Dieses Verhalten wurde auch in unserem Material beobachtet (s. Kap. 10). Ebenso sind kleine Lymphzellinfiltrate bei MPD nicht selten zu beobachten (Jäger et al. 1983) (Abb. 8.4).

8.2 Polycythaemia vera (PV)

Die erste der fünf großen Gruppen umfaßt die klinischen Entitäten der Polycythaemia vera (PV) und der idiopathischen Thrombozythämie (IT) (Abb. 8.5). Die Zellpopulationen zeigen eine progressive Entwicklung zu reifen Elementen (Abb. 8.6). Die PV wird nicht durch die Histologie allein diagnostiziert, diese liefert aber wertvolle zusätzliche Parameter. Das Knochenmark bei PV zeigt eine Zunahme der Gesamtzellularität (Ellis u. Peterson 1979; Vykoupil et al. 1980; Lucie u. Young 1983) mit entsprechender Abnahme der Fettzellen. Die hyperplastischen Zellinien werden in ihren normalen topographisch zugeordneten Arealen gefunden: die Erythropoese in den parasinusoidalen Zonen, die Granulopoese in den paratrabekulären und

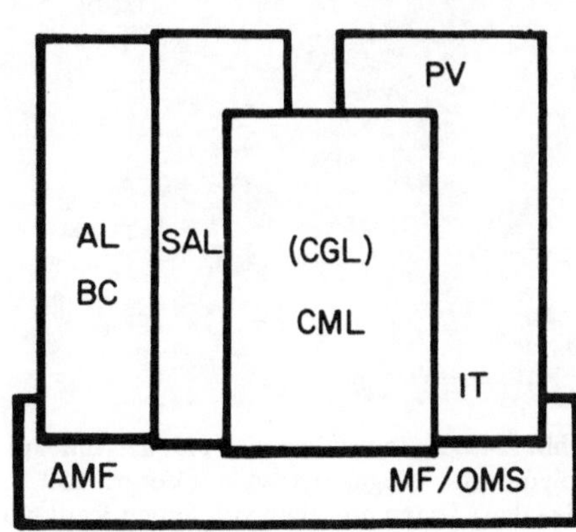

Abb. 8.5. Klinische Entitäten bei MPD.
AL = akute Leukämie; *BC* = Blastenkrise; *SAL* = subakute („smouldering") Leukämien; *CGL* = chronische granulozytäre Leukämie; *CML* = chronische myeloische Leukämie; *PV* = Polycythaemia vera; *IT* = idiopathische (essentielle) Thrombozythämie

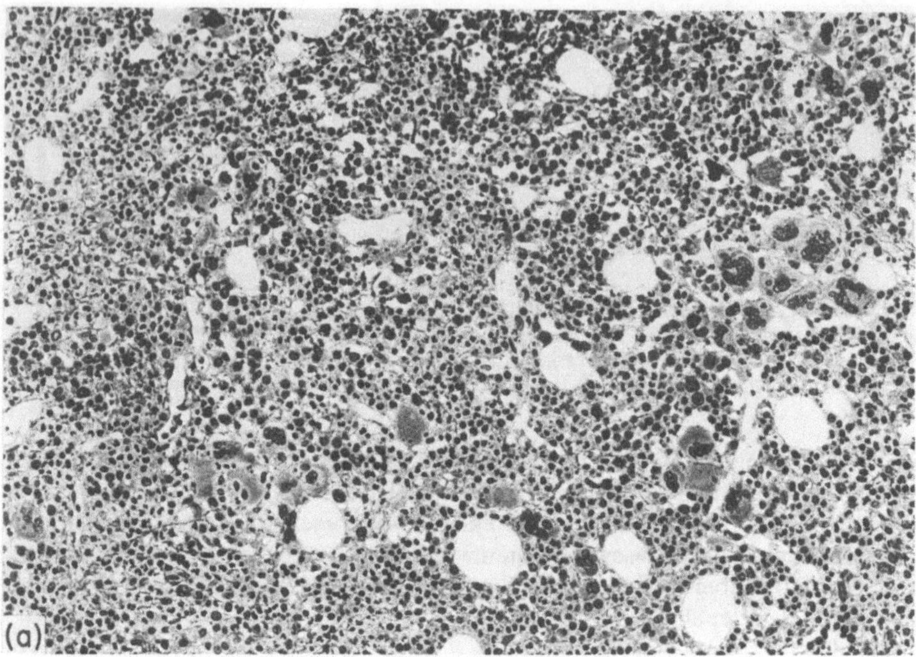

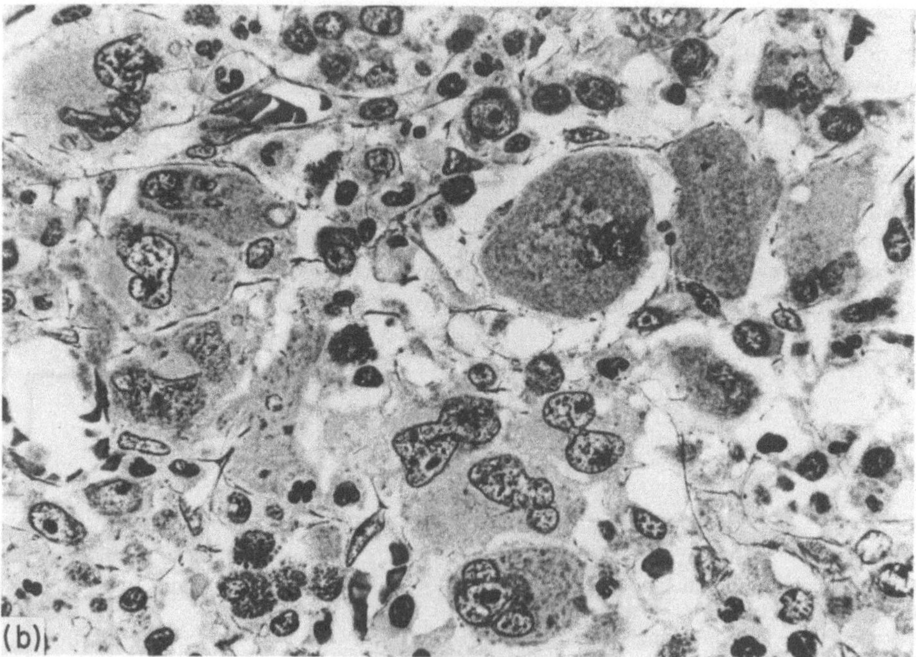

Abb. 8.6a, b. Polycythaemia vera. **a** Trilineare Proliferation; beachte Reduktion der Fettzellen und polymorphe Megakaryozyten (Vergr. 250:1, Giemsa); **b** trilineare Proliferation; pleomorphe Megakaryozyten umgeben von feinen Retikulinfasern (Vergr. 600:1, Gomori)

Tabelle 8.6. Megakaryozyten bei MPD (Abkürzungen s. Abb. 8.2)

Biopsien	Histologie	Megak.[a]					
240	ERY/MEG/GRA	5240			+	+ +	+ + +
54	MEG	20410		+	+ +	+ +	+ + +
77	GRA/MEG	8364		+	+ +	+ +	+ +
65	GRA	632		+	+ +		
48	PROMEG	28380	+	+ + +	+ +	+	
21	MEG-BLAST	36710	+ + +	+			

[a] Mittelwert der Megakaryozyten pro 100 mm^2 Knochenmarkfläche.

perivaskulären Regionen und die Megakaryozyten in den intertrabekulären Bereichen. Sind letztere deutlich vermehrt, so können sie auch entlang des Endosts beobachtet werden: Heterotopie (Farbtafel V a und b). Bei ausgeprägter Hyperplasie zeigen die Megakaryozyten eine extreme Polymorphie (Thiele et al. 1983) mit Kernvarianten – klein und rund bis ausgeprägt gekerbt – und unterschiedlicher zytoplasmatischer Dichte (Tabelle 8.6). Die Markgefäße, insbesondere die Sinusgefäße, sind deutlich vermehrt; die Eisenspeicher sind entleert; eine unterschiedliche Zunahme an Retikulinfasern, eine Rarefizierung der Knochenbälkchen und eine Infiltration durch Lymphozyten und Plasmazellen runden das Bild ab. Die Ausdehnung der Hämatopoese in die tieferen Extremitäten kann vorkommen (Kurnick et al. 1980). Dieses Vollbild muß bei der Frühform der PV jedoch nicht zu erkennen sein, das histologische Bild erinnert dann an eine Hämolyse oder sekundäre Erythrozytose. Die endgültige Diagnose kann jedoch in Verlaufsbiopsien gestellt werden.

Die Knochenmarkhistologie bei PV kann weiter in vier Untergruppen aufgeteilt werden:

1. der klassische trilineare Typ, wie oben beschrieben, bei dem eine Hyperplasie der erythrozytären, megakaryzytären und granulozytären Zellreihen vorliegt (Abb. 8.6);

2. der bilineare Typ mit Beteiligung der erythrozytären und megakaryozytären Zellinien (Abb. 8.7);

3. der bilineare Typ mit Beteiligung der erythrozytären und granulozytären Linien (Abb. 8.7); ·

4. der unilineare Typ, bei dem nur die erythrozytäre Linie eine Hyperplasie in der Knochenmarkhistologie erkennen läßt.

Bei „ausgebrannter" PV beginnen die peripheren Blutwerte wieder zu sinken. Das Knochenmark zeigt ein heterogenes Bild: Es ist teilweise fibrotisch wie bei früher Myelofibrose mit Zunahme von Fibroblasten und Blutgefäßen, großen Erythropoese-Inseln, überwiegend aus unreifen Zellen bestehend, verminderter Granulopoese und dysplastischen Megakaryozyten. Das Mark kann jedoch auch dem Bild einer aplastischen Anämie ähneln. Wenn auch eine Zunahme des Retikulins zum Krankheitsbild gehört (McBrine et al. 1984), so entwickelt sich eine ausgeprägte

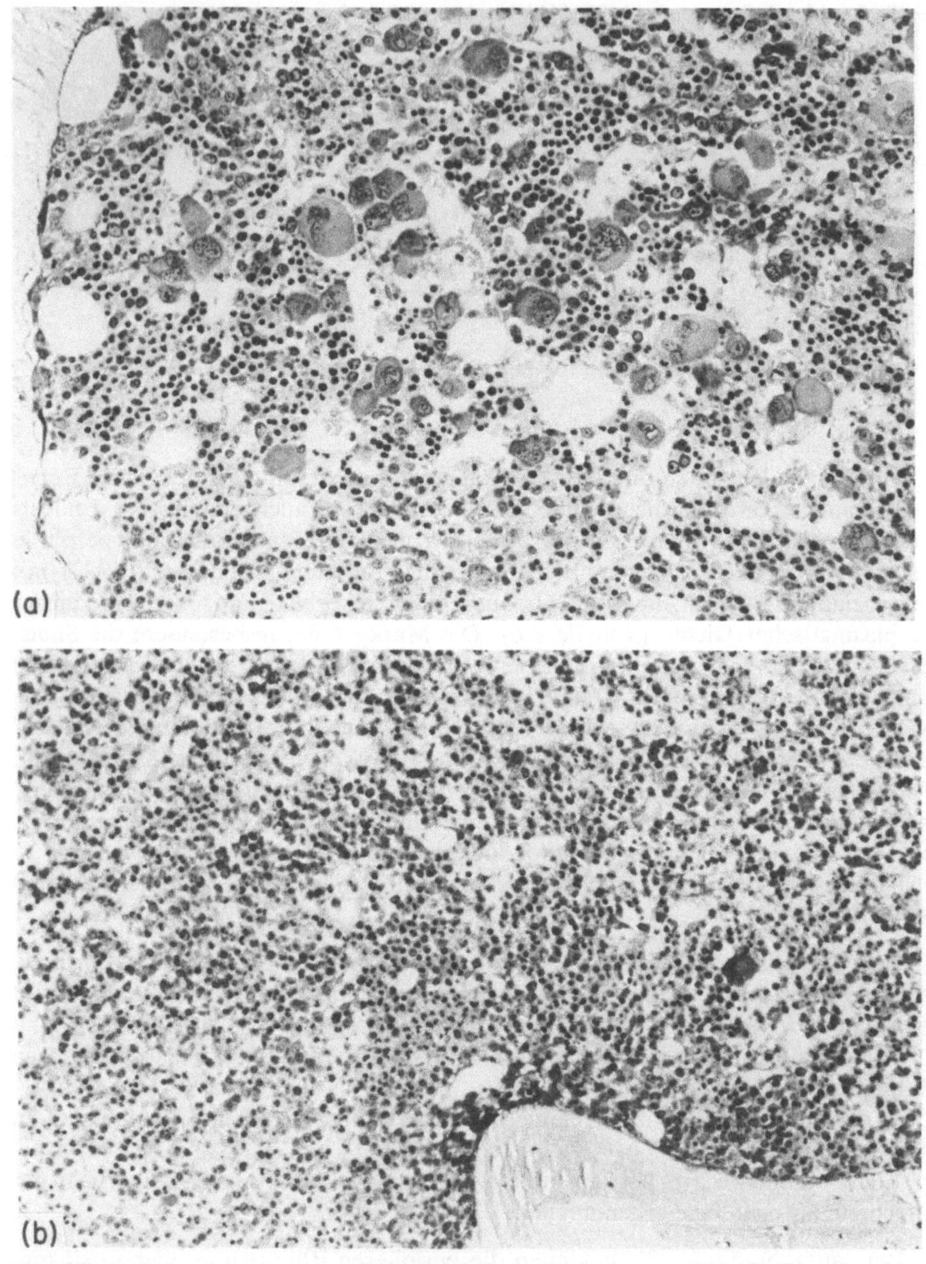

Abb. 8.7a, b. Polycythaemia vera. **a** Erythrozytische und megakaryozytische Proliferation; **b** erythrozytische und granulozytische Proliferation (Vergr. 250:1, Giemsa)

Myelofibrose nahezu ausschließlich bei Fällen mit ausgeprägter Proliferation der Megakaryozyten. Eine Reorganisation der Erythropoese bei PV wurde in einem Fall mit Myelofibrose nach Splenektomie berichtet (Barosi et al. 1984).

8.2.1 Differentialdiagnose

Bei der sekundären Erythrozytose ist ausschließlich eine Hyperplasie der erythrozytären Reihe zu beobachten, die anderen charakteristischen histologischen Parameter der PV fehlen. Die Megakaryozyten sind nicht auffällig, das Fettmark ist nicht wesentlich vermindert, die Eisenspeicher sind nicht entleert (mit Ausnahme einer erkennbaren Ursache eines Eisenmangels), und das Retikulin liegt ebenfalls im Normbereich. Bei einigen hämolytischen Syndromen, Lebererkrankungen und refraktären Anämien kann ein hyperzelluläres Mark mit vollständigem Schwund der Fettzellen beobachtet werden, aber die anderen histologischen Kriterien sollten doch die Diagnose liefern (Farbtafel V f).

8.3 Idiopathische Thrombozythämie (IT)

Die primäre, idiopathische oder essentielle Thrombozythämie ist eine reife Form der megakaryozytären Myelose, charakterisiert durch ständig erhöhte Plättchenwerte über $1000 \cdot 10^9/l$.

Neue Untersuchungen belegen, daß es sich dabei um eine klonale Erkrankung der multipotenten Stammzelle handelt (Fialkow et al. 1982). Plättchen, Erythrozyten und Granulozyten sind mit einbezogen (Gaetani et al. 1982; Übersicht bei Harker u. Zimmermann 1983).

Die Megakaryozyten reifen vollständig aus mit Produktion von Plättchen und ihrer Abgabe in die Blutbahn. Das Knochenmark kann hypo-, normo- oder hyperzellulär sein, mit Vermehrung der Megakaryozyten (Abb. 8.8). Diese bilden häufig Cluster von polymorphen Zellen. Ihre Größe reicht von Mikro- bis Riesenformen, einschließlich pyknotischen Zellformen. Das Spektrum der Zellkerne reicht von einzelstehenden, kleinen, runden Formen bis zu riesigen, in sich gewundenen Kernmassen. Die normale Architektur des Knochenmarks kann erhalten oder aufgelöst sein. Die erythro- und granulopoetischen Vorstufen sind häufig vermindert und zeigen manchmal auffallende dysplastische Veränderungen (Farbtafel VI e). Makrophagen können vorherrschen, einige davon mit Zellresten und kristallinen Einschlüssen. Charakteristisch für die IT ist die Lokalisation der Megakaryozyten an den Wänden der Sinusgefäße mit zytoplasmatischen Ausläufern in deren Lumina (Abb. 8.9). Die verschiedenen histologischen Bilder des Knochenmarks von Patienten mit dem klinischen Syndrom einer Thrombozythämie zeigt Abb. 8.10. Diese Ergebnisse zeigen klar, daß die IT ein Syndrom mit unterschiedlichen zugrundeliegenden histopathologischen Veränderungen des Knochenmarks darstellt und daß sie in nur 60% der Fälle einer typischen megakaryozytären Myelose entspricht. Auch wenn die IT normalerweise einen langsamen, relativ statischen Verlauf zeigt, kann die megakaryozytäre Hyperplasie doch zur Fibroblastenstimulierung und zur Entwicklung einer Myelofibrose führen (Farbtafel V d).

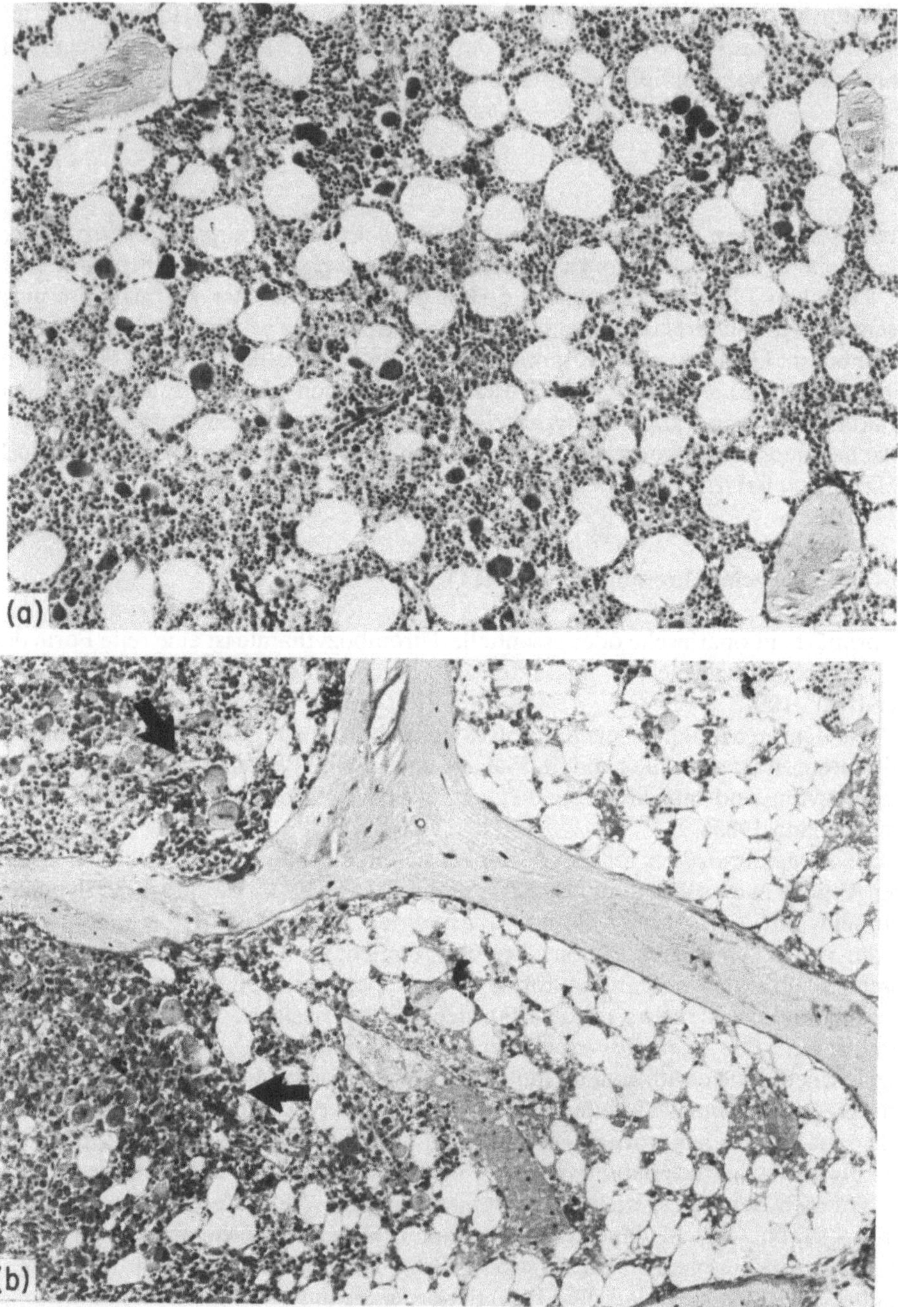

Abb. 8.8. a Reifzellige megakaryozytäre Myelose mit fehlender Hyperzellularität (Vergr. 250:1, Giemsa); **b** unreifzellige megakaryozytäre Myelose; beachte unterschiedliche Zellularität in den Markräumen, Gruppen von Megakaryozyten *(Pfeile;* Vergr. 250:1, Giemsa)

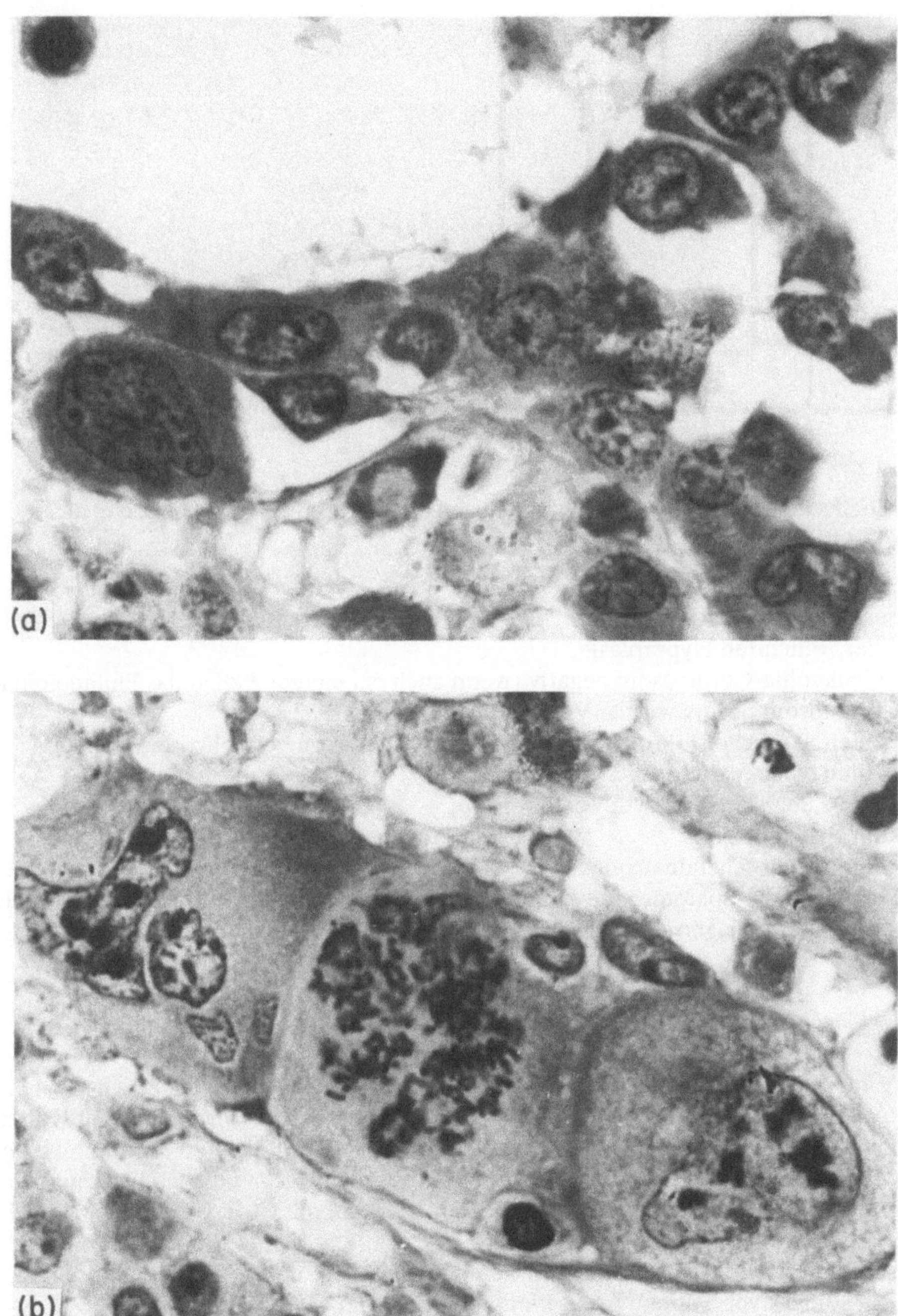

Abb. 8.9. a Mikromegakaryozyten bei MPD; **b** Riesenmegakaryozyten bei MPD, Mitosefiguren in der Mitte (Vergr. 1000:1, Giemsa)

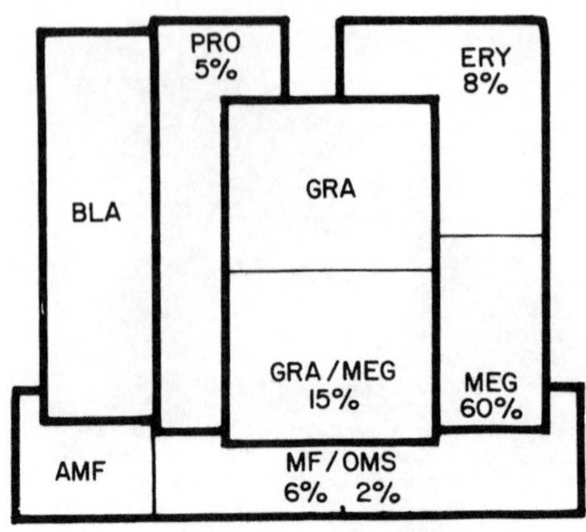

Abb. 8.10. Knochenmarkhistologie bei Patienten mit dem klinischen Syndrom einer idiopathischen Thrombozythämie. % = Prozente dieser Patientengruppe in jeder histologischen Form. Abkürzungen wie in Abb. 8.2

Die Kriterien der IT wurden kürzlich von der PV Study Group (Laszlo et al. 1983) veröffentlicht:

– Plättchenzahlen >1000 · 10^9/l;
– megakaryozytäre Hyperplasie im Knochenmark einschließlich der Möglichkeit einer trilinearen Hyperplasie;
– Philadelphia-Chromosom negativ (wenn auch bei einigen Fällen das Philadelphia-Chromosom positiv war; s. Verhest u. Monsieur, 1983);
– Fehlen deutlicher Fibrose, wenn auch Retikulinfasern vermehrt sein können;
– Fehlen einer extramedullären Blutbildung;
– keine Zunahme der Erythrozytenmasse;
– kein Eisenmangel;
– keine vorausgehende myelosuppressive Therapie;
– Spleno- und Hepatomegalie können vorhanden sein. Die KMB ist daher wichtig zur sicheren Diagnosestellung.

8.4 Chronische myeloische Leukämie (CML)

Chromosomenstudien haben gezeigt, daß Granulozyten, erythropoetische Zellen, Megakaryozyten und Lymphozyten das charakteristische Chromosom enthalten können (Kersey 1983). Neuere Studien haben die KMB für die Stadieneinteilung der CML und für den Nachweis prognostischer Faktoren nicht mit eingeschlossen (Tura u. Baccaraini 1981; Gomez et al. 1982). Bei Patienten mit CML wird die KMB nicht routinemäßig durchgeführt (Goldman u. Lu 1982; Koeffler u. Golde 1981), obwohl sie klinisch wichtige Informationen liefert (Georgii et al. 1980; Bartl et al. 1982). KMB-Studien von Patienten mit klinisch gesicherter CML haben gezeigt, daß zwei große Gruppen zu unterscheiden sind; die granulozytäre und die gemischt granulozytär-megakaryozytäre Form, d.h. eine uni- und bilineare Proliferation (Abb. 8.11). Bei der ersten Gruppe besteht eine Hyperplasie der granulozytären Reihe, wobei die eosinophilen Granulozyten dominierend erscheinen (Abb. 8.12), mit endostalen und perivaskulären Säumen granulopoetischer Vorstufen und zunehmender Reifungsten-

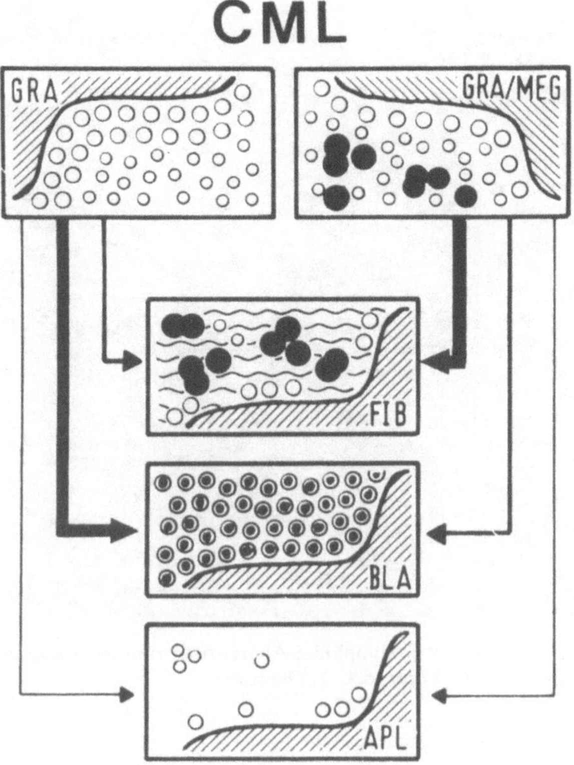

Abb. 8.11. KMB bei CML. *GRA* = granulozytisch; *GRA/MEG* = gemischt granulozytisch/ megakaryozytisch; *FIB* = MF/OMS; *BLA* = Blastenkrise; *APL* = Aplasie, therapiebedingt. Die *Dicke der Pfeile* entspricht der Wahrscheinlichkeit einer Transformation

denz in Richtung der zentralen Anteile der Markräume. Der Anteil unreifer Zellen kann im Knochenmark höher als im peripheren Blut sein. Asynchrone Reifung ist an der frühen zytoplasmatischen Granulierung und an der Hyposegmentierung der Kerne (Pelger-Huet-Anomalie) zu erkennen. Eosinophile und basophile Granulozyten sind häufig vermehrt. Bei der gemischten Gruppe wird eine Hyperplasie sowohl der granulozytären als auch der megakaryozytären Reihe beobachtet (Abb. 8.13). Die Megakaryozyten sind polymorph und heterotop; auch vermehrte Mikromegakaryozyten fallen auf (Branehog et al. 1982). Das Mark ist bei beiden Formen der CML dicht gepackt mit hämatopoetischen Zellen. Zusätzlich können Makrophagen mit kristalloiden Einschlüssen gefunden werden; Plasmazellen und Mastzellen sowie Lymphozyten in unterschiedlicher Menge sind ebenfalls nachzuweisen. Ineffektive Erythropoese mit Reifungsstörung wird bei vielen Patienten mit CML gefunden. Die Spongiosa ist gering rarefiziert, gelegentlich wechseln dicke Bälkchen in subkortikalen Regionen mit rarefizierter Spongiosa und vereinzelt mit umschriebenen Osteolysen ab. Es besteht eine Zunahme von überwiegend perivaskulär angeordneten Retikulinfasern. Der Schwund sogar schwerer Knochenmarkfibrose nach Knochenmarktransplantation bei CML wurde berichtet (Islam et al. 1981; McGlave et al.

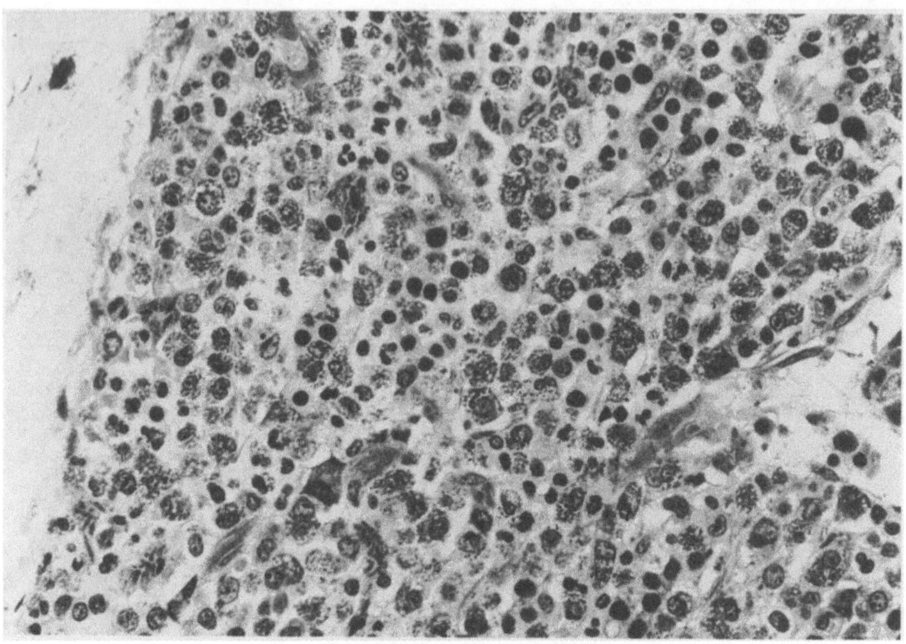

Abb. 8.12. CML mit ausgeprägter Eosinophilie; Abgrenzung zum hypereosinophilen Syndrom ist histologisch allein nicht möglich (Vergr. 600:1, Giemsa)

1982; Oblon et al. 1983). Es wurden Fälle mit vorherrschender Hyperplasie einer der drei granulozytären Reihen – neutrophile, eosinophile und basophile Formen – beschrieben. Davon leiten sich Untergruppen auf der Basis der entsprechenden Zellinie ab (Feremans et al. 1983). Ob dieser Unterteilung eine klinische oder prognostische Relevanz zukommt, bleibt offen. Ferner können die basophilen Granulozyten kurz vor oder während der blastischen Transformation vermehrt auftreten (Denburg et al. 1982). Neue Studien zeigen, daß Eosinophilie bei MPD ein integraler Bestandteil des Krankheitsprozesses ist (Crowley u. Myers 1983; Flaum et al. 1981).

Man nimmt an, daß mit Fortschreiten der Erkrankung intraklonale Mutationen zu Veränderungen der Progression sowie zur Entkoppelung von Wachstum und Differenzierung führt. Tritt dieses Ereignis ein, so kündigen zunehmend breite Säume unreifer Vorstufen den Beginn der Blastenkrise an (Abb. 8.14). Eine Unterteilung der Transformation bei CML wurde bisher nur an Ausstrichpräparaten durchgeführt (Spiers 1979; Alimena 1982). Genauere Informationen über die Wahrscheinlichkeit einer bevorstehenden Transformation erhält man aus der Knochenmarkhistologie. Der Übergang in eine Blastenkrise wird häufiger beim granulozytären Typ der CML beobachtet, während der gemischtzellige Typ sich bevorzugt in eine Myelofibrose/ Osteomyelosklerose umwandelt (Bartl et al. 1982; Georgii 1983; Frisch et al. 1984b). Eine blastische Transformation in Richtung myeloischer und lymphatischer Zellinien wurde bei der CML nachgewiesen (Williams 1982). Nach aggressiver Chemotherapie kann eine hypozelluläre bis aplastische Phase induziert werden (Abb. 8.11 und 8.15).

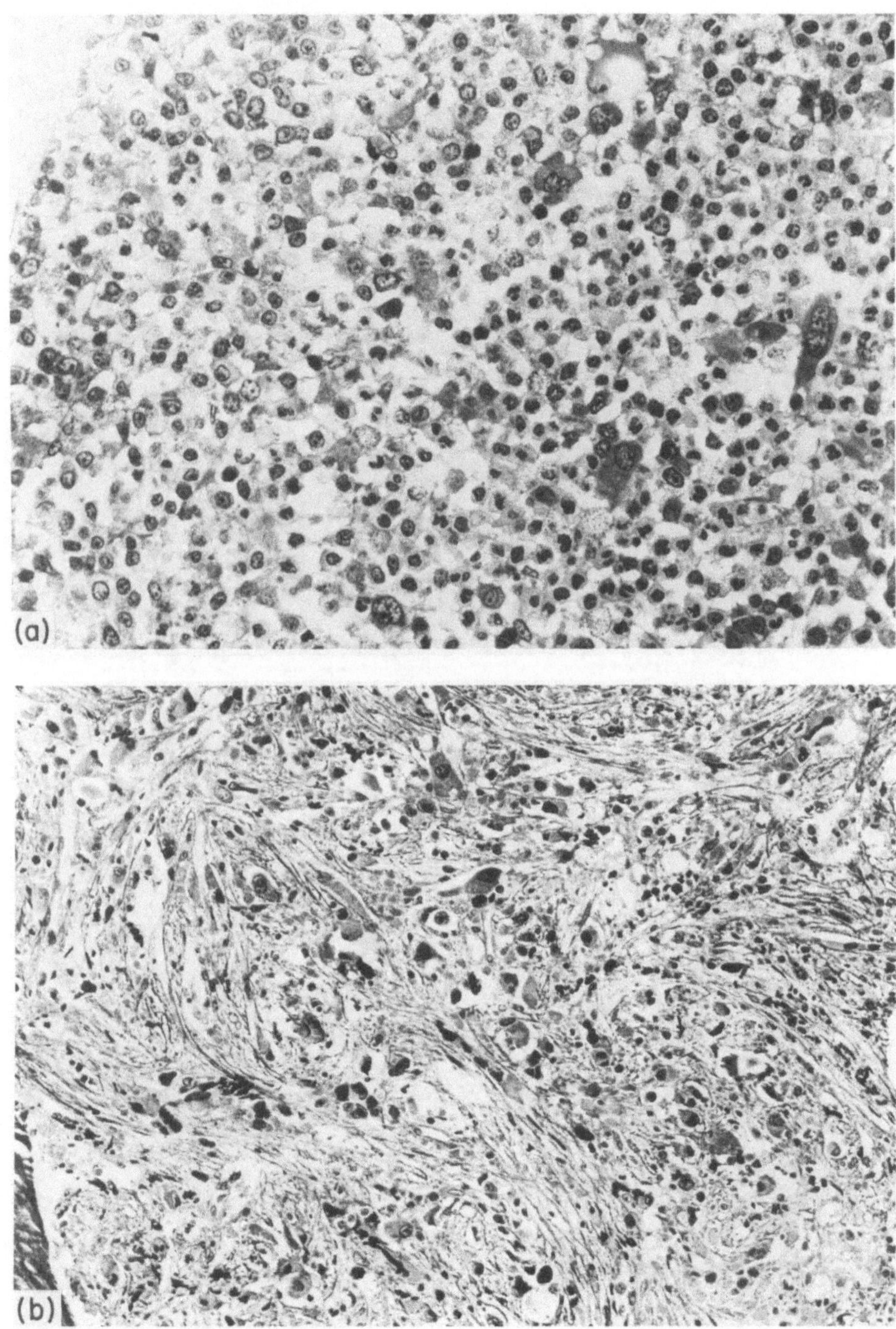

Abb. 8.13. a CML mit zahlreichen Megakaryozyten. Knochenbälkchen *links oben* (Vergr. 400:1, Giemsa); **b** CML, in Myelofibrose übergehend; verminderte Hämatopoese, ausgenommen dysplastische Megakaryozyten (Vergr. 400:1, Gomori)

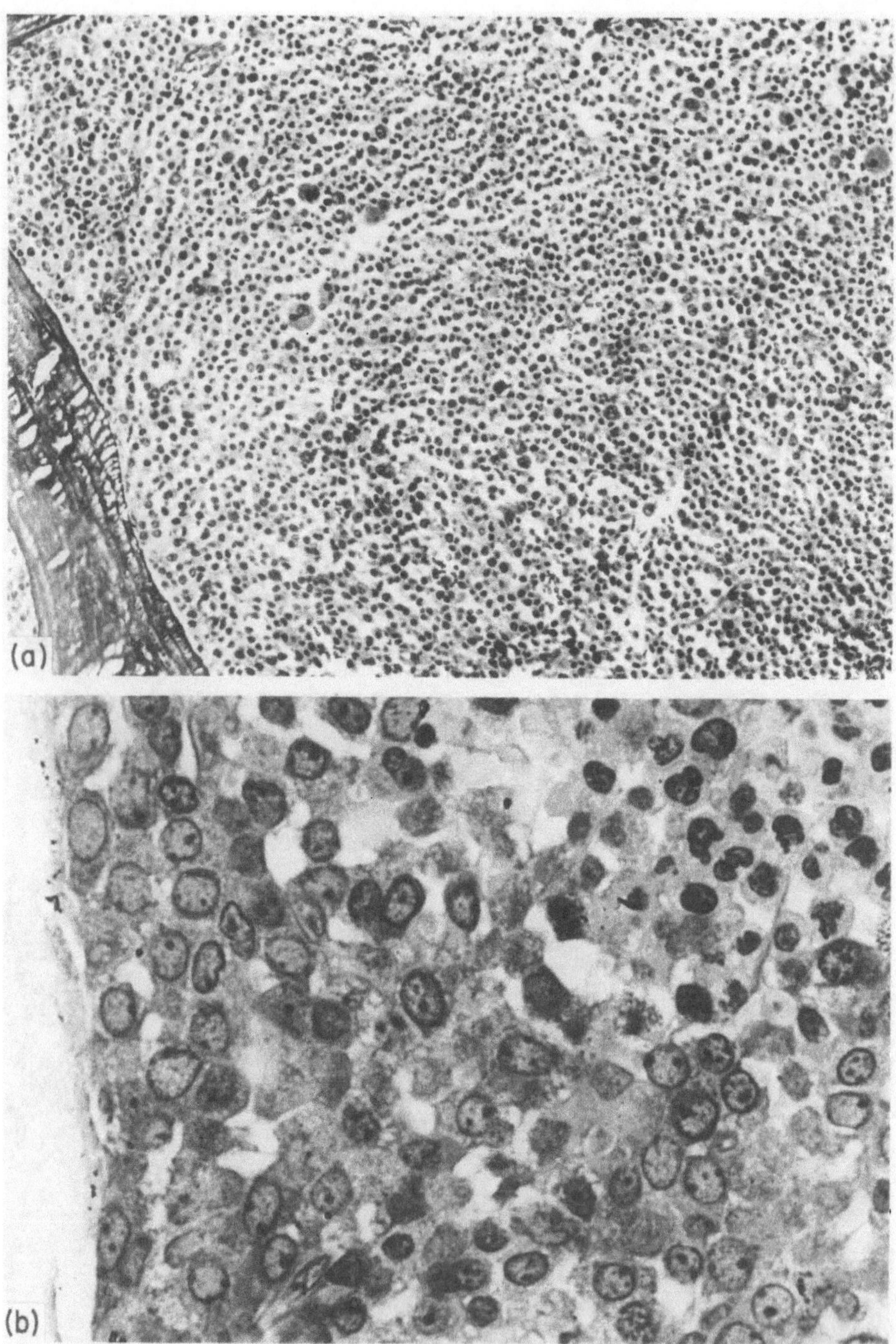

Abb. 8.14a, b. CML. **a** Dichte Zellularität mit Fehlen von Fettzellen, Knochenbälkchen *links;* Saum unreifer Zellen bis in die Mitte des Markraumes reichend: Blastenschub (Vergr. 300:1, Gomori); **b** stärkere Vergrößerung von **a** mit Darstellung der unreifen myeloischen Vorstufen (Vergr. 1000:1, Giemsa)

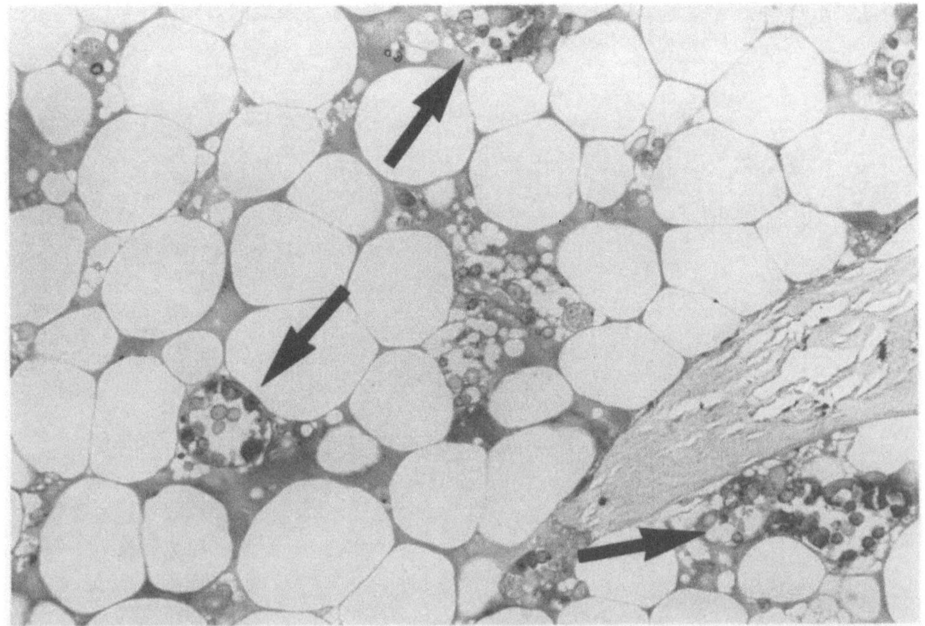

Abb. 8.15. CML-Patient mit markaplastischer Reaktion nach Busulfantherapie. Beachte Blastenformen in den Sinusgefäßen *(Pfeile)*, wahrscheinlich extramedullären Ursprungs (Vergr. 250:1, Giemsa)

Für die Therapie ist die Beobachtung wichtig, daß auch normale hämatopoetische Vorstufen im Knochenmark bei Patienten mit Philadelphia-Chromosom-positiver CML vorhanden sind, wenn auch spezielle Techniken zu deren Nachweis nötig sind (Coulombel et al. 1983).

Histologische Studien an CML-Patienten unter Blastentransformation nach zytostatischer Therapie oder Knochenmarktransplantation haben gezeigt, daß die KMB zur Differentialdiagnose, zum Nachweis der Restinfiltration, zur Beurteilung der Gesamtzellularität und zum Nachweis regenerierender Hämatopoese nötig ist.

8.5 Myelofibrose/Osteomyelosklerose (MF/OMS)

Diese Erkrankungen werden gemeinsam abgehandelt, da eine klare Abgrenzung nicht möglich ist. Die Begriffe werden in aller Regel folgendermaßen interpretiert: die Myelofibrose bedeutet eine Zunahme des Fasergehalts im Knochenmark, die bei schweren Fällen zur Verdrängung der Hämatopoese führt (Hernandez-Nieto 1978; Duhamel u. Stachowiak 1981; Burkhardt et al. 1982; Manoharan et al. 1982; Bartl et al. 1982; Frisch et al. 1984 b). Eine Zunahme der Fasern ist relativ einfach nachzuweisen, da bei üblicher Faserfärbung im Polarisationslicht im normalen Knochenmark nur wenige zarte Fasern zu erkennen sind, mit Ausnahme von kräftigeren Faserstrukturen nahe am Knochen und um Blutgefäße. Die Myelosklerose bezieht sich auf ein Mark, das zusätzlich zu den Retikulinfasern kräftige Kollagenfasern im Stroma

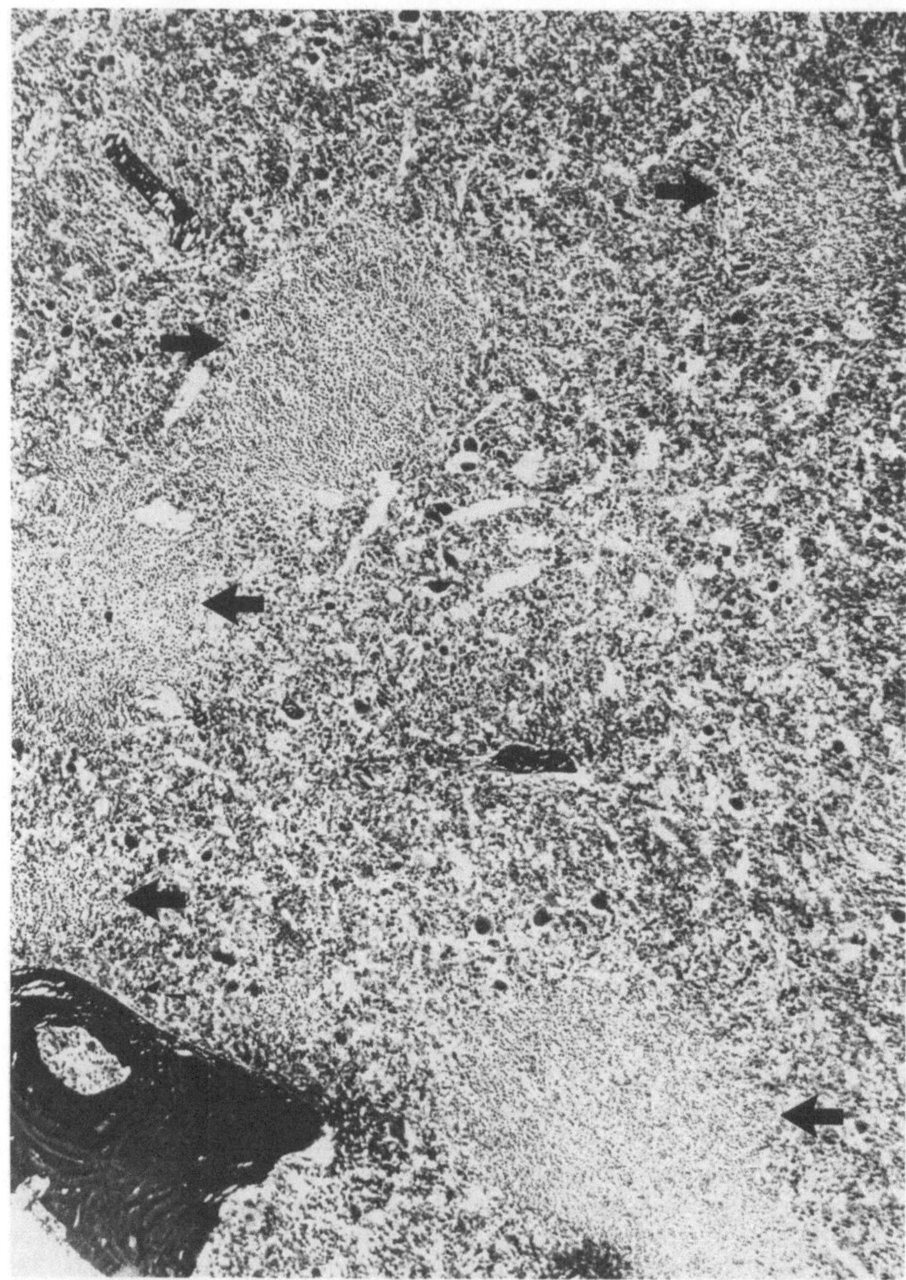

Abb. 8.16. KMB eines Patienten mit Myelofibrose, hyperzelluläre Phase und multiple Lymphzell-infiltrate *(Pfeile);* zum Ausschluß eines beginnenden LPD sind Kontrolluntersuchungen indiziert (Vergr. 100:1, Gomori)

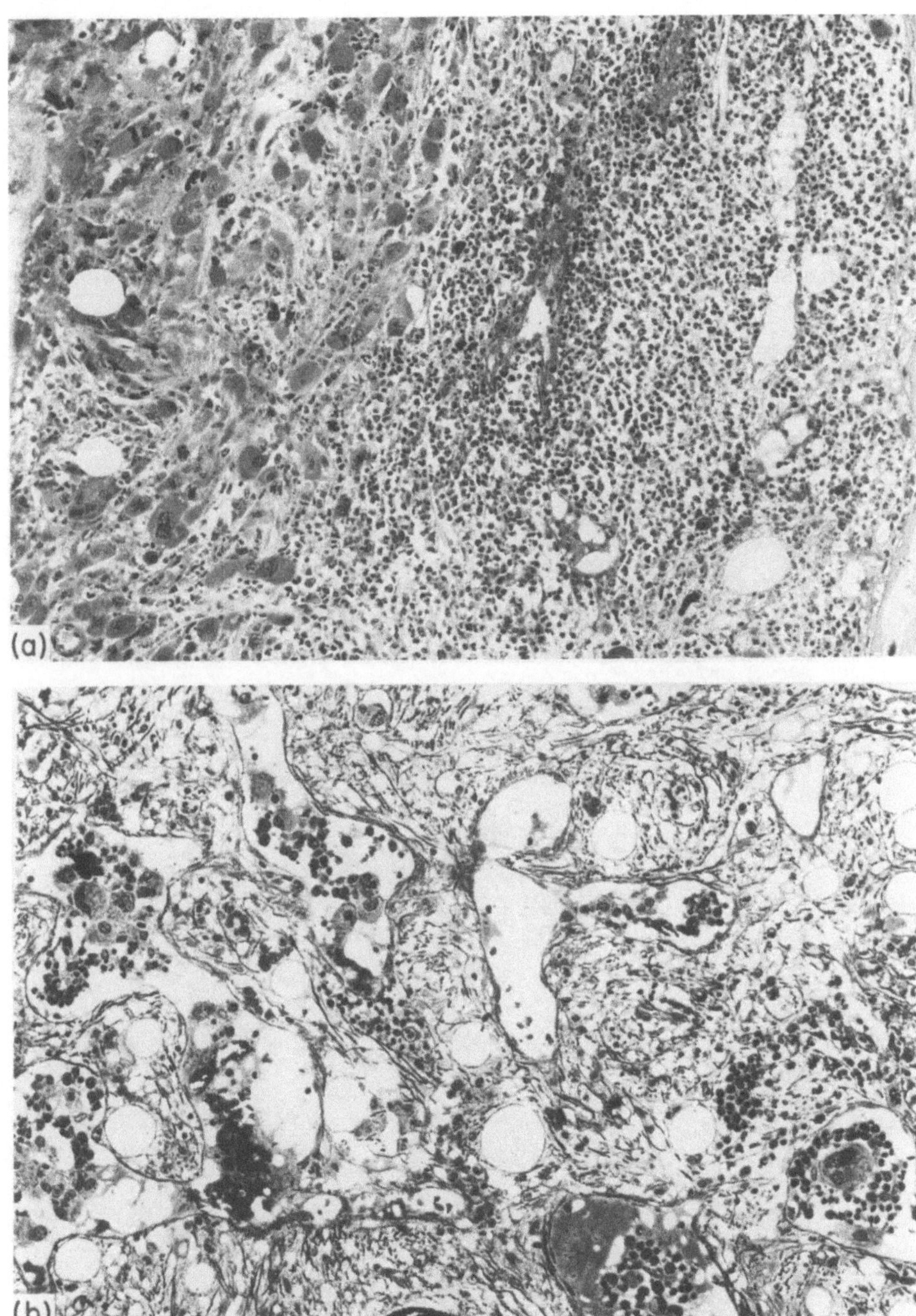

Abb. 8.17a, b. Myelofibrose. **a** Hyperzelluläre Phase mit Auflösung der normalen Markarchitektur und Aufteilung der Hämatopoese; dysplastische Megakaryozyten *links oben;* Granulopoese in der Mitte (Vergr. 100:1, Giemsa); **b** Ödem und Fibrose des Marks, Sklerose der Gefäßwände, Resthämatopoese auf intravaskuläre Räume beschränkt (Vergr. 100:1, Giemsa)

enthält, während bei Osteomyelosklerose Geflechtknochen in Verbindung mit den Retikulin- und Kollagenfasern nachgewiesen werden (Farbtafel V e). Dieser Knochen ist sowohl appositionell als auch im Markraum anzutreffen, d. h. er ist lamellär und geflechtartig. Mustert man große Biopsien sorgfältig durch (wenn nötig mehrere Schnitte unterschiedlicher Ebenen), so können in einer Biopsie alle drei Prozesse, unterschiedlich ausgeprägt, beobachtet werden. Das Knochenmark läßt die Entwicklung der Erkrankung erkennen, wobei drei wesentliche Phasen (entsprechend den drei wesentlichen Histologieformen) beschrieben wurden. Die *hyperzelluläre Phase* (Abb. 8.16 und 8.17), in der die peripheren Blutwerte relativ hoch sein können, die

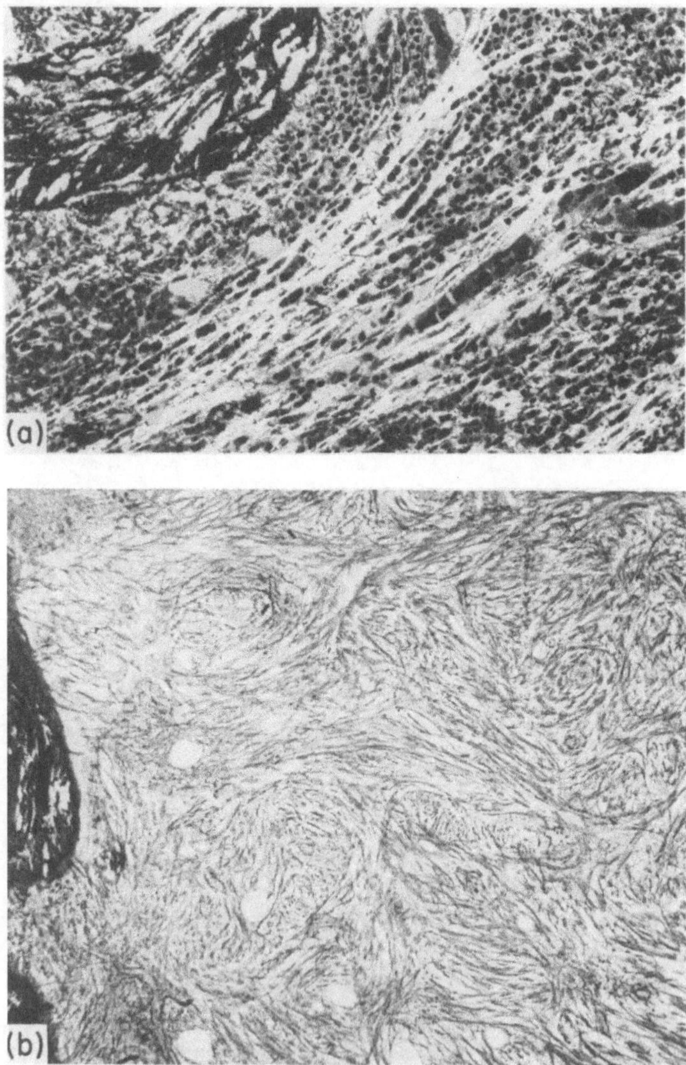

Abb. 8.18a, b. Myelofibrose. **a** Resthämatopoese zwischen Fasersträngen (Vergr. 100:1, Gomori, Polarisationslicht); **b** obliterative Phase, fibrotisch, nahezu azelluläres Mark (Vergr. 400:1, Gomori)

fleckförmige Phase mit alternierenden Bezirken von Fibrose und Hämatopoese, mit niedrigen oder normalen peripheren Blutwerten einhergehend, und die *Phase der obliterierenden Sklerose* (Abb. 8.18), die sich als transfusionsabhängige Panzytopenie manifestiert. Diese Phasen sind jedoch klinisch wie histologisch nicht klar abgegrenzt, Überschneidungen werden häufig beobachtet. Die Phasen müssen nicht chronologisch festgelegt sein, sie können auch in verschiedenen Regionen des Skeletts, sogar in einem Biopsieschnitt gleichzeitig vorhanden sein. Dieses Verhalten deutet auf räumliche Unterschiede in der Evolution des Krankheitsprozesses hin. Die Hämatopoese kann hyperplastisch oder hypoplastisch sein; beide Phasen zeigen eine Fettmarkverminderung und Zunahme von Blutgefäßen und Fibroblasten. Die obliterative Phase mit verminderter Zellularität weist Cluster von polymorphen Megakaryozyten (Abb. 8.19) mit benachbarten interstitiellen Plättchenniederschlägen auf (Abb. 8.20). Auch Bezirke mit Ödem, gelatinöser Degeneration, Infiltration mit Lymphozyten, Plasmazellen und Mastzellen sowie Makrophagen, die Hämosiderin oder kristalloide Strukturen enthalten, und ausgeprägte Inseln unreifer hämatopoetischer Zellen (Abb. 8.20 und 8.21) sind zu erkennen.

Charakteristisch für die MF sind die Megakaryozyten, die auch dann noch innerhalb des dichten fibrotischen Gewebes auffallen, wenn andere hämatopoetische Elemente bereits nicht mehr nachzuweisen sind (Abb. 8.22). Häufig werden Massen von Kernmaterial beobachtet, wahrscheinlich Überreste von Megakaryozyten; es ist nur wenig bekannt, wie lange diese Zellen überleben oder wie sie beseitigt werden,

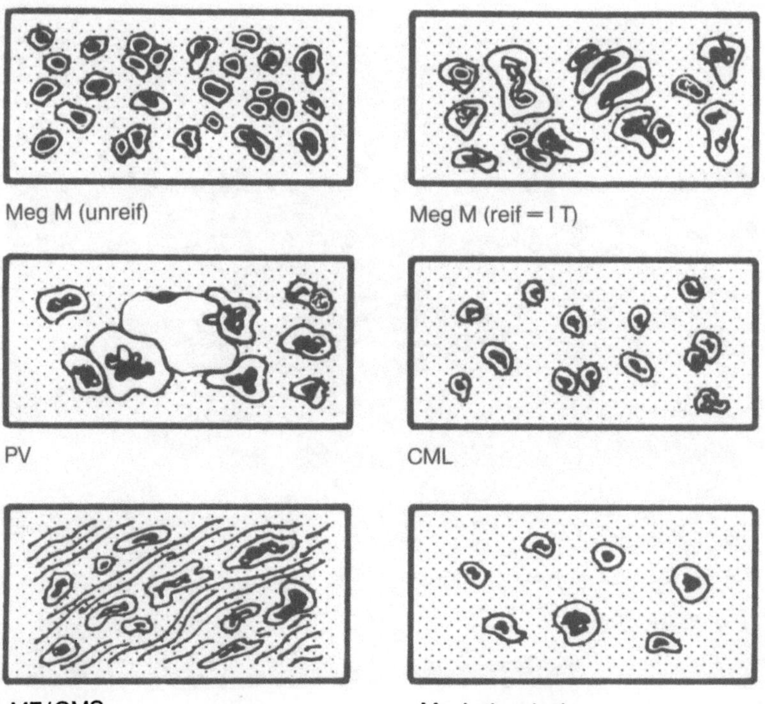

Abb. 8.19. Schematische Darstellung der Megakaryozyten bei MPD; beachte Unterschiede der Zellgröße und der Kernkonfiguration

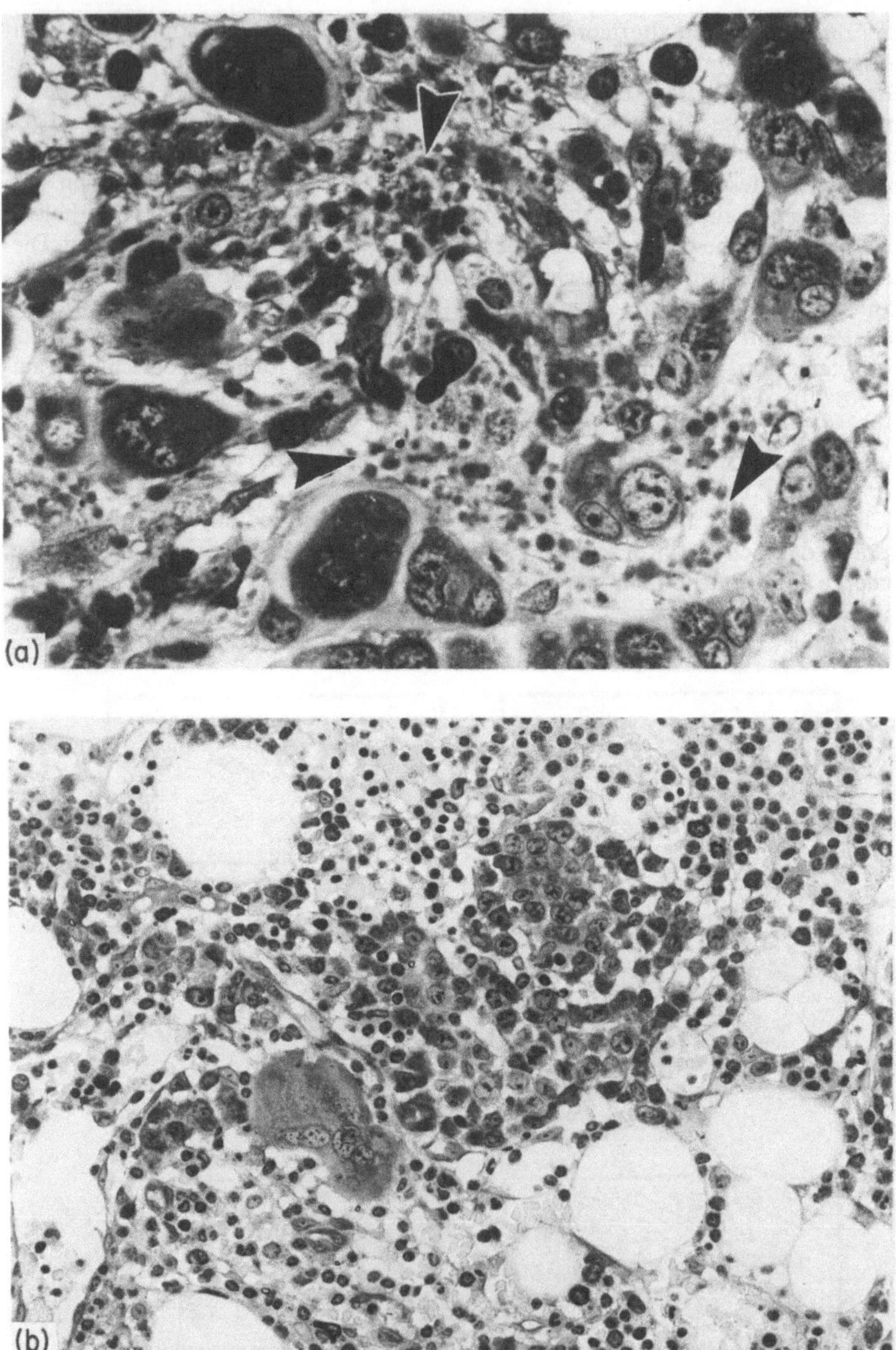

Abb. 8.20a,b. Myelofibrose. **a** Megakaryozyten und Plättchen im Interstitium *(Pfeile;* Vergr. 1000:1, Giemsa); **b** Osteomyelosklerose, Inseln unreifer Erythropoese *(Mitte;* Vergr. 400:1, Giemsa)

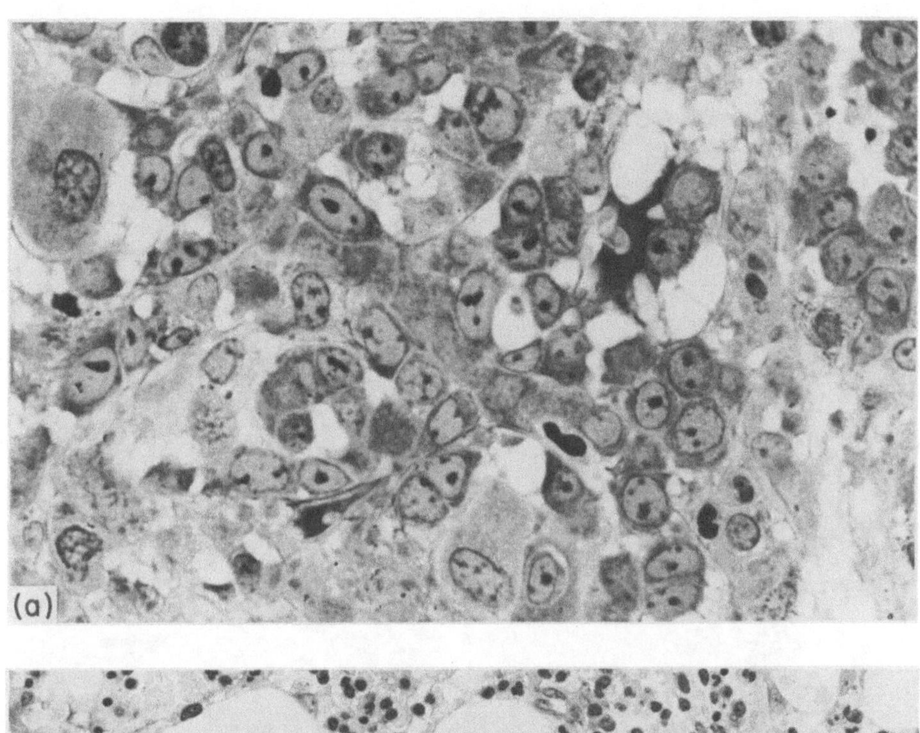

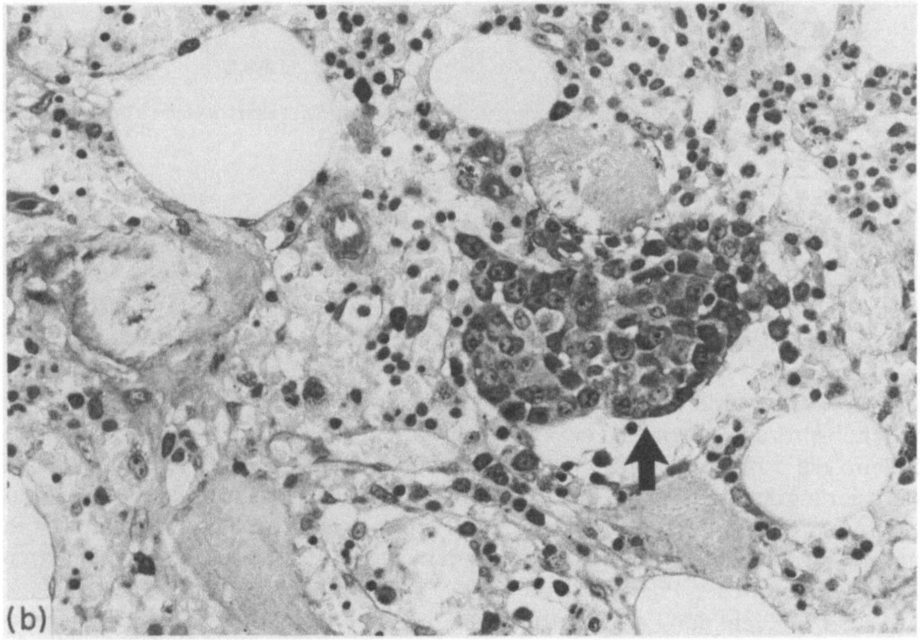

Abb. 8.21 a, b. MPD. **a** Große Gruppe von Megakaryoblasten und Promegakaryozyten (Vergr. 600:1, Giemsa); **b** Insel erythropoetischer Vorstufen (Vergr. 400:1, Giemsa). In beiden Fällen Verwechslung mit Mikrometastasen möglich

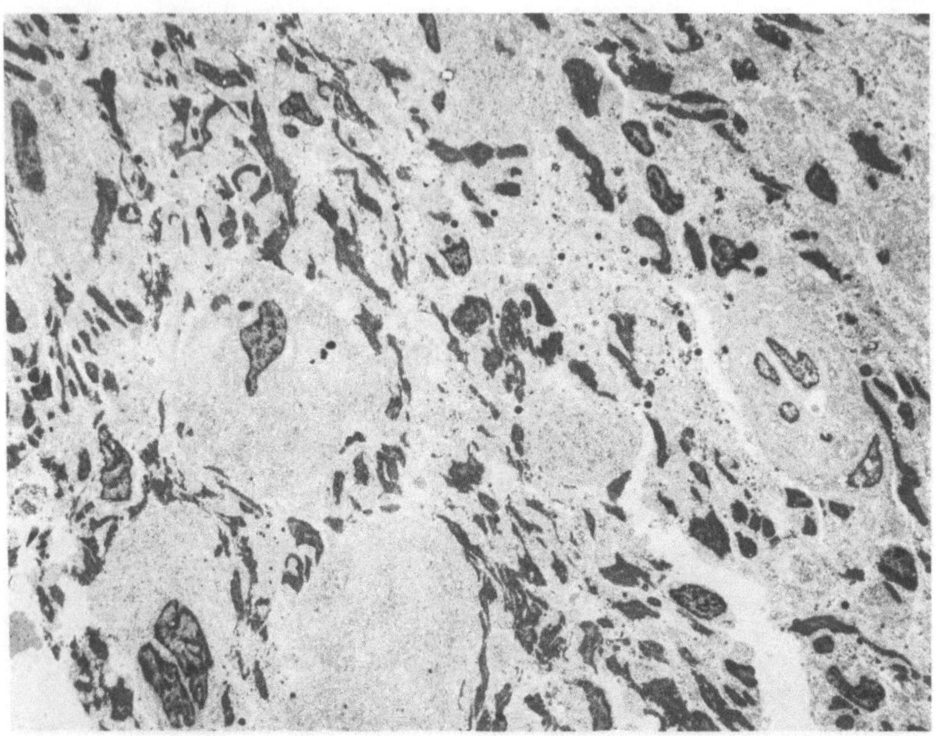

Abb. 8.22. Fibrotische Phase der Myelofibrose und dysplastische Megakaryozyten (Vergr. 1000:1, EM)

dies im Gegensatz zu den Kernen der Erythropoese, die schnell im gefräßigen RES verschwinden. Radley und Haller (1983) beschrieben die Phagozytose von Kernresten der Megakaryozyten bei der Maus. Dieser Vorgang wird im menschlichen Knochenmark nur selten beobachtet, selbst bei hyperplastischen Zuständen der Megakaryopoese. Nackte Kerne können in den Sinusgefäßen angetroffen werden, möglicherweise werden sie mit dem Blutstrom ausgewaschen. Mit Fortschreiten des Krankheitsprozesses vermengt sich das Netzwerk der Retikulinfasern mit Kollagenbündeln, die das Mark in Kompartimente unterteilen. Gleichzeitig entsteht eine Sklerosierung der Sinusgefäße, die zweifellos ein Grund für das Auftreten intravaskulärer Inseln hämatopoetischer Vorstufen (Farbtafel IVf) ist. Dieser Befund ist in Biopsien sowohl der Myelofibrose als auch der Osteomyelosklerose, in der zellulären wie in der fibrotischen Phase, zu erheben.

Bei der MF geht der Trend zur trabekulären Rarefizierung, wenn auch gelegentlich hyperplastische Bezirke mit osteoklastischer Aktivität gefunden werden können, während bei der OMS appositioneller Knochenanbau (Abb. 8.23) und unregelmäßige Herde von Geflechtknochen (Abb. 8.24) zur progressiven Einengung der Markräume führen (Abb. 8.23 und Farbtafel Ve). Diese Resträume zeigen jedoch häufig nicht die dichte Fibrosierung wie bei der obliterativen MF; auch eine gewisse Restfunktion der Hämatopoese ist noch vorhanden (Abb. 8.24). Der Begriff

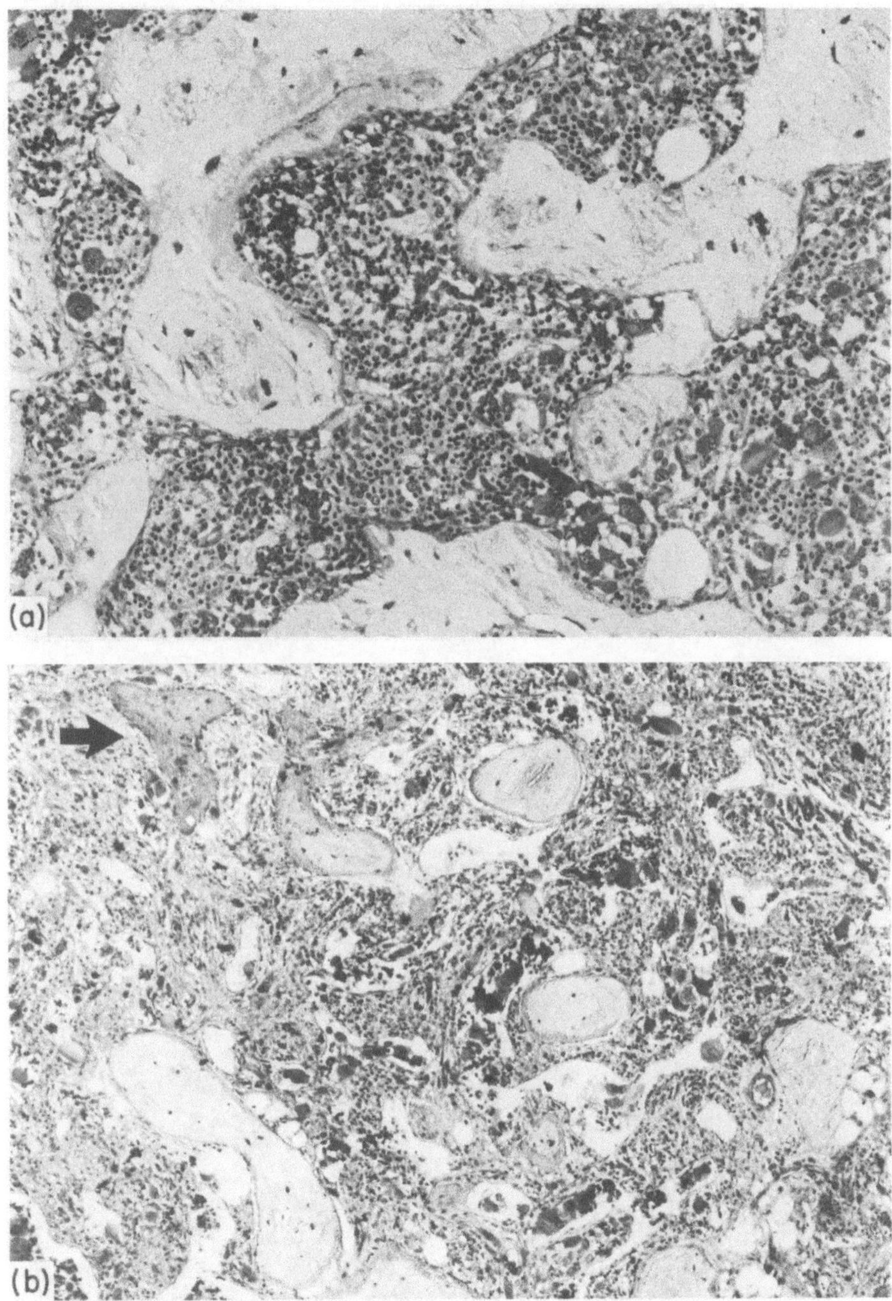

Abb. 8.23. a KMB eines Patienten mit klinischer PV, in Osteomyelosklerose übergehend; Zunahme des Spongiosavolumens, aber noch keine Fibrose im Mark (Vergr. 250:1, Giemsa); **b** späteres Stadium in der Entwicklung der OMS; Geflechtknochen oben links *(Pfeil);* beachte Markfibrose und Gruppen von Megakaryozyten (Vergr. 100:1, Giemsa)

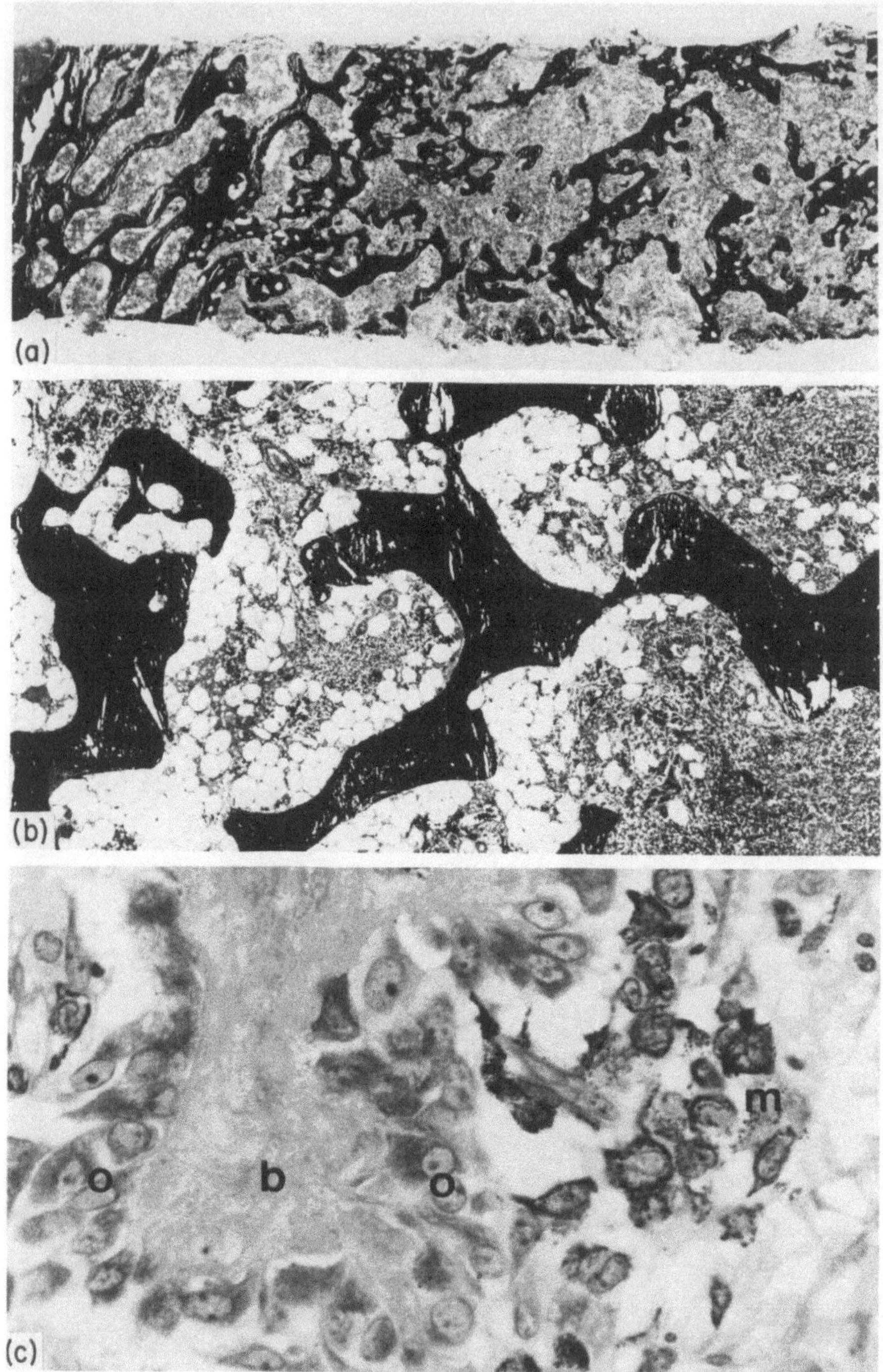

Abb. 8.24a–c. Osteomyelosklerose. **a** Beachte fleckförmige Auflösung der normalen Trabekelstruktur (Vergr. 10:1, Gomori); **b** veränderte Spongiosastruktur; das Mark zeigt fettige, fibrotische und zelluläre Areale (Vergr. 100:1, Gomori); **c** Beziehungen von Mastzellen (Gruppe mit *m* markiert) und Knochenneubildung *(b)*, Osteoblasten *(o)*; (Vergr. 1000:1, Giemsa)

„agnogene myeloische Metaplasie" wird dann für die MF/OMS verwendet, wenn die Ursache oder die vorausgehende Erkrankung unklar ist und wenn eine extramedulläre Hämatopoese in Leber und Milz nachzuweisen ist. Man nimmt heute an, daß die meisten (wenn nicht alle) Fälle Folgestadium einer vorausgehenden MPD sind.

Einige der histopathologischen Aspekte und klinischen Merkmale mit prognostischer Relevanz wurden von Varki et al. (1983) zusammengestellt.

8.5.1 Pathogenese der Myelofibrose

Neue experimentelle Untersuchungen haben die früheren Spekulationen über die Beziehung von Megakaryozyten und Myelofibrose bestätigt (Hickling 1937; Burkhardt et al. 1975). Es konnte gezeigt werden, daß Megakaryozyten und Plättchen sowohl einen Wachstumsfaktor (der für Fibroblasten mitogen ist) wie auch Faktor 4, einen Inhibitor der Kollagenase (Castro-Malaspina u. Moore 1982; Moore 1982), produzieren können. Bei der normalen Plättchenentstehung gelangen ganze Megakaryozyten, Fragmente ihres Zytoplasmas oder Plättchen direkt über die Sinusgefäße in die Blutbahn; daher die hohe Plättchenzahl bei den chronischen MPD mit hyperplastischer und effektiver Megakaryopoese im Knochenmark. Die „ineffektive" Megakarypoese kann die Fibrose stimulieren: Wenn die Hyperplasie der Megakaryozyten zu einer Desintegration einer großen Zahl von ihnen mit Verteilung in interstitiellen Räumen des Marks statt zur Ausschüttung in die Blutbahn führt, werden diese intramedullären Megakaryozyten- und Plättchenkomponenten freigegeben und stimulieren Fibroblasten zur Fibrillogenese. Dies ist sicher nicht der einzige Mechanismus. Lymphozyten, Granulozyten, Monozyten und Mastzellen können ebenfalls Wachstumsfaktoren produzieren. Besonders letztere werden nahe der Trabekeloberfläche während der Knochenneubildung beobachtet (Abb. 8.24). Dies ist eine etwas paradoxe Situation, da die Mastzellen in Nachbarschaft von Knochenbälkchen sonst mit Osteopenie vergesellschaftet sind. Die ineffektive Hämatopoese mit intramedullärem Abbau unreifer Vorstufen (Abb. 8.25) einschließlich Megakaryozyten ist charakteristisch für die MF. Auch eine Autoimmunreaktion in Verbindung mit zirkulierenden Immunkomplexen ist mit beteiligt (Caligaris-Cappio et al. 1981; Gordon et al. 1981).

8.5.2 Transformation zur MF/OMS

Eine Blastenkrise kann sich in jeder Entität der MPD einschließlich MF/OMS entwickeln (Abb. 8.25b und Farbtafel VIa–d). Auch Übergänge von MF zu PV wurden beobachtet (Hasselbach u. Berild 1983). Das Knochenmarkbild der Blastenkrise kann sich von dem der akuten Leukämie unterscheiden: Die Histologie ist weniger uniform und monoton, zunehmend breiter werdende endostale Säume unreifer Vorstufen können der Blastenkrise im peripheren Blut vorausgehen. Sind Megakaryozyten mit beteiligt, so sind sie häufiger im Mark als im Blut anzutreffen und benötigen Markertechniken zur Identifizierung (Williams u. Weis 1982). Ein spezielles Merkmal im Knochenmark bei Patienten mit MPD ist das Auftreten von Lymphzellinfiltraten. Sie können multipel auftreten und entsprechen in den meisten

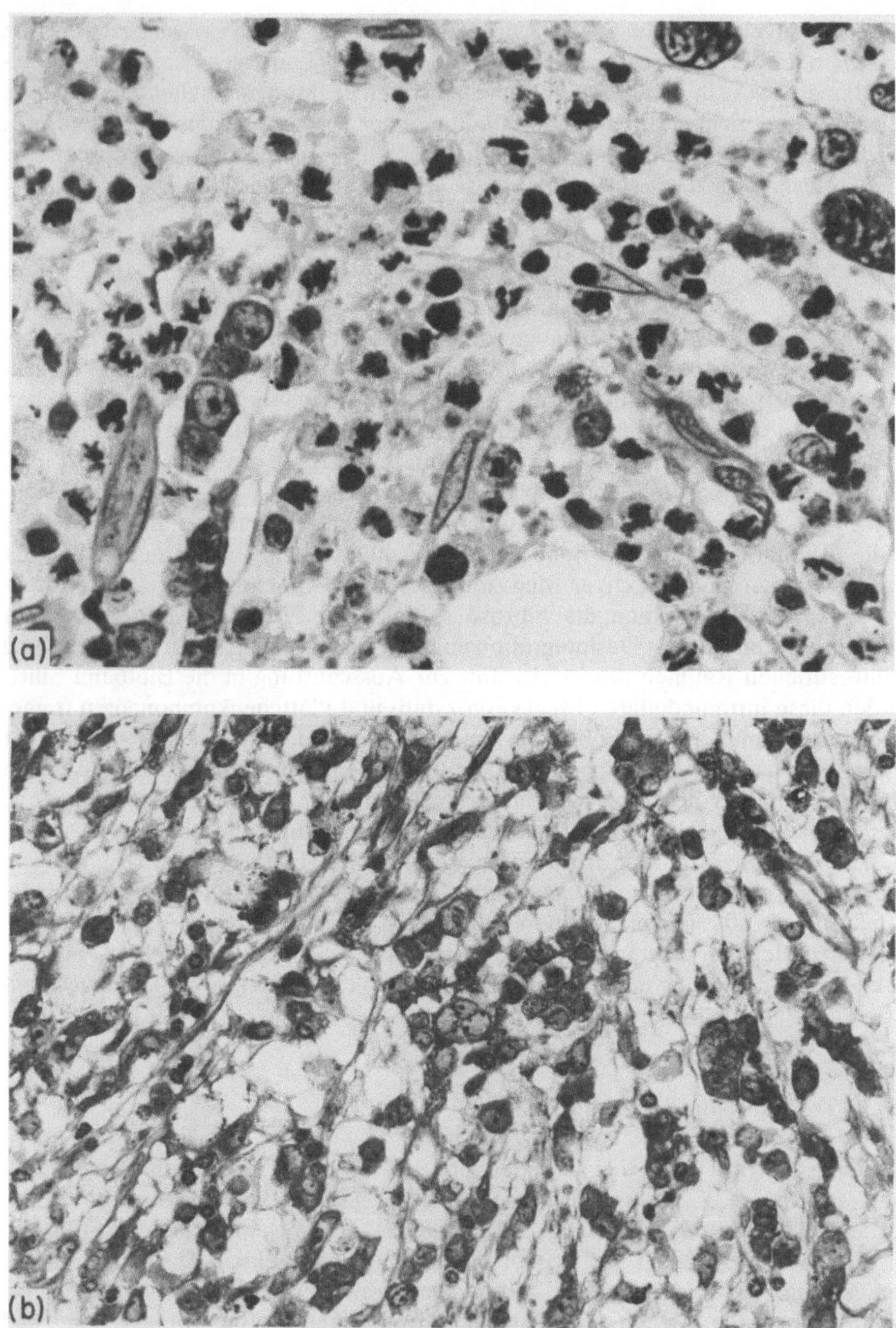

Abb. 8.25. a Myelofibrose; nekrotische Granulozyten im Mark (Vergr. 600:1, Giemsa); **b** Blasten-krise bei MF; der Schnitt zeigt unreife Zellen und Fasern (Vergr. 400:1, Giemsa)

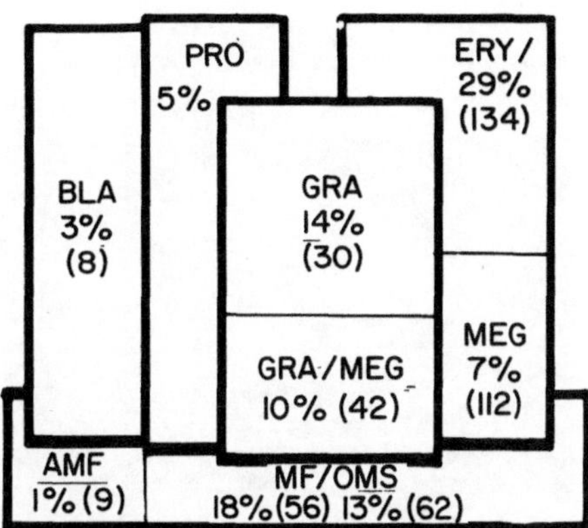

Abb. 8.26. Prozentuale Häufigkeit und mediane Überlebenszeiten (in Monaten) der Patienten in den histologischen Gruppen der MPD. Abkürzungen wie in Abb. 8.2

Fällen einer nodulären lymphoiden Hyperplasie; ihre Häufigkeit wird in Abb. 8.4 angegeben.

Das gleichzeitige Vorkommen von MPD und LPD ist ebenfalls bekannt, in unserem Material wurde es in 128 Fällen beobachtet. 19% hatten eine primäre LPD, 7% eine primäre MPD, bei den restlichen 74% konnte die primäre Erkrankung nicht mehr ermittelt werden. Die Häufigkeit der histologischen Gruppen und die medianen Überlebenszeiten der Patienten finden sich in Abb. 8.26.

8.5.3 Differentialdiagnose der MF

Zahlreiche Erkrankungen können eine Fibrose im Knochenmark induzieren. Diese umfassen lymphoproliferative Erkrankungen, Morbus Hodgkin, metastasierende Karzinome und sklerosierende Myelitiden auf dem Boden toxischer oder schädigender Substanzen sowie Fälle mit unklaren Ursachen. Alle diese Fälle gehen mit einer Verminderung der Hämatopoese einschließlich der Megakaryozyten einher. Bei den meisten Fällen, insbesondere bei den LPD und dem metastasierenden Karzinom, werden die entsprechenden infiltrierenden Zellen erkannt. In einigen Biopsien findet man allerdings ein fibrotisches Mark mit ausschließlichem Nachweis von nicht mehr identifizierbaren pyknotischen Kernen. Sind gleichzeitig die Knochenbälkchen im Sinne einer MF/OMS verändert, so ist zur endgültigen Klärung der Diagnose eine zweite Biopsie an anderer Stelle indiziert. Auch die Möglichkeit von zwei gleichzeitig auftretenden Erkrankungen sollte berücksichtigt werden. Es können auch zwei hämatologische Neoplasien oder Myelofibrose zusammen mit einer nichthämatologischen Erkrankung, z.B. dem nephrotischen Syndrom, vorkommen (Karcher et al. 1982).

Wenn Biopsien von Patienten nach Therapie interpretiert werden (Abb. 8.27), sollte stets der Einfluß der Therapie auf die Knochenmarkhistologie bedacht werden.

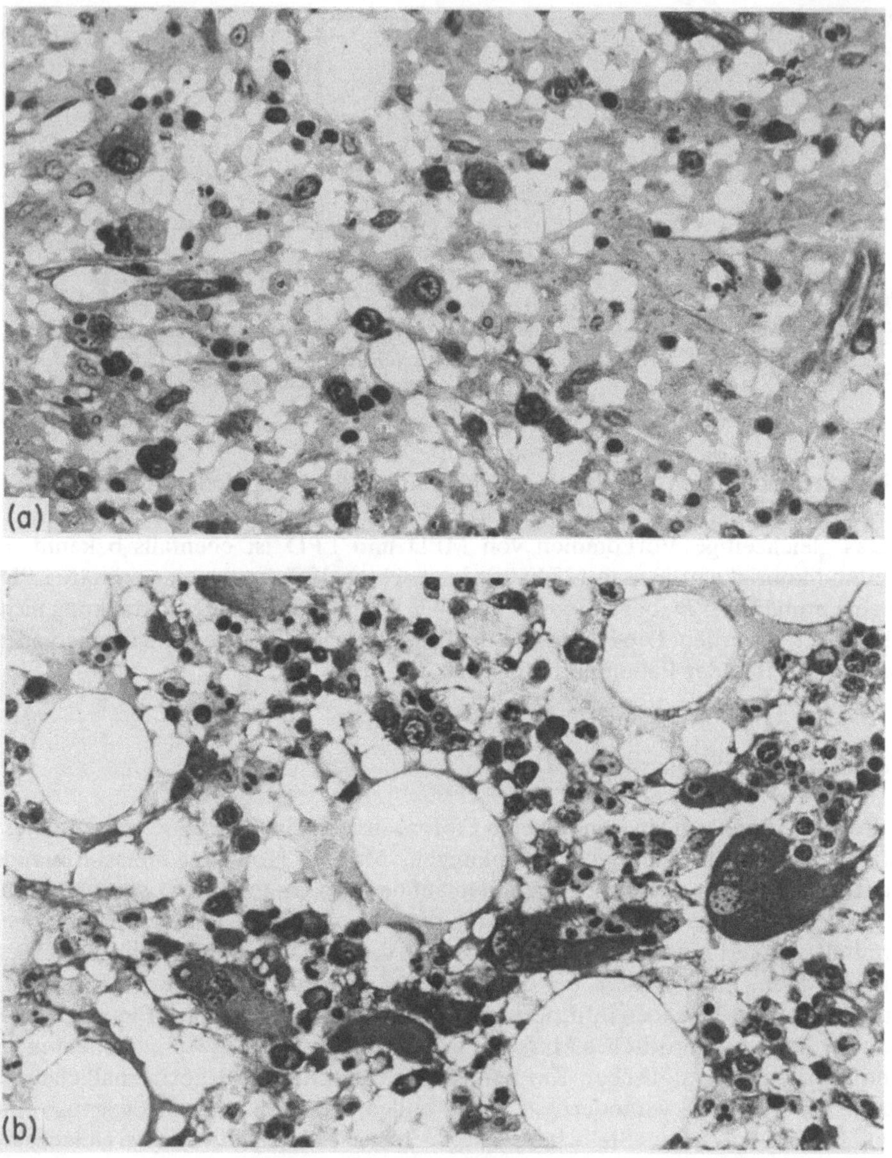

Abb. 8.27a–c. Knochenveränderungen nach intensiver zytostatischer Therapie. **a** Ödematöse Stroma, regenerierende Fettzellen und locker verteilte hämatopoetische Zellen (Vergr. 400:1); **b** Gruppen von Megakaryozyten in ödematösem Stroma, Plasmazellen und Lymphozyten (Vergr. 400:1); **c** nachfolgende Regenerationsphase; große erythropoetische Insel in weitgehend restauriertem Mark (Vergr. 250:1). (Giemsa)

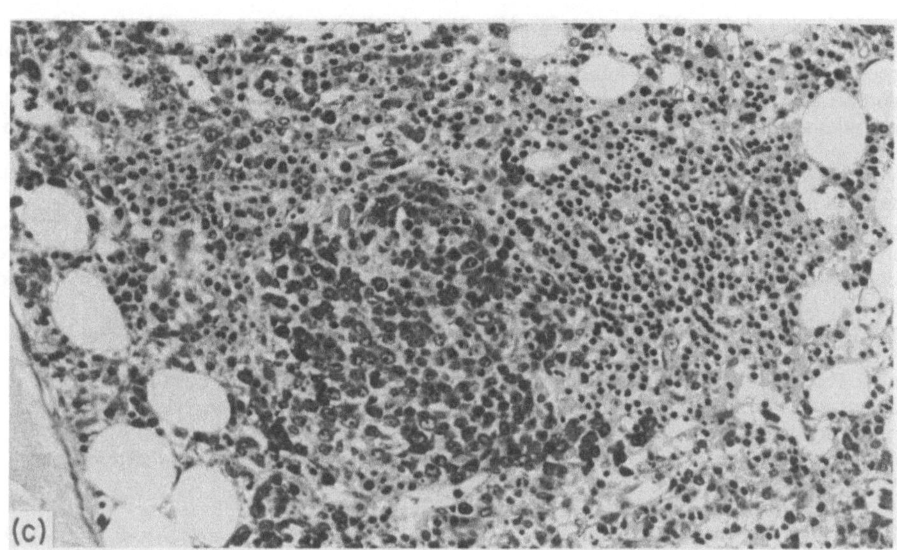

Literatur

Alimena G, Dallapiccola B, Gastaldi R, Mandelli F, Brandt L, Mitelman F, Nilsson PG (1982) Chromosomal, morphological and clinical correlations in blastic crisis of chronic myeloid leukaemia. A study of 69 cases. Scand J Haematol 28:103–117

Barosi G, Baraldi A, Cazzola M, Fortunato A, Palestra P, Polino G, Ramella S, Spriano P (1984) Polycythaemia following splenectomy in myelofibrosis with myeloid metaplasia. A reorganization of erythropoiesis. Scand J Haematol 32:12–18

Bartl R, Frisch B, Burkhardt R (1982) Bone marrow biopsies revisited. A new dimension for haematologic malignancies. Karger, Basel

Bartl R, Frisch B, Burkhardt R (1985) Bone marrow biopsies revisited, 2nd edn. Karger, Basel

Boggs DR (1981) Clonal origin of leukemia: site of origin in the stem cell hierarchy and the significance of chromosomal changes. Blood Cells 7:205–215

Branehog I, Ridell B, Swolin B, Weinfield A (1982) The relation of platelet kinetics to bone marrow megakaryocytes in chronic granulocytic leukaemia. Scand J Haematol 29:411–420

Brown G, Bunce CM, Guy GR (1985) Progenitor cells and classification of myelodysplastic and myeloproliferative disorders. Lancet 19:885

Burkhardt R, Bartl R, Beil E, Demmler K, Hofmann E, Irrgang U, Kronseder A, Langegger H, Saar U, Ulrich M, Wiemann H (1975) Myelofibrosis-osteomyelosclerosis syndrome. Review of literature and histomorphology. In: Advances in the biosciences, vol 16. Pergamon Press, Oxford, pp 9–56

Burkhardt R, Frisch B, Bartl R (1982) Bone biopsy in haematological disorders. J Clin Pathol 35:257–284

Burkhardt R, Bartl R, Jäger K, Frisch B, Kettner G, Mahl G, Sund M (1984) Chronic myeloproliferative disorders (CMPD). Pathol Res Pract 179:131–186

Burkhardt R, Bartl R, Jäger K, Frisch B, Kettner G, Mahl G, Sund M (1986) Working classification of chronic myeloproliferative disorders based on histological, haematological, and clinical findings. J Clin Pathol 39:237–252

Caligaris-Cappio F, Vigliani R, Novarino A, Camussi G, Campama D, Gavosto F (1981) Idiopathic myelofibrosis: a possible role for immunecomplexes in the pathogenesis of bone marrow fibrosis. Br J Haematol 49:17–21

Castro-Malaspina H, Moore MAS (1982) Pathophysiological mechanisms operating in the development of myelofibrosis: role of megakaryocytes. Nouv Rev Fr Hematol 24:221–226

Castro-Malaspina H, Gay RE, Jhanwar SC, Hamilton JA, Chiarieri DR, Meyers PA, Gay S, Moore MAS (1982) Characteristics of bone marrow fibroblast colony-forming cells (CFU-F) and their progeny in patients with myeloproliferative disorders. Blood 59:1046–1054

Coulombel L, Kalousek DJ, Eaves CJ, Gupta CM, Eaves AC (1983) Long term culture reveals chromosomally normal haematopoietic progenitor cells in patients with Philadelphia chromosome-positive chronic myelogenous leukemia. New Engl J Med 308:1493–1498

Crowley JP, Myers TJ (1983) Humoral and cellular studies of eosinophils in reactive and myeloproliferative syndromes with marked eosinophilia. Am J Clin Pathol 79:301–305

Dameshek W (1951) Some speculations on the myeloproliferative syndromes. Blood 2:372–375

Denburg JA, Wilson WEC, Bienenstock J (1982) Basophil production in myeloproliferative disorders: increases during acute blastic transformation of chronic myeloid leukemia. Blood 60:113–120

Duhamel G, Stachowiak J (1981) Bone marrow fibrosis in malignant hemopathies and cancers. Histological study of 2,768 biopsies. Sem Hop Paris 57:111–116

Ellis JT, Peterson P (1979) The bone marrow in polycythemia vera. Pathol Ann 14:383–403

Feremans W, Marcelis L, Ardichvili D (1983) Chronic neutrophilic leukaemia with enlarged lymph nodes and lysosyme deficiency. J Clin Pathol 36:324–328

Fialkow PJ, Singer JW, Adamson JW et al. (1981) Acute non-lymphocytic leukemia: heterogeneity of stem cell origin. Blood 57:1068–1073

Fialkow PJ, Faguet GB, Jacobson RJ, Vaidya K, Murphy S (1982) Evidence that essential thrombocythemia is a clonal disorder with origin in a multipotent stem cell. Blood 58:916–919

Flaum MA, Schooley RT, Fauci AS, Gralnick HR (1981) A clinicopathologic correlation of the idiopathic hypereosinophilic syndrome. I. Hematologic manifestations. Blood 58:1012–1020

Frisch B, Bartl R (1985) Histology of myelofibrosis and osteomyelosclerosis. In: Lewis SM (ed) Myelofibrosis. Pathophysiology and Clinical Management. Dekker, New York Basel, pp 51–86

Frisch B, Bartl R (1986) Bone marrow histology in myelodysplastic syndromes. Scand J Haematol [Suppl 45] 36:21–37

Frisch B, Bartl R, Burkhardt R, Jäger K, Pappenberger R (1984a) Bone marrow histology in the chronic myeloproliferative disorders: criteria for recognition, classification and prognostic evaluation. A study of 3500 biopsies. Bibl Haematol 50:57–80

Frisch B, Bartl R, Burkhardt R, Jäger K (1984b) Histologic criteria for classification and differential diagnosis in the chronic myeloproliferative disorders. Haematologia 17:209–226

Gaetani GF, Ferraris AM, Galiano S, Giuntini P, Canepa L, d'Urso M (1982) Primary thrombocythemia: clonal origin of platelets, erythrocytes, and granulocytes in a Gd^B/Gd Mediterranean subject. Blood 59:76–79

Georgii A (1983) Histopathology and clinics in chronic myeloproliferative diseases. Verh Dtsch Ges Pathol 67:214–234

Georgii A, Vykoupil KF, Thiele J (1980) Chronic megakaryocytic granulocytic myelosis-CMGM. A subtype of chronic myeloid leukemia. Virchows Arch Pathol Anat 389:253–268

Gilbert HS (1973) The spectrum of myeloproliferative disorders. Med Clin N Am 57:355–393

Goldman JM, Dao-Pei Lu (1982) New approaches in chronic granulocytic leukemia-origin, prognosis and treatment. Sem Haematol 19:241–256

Gomez GA, Sokal JE, Ealsh D (1982) Prognostic factors at diagnosis of chronic myelocytic leukemia. Cancer 47:2470–2477

Gordon BR, Coleman M, Kohen P, Day NK (1981) Immunologic abnormalities in myelofibrosis with activation of the complement system. Blood 58:904–910

Harker LA, Zimmerman TS (eds) (1983) Platelet disorders. Clin Haematol 12, No. 1, W. B. Saunders, Eastbourne

Hasselbach H, Berild D (1983) Transition of myelofibrosis to polycythaemia vera. Scand J Haematol 30:161–166

Hernandez-Nieto L, Muncunilli J, Rozman C, Febregues M, Feliu E, Granena A, Montserrat-Costa E, Nomdedev B (1978) Secondary myelofibrosis and/or osteosclerosis. An assessment of 4000 biopsies. Sangre 23:402–410

Hickling RA (1937) Chronic non-leukaemic myelosis. Q J Med 6:253–275

Islam A, Catovsky D, Goldman JM, Galton DAG (1981) Histological study of the bone marrow in blast transformation. II. Bone marrow fibre content before and after autografting. Histopathology 5:491–498

Jäger K, Burkhardt R, Bartl R, Frisch B, Mahl G (1983) Lymphoid infiltrates in chronic myeloproliferative disorders (MPD). Verh Dtsch Ges Pathol 67:239–242

Karcher DS, Pearson CE, Butler WM, Hurwitz MA, Cassell PF (1982) Giant lymph node hyperplasia involving the thymus with associated nephrotic syndrome and myelofibrosis. Am J Clin Pathol 77:101–104

Kersey JH (1983) Chronic myelocytic (multipotent-stem-cell) leukemia. New Engl J Med 309:851–852

Koeffler HP, Golde DW (1981) Chronic myelogenous leukemia – New concepts. New Engl J Med 304:1269–1274

Kurnick JE, Mahmood T, Napoli N, Block MH (1980) Extension of myeloid tissue into the lower extremities in polycythemia. Am J Clin Pathol 74:427–431

Laszlo J (1975) Myeloproliferative disorders (MPD): myelofibrosis, myelosclerosis, extramedullary hematopoiesis, undifferentiated MPD, and hemorrhagic thrombocythemia. Sem Haematol 12:409–432

Laszlo J, Iland H, Murphy S, Peterson P, Briere J, Rosenthal D (1983) Essential thrombocythemia: clinical and laboratory characteristics at presentation. Clin Res 31:535A

Lewis SM (1985) Myelofibrosis. Pathophysiology and clinical management. Dekker, New York Basel

Lucie NP, Young G (1983) Marrow cellularity in the diagnosis of polycythaemia. J Clin Pathol 36:180–183

Manoharan A, Catovsky D, Clein P, Traub HE, Costello C, O'Brien M, Boralossa H, Galton DAG (1981) Simultaneous or spontaneous occurrence of lympho- and myeloproliferative disorders: a report of 4 cases. Br J Haematol 48:111–116

Manoharan A, Smart RC, Pitney WR (1982) Prognostic factors in myelofibrosis. Pathology 14:455–461

McBrine PA, Miller A, Zimelman AP, Koft RS (1980) Polycythemia vera with myelofibrosis and myeloid metaplasia. Acute hepatic failure following splenectomy. Am J Clin Pathol 74:693–696

McCarthy DM (1985) Fibrosis of the bone marrow: content and causes. Annotation. Br J Haematol 59:1–7

McGlave PB, Brunning RD, Hurd DD, Kim TH (1982) Reversal of severe bone marrow fibrosis and osteosclerosis following allogenic bone marrow transplantation for chronic granulocytic leukaemia. Br J Haematol 52:189–194

Moore MAS (1982) Pathogenesis of MF. In: Hoffbrand AV (ed) Recent advances in haematology. Churchill Livingstone, Edinburgh, pp 136–139

Oblon DJ, Elfenbein GJ, Braylan RC, Jones J, Weiner RS (1983) The reversal of myelofibrosis associated with chronic myelogenous leukaemia after allogenic bone marrow transplantation. Exp Hematol 11:681–685

Papayannis AG, Nikiforakis E, Anagnostou-Keramida D (1982) Development of chronic lymphocytic leukaemia in a patient with polycythaemia vera. Scand J Haematol 29:65–69

Radley JM, Haller CJ (1983) Fate of senescent megakaryocytes in the bone marrow. Br J Haematol 53:277–287

Spiers ASD (1979) Metamorphosis of chronic granulocytic leukaemia, diagnosis, classification and management. Br J Haematol 41:1–7

Thiele J, Holgado S, Choritz H, Georgii A (1983) Density distribution and size of megakaryocytes in inflammatory reactions of the bone marrow (myelitis) and chronic myeloproliferative dieseases. Scand J Haematol 31:329–341

Tura S, Baccarini M (1981) The Italian cooperative study group on chronic myeloid leukaemia. Staging of chronic myeloid leukaemia. Br J Haematol 47:105–119

Varki A, Lottenberg R, Griffith R, Reinhard E (1983) The syndrome od idiopathic myelofibrosis. A clinicopathologic review with emphasis on the prognostic variables predicting survival. Medicine 62:353–371

Verhest A, Monsieur R (1983) Philadelphia chromosome-positive thrombocythemia with leukemic transformation. New Engl J Med 308:1603

Vykoupil KF, Thiele J, Stangel W, Krmpotic E, Georgii A (1980) Polycythaemia vera. I. Histopathology, ultrastructure and cytogenesis of the bone marrow in comparison with secondary polycythaemia. Virchows Arch Pathol Anat 389:307–324

Williams WC, Weiss GB (1982) Megakaryoblastic transformation of chronic myelogenous leukaemia. Cancer 49:921–926

9 Akute Leukämien und Myelodysplasien

In der Frühphase der akuten Leukämie sind die Blasten diffus im Interstitium verteilt (ohne breite paratrabekuläre Säume), während die Markarchitektur und das Fettgewebe noch weitgehend erhalten sind. Die interstitielle blastäre Infiltration kann auch mit einer exsudativen oder serösen Markatropie, teilweise mit einem Schwund von Mark und Fett, verbunden sein. In diesen Fällen kommen differentialdiagnostisch die Haarzell-Leukämie, die frühe Form einer Myelofibrose und die aplastische Anämie in Frage.

Es gibt zwei große Gruppen histologischer Knochenmarkveränderungen bei akuter Leukämie: die hyperzelluläre und die hypozelluläre Form (Abb. 9.1 und 9.2, Farbtafel VIIc und d), wobei erstere überwiegt.

9.1 Hyperplastische Form

Bei dieser Form ist die Markarchitektur aufgehoben, nur noch Reste normaler Hämatopoese sind zu erkennen, Fettzellen sind vollständig verschwunden, Sinus-

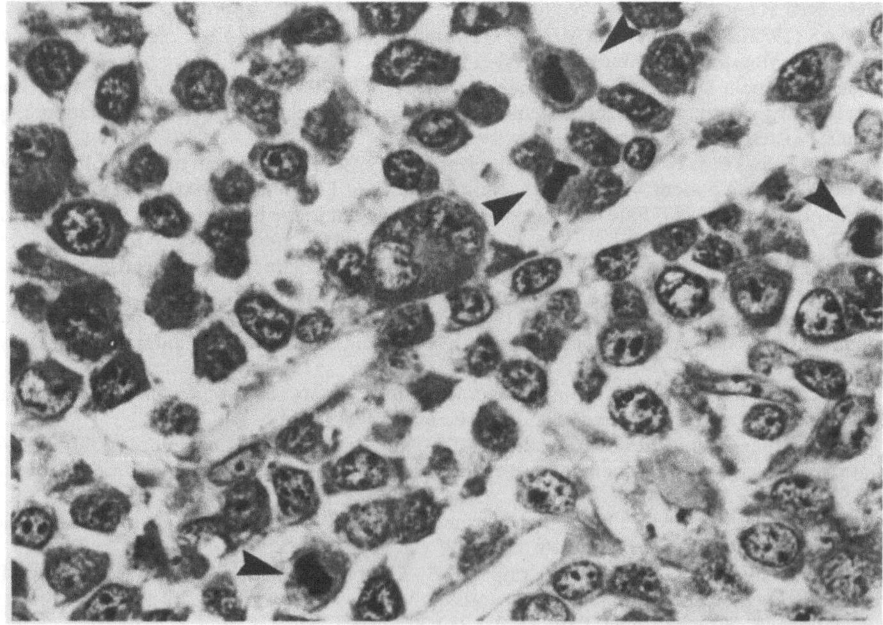

Abb. 9.1. Akute myeloische Leukämie. Zur genauen phänotypischen Charakterisierung sind Marker- und Enzymstudien nötig; beachte Mitosefiguren *(Pfeile)* (Vergr. 1000:1, Giemsa)

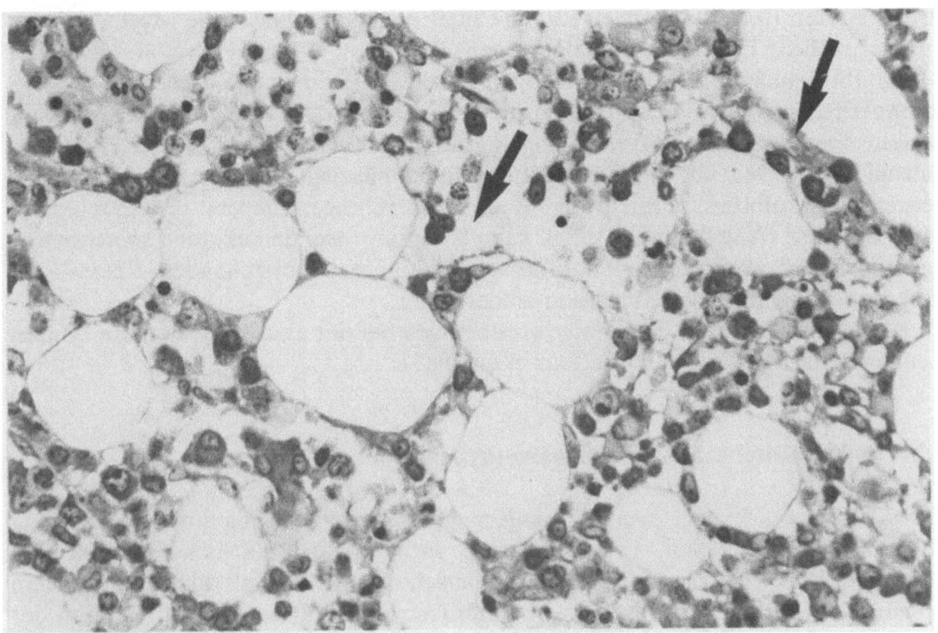

Abb. 9.2. KMB bei hypoplastischer akuter Leukämie; beachte normale Fettzellverteilung und Myeloblasten, locker im Interstitium verteilt *(Pfeile)* (Vergr. 250:1, Giemsa)

gefäße geschädigt, und die Markräume sind flächenhaft von monomorphen leukämischen Zellen ausgefüllt. In einigen Fällen sind die Zellen dicht gepackt, so daß beim Aspirationsversuch eine Punctio sicca vorkommen kann. Dies ist besonders bei der akuten myeloischen Leukämie (AML) der Fall. Bei den anderen Leukämien sind die Blasten etwas lockerer angeordnet; vor allem bei der akuten lymphatischen Leukämie (ALL), bei der Erythrozytenextravasate und einige Bindegewebselemente wie Retikulinfasern, Makrophagen und andere Zellen zwischen den Lymphoblasten verteilt sind. In anderen Fällen werden Bereiche mit nekrotischen Zellen gefunden, möglicherweise durch das rasche Wachstum und die gestörte Blutversorgung verursacht. Obwohl Reste hämatopoetischer Vorläufer sowohl bei der myeloischen als auch bei der lymphatischen akuten Leukämie vorhanden sind, kann es doch Unterschiede bezüglich ihrer Abstammung geben. Bei der AML handelt es sich möglicherweise um eine Panmyelose, wobei Granulozyten, Erythrozyten und Megakaryozyten vom gleichen Zellklon abstammen. Bei der ALL handelt es sich um eine Verdrängung der normalen Zellelemente, und die morphologischen Anomalien der Resthämatopoese können durch andere Ursachen, z.B. durch einen relativen Folsäuremangel, bedingt sein. Die Zytologie der Zellen läßt in der Mehrheit der Fälle die betroffene Zellinie erkennen, auch wenn es histologisch nicht möglich ist, Lymphoblasten von Myeloblasten zu unterscheiden. Die phänotypische Klassifikation der Untergruppen muß ergänzt werden durch die Anwendung von Enzym- und anderen Markern an Ausstrichen des peripheren Blutbildes, des Knochenmarkaspirats oder an Gefrierschnitten der Knochenmarkbiopsien. Die Leukämie der Plättchenvorstufen (unreife megakaryozytäre oder megakaryoblastische Myelose) kann unterschiedliche Erscheinungsbilder zeigen (Bain et al. 1983; Bevan et al. 1982). Bei der Erythroleukämie sind die erythropoetischen Zellen megaloblastisch mit dyserythropoetischen Zügen und PAS-positiven Granula im Zytoplasma. Gleichzeitig besteht eine Zunahme an Myeloblasten und an Megakaryozytenanomalien (Roggli u. Saleem, 1982). Der Fibrosegrad bei akuter Leukämie zeigt ein breites Spektrum, von geringer Retikulinfaservermehrung bis zur grobsträhnigen Fibrose, die einer akuten Myelosklerose (AMS) ähnlich sehen kann (s. unten). Bei den akuten Erwachsenenleukämien soll die progressive Fibrose mit einem bevorstehenden Relaps, die Faserauflösung mit einer Remission einhergehen.

Kollagenfibrose mit Osteolysen wurden auch bei der akuten myelomonozytären Leukämie nachgewiesen (Delacrétaz et al. 1983).

9.2 Hypoplastische akute Leukämien (hypozelluläre Form)

Das Knochenmark zeigt eine Verminderung der normalen Hämatopoese und eine Zunahme der Fettzellen, zwischen denen unreife Vorstufen locker verteilt sind (Farbtafel VIIc). Stärker vergrößert lassen sich diese Zellen als Blasten mit einem hohen Kern-Zytoplasma-Verhältnis identifizieren. Bei indolentem Verlauf der Erkrankung entspricht dieses histologische Bild einer „smouldering" Leukämie, wobei über einen langen Zeitraum Blastenherde über das Mark verteilt sind, ohne Nachweis einer raschen Wachstumstendenz. Dieses Wachstumsverhalten ist in der KMB eindrucksvoller als in Ausstrichpräparaten zu beobachten. Ferner ist die Biopsie zur Entdeckung eines frühen Relapses und daher für die Therapieplanung besser geeignet. Hypoplastische akute Leukämien sind bei Kindern seltener, wenn auch eine hypoplastische Phase einer typischen akuten Leukämie vorausgehen kann (Sills u. Stockman 1981). Die „smouldering" Leukämien sind im wesentlichen Erkrankungen älterer Patienten und werden bei den myelodysplastischen Syndromen mit eingeschlossen (s. unten). Hyperkalzämie kommt als Komplikation bei akuter Leukämie vor, teilweise bedingt durch die Produktion eines Osteoklasten stimulierenden Faktors, ähnlich dem von Myelomzellen produzierten Faktor (Gewirtz et al. 1983). Bei diesen Fällen in der KMB kann eine osteoklastische Resorption beobachtet werden.

Osteoporose bedingt durch Verschmälerung der Knochenbälkchen wird häufig beobachtet, während Osteomalazie sich vor allem unter Therapie entwickeln kann.

Die präleukämischen Erkrankungen der Erythropoese (auch DiGuglielmo-Syndrom genannt) umfassen die akute und chronische erythrämische Myelose und die Erythroleukämie (in ihren frühen Stadien). Das Knochenmark ist hyperzellulär mit Vermehrung von erythropoetischen Vorstufen, Megakaryoblasten, Megakaryozyten, und einer Verminderung granulopoetischer Elemente (Abb. 9.3). Die Erythroblasten sind unterschiedlich groß, von klein bis gigantisch, und vielkernig. Sie können auch zahlreiche Mitosefiguren zeigen, viele Zellen sind abnorm und haben PAS-positive zytoplasmatische Einschlüsse (Abb. 9.4, Farbtafel VIIa).

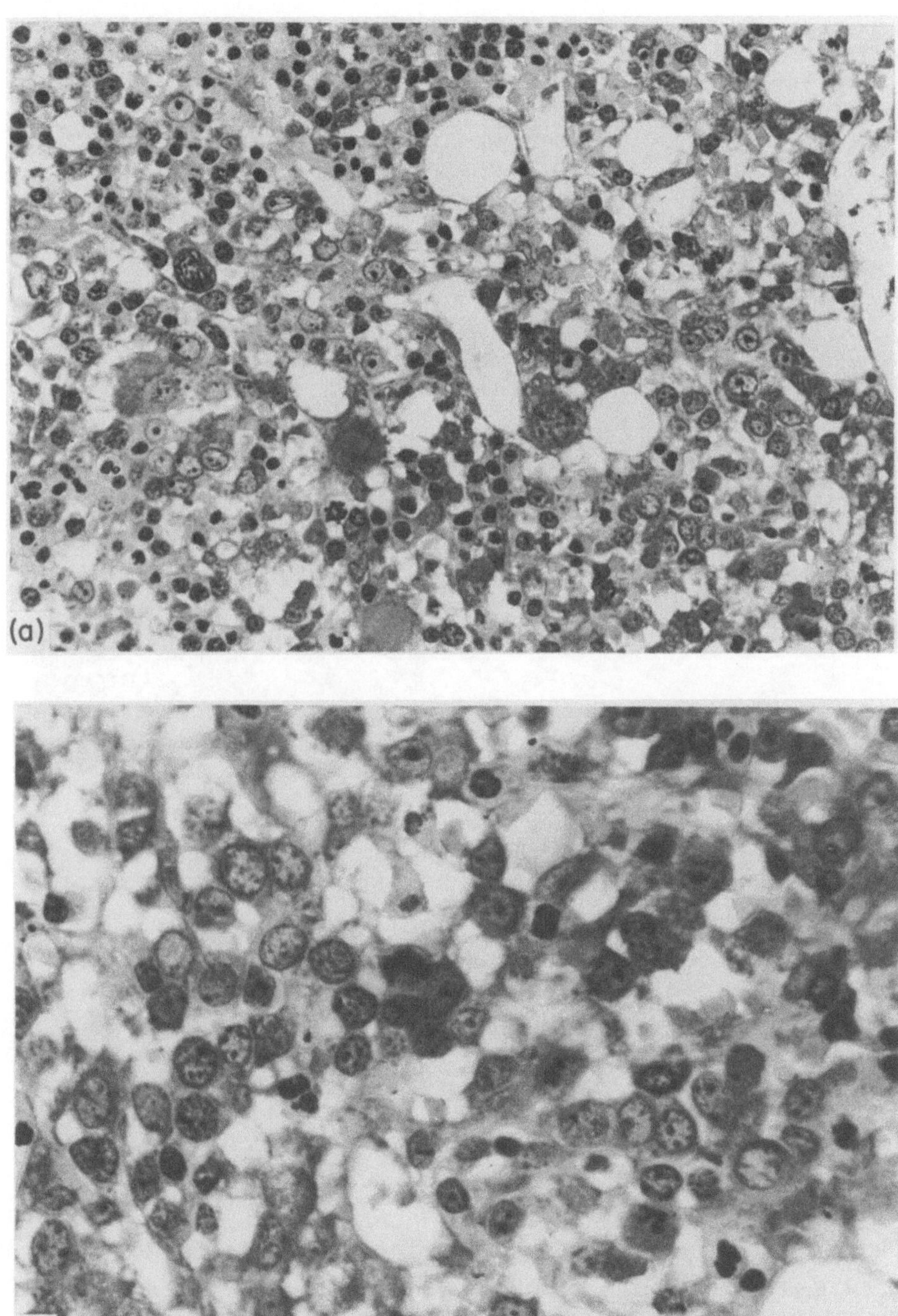

Abb. 9.3. a Chronische erythrämische Myelose; beachte Erythropoeseinseln mit Reifungstendenz und wenige restliche Fettzellen (Vergr. 400:1, Giemsa); **b** chronische erythrämische Myelose; beachte das relativ monomorphe Bild der unreifen Zellen (Vergr. 1000:1, Giemsa)

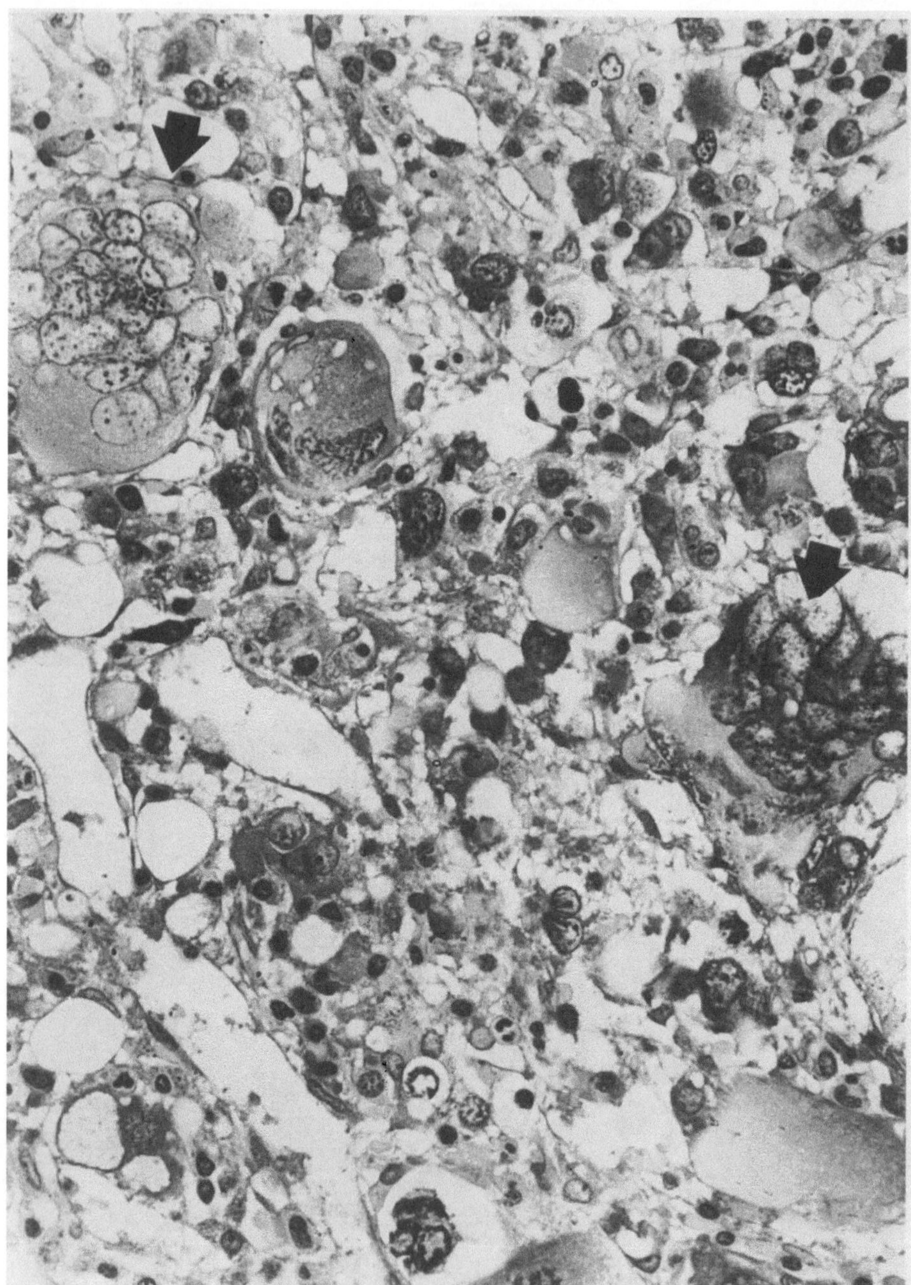

Abb. 9.4. Erythroblastisch/megakaryoblastische Myelose mit vollständiger Auslösung der Markarchitektur; beachte riesige synzytiale Massen *(Pfeile)* mit hämoglobinisiertem Zytoplasma (Vergr. 600:1, Giemsa)

9.3 Akute Promyelozytenleukämie

Es handelt sich dabei um eine Variante der akuten myeloblastischen Leukämie; das Mark ist hyperzellulär mit breiten paratrabekulären Säumen von Promyelozyten und Myelozyten (Farbtafel VIIf). Diese zeigen eine unterschiedlich ausgeprägte Granulierung. Nur wenige reife Granulozyten sind nachweisbar. Auch erythropoetische Vorstufen und Megakaryozyten sind vermindert.

Eine weitere Variation ist die mikrogranulierte Form, bei der die Promyelozyten eine monozytoide Kernfiguration aufweisen können.

9.4 Myelodysplastische Syndrome (MDS)

Es handelt sich um eine Gruppe von Erkrankungen, die sich mit „spontan" auftretender Anämie, Leukopenie und Thrombozytopenie unterschiedlichen Ausmaßes manifestiert. In der Regel sind Patienten über 50 Jahre betroffen. Sie zeigen vereinzelt die Entwicklung zu akuten Leukämien (Block et al. 1953; Shively 1980). Im Knochenmark findet sich eine erhöhte Zellularität, ineffektive Erythropoese (oder Hämatopoese) und vermehrt Eisenspeicherung. Zwei Typen von chronischen refraktären Anämien wurden bereits früh beschrieben (s. Lewis u. Gordon-Smith 1982): die refraktäre Anämie mit Blastenvermehrung und die refraktäre Anämie mit proliferativer Dysplasie. Eine Myelodysplasie kann sich gelegentlich auch bei jüngeren Patienten nach Zytostatikatherapie entwickeln (Hoover u. Traumeni 1981; Anderson et al. 1981). Myelodysplastische Syndrome wurden auch als Erkrankungen der „Grauzone" (Van Slyck et al. 1983) bezeichnet, da die entsprechende Literatur schwierig zu interpretieren ist und begrifflich keine klare Abgrenzung zu Patienten mit „smouldering" Leukämien, Präleukämien und anderen myelodysplastischen Zuständen, einschließlich chronischer myelomonozytärer Leukämie und älteren Patienten mit Leukämie besteht. Die erworbenen sideroblastischen Anämien wurden ebenfalls eingeschlossen (Bottomley 1982) und möglicherweise auch die subakute myeloische Leukämie (Cohen et al. 1979).

Vorschläge zur Klassifikation dieser Erkrankungen haben sich auf die Beurteilung von Ausstrichpräparaten beschränkt (Benett et al. 1982), wobei 5 Gruppen unterschieden wurden. Auf der anderen Seite unterschieden Joseph et al. (1982) nur drei große Untergruppen der „smouldering" Leukämien: die refraktäre Anämie mit Blastenvermehrung (RAEB), die chronische myelomonozytäre Leukämie (CMML) und die chronische erythrämische Myelose (CEM). Es gilt nochmals zu erinnern, daß die Zusammensetzung des bei der Aspiration gewonnenen Materials vom erzeugten Unterdruck und von der Aspirierbarkeit der verschiedenen Zellformen selbst abhängig ist. Letztere hängt wiederum von der Zelldichte sowie von der Fasermenge ab; eine Zunahme von Retikulinfasern wird bei vielen myelodysplastischen Zuständen beobachtet, und die akute Myelodysplasie kann auch als Myelofibrose in Erscheinung treten (Sultan et al. 1981). Daher würden spezifische Kriterien, die auf Biopsieschnitten und auf Ausstrichpräparaten beruhen, die diagnostische Unsicherheit vermindern und einen zuverlässigeren Vergleich der Resultate ermöglichen. Vorschläge für die Klassifikation der myelodysplastischen Zustände auf der Basis der Knochenmarkhistologie wurden bereits vorgestellt (Frisch et al. 1983).

In einer Vergleichsstudie von Ausstrichen und Biopsien von 40 Patienten mit Myelodysplasie haben Tricot et al. (1984) gezeigt, daß die Biopsien *nicht* nach den Kriterien der FAB-Gruppe, die auf Aspiratausstrichen beruhen (Bennett et al. 1982), klassifiziert werden können. Ferner konnten sie bei der zytologischen Klassifikation keine prognostische Signifikanz nachweisen, während bestimmte histologische Parameter prognostisch von Bedeutung waren. In einer neueren Studie über klinische prognostische Faktoren (Coiffier et al. 1983) wurden 193 Patienten untersucht. Die prognostisch signifikantesten Variablen waren, geordnet nach ihrer Bedeutung: Blastenvermehrung, Neutropenie, Thrombozytopenie, zirkulierende Blasten, Formen der erythropoetischen Insuffizienz und Abnahme des „In-vitro-Wachstums". Der signifikanteste Parameter (Blastenvermehrung) ist weitaus am genauesten in Biopsieschnitten zu bestimmen. Blasten können auch herdförmig in unzugänglichen Markarealen in paratrabekulären Regionen angeordnet sein, die von der Aspirationsnadel nicht erreicht werden können, aber im Biopsieschnitt zu erkennen sind. Die South Western Oncology Study Group (Van Slyck et al. 1983) hat die „smouldering" akute granulozytäre Leukämie so definiert: herdförmige Vermehrung von Blasten, Nachweis von Mikromyeloblasten und ein Blastenanteil von 20–40%. Thiele (1983) hat die Histopathologie der präleukämischen Syndrome beschrieben und konnte zeigen, daß sie Vorstufen der akuten wie der chronischen myeloischen Leukämien darstellen.

Bei der „smouldering" Variante der myeloblastischen Leukämie ist eine Zellinie ähnlich der einer akuten Leukämie über Monate oder Jahre im Knochenmark zu finden: dieser Klon hat einen gewissen proliferativen Vorsprung, wobei das normale hämatopoetische Gewebe bereits in den Frühstadien unterdrückt wird. Werden diese Zustände erkannt, kann man versuchen, den leukämischen Zellklon zur Differenzierung zu stimulieren, z. B. durch geringe Dosen von Cytosinarabinosid.

Unter diesen Gesichtspunkten könnte es ratsam erscheinen, die myelodysplastischen Syndrome auf der Basis der histologischen Befunde neu zu definieren. Dabei sollten folgende Patienten ausgeschlossen werden: alle Patienten, bei denen die Diagnose einer manifesten Leukämie aufgrund des peripheren Blutausstrichs oder des Aspirats gestellt wurde, bei denen Auer-Stäbchen nachweisbar waren, bei denen die Kriterien einer „smouldering" akuten granulozytären Leukämie gegeben sind oder bei denen die Diagnose einer myelomonozytären oder chronischen monozytären Leukämie (Bearman et al. 1981) gestellt wurde. Kürzlich wurden Auer-Stäbchen in myeloischen Knochenmarkzellen bei einer Untergruppe von Patienten mit RAEB gefunden, die sich in keiner Weise (einschließlich des Krankheitsverlaufs) von denen ohne Auer-Stäbchen unterschieden habe. Die Autoren folgern daraus, daß der Nachweis nicht die Diagnose einer manifesten Leukämie sichert (Seignurin u. Audhuy, 1983). Nach Vorschlag von Pierre et al. (1982) würden die myelodysplastischen Syndrome nur noch folgende Gruppen einschließen: 1) refraktäre Anämien mit oder ohne Sideroblasten (Abb. 9.5 und 9.6), 2) refraktäre Anämien mit Blastenvermehrung (Abb. 9.5), mit oder ohne Monozytose, die aber definitionsgemäß nicht als Leukämie klassifiziert werden können, und 3) eine Gruppe von Patienten mit refraktären Zytopenien, die weder 1) noch 2) zuzuordnen sind (Farbtafel VIII a–d). Zu dieser Gruppe könnten auch die Fälle mit unklaren refraktären Anämien gezählt werden, die sich später in eine der chronischen myeloproliferativen Erkrankungen umwandeln. Schwerer Eisenmangel kann das Fehlen von Sideroblasten verursachen,

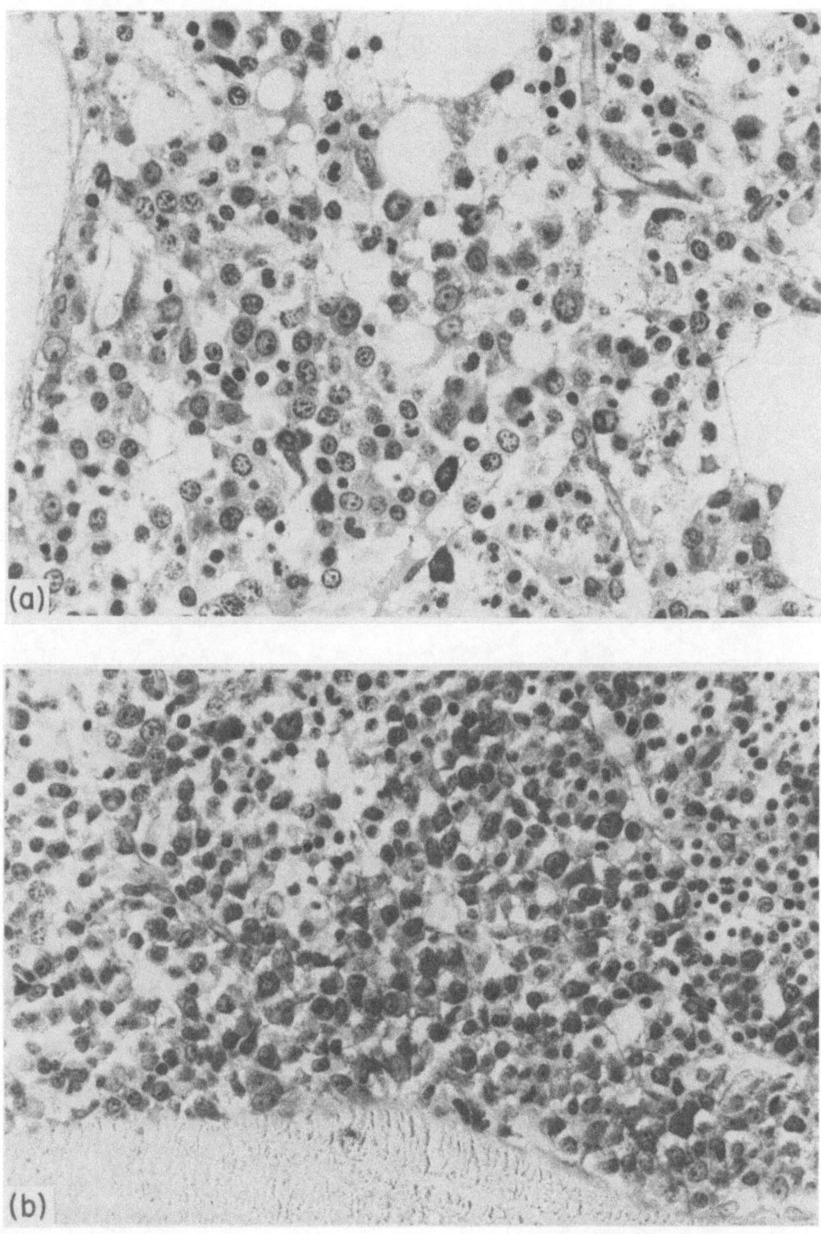

Abb. 9.5. a Zelluläres Knochenmark eines älteren Patienten mit sideroblastischer Anämie; beachte das Vorherrschen unreifer Zellen (Vergr. 400:1, Giemsa); **b** KMB eines 65 Jahre alten Patienten mit Blastenvermehrung (RAEB); beachte den paratrabekulären Saum myeloischer Vorstufen, der weit in den Markraum hineinreicht (Vergr. 400:1, Giemsa)

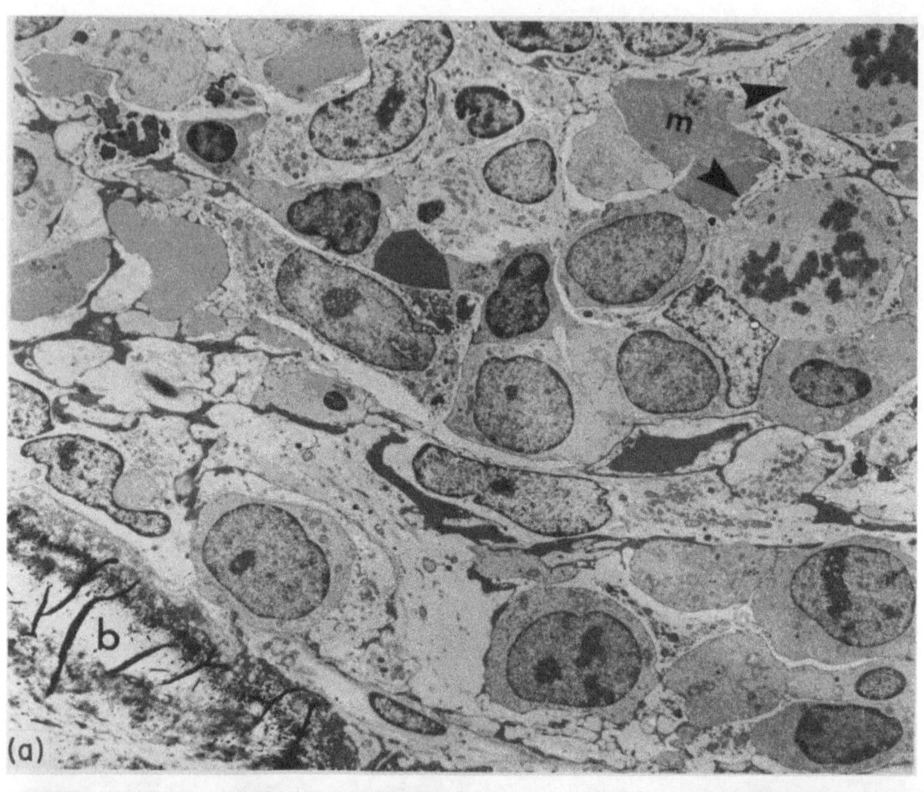

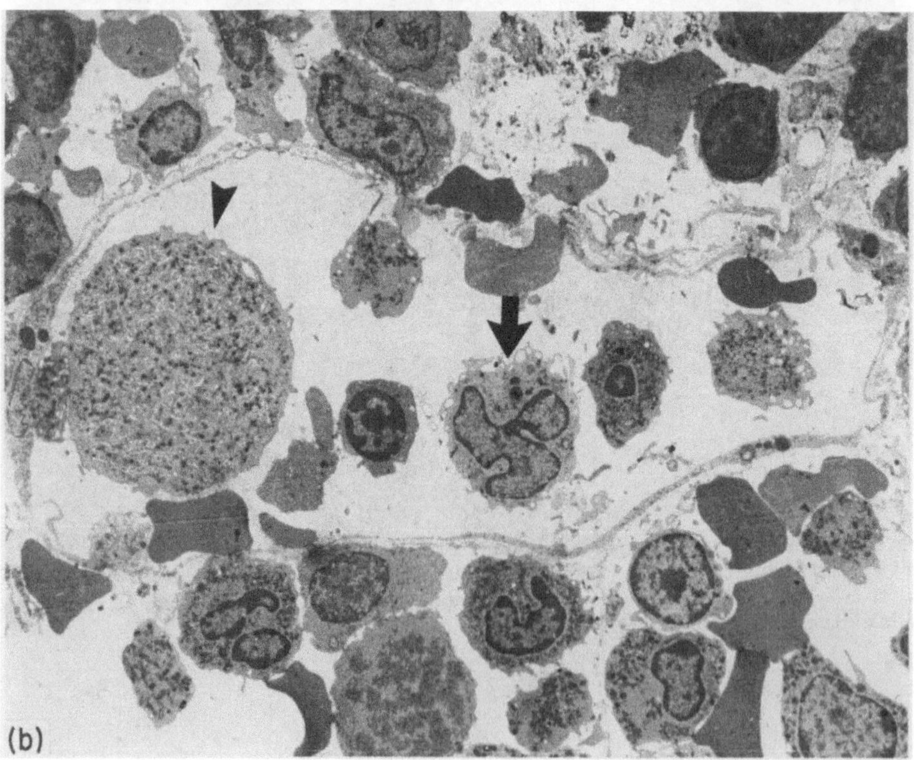

sogar bei der sideroblastischen Anämie. Ein zeitlich begrenztes Syndrom mit Zeichen der Myelodysplasie kann unter Hypothermie beobachtet werden (O'Brien et al. 1982).

Bei den myelodysplastischen Syndromen zeigen alle drei Zellinien morphologische Anomalien, die ihre gestörte Reifung widerspiegeln (Abb. 9.7 und 9.8). Sie stellen Stammzellerkrankungen dar, und chromosomale Aberrationen sind in mehr als der Hälfte der Fälle zu finden (Koeffler u. Golde 1980; Second International Workshop on Chromosomes 1980; Nowell 1982). Bei den meisten Fällen ist das Knochenmark hyperzellulär mit vermehrt Vorstufen aller drei Zellinien, nur wenige Fettzellen und einer unterschiedlich ausgeprägten Störung der normalen Markarchitektur. Das Knochenmark kann in der Übersicht auch fleckförmig erscheinen mit teilweiser Erhaltung der normalen Architektur. Die Infiltration kann diffus und/oder paratrabekulär auftreten, wobei häufig mehr Retikulinfasern als in akuten Leukämien zu beobachten sind. Monozyten, Mastzellen (Prokocimer u. Polliack 1981; Yoo u. Lessin 1982), Plasmazellen und eosinophile Granulozyten sind ebenfalls häufig vermehrt anzutreffen. In der ersten Gruppe finden sich eine ausgeprägte Eisenspeicherung (Farbtafel VIII c–d) und zahlreiche Ringsideroblasten (die allerdings besser in der Eisenfärbung von Ausstrichpräparaten zu erkennen sind), eine Reduktion der Granulopoese, eine mäßig ausgeprägte Retikulinfibrose, interstitielles Ödem und Lymphzellinfiltrate (in 7% der Fälle). In der zweiten Gruppe ist das Mark hyperzellulär mit ausgeprägter dysplastischer Reifung und Reifungsstörung, Nachweis von Lymphzellinfiltraten (in 40%) und mit vermehrt Megakaryozyten einschließlich vieler Mikroformen (Abb. 9.7, Farbtafel VIII e–f). Bei diesen Patienten finden sich auch unterschiedlich stark ausgeprägte Eisenniederschläge in den Stromazellen sowie Sideroblasten, die nicht unbedingt eine ringförmige Eisenspeicherung zeigen müssen. In beiden Gruppen sind herdförmige Aggregate von unreifen Vorstufen über das gesamte Mark verteilt. Die typischen Zeichen der Dyserythropoese sind unterschiedlich stark ausgeprägt. Die granulopoetische Reihe (insbesondere die neutrophile) zeigt eine Hypogranulierung mit groben Granula sowie Pelger-Huet-ähnliche Kernanomalien. Die Megakaryozyten sind vermehrt, von unterschiedlicher Größe und Kernfiguration: charakteristisch für die MDS sind der Nachweis von Mikromegakaryozyten (Wiesneth et al. 1980) sowie ein- und vielkernige Formen (2–5 kleine, runde Kerne) (Wheeler et al. 1982). Die Unterscheidung zwischen kleinen Megakaryozyten und Proerythroblasten ist morphologisch nicht immer möglich. In diesem Falle sind Enzym- und Markerstudien nötig, um die Megakaryopoese im Knochenmark zuverlässig zu erkennen. Definitionsgemäß hat die erste Gruppe mehr Sideroblasten, die zweite vermehrt unreife Zellen, wenn auch die Grenzen zwischen beiden Gruppen nicht scharf gezogen werden können (Juneja et al. 1983). Wie kürzlich von Peto et al. (1983) gezeigt, kann bei den sideroblastischen Anämien die Beurteilung der Erythropoese ebenso nützlich sein wie ferrokinetische Studien, um das Risiko der Eisenüberladung und die Notwendigkeit einer prophylaktischen Therapie vorherzusagen.

◄ **Abb. 9.6. a** Sideroblastische Anämie; zahlreiche unreife Vorstufen, paratrabekulär gelegen; Knochen *(b)*, Mitosefiguren *(m)* (Vergr. 2000:1, EM); **b** Myelodysplasie; beachte Sinusgefäß mit Plättchen und Megakaryozytenbruchstücke *(Pfeil)*, Monozyt *(breiter Pfeil)*, umgeben von überwiegend unreifen hämatopoetischen Vorstufen (Vergr. 1800:1, EM)

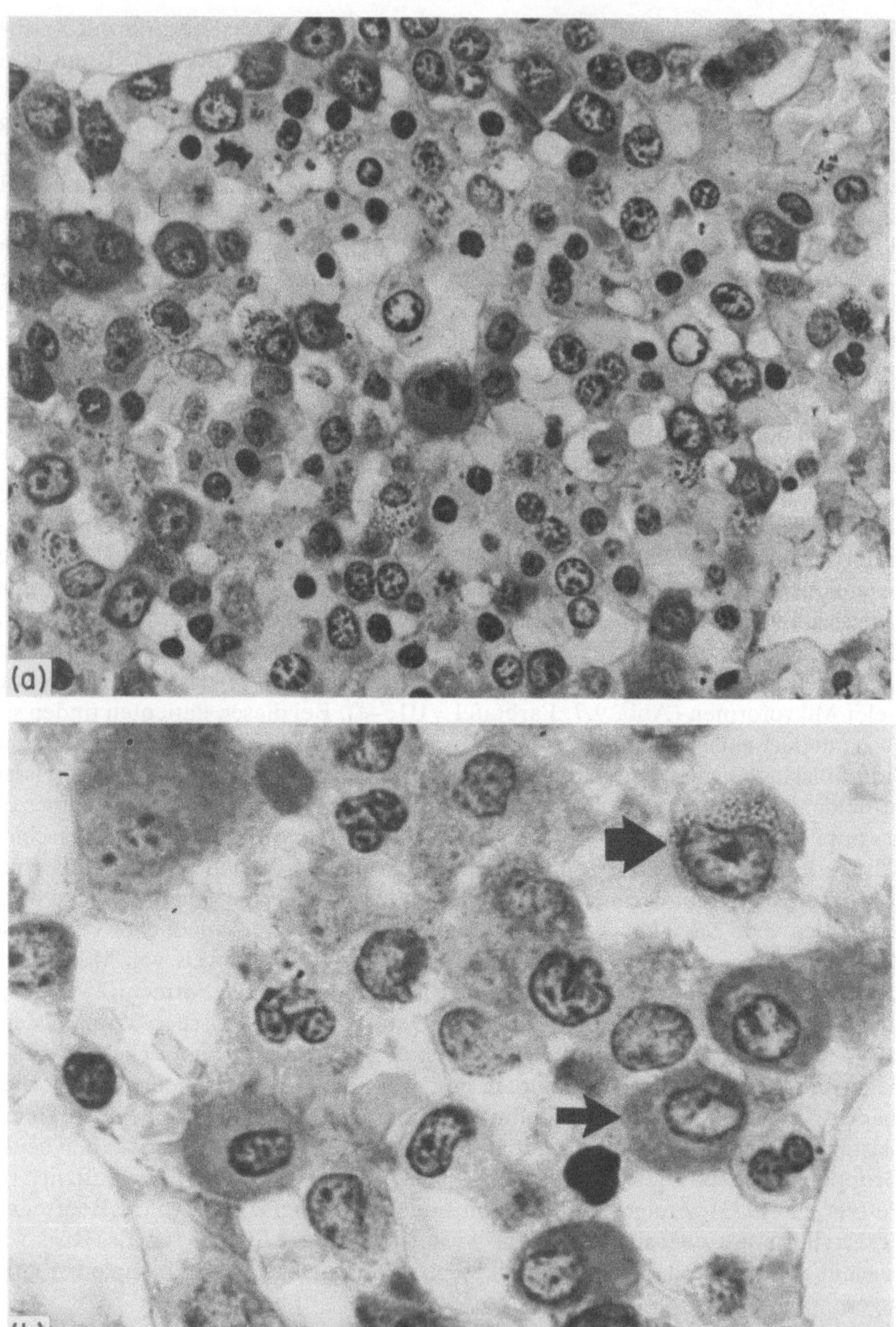

Abb. 9.7. a Myelodysplasie, mit Dyserythropoese, unreifen und hypogranulierten myeloischen Vorstufen und Mikromegakaryozyten (Vergr. 600:1, Giemsa); **b** Myelodysplasie; starke Vergrößerung zum Vergleich von Mikromegakaryozyten *(schmaler Pfeil)* und Promyelozyt *(breiter Pfeil;* Vergr. 1000:1, Giemsa)

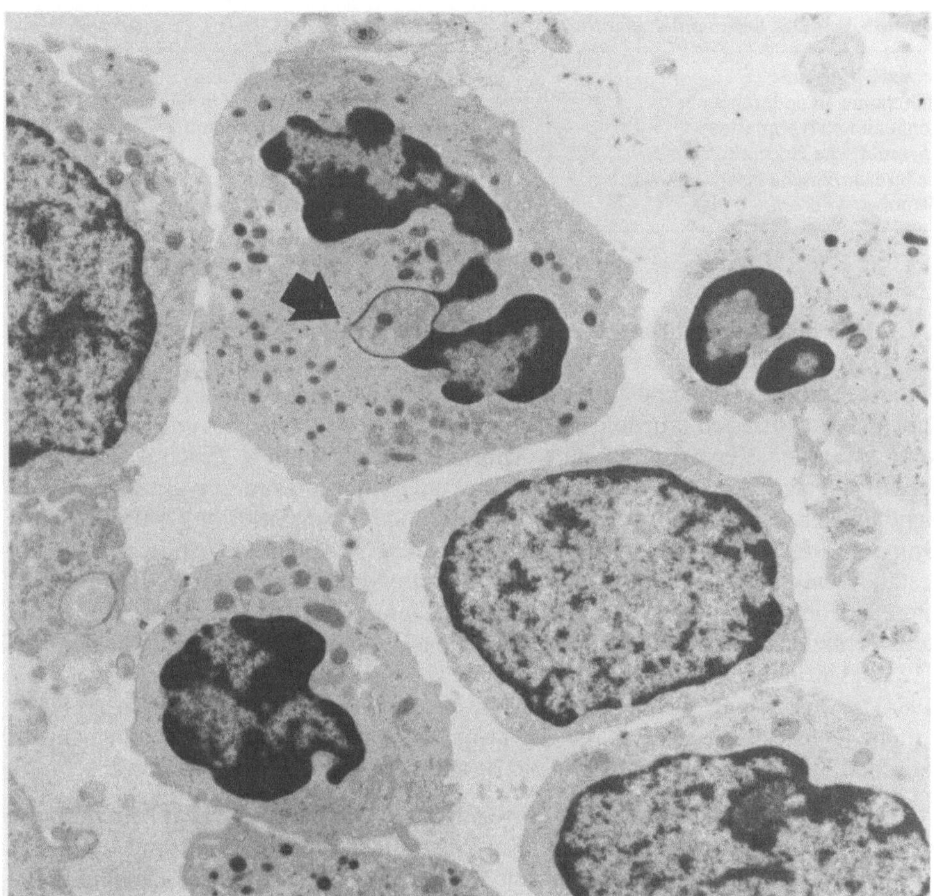

Abb. 9.8. KMB eines Patienten mit myelodysplastischem Syndrom; beachte Granulierung der myeloischen Zellen und Kernschlinge *(Pfeil;* Vergr. 6400:1, EM)

Das 5q-Syndrom kann sich ebenfalls als refraktäre oder makrozytäre Anämie manifestieren (Tinegate et al. 1983). Wie von Mahmood et al. (1979) beschrieben schließt dieses Syndrom makrozytäre Anämie, Thrombozytose und Megakaryozyten mit runden Zellkernen ein.

In einigen neueren Studien wurde versucht, prognostische Faktoren bei myelodysplastischen Syndromen zu erkennen (Thiele et al. 1980; Economopoulos et al. 1981; Kanatakis et al. 1983; Tricot et al. 1984), die Ergebnisse sind jedoch widersprüchlich.

Murray et al. (1983) haben sich kürzlich mit der Frage beschäftigt, ob normale pluripotente Stammzellen im Knochenmark von Patienten mit Dysmyelopoese vorhanden sind, die nach Therapie-induzierter Aplasie das Mark mit normalen Zellen bevölkern könnten. Sie erreichten nach intensiver Chemotherapie eine Remission, wenn auch nicht von langer Dauer.

Tabelle 9.1. MDS: Differentialdiagnose der Knochenmarkhistologie

Perniziöse Anämie	Zytotoxische Dysplasien
Malignome an anderer Stelle	Andere erworbene Hypoplasien
Kongenitale Hypoplasien	Leukämoide Reaktionen
Rheumatische Erkrankungen	Maligne Lymphome
Andere chronische Krankheiten	Morbus Hodgkin
Hämolysesyndrom	Myeloproliferative Erankungen

Unsere eigene Erfahrung mit der Knochenmarkhistologie bei myelodysplastischen Syndromen (Frisch et al. 1983, 1986a) soll im folgenden kurz dargestellt werden. Differentialdiagnostische Überlegungen bei MDS sind in Tabelle 9.1 zu finden. Alle Biopsien wurden initial durchgeführt wegen unklarer Zytopenie(n), wenn zwar der Verdacht auf eine Knochenmarkerkrankung bestand, aber eine definitive Diagnose aus dem peripheren Blut oder aufgrund anderer Untersuchungen nicht möglich war. Alle Biopsien wurden aufgrund ihrer Zellularität (Abb. 9.9a) in 3 Gruppen aufgeteilt: hypo-, normo- und hyperzellulär (Abb. 9.9b–d). In allen Fällen bestand eine unterschiedlich ausgeprägte histotopographische Störung (Abb. 9.10) und ein Überwiegen von Vorstufen der 3 Zellinien (Abb. 9.11). Zusätzlich waren stets Veränderungen des Knochenmarkstromas zu finden, wie schematisch in Abb. 9.12a beschrieben und in Abb. 9.12b–d nachgewiesen. Wie bereits von Tricot et al. (1984) gezeigt, konnte die Knochenmarkhistologie nicht nach den Kriterien der FAB-Gruppe (Benett et al. 1982) klassifiziert werden. Daher wurden die folgenden histologischen Kriterien angewandt und die Biopsien in 4 Kategorien aufgeteilt:

1. Verdacht auf akute Leukose (hypozellulär): Verminderung aller hämatopoetischen Zellelemente, wobei die restlichen Zellen überwiegend unreif sind.
2. Verdacht auf Myeloproliferation: Vermehrung von Megakaryozyten mit einigen atypischen Formen.
3. Verdacht auf Sideroblastose: Eisenvermehrung in den Stromazellen und Nachweis von zahlreichen Sideroblasten und Ringsideroblasten.
4. Ausgeprägte Dysplasie und Reifungsstörung: Dysplasie mit deutlicher Linksverschiebung.

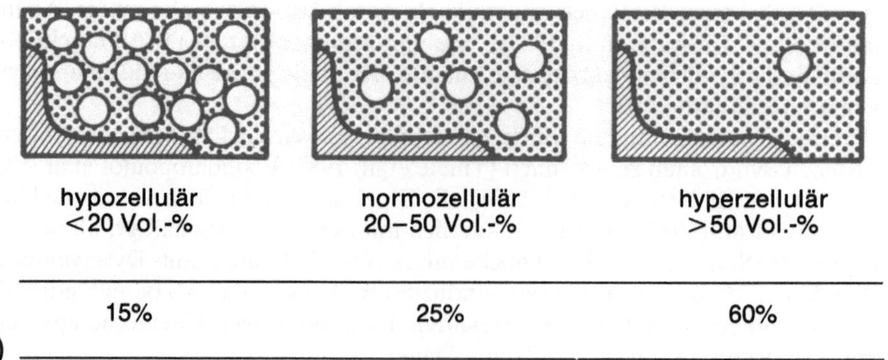

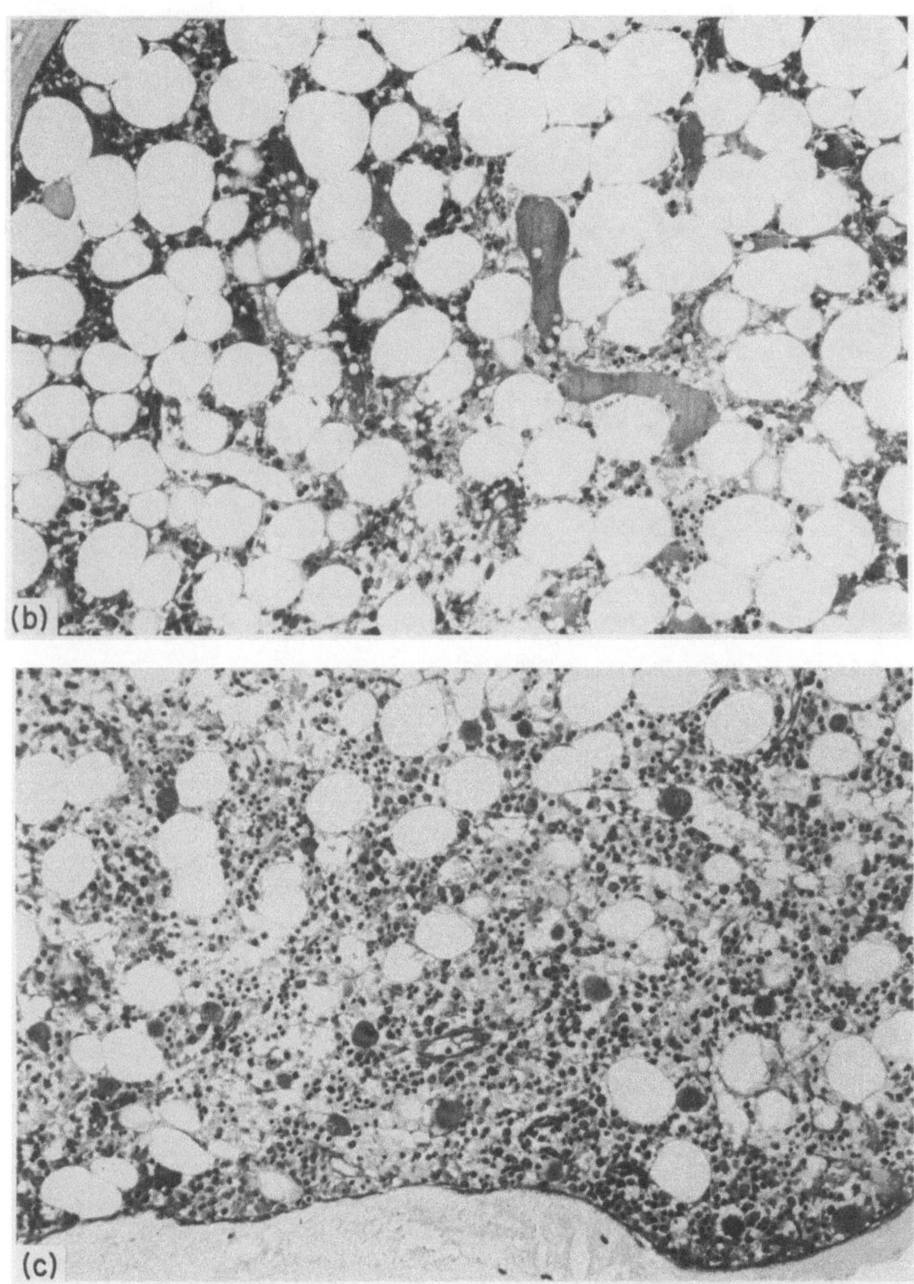

◄ **Abb. 9.9. a** Schema der Knochenmarkzellularität bei MDS; **b** hypozellulärer Typ (Vergr. 100:1, Giemsa); **c** normozellulärer Typ (Vergr. 100:1, Giemsa)

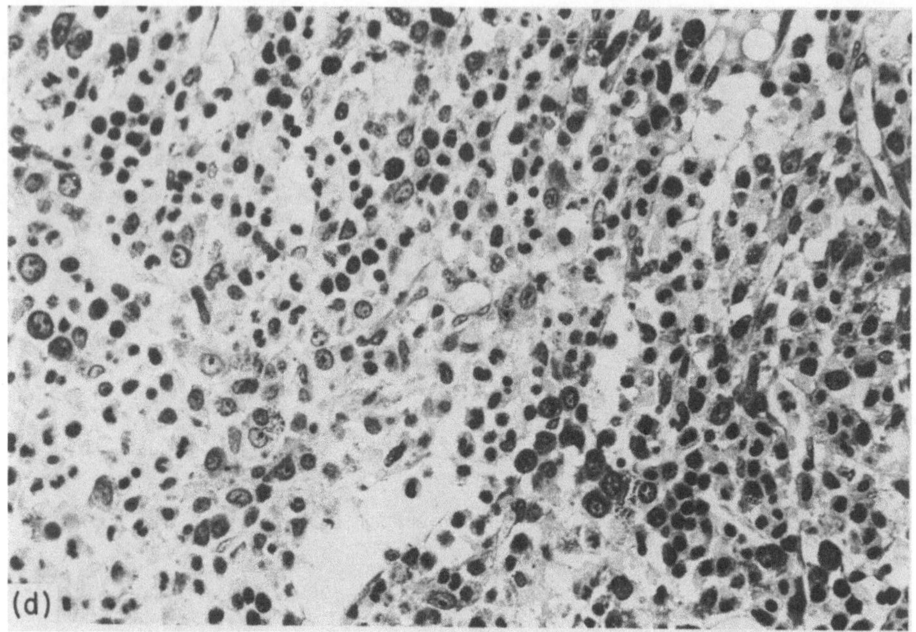

Abb. 9.9d. Hyperzellulärer Typ (Vergr. 250:1, Giemsa)

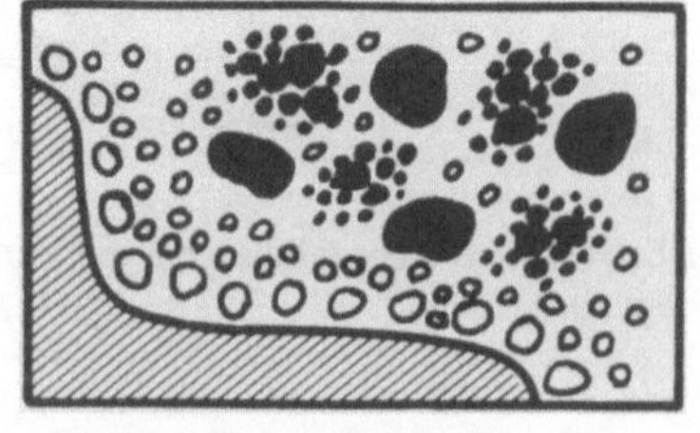

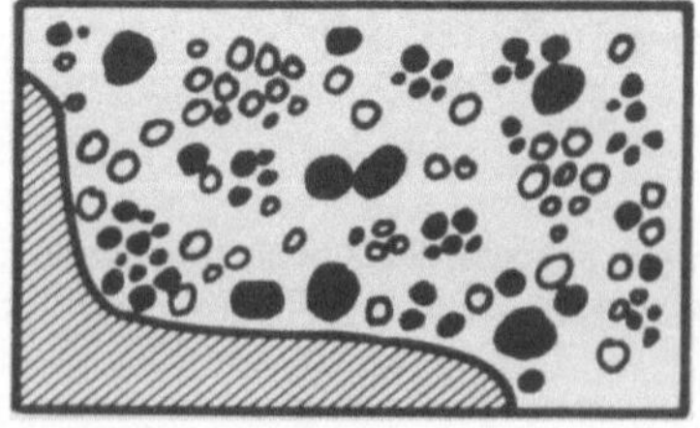

(a)

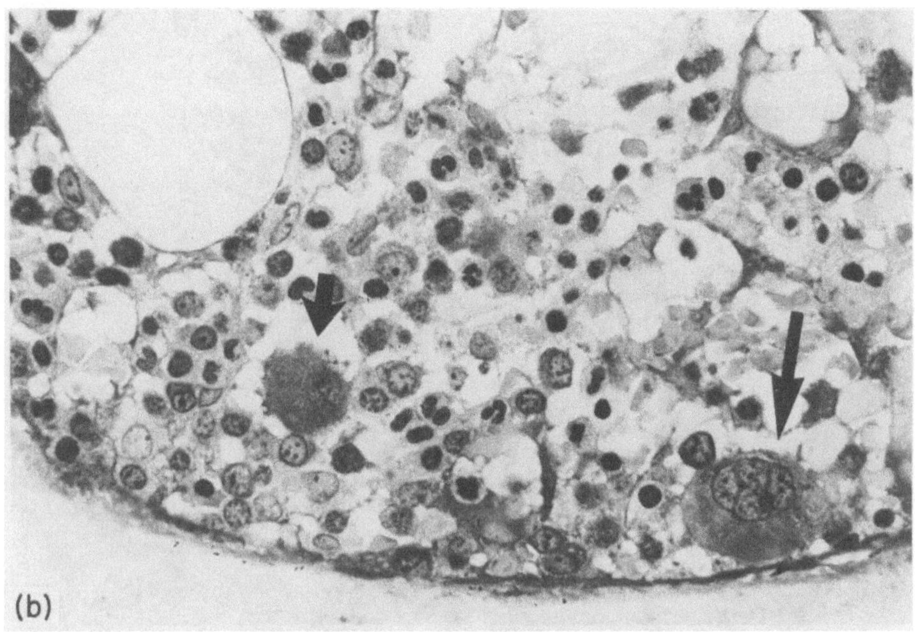

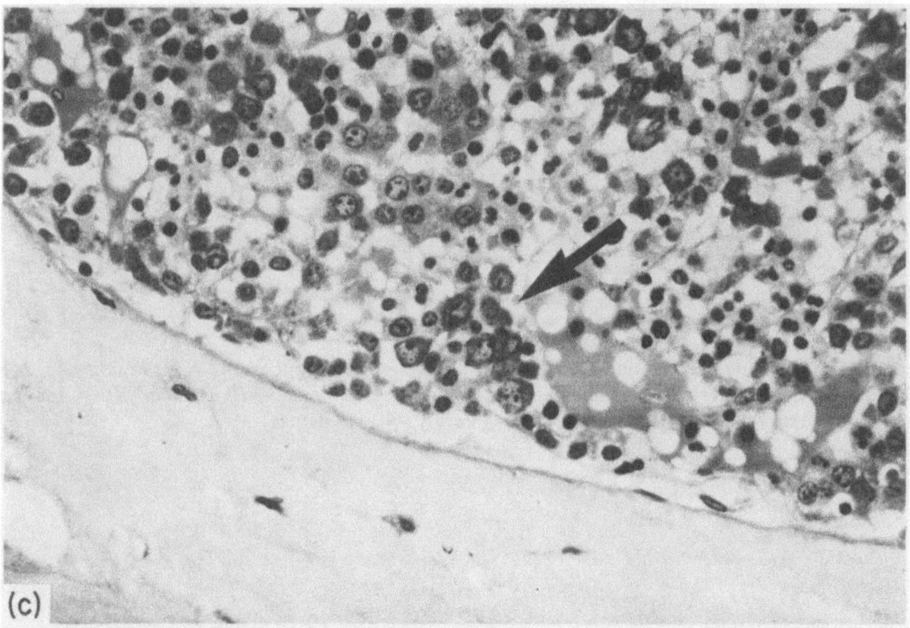

◀ **Abb. 9.10. a** Störung der Topographie bei MDS. Das normale Mark *(links)* zeigt paratrabekulär die Granulopoese; intertrabekulär die Erythrone und parasinusoidal die Megakaryozyten. Das Mark bei MDS zeigt Vorstufen aller drei Zellinien ungeordnet über den gesamten Raum verteilt; **b** KMB mit paratrabekulär gelegenen Megakaryozyten bei MDS (Vergr. 400:1, Giemsa); **c** KMB mit paratrabekulär gelegenen Erythropoeseinseln *(Pfeil)* bei MDS (Vergr. 400:1, Giemsa)

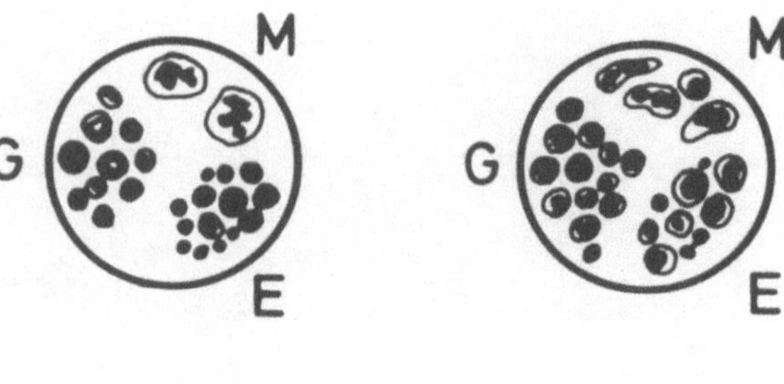

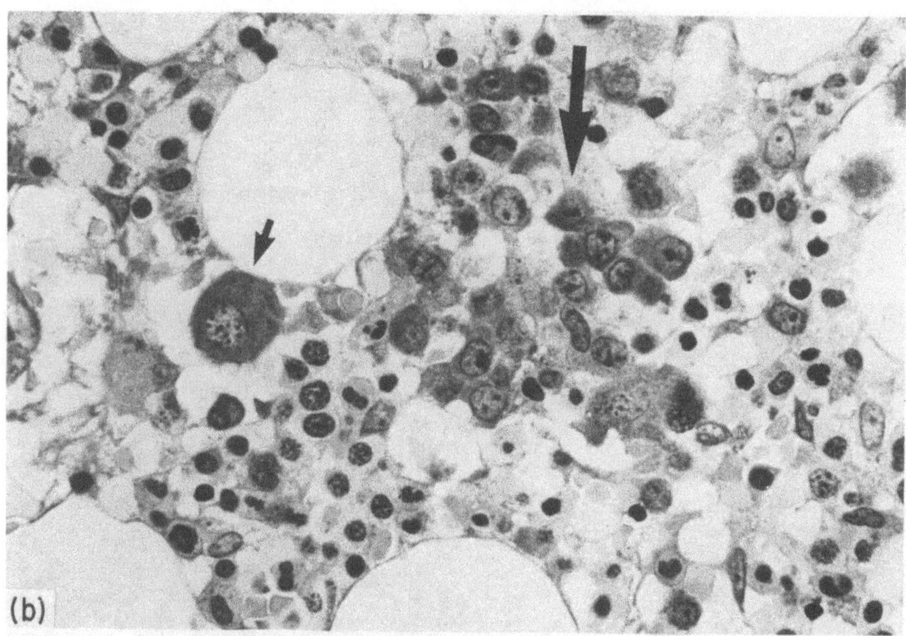

Abb. 9.11. a Schema der Reifungsstörung bei MDS (E = Erythropoese, G = Granulopoese, M = Megakaryopoese); **b** Myelodysplasie: intertrabekuläre Gruppen *(Pfeil)* unreifer Vorstufen und mononukleärer Megakaryozyt *(kleiner Pfeil);* (Vergr. 400:1, Giemsa)

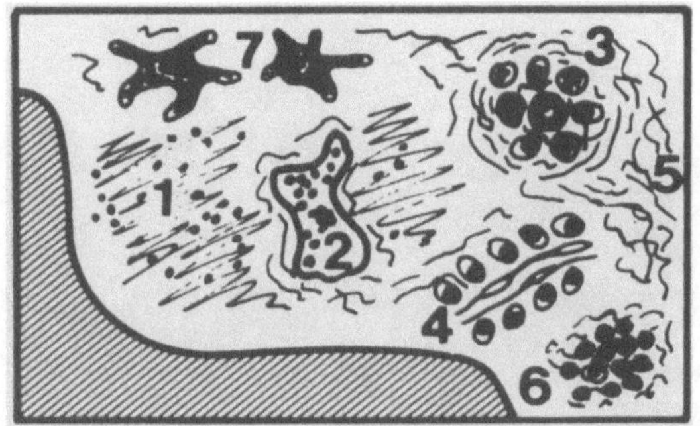

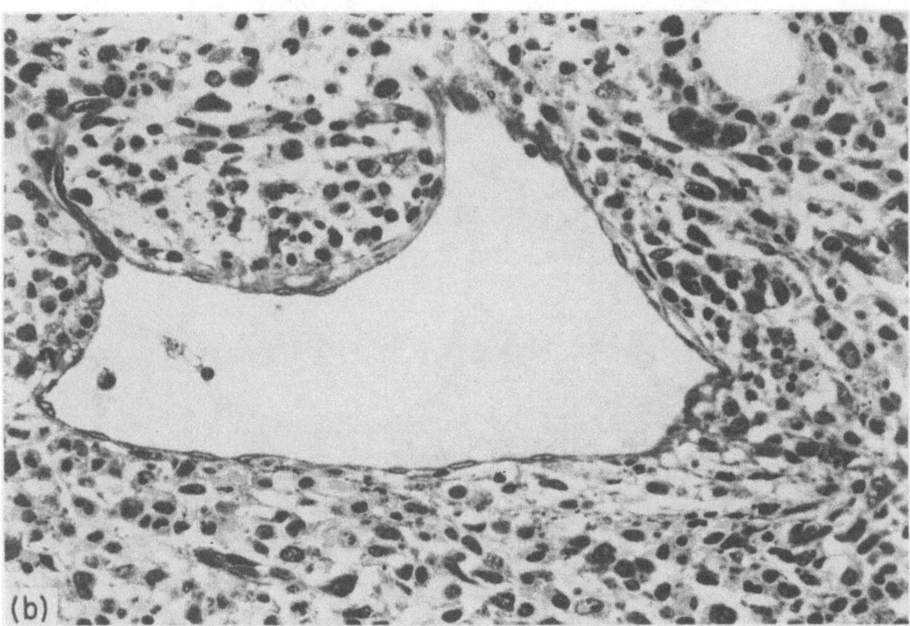

Abb. 9.12. a Stromreaktionen bei MDS: *1* Ödem und Erythrozytenextravasate; *2* ektatischer Sinus mit Wandverdickung; *3* perivaskuläre Infiltration, bestehend aus eosinophilen Granulozyten, Plasmazellen und Mastzellen; *4* perikapilläre Plasmazellvermehrung; *5* vermehrt Retikulinfasern; *6* Lymphzellinfiltrat; *7* eisenbeladene Makrophagen; **b** Ektatische Sinus mit Wandsklerosierung bei MDS (Vergr. 250:1, Giemsa)

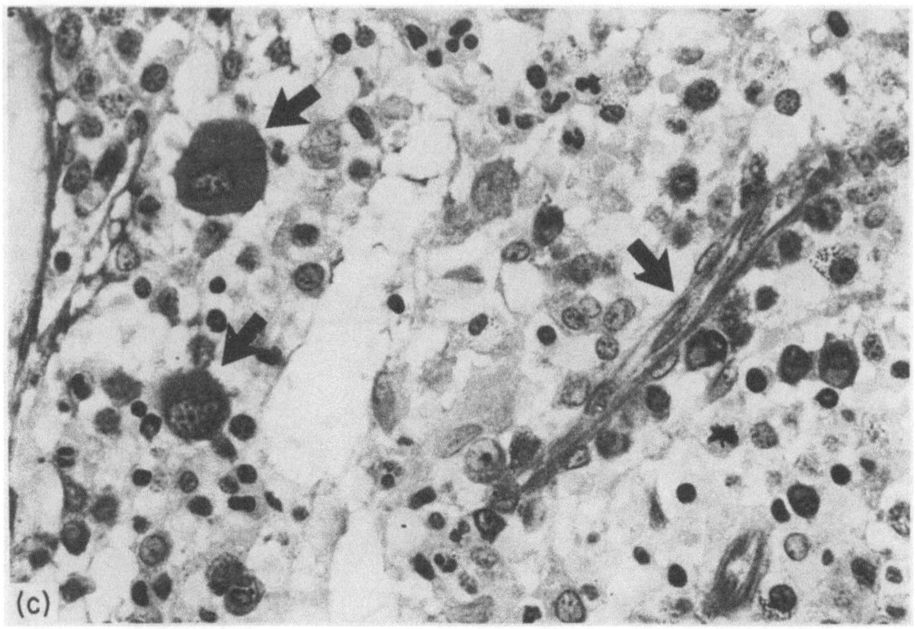

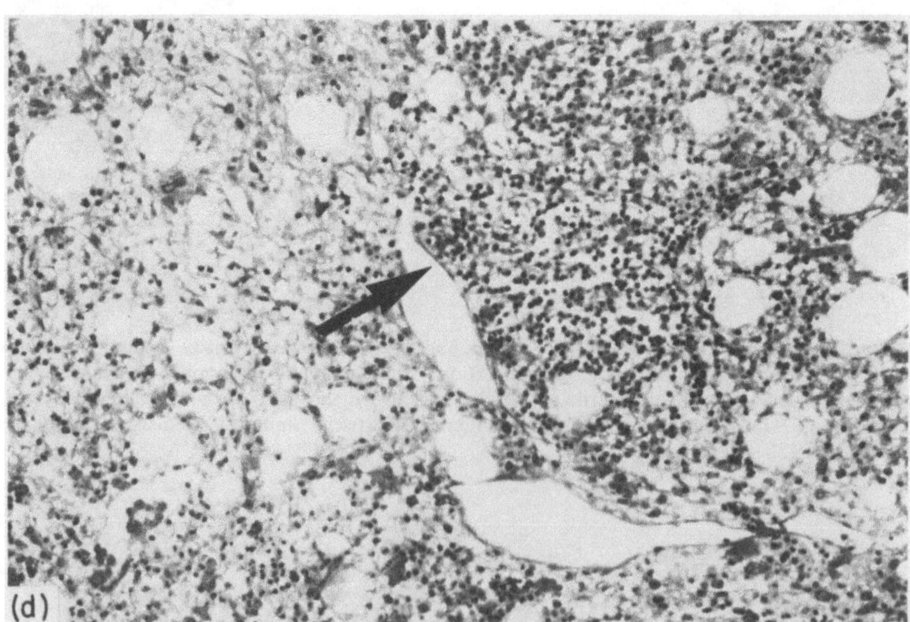

Abb. 9.12. c MDS mit Mikro- und mononukleären Megakaryozyten *(Pfeile links)* in Nähe eines Knochenbälkchens *(links)*, perikapilläre Plasmozytose *(Pfeile rechts)* und Marködem (Vergr. 400:1, Giemsa); **d** MDS mit perivaskulärem Lymphzellinfiltrat *(Pfeil;* Vergr. 100:1, Giemsa)

Tabelle 9.2. Korrelation zwischen initialer Histologie und weiterem Verlauf[a]

Spätere Enddiagnose	Verdacht auf akute Leukämie	Verdacht auf Myeloprolifera-tion	Sideroblastose	Dysplastische Reifung
	n = 6	n = 54	n = 62	n = 64
Unklare Diagnose	1	33	25	37
Sideroblast. Anämie	–	5	23	1
MPD ausgeschlossen	–	2	8	–
MPD gesichert	–	11	–	–
Smouldering Leukämie	5	1	3	11
Akute Leukämie	–	2	3	15

[a] Verlaufsbiopsie zwischen 6 und 24 Monate nach Erstbiopsie entnommen

Die Korrelation zwischen der initialen Histologie und dem weiteren Krankheitsverlauf bei einer größeren Patientengruppe wird in Tabelle 9.2 gezeigt.

Es gibt jedoch einige Fallstricke in der histologischen Diagnose des MDS, die stets berücksichtigt werden sollten. Dies sollen die folgenden 4 Beispiele zeigen.

1. Unterschiede in Abhängigkeit von der Skelettregion: Ein Patient mit Anämie, Leukopenie, Thrombozytopenie und massiver Sideroblastose (überwiegend Ringsideroblasten) im Ausstrich des Sternalpunktats. Zwei Wochen später fand sich eine akute myelomonozytäre Myelose mit nahezu vollständiger Infiltration des Knochenmarks in der Histologie der Beckenkammbiopsie.

2. Zeitlich abhängige Unterschiede: Patient mit einer Panzytopenie über mehrere Monate, zusammen mit dem Bild einer typischen MDS in der KMB – bei vorausgegangener Punctio sicca. Dieser Patient wurde wegen kardiologischer Probleme und eines peptischen Ulkus therapiert und erhielt Erythrozytenkonzentrate. Sämtliche Medikamente wurden abgesetzt bzw. geändert, und einige Wochen später begannen die peripheren Blutwerte sich wieder weitgehend zu normalisieren.

3. Überlappen der histologischen Gruppen: Patient mit Panzytopenie und einem hyperzellulärem Mark. Bei der zytogenetischen Untersuchung wurden einige Metaphasen mit einem Philadelphia-Chromosom-positiven Befund gefunden. Dieser Patient war von Erythrozytenkonzentraten abhängig. Vier Monate nach der Diagnose einer Myelodysplasie starb er an einer Komplikation, ohne je die Befunde einer typischen CML entwickelt zu haben.

4. Ist die MDS eine Grundkrankheit oder nur eine Reaktion auf eine andere Erkrankung? Bei einem 76jährigen Patienten mit Anämie, mäßiger Leukopenie und Thrombozytopenie beruhte die Diagnose des MDS auf den peripheren Blutbefunden, den Ausstrichen der Sternalpunktion und der KMB. Andere Erkrankungen waren ausgeschlossen. Der Patient erhielt monatlich 3 Erythrozytenkonzentrate. Hämatologische Kontrolluntersuchungen wurden in regelmäßigen Intervallen durchgeführt, einschließlich von Differentialblutbildern, Aspiraten und KMB. Die Diagnose des MDS (refraktäre Anämie mit Blastenvermehrung) wurde bei jeder Untersuchung in einem Zeitraum von 18 Monaten bestätigt, bis der Patient plötzlich wegen akuten therapieresistenten Durchfalls und Bauchschmerzen stationär aufgenommen wurde. Bei der Dickdarmuntersuchung wurde ein Karzinom diagnostiziert,

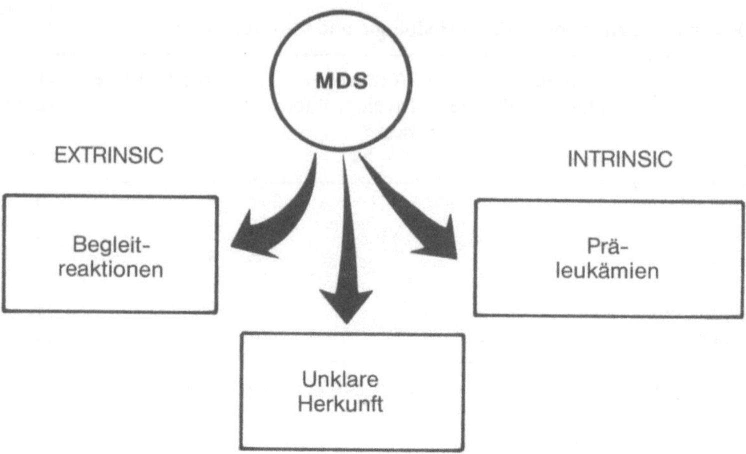

Abb. 9.13. Schema der wesentlichen zugrundeliegenden Erkrankungen bei MDS

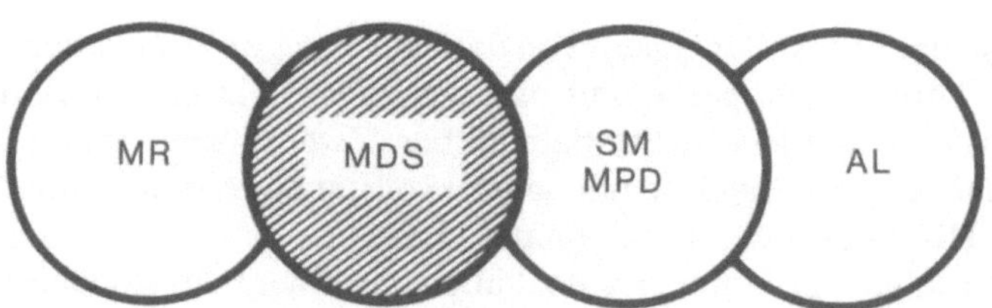

Abb. 9.14. Schema der Einordnung der MDS innerhalb der myeloproliferativen Erkrankungen. *MR* = Markreaktionen, *SM* = „smouldering" Leukämien, *AL* = akute Leukämien

bei der Laparatomie im Rahmen des palliativen chirurgischen Eingriffs fand sich eine ausgedehnte Metastasierung. Der Patient starb 3 Tage später. Die Frage bleibt unklar, ob bei diesem Patienten die Myelodysplasie als paraneoplastisches Syndrom zu interpretieren ist und ob diese klinische Situation auch bei anderen Patienten vorliegen könnte, bei denen zu Lebzeiten die Tumorkrankheit nicht mehr entdeckt wird.

Es ist daher verständlich, daß die Diagnose des MDS großteils eine Ausschlußdiagnose darstellt und daß das MDS primäre wie sekundäre Ursachen haben kann, wie in Abb. 9.13 dargestellt. Es soll auch daran erinnert werden, daß die Intrinsicform des MDS nur eine Phase in der Entwicklung einer Krankheit darstellt, die sich während der Lebensspanne des Patienten nicht unbedingt manifestieren muß (Abb. 9.14).

Zusammenfassend können folgende Schlüsse gezogen werden:

1. Wenn auch keine Übereinstimmung zwischen Aspiratzytologie und Knochenmarkhistologie zu erkennen ist, so ergänzen sich doch beide Methoden und sind beide erforderlich.

2. Die Knochenmarkhistologie hat offensichtlich prognostischen Wert.

3. Die Diagnose des MDS ist initial eine Arbeitsdiagnose, Kontrolluntersuchungen sind unbedingt nötig.

4. Die Diagnose des MDS kann nur in Zusammenschau aller klinischen Befunde gestellt werden.

9.4.1 Sekundäre myelodysplastische Syndrome

Über sie wurde in den letzten Jahren vermehrt bei Patienten berichtet, die im Rahmen eines Morbus Hodgkin oder solider Tumoren zytostatisch therapiert und/oder bestrahlt wurden (Anderson et al. 1981, Frisch et al. 1986b). Es scheint ein kumulatives Risiko zu geben, d. h. die Wahrscheinlichkeit, ein MDS zu entwickeln, nimmt mit der Dauer der zytostatischen Therapie zu. Mehrere Faktoren sind dabei beteiligt:

- Typ der Chemotherapie,
- Typ der Bestrahlung (die Wahrscheinlichkeit nach Ganzkörperbestrahlung scheint höher zu sein),
- Intensität und Dauer der Therapie,
- Kombination und zeitliche Zuordnung der Therapie,
- Alter zur Zeit der Therapie.

Die zunehmende Anwendung der adjuvanten Chemotherapie scheint auch die Häufigkeit der sekundären MDS erhöht zu haben (Bloomfield 1985). Die KMB spiegelt bei diesen Syndromen ihr Entwicklungsstadium zum Zeitpunkt der Biopsieentnahme wider. Während der hypoplastischen Phase finden sich vermehrt Fett, herdförmig seröse Atrophie, verminderte Hämatopoese und relative Vermehrung unreifer Vorstufen. Ödem, Erythrozytenextravasate, interstitielle Infiltrate mit Lymphozyten, Mastzellen und Plasmazellen sowie eisenbeladenen Makrophagen sind ebenfalls anzutreffen (Abb. 9.15). Sollte sich eine akute Leukämie entwickeln, so kann dies in der KMB dokumentiert werden (s. oben).

9.5 Paroxysmale nächtliche Hämoglobinurie (PNH)

Es handelt sich dabei um eine klonale Stammzellerkrankung, eine primäre Erkrankung des Knochenmarks, die nicht nur die Erythro-, sondern auch die Granulo- und Megakaryopoese (einschließlich der pluripotenten Stammzellen) betrifft. Die PNH kann sich aus anderen Knochenmarkkrankheiten einschließlich der aplastischen Anämie, sideroblastischen Anämie, Myelofibrose und akuten Leukämie entwickeln oder in diese übergehen. Die PNH kann von Thrombozytopenie und/oder Leukopenie begleitet sein. Das Knochenmark kann hyperplastisch, hypoplastisch und sogar aplastisch, einer aplastischen Anämie entsprechend, verlaufen.

9.6 „smouldering" (oder subakute) myelomonozytäre Leukämie

Das Knochenmark ist hypo-, normo- oder hyperzellulär; die Markarchitektur ist im wesentlichen erhalten, die monozytären Zellen zeigen eine interstitielle Infiltration

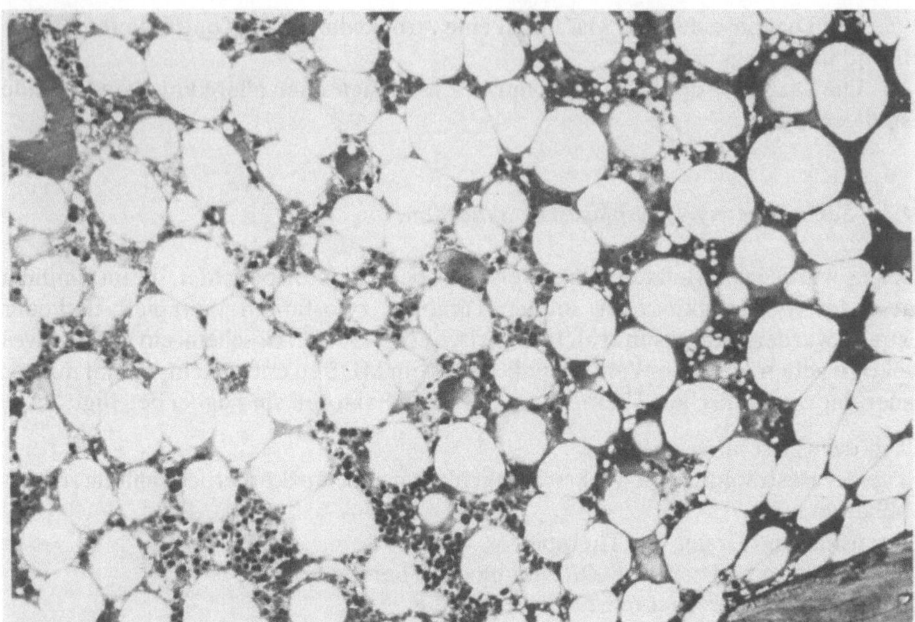

Abb. 9.15. KMB eines Patienten mit Panzytopenie nach Behandlung eines Bronchialkarzinoms; beachte Hypoplasie und seröse Atrophie (Vergr. 100:1, Giemsa)

mit durchschnittlich 20–40% der kernhaltigen Zellen (Abb. 9.16; Farbtafel VIIb). Die hämatopoetischen Vorstufen können vermehrt oder vermindert sein, ferner findet sich eine geringgradige Vermehrung der Retikulinfasern. Die mononukleären Zellen sind rund bis oval und haben längliche bis nierenförmige Kerne, wobei einige davon an die abnormen Zellen der Haarzell-Leukämie erinnern. Es wird angenommen, daß die „smouldering" myelomonozytäre Leukämie eine gestörte Proliferation aller Markzellen darstellt (Saarni u. Linman 1971).

9.7 Chronische monozytäre Leukämie

Diese Leukämieform wurde kürzlich als eigene Entität und abgegrenzt von der myelomonozytären Leukämie charakterisiert, da sie vorwiegend die monozytäre Zellreihe trifft. Es handelt sich um eine pleomorphe Population monozytärer Zellen mit reichlich Zytoplasma, größer als Haarzellen und mit auffälliger Kernmembran (Bearman et al. 1981).

9.8 Akute (maligne) Myelofibrose (AMF)

Die klinischen Kriterien dieser Erkrankung, die ursprünglich von Lewis u. Szur (1963) als „maligne Myelofibrose" bezeichnet wurde, sind periphere Panzytopenie, minimale oder keine Splenomegalie und ein rasch progressiver Verlauf mit einer

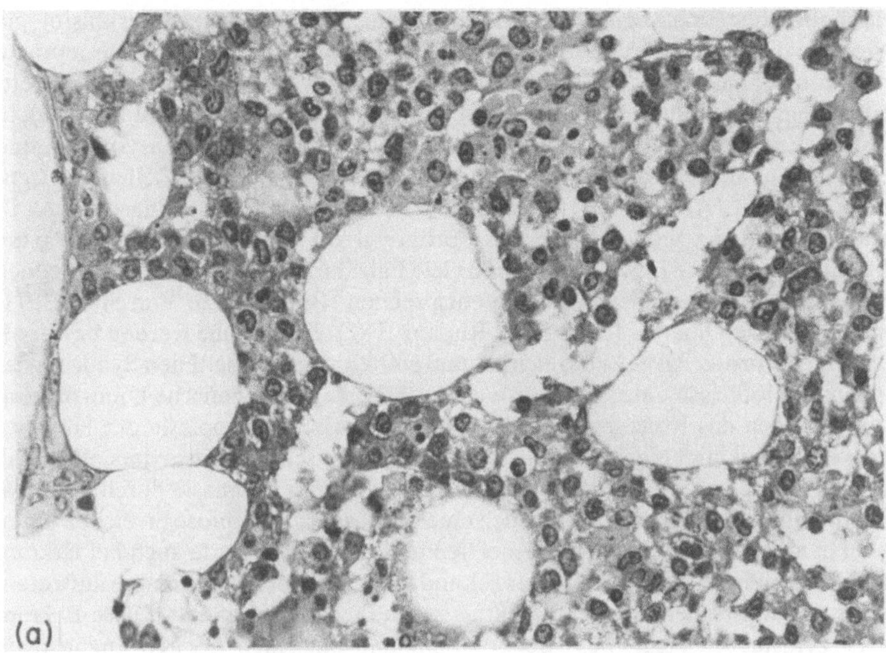

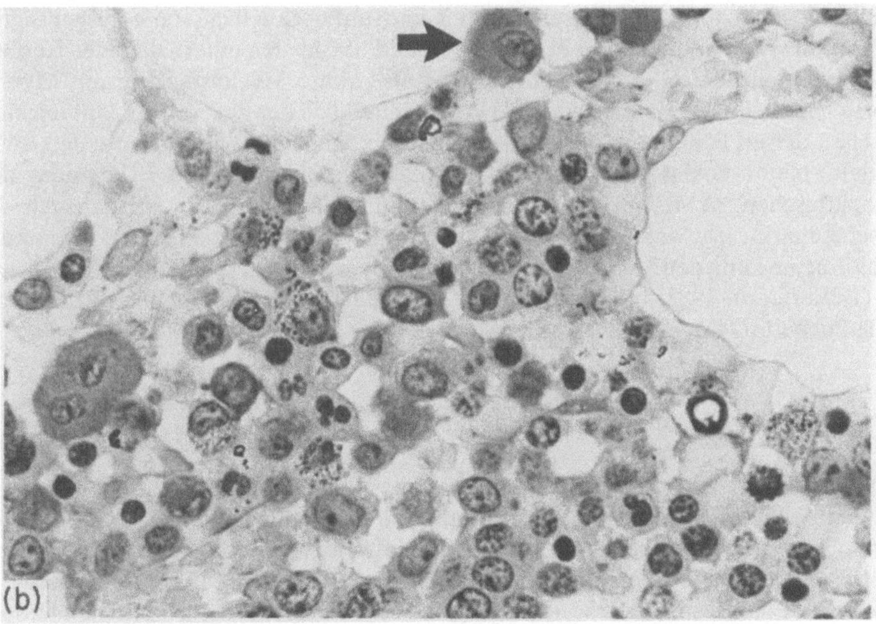

Abb. 9.16. a Myelomonozytäre Leukämie; die normale Architektur ist weitgehend erhalten, monozytäre Zellen verdrängen jedoch zunehmend die normalen hämatopoetischen Zellen (Vergr. 400:1, Giemsa); **b** zum Vergleich ein MDS, hyperzelluläres Mark, überwiegend unreife Vorstufen und Megakaryozyten (*Pfeil;* Vergr. 600:1, Giemsa)

durchschnittlichen Krankheitsdauer bis zu 18 Monaten. Die Knochenmarkhistologie zeigt eine völlige Zerstörung der normalen Markarchitektur, eine ausgeprägte Verminderung hämatopoetischer Vorstufen, einen weitgehenden Schwund des Fettmarks und eine Ausfüllung der Markräume durch Fibrosegewebe (Farbtafel III d), in dem wenige hämatopoetische Zellelemente, dysplastische Megakaryozyten und andere nicht mehr identifizierbare hämatopoetische und retikuläre Zellen verstreut gefunden werden (Abb. 9.17). Dieses Bild kann auch in einigen Phasen der MF auftreten, diese zeigt jedoch keine rasch progressive Fibrosierung. Seit der ersten Veröffentlichung durch Lewis u. Szur sind viele Fälle beschrieben worden, die jedoch nicht alle den ursprünglichen Kriterien entsprechen (Bergsman u. Van Slyck 1971; Briere et al. 1976; Omar u. Jones 1979; Rupani 1982). Diese Fälle werden besser als „akute Myelofibrose" (AMF) bezeichnet und sollten von dem seltenen Syndrom der malignen Myelofibrose unterschieden werden. Neuere zytogenetische Untersuchungen unterstützen das Konzept, daß die AMF eine primäre Neoplasie der Hämatopoese, verbunden mit einer sekundären, nichtneoplastischen Fibrose darstellt (Shah et al. 1982; Clare et al. 1982; Mahl et al. 1983). Wird die Neoplasie durch intensive Chemotherapie beherrscht, so kann auch eine Auflösung der Fibrose erreicht werden (Strebel et al. 1983). Eine ähnliche Knochenmarkhistologie wurde auch bei Erkrankungen beschrieben, die spontan oder sekundär nach Zytostatikatherapie auftreten, wobei es sich wahrscheinlich um eine Stammzellerkrankung handelt. Diese Erkrankung ist zytostatisch nicht mehr beeinflußbar und hat einen raschen ungünstigen Verlauf. Das Knochenmarkbild zeigt eine gesteigerte Zellularität mit dysplastischen Vorstufen der roten und weißen Zellreihe, mit polymorphen und Mikromegakaryozyten, mit nicht identifizierbaren Blasten und unterschiedlich stark ausgeprägter Infiltration von Lymphozyten, Plasmazellen und Mastzellen innerhalb einer Retikulinfaservermehrung. Dieser Zustand wurde als „akute Myelodysplasie mit Myelofibrose" bezeichnet. Der Fibrosegrad ist wahrscheinlich der wesentliche Unterschied zwischen diesen Fällen und der AMF; ob es sich dabei um eine Variante der AMF handelt, bleibt unklar. Besonders bei jungen Patienten ist die Erkennung der „idiopathischen" AMF wichtig, da die Chemotherapie ineffektiv ist, dagegen die Knochenmarktransplantation Heilung verspricht (Rozman et al. 1982). Die akute Myelofibrose kann den Verlauf anderer hämatopoetischer Erkrankungen komplizieren (Butler et al. 1982) oder selbst in eine akute Leukämie übergehen (Tada et al. 1981; Puckett u. Cooper 1981).

9.9 Akute megakaryoblastische Leukämie

Diese Entität ist eine akute Leukämie der megakaryozytären Zellinie analog der akuten myeloblastischen oder eythroblastischen Leukämie, sie kann auch mit einer oder mit beiden zusammen vorkommen. Die Knochenmarkhistologie zeigt eine überwiegende Proliferation der Megakaryoblasten (Abb. 9.18), die von unterschiedlicher Größe sowie meistens mononukleär und unreif sind und keine Plättchen bilden. Morphologisch ähneln sie den Proerythroblasten bei perniziöser Anämie. In der Knochenmarkhistologie läßt sich diese Leukämieform unschwer diagnostizieren; wenn auch die megakaryoblastische Myelose sich als AMF präsentieren kann (Bain et al. 1983), so erlaubt die Knochenmarkhistologie die Unterscheidung. Die akute

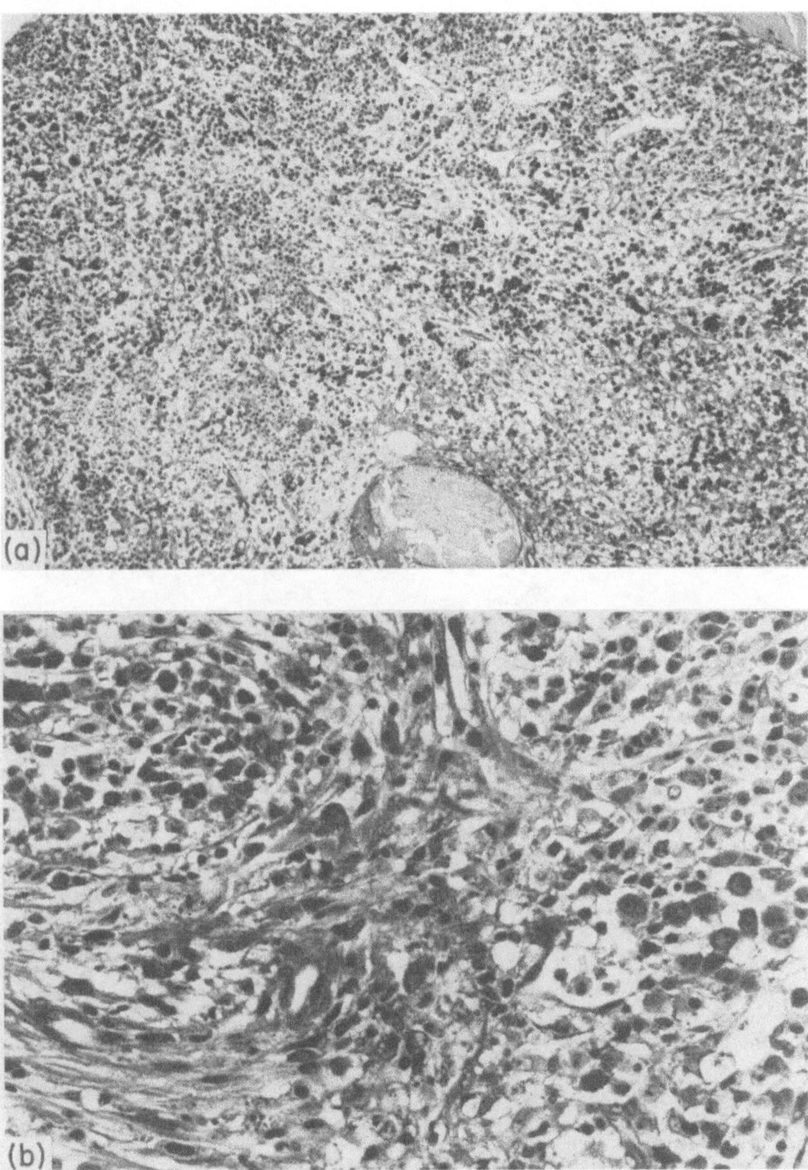

Abb. 9.17a, b. KMB in einem Fall mit akuter Myelofibrose. **a** In der Übersichtsvergrößerung dichtes, zelluläres Mark und Fibrose (Vergr. 100:1, Giemsa); **b** bei stärkerer Vergrößerung Fibrose, Kapillaren und unreife Zellen (Vergr. 400:1, Giemsa)

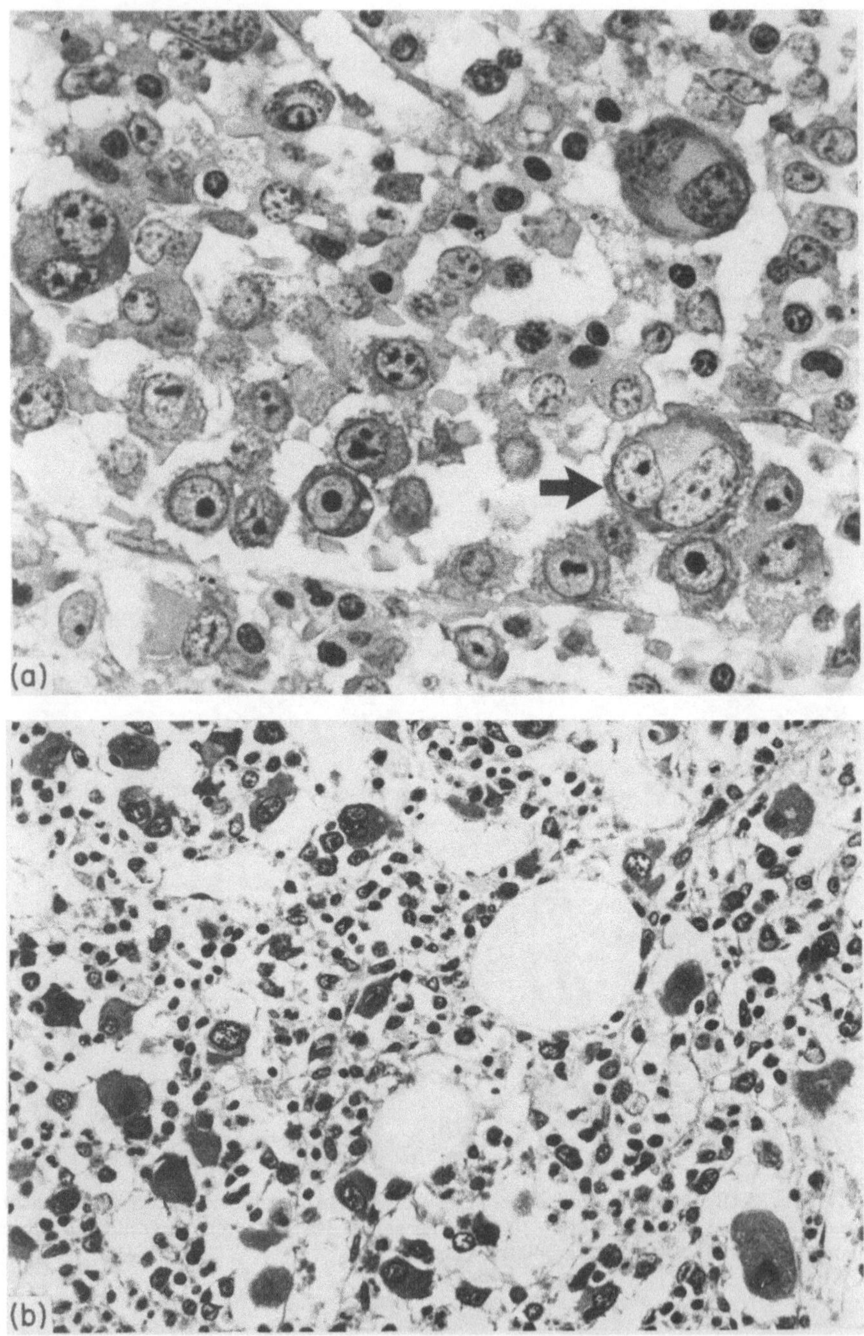

Abb. 9.18. a Megakaryoblastäre Myelose: die Megakaryoblasten haben runde Kerne mit Nukleolen und schmalen Zytoplasmasaum; beachte auch zahlreiche zweikernige Megakaryozyten *(Pfeil)* und Resthämatopoese (Vergr. 1000:1, Giemsa); **b** Idiopathische Thrombozythämie zum Vergleich: Zellularität mäßig erhöht; Variationen der Megakaryozytengröße, überwiegend reife Formen (Vergr. 400:1, Giemsa)

megakaryoblastische Leukämie ist auch bei Kindern bekannt (Chan et al. 1983). Diskrete sklerotische Herde in Verbindung mit einer generalisierten Osteosklerose wurden bei der akuten megakaryoblastischen Leukämie ebenfalls beschrieben (Karasick et al. 1982).

9.10 Akute monoblastische Leukämie

Es fällt eine vollständige Auflösung der Markarchitektur auf mit Ersatz der Hämatopoese durch eine Population polymorpher Monoblasten mit pleomorphen Kernen (Abb. 9.19). Die Infiltration ist locker, wobei isolierte hämatopoetische Vorstufen zwischen den Monoblasten verteilt sind (Farbtafel VIIe).

9.10.1 *Knochenmarkveränderungen bei zytostatischer Therapie*

Die Auflösung der gesamten Hämatopoese, so daß praktisch nur noch Knochenmarkstroma übrigbleibt, wird bei aggressiver Zytostatikatherapie beobachtet: ein Retikulinfaserwerk, weite Sinusgefäße, Niederschläge von Fibrin im Interstitium, Erythrozytenextravasate, Plasmazellgrüppchen und vereinzelt Lymphozyten sind die vorherrschenden Strukturen im leeren Mark (s. auch Wittels 1980). Histologische Studien der Markregeneration haben den Hinweis erbracht, daß die regenerierende Hämatopoese die Anwesenheit von Fettzellen benötigt (Islam et al. 1980).

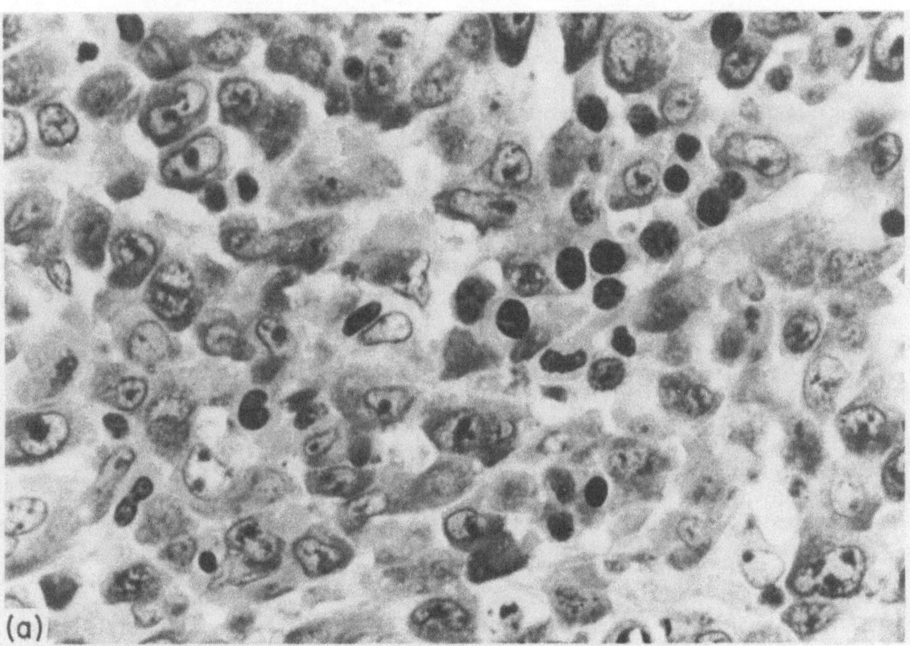

Abb. 9.19a. Monoblastäre Leukämie, hyperzelluläres Mark, Erythroblasten in der Mitte (Vergr. 1000:1, Giemsa)

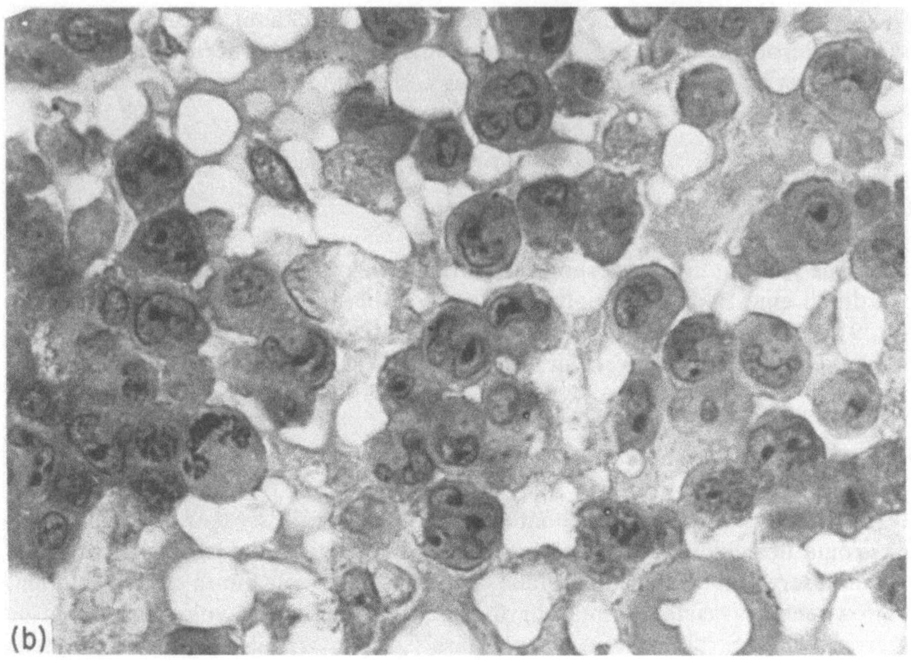

Abb. 9.19b. Monoblastäre Leukämie (Fall nicht mit **a** identisch); beachte pleomorphe Kerne mit Nukleolen (Vergr. 1000:1, Giemsa)

Literatur

Alexander P (1982) Need for new approaches to the treatment of patients in clinical, with special reference to acute myeloid leukaemia. Br J Cancer 46:151–159

Alimena G, Dallapiccola B, Gastaldi R, Mendelli G, Brandt L, Mitelman F, Nilsson PG (1982) Chromosomal, morphological and clinical correlations in blastic crisis of chronic myeloid leukaemia. A study of 69 cases. Scand J Haematol 28:103–117

Amjad H, Gezer S, Inoue S, Bollinger RO, Kaplan J, Carson S, Bishop CR (1980) Acute myelofibrosis terminating in an acute lymphoblastic leukemia. Cancer 46:615–618

Anderson RL, Bagby GC, Richert-Boe K, Magenis RE, Koler RD (1981) Therapy related preleukemic syndrome. Cancer 47:1867–1871

Bain B, Manoharan A, Lampert I, McKenzie C, Catovsky D (1983) Lymphoma-like presentation of acute monocytic leukaemia. J Clin Pathol 36:559–565

Bartl R, Frisch B, Burkhardt R (1982) Bone marrow biopsies revisited. A New Dimension for Haematologic Malignancies, Karger, Basel

Bearman RM, Kjeldsberg CR, Pangalis GA, Rappaport H (1981) Chronic monocytic leukemia in adults. Cancer 48:2239–2255

Bennett JM, Catovdky D, Daniel MT, Flandrin G, Galton DAG, Gralnick HR, Sultan C (1982) The French-American-British (FAB) Co-Operative Group. Proposals for the classification of the myelodysplastic syndromes. Br J Haematol 51:189–199

Bergsman KL, Van Slyck EJ (1971) Acute myelofibrosis: an accelerated variant of agnogenic metaplasia. Ann Int Med 74:232–235

Bevan D, Rose M, Greaves M (1982) Leukaemia of platelet precursors: diverse features in four cases. Br J Haematol 51:147–164

Block M, Jacobson LO, Bethard WF (1953) Preleukemic acute human leukemia. J Am Med Ass 152:1018–1028

Bottomley SS (1982) Sideroblastic anaemia. Clin Haematol 11:389–409

Briere J, Castro-Malaspina H, Briere JF, Bernard J (1976) Les myelofibroses aigues ou subaigues. Nouv Rev Fr Haematol 16:3–22

Butler WM, Taylor HG, Viswanathan U (1982) Idiopathic acquired sideroblastic anemia terminating in acute myelosclerosis. Cancer 49:2497–2499

Chan WC, Byrnes RK, Kim TH, Varras A, Schick C, Green RJ, Ragab AH (1983) Acute megakaryoblastic leukemia in early childhood. Blood 62:92–98

Clare N, Elson D, Manhoff L (1982) Case reports: Cytogenetic studies of peripheral myeloblasts and bone marrow fibroblasts in acute myelofibrosis. Am J Clin Path 77:762–766

Cohen JR, Creger WP, Freenberg PL (1979) Subacute myeloid leukemia. A clinical review. Am J Med 66:959–966

Coiffier B, Adeleine P, Viala JJ, Byron PA, Fiere D, Gentilhomme O, Vuvam H (1983) Dysmyelopoietic syndromes. A search for prognostic factors in 193 patients. Cancer 52:83–90

Delacrétaz Fr, Schmidt PM, Schmied PA, Saudan Y (1983) Acute myelomonocytic leukaemia with collagenous medullary fibrosis and osteosclerotic lesions. Ann Pathol 3:241–245

Economopoulos T, Stathakis N, Maragoyannis Z, Gardikas E, Dervenoulas J (1981) Myelodysplastic syndrome. Clinical and prognostic significance of monocyte count, degree of blastic infiltration, and ring sideroblasts. Acta Haematol 65:97–102

Frisch B, Schlag R, Bartl R, Kettner G, Burkhardt R (1983) Histologic characteristics of myelodysplasia. Verh Dtsch Ges Pathol 67:132–135

Frisch B, Bartl R (1986a) Bone marrow histology in myelodysplastic syndromes. Scand J Haematol [Suppl 45] 36:21–37

Frisch B, Bartl R, Chaichik S (1986b) Therapy-induced myelodysplasia and secondary leukaemia. Scand J Haematol [Suppl 45] 36:38–47

Gewirtz AN, Stewart AF, Vignery A, Hoffman R (1983) Hypercalcaemia complicating acute myelogenous leukaemia: a syndrome of multiple aetiologies. Br J Haematol 54:133–141

Hoover R, Fraumeni JF (1981) Review of medicinal agents linked to human cancer. Cancer 47:1071–1080

Islam A, Catovsky D, Galton DAG (1980) Histological study of bone marrow regeneration following chemotherapy for acute myeloid leukaemia and chronic granulocytic leukaemia in blast transformation. Br J Haematol 45:535–540

Islam A, Catovsky D, Goldman JM, Galton DAG (1985) Bone marrow biopsy changes in acute myeloid leukaemia I: observations before chemotherapy. Histopathology 9:939–957

Joseph AS, Cinkotal KI, Hunt L, Geary CG (1982) Natural history of smouldering leukaemia. Br J Cancer 46:160–166

Juneja SK, Imbert M, Sigaux F, Houault H, Sultan C (1983) Prevalence and distribution of ringed sideroblasts in primary myelodysplastic syndromes. J Clin Pathol 36:566–569

Kanatakis S, Chalevelakis G, Economopoulos Th, Panani A, Ferti A, Vamvasakis E, Arapakis G (1983) Correlation of haematological electron microscopic and cytogenetic findings in 20 patients with preleukaemia. Scand J Haematol 30:89–94

Karasick S, Karasick D, Schilling J (1982) Acute megakaryoblastic leukemia (acute "malignant" myelofibrosis): an unusual cause of osteosclerosis. Skeletal Radiol 9:45–46

Koeffler HP, Golde DW (1980) Human preleukemia. Ann Int Med 93:347–353

Lewis SM, Gordon Smith EC (1982) Aplastic and dysplastic anaemias. In: Hardisty RM, Weatherall DJ (eds) Blood and its disorders, 2nd edn. Blackwell, Oxford, p 1260

Lewis SM, Szur L (1963) Malignant myelosclerosis Br Med J ii:472–477

Mahl G, Frisch B, Bartl R, Burkhardt R, Jäger K, Pappenberger R (1983) Acute myelofibrosis: only one extreme of the spectrum of idiopathic myelofibrosis? Verh Dtsch Ges Pathol 67:272–275

Mahmood T, Robinson WA, Hamstra RD, Wallner SF (1979) Macrocytic anaemia, thrombocytosis and non-lobulated megakaryocytes in the 5q-syndrome, a distinct entity. Am J Med 66:946–950

Murray C, Cooper B, Kitchens LW (1983) Remission of acute myelogenous leukemia in elderly patients with prior refractory dysmyelopoietic anemia. Cancer 52:967–970

Needleman SW, Burns CP, Dick FR, Armitage JO (1981) Hypoplastic acute leukemia. Cancer 48:1410–1414

Nowell PC (1982) Cytogenetic of preleukemia. Cancer Gen Cytogen 3:265–278

O'Brien H, Amess JAL, Mollin DL (1982) Recurrent thrombocytopenia, erythroid hypoplasia and sideroblastic anaemia associated with hypothermia. Br J Haematol 51:451–456

Omar N, Jones WO (1979) Malignant myelosclerosis (acute myelofibrosis). Cancer 43:1211–1215

Peto TEA, Pippard MJ, Weatherall DJ (1983) Iron overload in mild sideroblastic anaemias. Lancet 1:375–378

Piere R, Sultan C, Vardiman J (1982) The myelodysplastic syndromes. Hematology Educational Program, American Society of Hematology, pp 1–5

Prokocimer M, Polliack A (1981) Increased bone marrow mast cells in preleukemia and lymphoproliferative disorders. Am J Clin Pathol 75:34–38

Puckett JB, Cooper MR (1981) Acute myelofibrosis evolving into acute myeloblastic leukemia. Ann Int Med 94:545–546

Roggli VL, Saleem A (1982) Erythroleukemia: a study of 15 cases and literature review. Cancer 49:101–108

Rozman C, Granena A, Hernandez-Nieto M, Vela E, Brugues R (1982) Bone-marrow transplantation for acute myelofibrosis. Lancet 1:618

Rupani M (1982) Acute myelofibrosis. Am J Med 77:475–478

Saarni MI, Linman JW (1971) Myelomonocytic leukemia: disorderly proliferation of all marrow cells. Cancer 27:1221–1230

Second International Workshop on Chromosomes in Leukemia: chromosomes in preleukemia (1980) Cancer Gen Cytogen 2:108–113

Seignurin D, Audhuy B (1983) Auer rods in refractory anemia with excess of blasts: presence and significance. Am J Clin Pathol 80:359–362

Shah I, Mayeda K, Koppitch F, Mahmood S, Nemitz B (1982) Karyotypic polymorphism in acute myelofibrosis. Blood 60:841–850

Shively JA (1980) Recognition of preleukemia. Ann Clin Lab Sci 10:95–99

Sills RH, Stockman JA (1981) Preleukemic states in children with acute lymphoblastic leukemia. Cancer 48:110–112

Slyck EJ Van, Rebuck JW, Waddell CC, Janakiraman N (1983) Smouldering acute granulocytic leukemia. Observations on its natural history and morphologic characteristics. Arch Int Med 143:37–40

Stavem P, Rorvik TO, Rootwelt K, Josefsen JO (1983) Severe iron deficiency causing loss of ring sideroblasts. Scand J Haematol 31:389–391

Strebel U, Schaffner A, Fehr J (1983) Die akute Osteomyelofibrose. Schweiz Med Wschr 23:844–850

Sultan C, Sigaux F, Imbert M, Reyes F (1981) Acute myelodysplasia with myelofibrosis: A report of 8 cases. Br J Haematol 49:11–16

Tada T, Nitta M, Kishimoto H (1982) Acute myelofibrosis terminating in erythroleukemia state. Am J Clin Pathol 78:102–104

Thiele J (1983) Pathology of preleukaemia. Verh Dtsch Ges Pathol 67:115–131

Thiele J, Vykoupil KF, Georgii A (1980) Myeloid dysplasia (MD): a haematological disorder preceding acute and chronic leukaemia. Virchows Archiv A Pathol Anat and Hist 389:343–368

Thiele J, Laubert A, Vykoupil KF, Georgii A (1985) Autopsy and clinical findings in acute leukemia and chronic myeloproliferative diseases – an evaluation of 104 patients. Path Res Pract 178:328–336

Tinegate H, Gaunt L, Hamilton PJ (1983) The 5q-syndrome: an under-diagnosed form of macrocytic anaemia. Br J Haematol 54:103–110

Tricot G, Wolf-Peeters C de, Vlietinck R, Verwilghen RL (1984) The importance of bone marrow biopsy in myelodysplastic disorders. Biblthca Haematol 50:31–40

Tricot G, Vlietinck R, Boogaerts MA, Hendrickx B, Wolf-Peeters C de, Berghe H van den, Verwilghen RL (1985) Prognostic factors in the myelodysplastic syndromes: importance of initial data on peripheral blood counts, bone marrow cytology, trephine biopsy and chromosomal analysis. Br J Haematol 60:19–32

Wheeler LA, Hogan RP III, Schwenck GR jr, Griep JA (1983) Multinucleate megakaryocytes in refractory anemia with excess blasts. Arch Pathol Lab Med 107:277–278

Wiesneth M, Pfiefer H, Kubanek B, Heimpel H (1980) Micromegakaryocytes in human bone marrow. Acta Haematol 64:65–71

Wittels B (1980) Bone marrow biopsy changes following chemotherapy for acute leukemia. Am J Surg Pathol 4:135–142

Yoo D, Lessin LS (1982) Bone marrow mast cell content in preleukemic syndrome. Am J Med 73:539–542

10 Lymphoproliferative Erkrankungen

Bei Patienten mit der Diagnose bzw. Verdachtsdiagnose einer lymphoproliferativen Erkrankung (LPD) wird die KMB zum Nachweis eines Knochenmarkbefalls durchgeführt. Obwohl in der bisherigen Literatur sehr unterschiedliche Häufigkeitsangaben des Knochenmarkbefalls (16–75%) veröffentlicht wurden, bestätigen doch neuere Studien den häufigen Befall und damit den Wert der KMB im Rahmen der Stadieneinteilung maligner Lymphome (s. Bartl et al. 1982a, 1984). Die KMB wird jetzt routinemäßig durchgeführt, um das Ausmaß der Erkrankung (Stadieneinteilung) zum Zeitpunkt der Erstdiagnose zu beurteilen (Tabelle 10.1). Auch minimale und sogar okkulte Knochenmarkinfiltrationen (Benjamin et al. 1983) wurden beschrieben, die Autoren haben allerdings die verwendete histologische Methode nicht angegeben. Unserer Erfahrung nach ist auch eine geringe Infiltration lymphatischer Zellen in unentkalkten, plastikeingebetteten Biopsieschnitten leicht zu erkennen. Mit zunehmender Verwendung der KMB als diagnostische Methode wurde allerdings auch klar, daß lymphatische Zellen und Infiltrate sowohl häufig als Reaktion bei einer Vielzahl nichthämatologischer und hämatologischer Erkrankungen wie auch als integraler Bestandteil maligner Lymphome zu beobachten sind (Tabelle 10.2). Entsprechend hat die Erkennung einer benignen oder malignen Infiltration beträchtliche klinische Bedeutung, zumal die Häufigkeit von Lymphozyten, Plasmazellen und benignen Lymphzellinfiltraten im höheren Alter zunimmt, während die Gesamtzellularität (Hämatopoese) im Beckenkamm, dem üblichen Biopsie-Entnahmeort, abnimmt. Parallel zu diesem Verhalten nimmt auch die Häufigkeit der malignen Lymphome zu. Ferner wurden bestimmte prälymphomatöse Veränderungen als Entität erkannt (Lennert et al. 1979). Diesen liegt eine langzeitige

Tabelle 10.1. KMB bei einer lymphoproliferativen Erkrankung (LPD)

1. Knochenmarkbefall	Initiale Diagnose und/oder klinische Stadieneinteilung
2. Proliferierendes Zellsystem	Histologische Klassifikation
3. Proliferationsmuster	Subklassifikation
4. Tumorzellmasse	Histologische Stadieneinteilung bei kumulativen LPD
5. Resthämatopoese	Peripheres Blutbild
6. Knochenstruktur	Hyperkalzämie, APH erhöht, Osteolysen
7. Verlaufsbiopsie	Therapieeffekt auf die Lymphoproliferation (Remission, Teilremission, Relaps)
	Krankheitsverlauf
	Effekt auf Hämatopoese, Knochen und Stroma
	Begleitkrankheiten
	Amyloidose
	Therapiefolgen (AML, ALL)
8. Transformation des Zellsystems oder des Wachstumsmusters	Änderungen des klinischen Verlaufs

Tabelle 10.2. Lymphoproliferationen im Knochenmark

Benigne
  Reaktive Plasmozytose
  Benigne monoklonale Gammopathie
  Reaktive Lymphozytose
  Benigne Lymphzellinfiltrate
  Reaktive Granulome (mit lymphozytärer Infiltration)

Maligne
  Multiples Myelom (MM)
  Non-Hodgkin-Lymphome (ML)
  Morbus Hodgkin (HD)

Unklar
  Einige monoklonale Plasmozytosen bei stabiler Gammopathie
  Lymphozytosen bei einigen rheumatischen Erkrankungen (z. B. Sjögren-Syndrom)
  Angioimmunoblastische Lymphadenopathie (AILD)
  Noduläre lymphoide Hyperplasie
  Plasmozytosen mit nukleolenhaltigen Plasmazellen

Antigenstimulation zugrunde, die ein monoklonales Wachstum aus einer polyklonalen Proliferation heraus induzieren kann. Die immunproliferative Erkrankung des Dünndarms scheint z. B. initial eine offensichtlich gutartige und potentiell heilbare Erkrankung zu sein, die aber in einem malignen Terminalstadium endet. Frühe Diagnose und Behandlung könnte möglicherweise diese lebensbedrohende lymphomatöse Phase vermeiden. Ebenso kann die verminderte Zahl oder die Funktionseinschränkung der Suppressor-T-Zellen durchaus die Entwicklung eines B-Zell-Lymphoms begünstigen (Lennert et al. 1979).

Nach den Angaben einiger Autoren umfassen lymphatische Zellen bis zu 20% der kernhaltigen Zellen im Knochenmark, das selbst ein primäres Organ der Lymphopoese ist und in der Zirkulation lymphatischer Zellen eine wesentliche Rolle spielt (de Sousa 1981; Pabst et al. 1983). Eine Zunahme der Lymphozyten kann absolut sein oder relativ, bedingt durch die Abnahme der Hämatopoese (wie z. B. bei hypoplastischen Zuständen). Die „benignen Lymphzellinfiltrate" oder die „noduläre lymphoide Hyperplasie" (Hashimoto et al. 1957; Rywlin et al. 1974) können in jeder KMB gefunden werden, wobei ihre Häufigkeit im höheren Alter, bei Frauen und bei bestimmten hämatologischen Erkrankungen (s. die entsprechenden Kapitel) zunimmt.

Vier Typen benigner lymphatischer Infiltrate (s. Abb. 2.19 und 2.20) wurden beschrieben (Hashimoto et al. 1957; Rywlin et al., 1974):

1. Knoten mit Keimzentrum, 5%;
2. scharf abgegrenzte Infiltrate, 30%;
3. gut erkennbare Infiltrate, 45%;
4. kleine Ansammlungen von lymphatischen Zellen, 20%.

Die durchschnittliche Größe beträgt 0,4 mm (0,1–2 mm). Die Infiltrate bestehen aus kleinen Lymphozyten, einigen Plasmazellen, Histiozyten, Kapillaren, möglicherweise Eosinophilen und Mastzellen, einschließlich eines Retikulinfasernetzes (Abb. 2.19 und 2.20). In 25% der Fälle bestehen multiple Knötchen. Sie sind inter-, paratrabekulär und parasinusoidal anzutreffen. Besondere Vorsicht ist daher angezeigt, bevor bei einem älteren Patienten eine Knocheninfiltration durch ein malignes Lymphom diagnostiziert wird. In einigen Fällen kann der Nachweis der Monoklonalität für die Diagnose nötig sein, aber auch die Monoklonalität selbst beweist nicht eindeutig die maligne Natur des Infiltrats. So wurde kürzlich nachgewiesen, daß auch eine reaktive lymphoide Hyperplasie ein monoklonales Oberflächenimmunglobulinmuster aufweisen kann (Levy et al. 1983). Die zugrundeliegenden Ursachen der lymphoiden Hyperplasie waren infektiöse, autoimmunologische und Immundefektzustände. Die Autoren betonen, daß die Monoklonalität aus einer klonalen, aber nicht-neoplastischen Antwort auf ein Antigen entstehen kann oder es sich um eine prälymphomatösen Zustand handelt. Langfristige Kontrolluntersuchungen der Patienten sind nötig, um eine mögliche Entwicklung zu einem neoplastischen Krankheitsprozeß zu dokumentieren.

10.1 Klassifikation

Man nimmt an, daß die malignen lymphatischen Zellen noch die Charakteristika der Differenzierung und Reifung normaler Zellen besitzen und zwar bis zum Punkt des angenommenen Reifungsblocks und der davon ausgehenden Expansion des Zellklons (Magrath 1981). Diese Vorstellung ist jedoch nicht immer zutreffend, da einige Kriterien durch die genetische Instabilität verloren gehen oder durch die progressive Evolution der malignen Zellklone verändert werden können. Die Kieler Lymphomgruppe ebenso wie Lukes und Collins benutzen morphologische und immunologische Kriterien, die Ähnlichkeit beider Klassifikationssysteme maligner Lymphome wurden erst kürzlich belegt (Lennert et al. 1983). Diese Autoren betonen, daß beide Systeme flexibel genug sind, um neue Erkenntnisse mit einzubauen, insbesondere funktionelle Eigenheiten und phänotypische Charakteristika. Eine umfassende Untersuchung von 564 Fällen mit LPD, klassifiziert nach der „International Working Formulation" einschließlich der Verwendung immunologischer Kriterien, zeigte, daß diese durchaus in die Klassifikation mit eingebaut werden konnten (Tubbs et al. 1983). Trotzdem bleibt die Morphologie die Basis der Histologie, und in vielen Fällen kann die Unterscheidung von B- und T-Lymphozyten allein auf dieser Basis getroffen werden.

Es ist klar, daß innerhalb jeder größeren morphologischen Gruppe mit der Anwendung neuer Testmethoden immer mehr Subpopulationen entdeckt werden. Daher wird die Erkennung von Subtypen der LPD im Knochenmark, die auf morphologischen Kriterien beruht, zweifellos mit der Anwendung monoklonaler Antikörper und anderer Marker erweitert werden.

10.2 Differentialdiagnose der lymphoproliferativen Erkrankungen im Knochenmark

Es gibt drei große morphologische Gruppen, in denen eine Unterschiedung zwischen gutartiger (reaktiver) und bösartiger (neoplastischer) Proliferation im Knochenmark getroffen werden muß.

10.2.1 Plasmozytose und multiples Myelom (MM)

Es muß unterschieden werden zwischen der reaktiven Plasmozytose im Knochenmark bei Patienten mit chronisch-entzündlichen oder anderen Krankheiten, der Plasmozytose bei Patienten mit benigner monoklonaler Gammopathie und der Frühform des MM. In allen drei Situationen sind Grüppchen von Plasmazellen nahe den Blutgefäßen lokalisiert und zwischen Hämatopoese und Fettzellen verteilt. Nur bei der Frühform des MM finden sich zusätzlich dichtere Ansammlungen von Plasmazellen in paratrabekulärer und periarterieller Anordnung. Diese Infiltrate dehnen sich aus und bilden im weiteren Verlauf der Erkrankung die typischen „Knoten" des MM. In den sehr wenigen Fällen, in denen die Diagnose von der Histologie allein her nicht gestellt werden kann, lassen immunologische Untersuchungen an Kryostatschnitten (Falini u. Taylor 1983; Bartl et al. 1984) eine monoklonale Population von Plasmazellen nachweisen (Farbtafel IIIe). Was die Zytologie betrifft, so gibt es kein einziges morphologisches Merkmal der Plasmazellen, das ausschließlich in Zellen des malignen Klons gefunden wird. Allerdings macht eine Vielzahl bestimmter Charakteristika eine Neoplasie sehr wahrscheinlich: viele Zellen mit großen Kernen und deutlichen Nukleolen, Vielkernigkeit, Pleomorphismus, kristalline oder tropfenförmige zytoplasmatische und/oder intranukleäre Einschlüsse und Kern-Zytoplasma-Reifungsdissoziation (Bartl et al. 1982a). Diese Beobachtungen wurden kürzlich von Greipp und Kyle (1983) bestätigt, die zusätzlich nachgewiesen haben, daß der Plasmazell-Labelling-Index einen zuverlässigen diagnostischen Test darstellt, um das MM von anderen Plasmozytosen zu unterscheiden.

10.2.2 Lymphozytose, noduläre lymphoide Hyperplasie (NLH) oder Lymphzellinfiltrate (LZI) und maligne Lymphome

Vermehrter Lymphozytennachweis (ein normaler Bestandteil der Zellpopulation im Knochenmark) kann absolut oder relativ durch Reduktion der Hämatopoese bedingt sein. Einige Fälle von Lymphozytose können nur schwer von Frühformen lymphozytischer Lymphome mit interstitieller Ausbreitung unterschieden werden. Das Gleiche gilt für die Unterscheidung zwischen LZI und einem nodulären lymphozytischen Lymphom. Besonders bei älteren Patienten, bei denen die Häufigkeit der LZI und der Lymphome zunimmt, kann die Immunhistologie als diagnostische Methode nützlich sein. Ferner kann, wie im Lymphknoten, die Unterscheidung zwischen gutartigen und malignen Lymphfollikeln durch die Beurteilung der Zellgröße erleichtert werden, da der durchschnittliche Kerndurchmesser bei benignen Formen größer ist als bei malignen Läsionen (Crocker et al. 1983). Eine Lymphozytose wird auch bei der infektiösen Mononukleose (bedingt durch T-Lymphoblasten), bei rheumatischen Erkrankungen (Humphrey et al. 1982), bei Infektionen mit Zytomegalievirus, beim Posttransfusionssyndrom und bei Überempfindlichkeit gegenüber Medikamenten (Gordon et al. 1982) beobachtet. Lymphozytose ist ebenfalls zu beobachten bei Mumps, Masern, Windpocken, infektiöser Hepatitis, Toxoplasmose und anderen Infektionen (Price 1983). Es sei daran erinnert, daß T-Zellen normalerweise im Knochenmark vorkommen und eine funktionelle Interaktion zwischen T- und B-Zellen (sowohl benigne als auch maligne) im Knochenmark stattfindet (Harris u. Bhan 1983).

10.2.3 Granulome und Morbus Hodgkin

Infiltrate, bestehend aus Epithelioidzellen, Plasmazellen, Mastzellen, Histiozyten, lymphoiden Zellen, Makrophagen und eosinophilen Granulozyten, kleinen Blutgefäßen und Retikulinfasern können in unterschiedlicher Verteilung in zahlreichen Erkrankungen vorkommen. Diese umfassen: rheumatische Erkrankungen, Allergien, Immundefektzustände und Infektionen bei einer Vielzahl von Erregern. Bei Fehlen von Riesenzellen in reaktiven Läsionen und von Reed-Sternberg-Zellen oder Hodgkin-Zellen bei Morbus Hodgkin ist die rein histologische Unterscheidung zwischen den verschiedenen Entitäten nicht möglich. Ebenso können ähnliche Infiltrate auch bei angioimmunoblastischer Lymphadenopathie (AILD), maligner Histiozytose und systemischer Mastozytose gefunden werden. Bei diesen drei Erkrankungen treten diagnostische Schwierigkeiten jedoch üblicherweise nur bei kleiner KMB und bei minimalem Befall auf. Bei Nachweis ausgedehnter Infiltration haben diese drei Erkrankungen charakteristische Veränderungen: sich verzweigende Gefäße und Niederschläge interstitiellen Materials bei AILD (obwohl im Knochenmark nicht so ausgeprägt wie in Lymphknoten) mit Erhalt des hämatopoetischen Gewebes zwischen den Infiltraten; diffuse Verteilung von Histiozyten im Mark bei maligner Histiozytose; konzentrische Anordnung von Mastzellen, Fibroblasten und Lymphozyten um Blutgefäße bei systemischer Mastozytose. Für die Diskussion der Beziehungen zwischen den lymphoproliferativen Erkrankungen und für den Literaturnachweis siehe Bartl et al. (1984).

10.3 Histologie der lymphoproliferativen Erkrankungen

Die verschiedenen Formen des B-Lymphozyten können anhand ihrer morphologischen Charakteristika identifiziert werden (Robb-Smith u. Taylor 1981). Zusätzlich umfaßt die histologische Beurteilung des Knochenmarks die Abschätzung der relativen Anteile der verschiedenen Zelltypen, die wiederum die unterschiedlichen Strukturformen eines einzelnen neoplastischen Klons, insbesondere der B-Zellinie, reflektieren. Auch besteht eine Beziehung zwischen den morphologischen Unterschieden und dem klinischen Verhalten (Dosoretz et al. 1982). Untersuchungen der Wachstumsmuster und der Stromaelemente werden ebenfalls miteinbezogen, um die Diagnose zu sichern. Blutgefäße im Bereich lymphatischer Proliferationen können ebenfalls Besonderheiten zeigen (Freemont 1983).

Die in diesem Kapitel dargestellten Formen des Knochenmarkbefalls beruhen auf einer großen Zahl unbehandelter Patienten. Die Verteilung der Patienten ist aus Tabelle 10.3 und Abb. 10.1 ersichtlich. In diesem Buch findet die Kiel-Klassifikation Anwendung (Tabelle 10.4) (Lennert 1981; Lennert et al. 1983), die in Europa bevorzugt gebraucht wird (Glimelius et al. 1983; Wright u. Isaacson 1983). Die meisten LPD mit Markbeteiligung gehören der B-Zellinie an (Abb. 10.1). Wie von Taylor et al. (1979) dargestellt, umfaßt jede B-Zell-Neoplasie Zellen in den verschiedenen Stadien der Entwicklung (Lymphozyten, Keimzentrumszellen, Immunoblasten und Plasmazellen), deren relative Verteilung sich in den verschiedenen Entitäten jedoch unterscheidet. Diese Vorstellung wurde durch immunologische Studien unterstützt, z. B. durch den Nachweis zirkulierender monoklonaler B-Lymphozyten

Tabelle 10.3. LPD im Knochenmark (1729 erwachsene Patienten)

Histologische Gruppen		Zellmarker	Häufigkeit %	Knochenmarkbefall % in jeder Gruppe
LPD der B- oder T-Zellinie				
lymphozytisch	LC	BT	16	99
lymphoblastisch	LB	BTc	2	45
zentrozytisch	CC	B	4	71
zentroblastisch/zytisch	CB/CC	B	3	20
zentroblastisch	CB	B	1	25
immunozytisch	IC	B	15	85
immunoblastisch	IB	BT	1	29
plasmozytisch	PC	B	30	94
plasmoblastisch	PB	B	12	79
LPD unklarer Zellinie				
Haarzelleukämie	HCL	B?	8	95
Morbus Hodgkin	HD	?	5	8
AILD	AILD	?	2	70
nicht klassifizierbar	UCL	–	2	–

Tabelle 10.4. Kiel-Klassifikation (Modifikation) der Non-Hodgkin
Lymphome. (Nach Lennert et al. 1983)

I Niedriger Malignitätsgrad
   ML lymphozytisch
          chronische lymphatische Leukämie, B-Zell-Typ
          chronische lymphatische Leukämie, T-Zell-Typ
          Haarzelleukämie (?)
          Mykosis fungoides und Sézary-Syndrom
          T-Zonen-Lymphom

   ML lymphoplasmozytisch/zytoid (Immunozytom)

   ML plasmozytisch (Plasmozytom[a])

   ML zentrozytisch

   ML zentroblastisch/zentrozytisch
          follikulär
          follikulär und diffus
          diffus
          mit und ohne Sklerose

II Hoher Malignitätsgrad
   ML zentroblastisch
          primär
          sekundär

   ML lymphoblastisch
          B-lymphoblastisch, Burkitt-Typ und andere
          T-lymphoblastisch, Convoluted-Zell-Typ und andere
          nicht klassifizierbar

   ML immunoblastisch
          mit plasmoblastisch/zytischer Differenzierung (B)
          ohne plasmoblastisch/zytischer Differenzierung (B oder T)

[a] Nur extramedulläres Plasmozytom

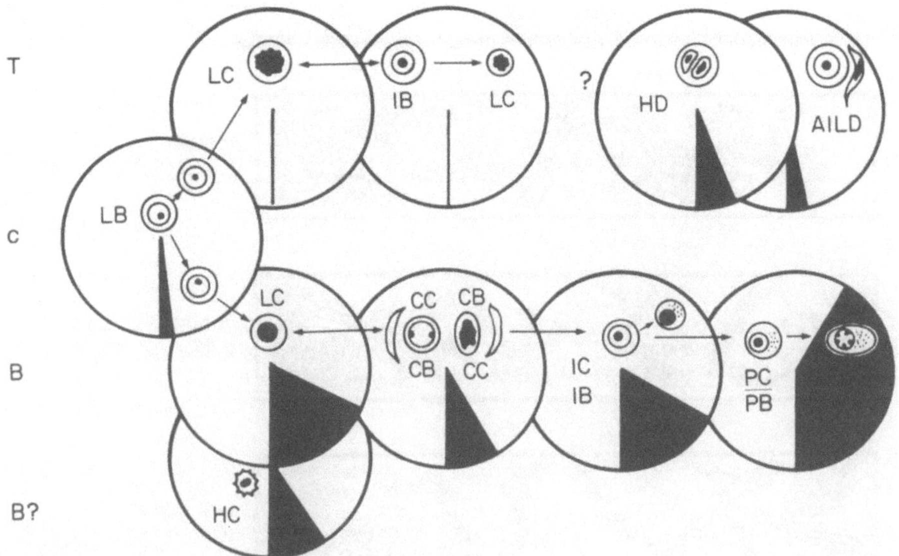

Abb. 10.1. Schematische Darstellung der histologischen LPD-Gruppen, deren Beziehungen zueinander und deren Häufigkeit in der KMB. Die *Breite des schwarzen Segments* gibt die Häufigkeit wieder; 100% = alle LPD im Knochenmark; *T* = T-Zell-System; *B* = B-Zell-System; *c* = common; *LB* = lymphoblastisch; *LC* = lymphozytisch; *IB* = immunoblastisch; *HD* = Morbus Hodgkin; *AILD* = angioimmunoblastische Lymphadenopathie; *HC* = haarzellig; *cc* = zentrozytisch; *CB* = zentroblastisch; *IC* = immunozytisch; *PC* = plasmozytisch; *PB* = plasmoblastisch

im Blut von Patienten mit Myelomen oder Lymphomen und durch den Nachweis monoklonaler zytoplasmatischer Immunglobuline in leukämischen B-Lymphozyten von Patienten mit CLL. T-Zell-Neoplasien sind im Knochenmark relativ selten (Abb. 10.1), in unserem Patientengut weniger als 1%. Keiner der 60 Patienten mit Mycosis fungoides zeigte Knochenmarkbefall, und nur ein Patient mit Sézary-Syndrom hatte einen positiven Biopsiebefund (gemeinsame Studie mit G. Burg, Dermatologische Klinik der Universität München). Fälle mit HCL, HD und AILD sowie mit unklassifizierbaren malignen Lymphomen bilden die Gruppe der LPD mit noch unklarer Zellinie. Klassifiziert nach dem vorherrschenden Zelltyp können 5 große Gruppen im Knochenmark abgegrenzt werden: 1) lymphozytisch, 2) zentrozytisch, 3) immunozytisch, 4) plasmozytisch und 5) haarzellig. Diese Gruppen werden weiter nach histologischen und zytologischen Kriterien unterteilt. Der Knochenmarkbefall bei LPD zeigte bezüglich des Wachstumsmuster 6 große Gruppen (Abb. 10.2, Tabelle 10.5), mit zunehmender Ausbreitung und Verdrängung der Hämatopoese gehen diese Ausbreitungsmuster jedoch in den „Packed-marrow-Typ" (Farbtafel IX a–e) über, charakterisiert durch eine vollständige Infiltration der Markräume durch neoplastische Zellen (Abb. 10.2). Die Infiltratmenge in der Biopsie (Tumorzellmasse) kann bei kumulativen LPD als Parameter für eine histologische Stadieneinteilung dienen (Bartl et al. 1982a, 1984). Ferner ist die Quantifizierung der Infiltration in der Biopsie nicht nur für Therapie und Prognose, sondern auch zum Vergleich von Patienten und von Behandlungszentren wichtig, da diese Messungen eine objektive Basis bieten.

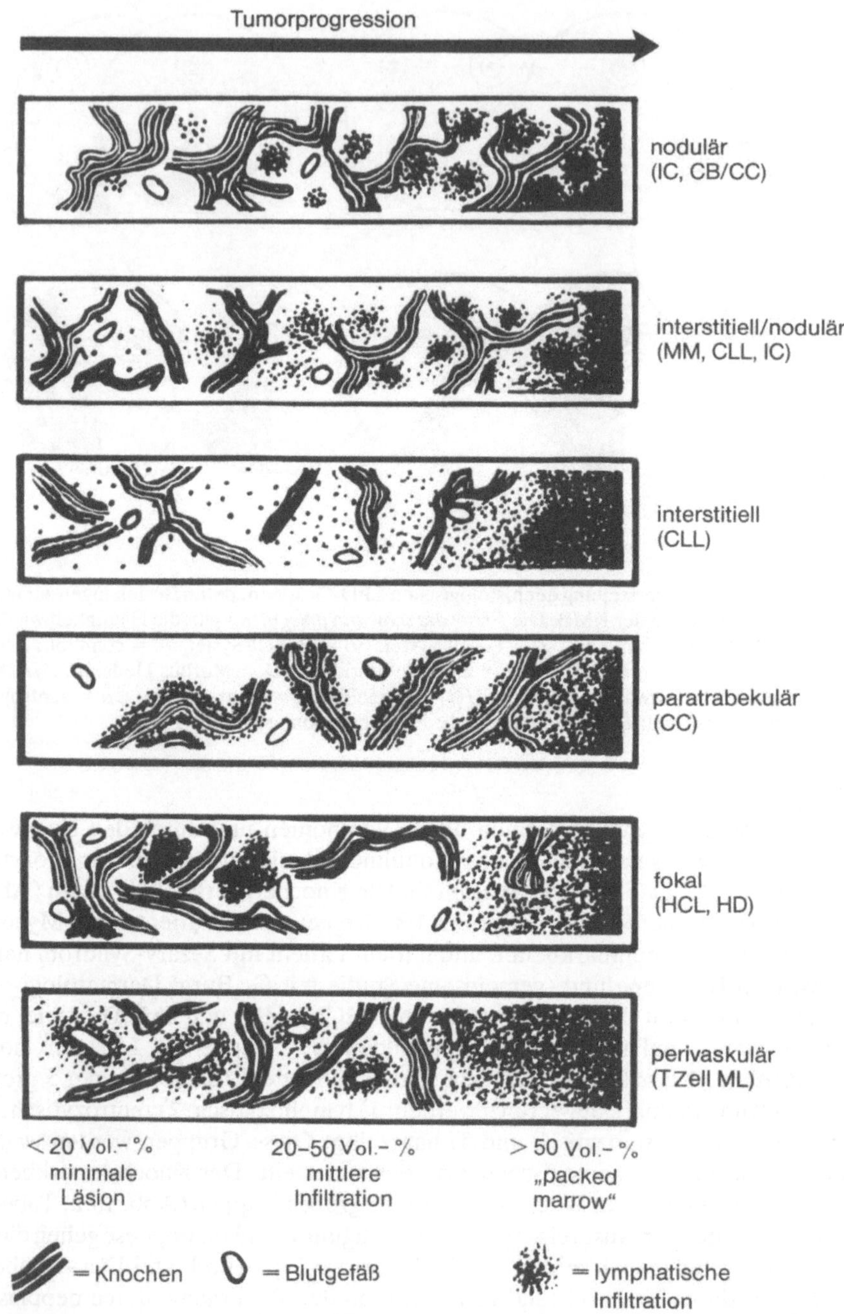

Abb. 10.2. Schema der Proliferationsmuster und der Tumorzellmasse (Vol.-%) der LPD im Knochenmark

Tabelle 10.5. Korrelation der Wachstumsmuster mit der Prognose bei LPD. Das führende Wachstumsmuster in jeder Gruppe ist unterstrichen. (Abkürzungen s. Tabelle 10.3 und Abb. 10.2)

	Nod	Nod/Int	Int	Par	Fok	Pac
LC	–	107[a]	36	–	–	25
IC	74	56	34	–	–	17
PC	50	29	40	–	–	16
CC	–	–	–	29	–	19
CB/CC	50	–	–	–	–	6
Blast	–	–	–	–	–	6
HCL	–	–	–	–	28	18
HD	–	–	–	–	35	29
AILD	–	–	–	–	34	12

[a] Mediane Überlebenszeit (Monate)

10.4 Malignes lymphozytisches Lymphom

In dieser Gruppe sind die B1-CLL, B2-CLL, T-CLL, P-CLL und das Sézary-Syndrom enthalten (Abb. 10.3). Bei diesen Formen zeigt das Knochenmark eine unterschiedlich ausgeprägte Infiltratmenge mit kleinen Lymphozyten, die runde Kerne und dichtes Chromatin enthalten (Abb. 10.4). Drei Wachstumsmuster werden beobachtet: interstitiell (Abb. 10.5), interstitiell/nodulär (Abb. 10.5) und „packed marrow". Infiltratknoten mit Keimzentren finden sich in 25% der Fälle. Neuere Studien haben gezeigt, daß die nodulären Lymphome prognostisch wesentlich günstiger verlaufen als die diffusen (Tabelle 10.5) (Damber et al. 1982; Straus et al. 1983; Bartl et al. 1984). Hämatopoetische Zellelemente und Fettzellen sind unterschiedlich stark vermindert. In einigen Fällen sind die Fettzellen erhalten, während die Vorstufen der Hämatopoese deutlich vermindert sind, insbesondere in Nachbarschaft der Infiltrate. Ein Fasernetzwerk ist in den infiltrierten Bereichen stets nachzuweisen, mit Betonung in den perivaskulären Regionen. Lymphatische Zellen finden sich häufig in den

Abb. 10.3. Zytologische Varianten des lymphozytisch-lymphoblastischen Spektrums

Histologische Gruppen		Patienten	Mediane Überlebenszeit[a] (Monate)
Lymphozytisch		283	43
Klein	(1)	70%	48
Klein, gekerbt	(2)	5%	32
Groß	(3)	20%	27
Prolymphozytisch	(4)	5%	10
Lymphoblastisch	(5)	13	6

[a] Ab Zeitpunkt der Biopsie

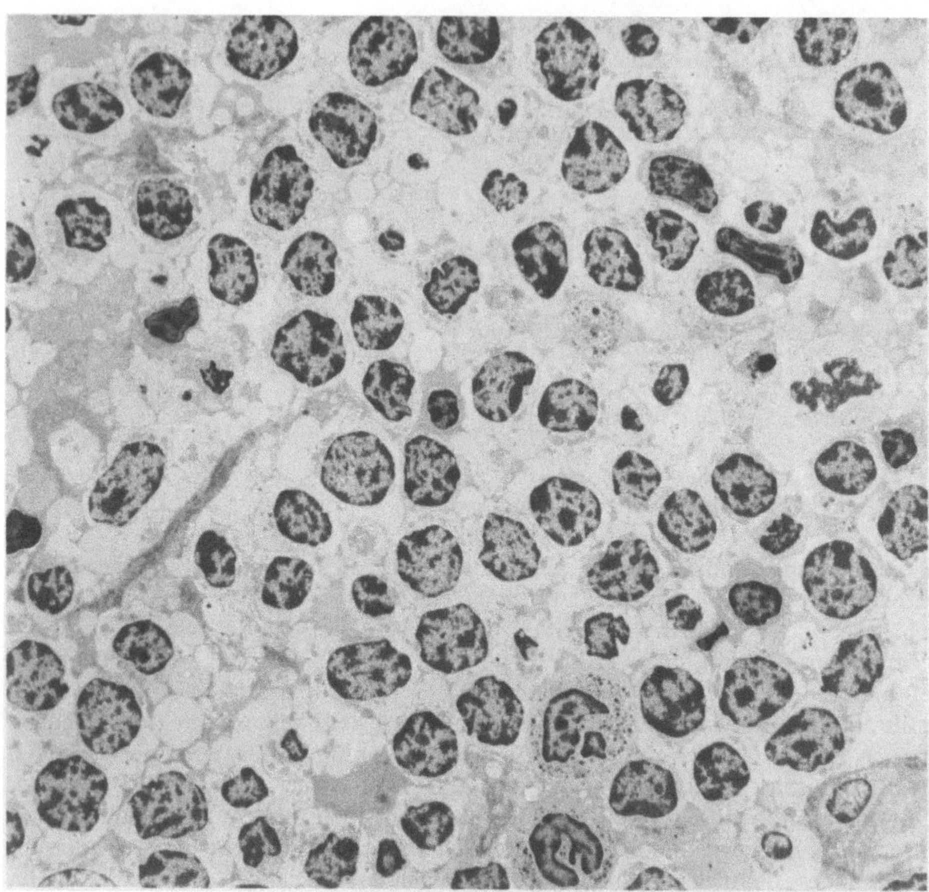

Abb. 10.4. KMB bei einem Patienten mit CLL. Ziemlich runde, monomorphe, typische Kerne der lymphoiden Zellen (Vergr. 1000:1, EM). Vergleiche mit Abb. 10.7

Sinuslumina und um kleine Blutgefäße herum (insbesondere bei T-Zell-Lymphomen) (Abb. 10.6). Mastzellen und Plasmazellen sind im allgemeinen nur vereinzelt anzutreffen. Die lymphatische Zellpopulation zeigt Variationen bezüglich Größe und Anzahl nukleolenhaltiger Zellen (Farbtafel Xb) – ein hoher Anteil weist auf eine P-CLL (prolymphozytisch) hin. In diesen Fällen haben die Zellen relativ wenig Zytoplasma und eine positive saure Phosphatasereaktion (durchgeführt an Abdruckpräparaten, Ausstrichen oder Gefrierschnitten). Bei der B2-CLL zeigen die Kerne der lymphatischen Zellen deutliche Einkerbungen und Buchtungen (Abb. 10.7), was durch Markerstudien belegt ist (Ralfkiaer et al. 1983). In Fällen mit Knochenmarkbefall bei T-CLL können die Lymphozyten runde, ovale, gekerbte oder sogar gewundene Zellkerne sowie eine auffallend perivaskuläre Lokalisation vorweisen. Tritt bei der CLL eine Hämolyse auf, so findet sich in der Regel eine erythropoetische Hyperplasie im Knochenmark. Bei einigen Patienten mit T-Zell-Lymphom/Leukämie wurde eine ausgeprägte osteoklastische Aktivität beobachtet (Grossman et al. 1981); diese Patienten hatten zusätzlich eine Hyperkalzämie. CLL-Patienten mit

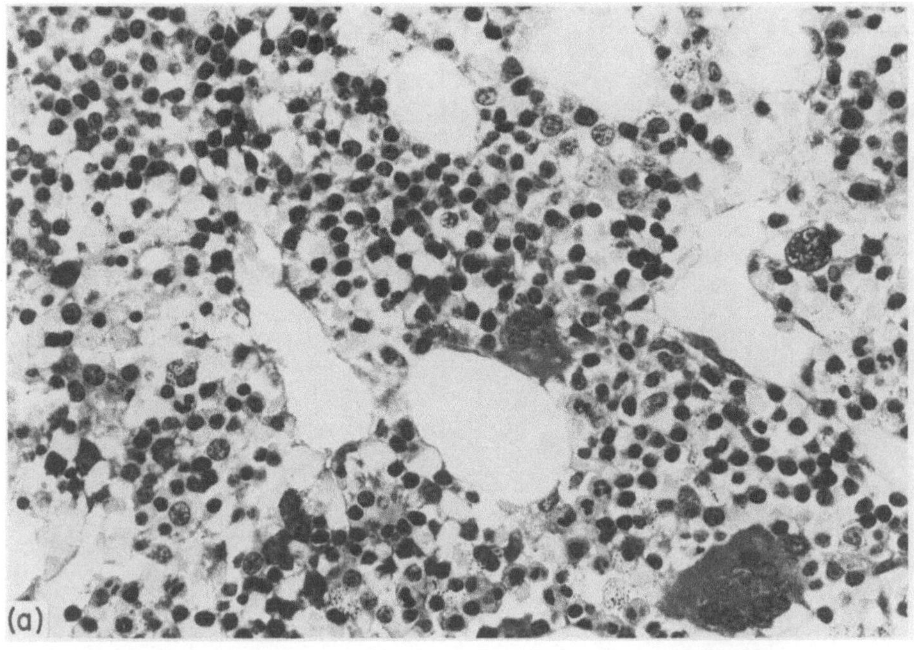

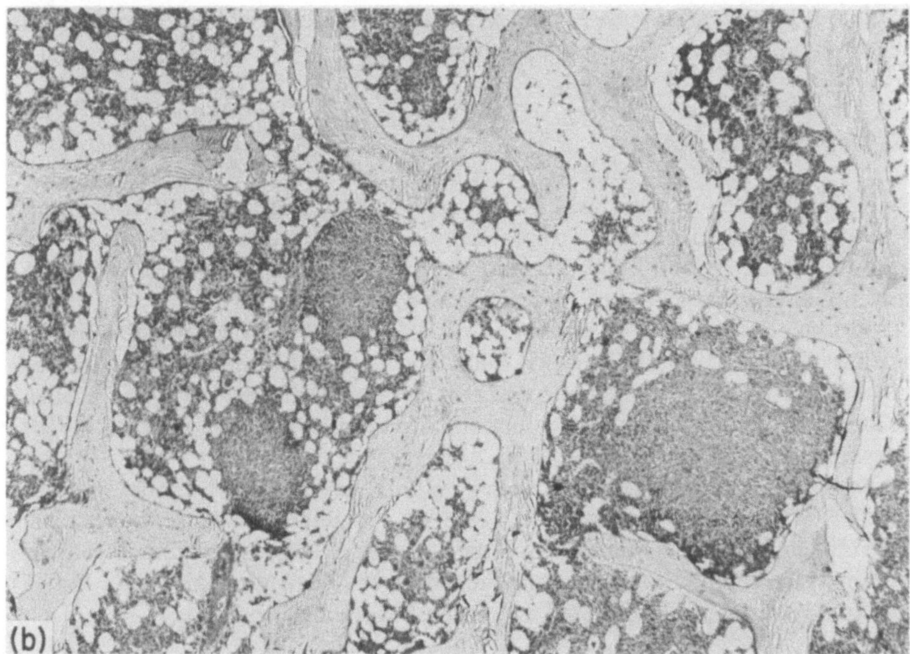

Abb. 10.5 a, b. CLL. **a** Frühphase mit geringem Befall, interstitielle Ausbreitung, Hämatopoese und Markarchitektur weitgehend erhalten (Vergr. 400:1, Giemsa); **b** noduläres Wachstumsmuster im Knochenmark (Vergr. 60:1, Giemsa)

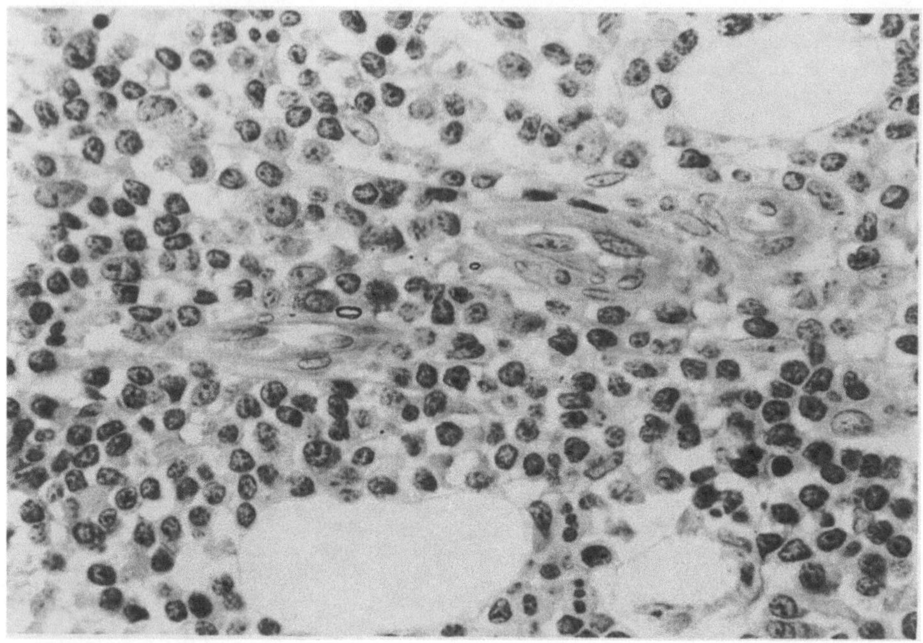

Abb. 10.6. KMB eines Patienten mit T-CLL, perivaskuläre Infiltration (Vergr. 400:1, Giemsa)

osteolytischen Knochenläsionen, Hyperkalzämie und monoklonalem Protein im Blut
wurden ebenfalls beschrieben (Redmond et al. 1983).

10.4.1 Differentialdiagnose

Benigne lymphatische Hyperplasie und lymphozytäre Infiltrate im Rahmen von
Infektionen (s. Tabelle 10.2) müssen ausgeschlossen werden, ebenso Frühformen der
Haarzell-Leukämie und der monozytären Leukämie. Die CLL kann auch (selten) in
eine myeloische Leukämie übergehen (Stern et al. 1981).

T-Zell-Lymphome und Leukämien wurden inzwischen als getrennte Gruppe
klassifiziert (Kadin et al. 1983), auch Subtypen der T-CLL wurden beschrieben
(Huhn et al. 1983). Die Abgrenzung neoplastischer B-Zellen von reaktiven T-Zellen
im Knochenmark einer B-CLL wurden immunhistologisch von Pizzolo et al. (1983)
nachgewiesen. Die T-CLL wird in 2 große Untergruppen aufgeteilt: T4 und T8. Bei
der T8-Form sind die leukämischen Zellen groß und haben reichlich Zytoplasma mit
azurophiler Granulierung. Im Gegensatz zum T4-Typ zeigen die Patienten mit T8-
CLL niedrige periphere Lymphozytenzahlen, nur mäßige Organ- und Knochenmarkinfiltration sowie einen indolenten klinischen Verlauf (Brisbane et al. 1983). Einige
Charakteristika der T-Zell-LPD sind in Tabelle 10.6 wiedergegeben.

Abb. 10.7a, b. KMB bei einem Patienten mit CLL. **a** Übersicht (Vergr. 640:1, EM); **b** Pleomorphie ▶
der Zellkerne, vollständige Verdrängung des Markes (Vergr. 2520:1, EM). Vergleiche mit Abb. 10.4

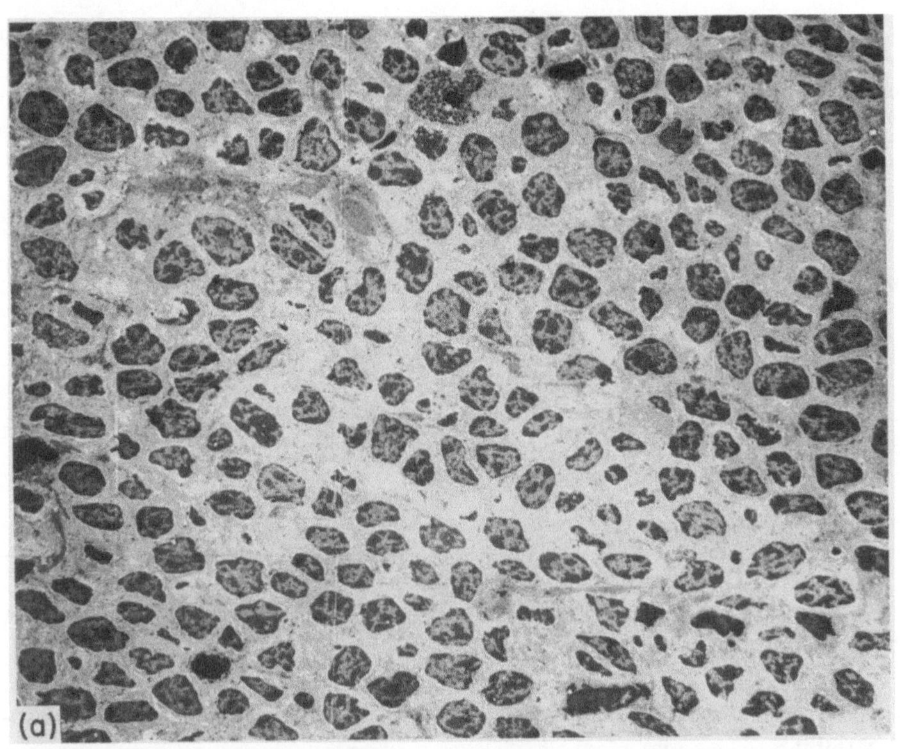

(a)

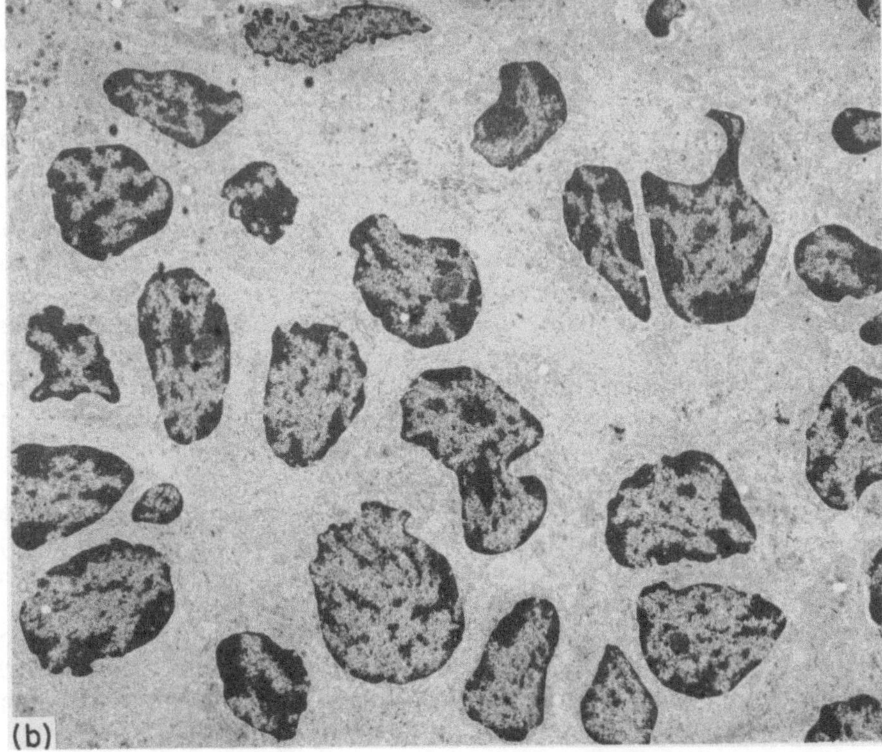

(b)

Tabelle 10.6. LPD der T-Zellinie im Knochenmark: zytologische und histologische Kriterien (fakultativ)

T-lymphoblastisch
1. Gelappte („convoluted") Kerne
2. Paranukleäre Granula, saure Phosphatase positiv (in Abdruckpräparaten)
3. Ausgeprägte perivaskuläre Infiltration

T-lymphozytisch
1. Gelappte Kerne
2. Azurophile zytoplasmatische Granulierung (in Abdruckpräparaten, Giemsa)
3. Grobtropfige Aktivität der sauren Phosphatase (in Abdruckpräparaten)
4. Ausgeprägte perivaskuläre Infiltration
5. Nicht-noduläres Proliferationsmuster im Knochenmark

T-immunoblastisch
1. Keine plasmoblastische Differenzierung
2. Keine tropfige PAS-Reaktion (in Abdruckpräparaten)
3. Polymorphe Kerne

10.5 Malignes lymphoblastisches Lymphom

Diese Gruppe beinhaltet die „common" ALL, B-ALL, T-ALL und das lymphoblastische Sarkom.

Wir werden hier nur Biopsien von Erwachsenen besprechen. In den meisten Fällen findet sich ein diffuses „Packed-marrow-Wachstumsmuster" mit nur wenigen restlichen Fettzellen und hämatopoetischen Vorstufen, die zwischen den Lymphoblasten verteilt sind (Abb. 10.8). Bei den T-Zell-Varianten fällt eine ausgeprägte perivaskuläre Infiltration durch lymphatische Zellen mit ovalen, gebuchteten bis gewundenen Zellkernen auf (Abb. 10.9). Ihr T-Zell-Ursprung muß durch Untersuchungen an Abdruckpräparaten, an Ausstrichen des peripheren Bluts oder an Kryostatschnitten bestätigt werden. Die T-ALL kommt in westlichen Ländern nur selten vor. Die meisten Fälle leiten sich von Helfer-T-Zellen ab und sind T4-positive Zellen. In der KMB findet sich eine Hyperzellularität mit Vermehrung von Plasmazellen und Lymphzellinfiltraten.

Einige wenige Fälle von T-ALL sind T8-positiv, d. h. sie leiten sich von Suppressorzellen ab. Bei diesen Lymphomen sind die T-Zellen groß mit reichlich Zytoplasma, azurophiler Granulierung und gewundenen Zellkernen. Im peripheren Blut und im Knochenmark findet sich eine Lymphozytose, die jedoch über lange Zeit nur mäßig ausgeprägt ist. Auch eine Suppression der Granulopoese mit Neutropenie im peripheren Blut kann vorkommen (Brisbane et al. 1983).

Eine Eosinophilie mit Zunahme eosinophiler Vorstufen im Knochenmark wurde bei Patienten mit lymphoblastischer Neoplasie beschrieben (Catovsky et al. 1980). Die Autoren geben an, daß das Hypereosinophiliesyndrom bei diesen Patienten durch einen eosinopoiesestimulierenden Faktor der Lymphoblasten bedingt ist.

Eine Knochenmarkhistologie vor und nach Chemotherapie der akuten lymphoblastischen Leukämie wird in Abb. 10.10 gezeigt. Knochenmarkbefunde nach Transplantation wurden von Müller-Hermelink u. Sale (1983) sowie von Heymer et al. (1983) untersucht.

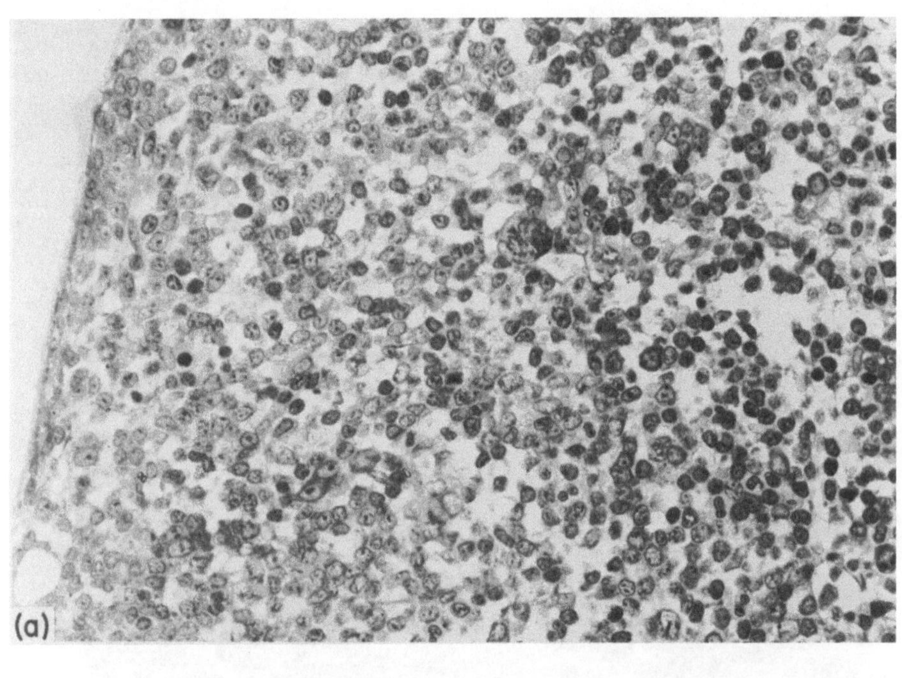

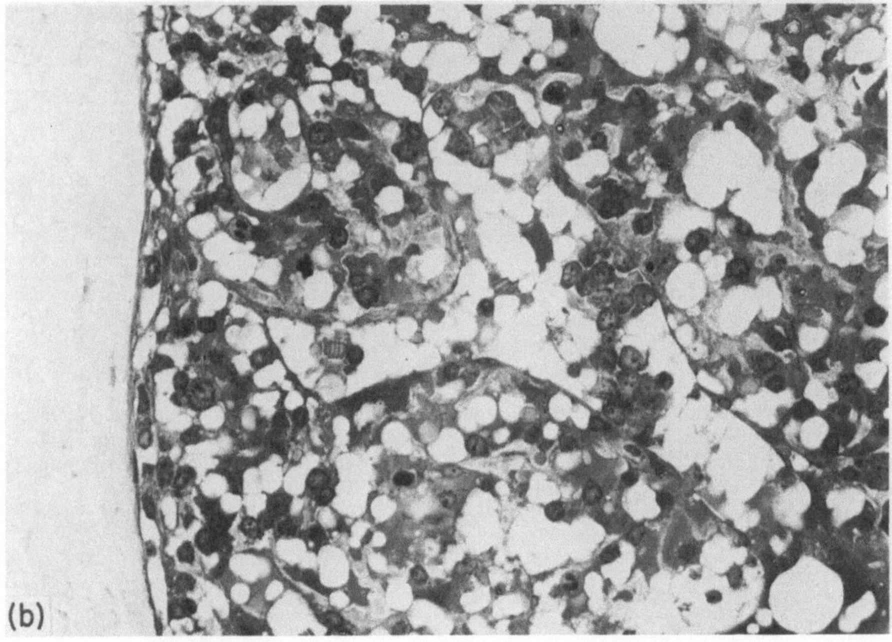

Abb. 10.8a, b. ALL. **a** Diffuse, dichte Infiltration des Knochenmarks mit wenigen restlichen hämatopoetischen Zellen. Die Lymphoblasten haben ein hohes Kern-Zytoplasma-Verhältnis mit schmalen Zytoplasmasäumen (Vergr. 400:1, Giemsa); **b** hypozelluläres Mark mit Auflösung der Markarchitektur: Lymphoblasten in ödematöses Stroma eingebettet, fehlende Resthämatopoese (Vergr. 400:1, Giemsa)

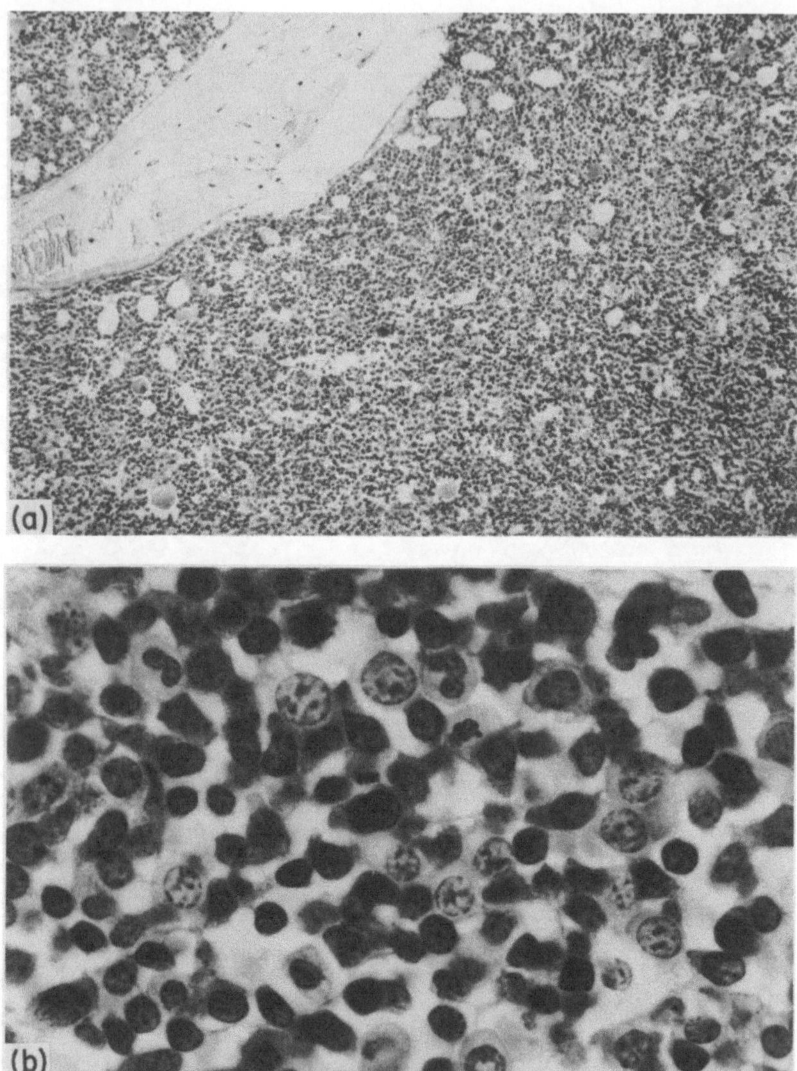

Abb. 10.9a, b. KMB eines 16 Jahre alten Patienten mit T-lymphoblastischem Lymphom (Nachweis durch Lymphknotenbiopsie und Markerstudien). **a** Zelluläres Knochenmark (Vergr. 100:1, Giemsa); **b** bei stärkerer Vergrößerung sind die runden bis ovalen lymphoiden Zellen erkennbar; diffuse Infiltration (Vergr. 1000:1, Giemsa)

Abb. 10.10a–c. ALL. **a** Vor Therapie mit vollständiger Infiltration des Knochenmarks (Vergr. ▶ 600:1, Giemsa); **b** KMB desselben Patienten nach Chemotherapie, inkomplette Remission (Vergr. 400:1, Giemsa); **c** stärkere Vergrößerung der Blasten aus b, *rechts* Knochenbälkchen (Vergr. 1000:1, Giemsa)

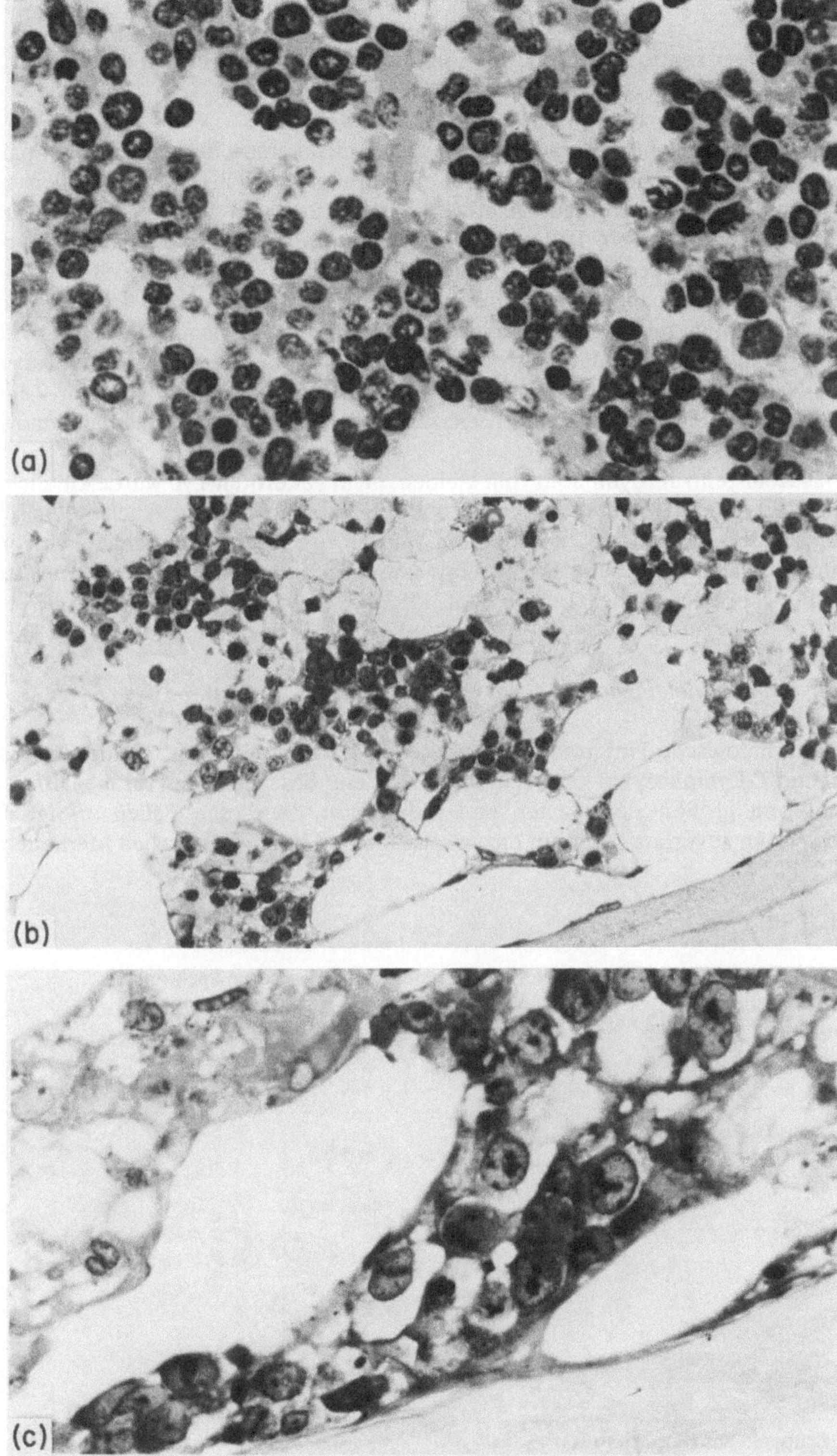

10.6 Malignes zentrozytisches Lymphom (Synonyma: „cleaved cell lymphoma", „follicle centre cell lymphoma" FCC)

Das charakteristische Proliferationsmuster im Knochenmark besteht aus einer paratrabekulären Infiltration durch kleine bis mittelgroße lymphatische Zellen mit gelappten, „cleaved" Kernen, relativ dichtem Chromatinmuster und schmalen Zytoplasmasäumen (Abb. 10.11 und 10.12). Die infiltrierenden Zellen sind in der Regel durch ein dichtes Retikulinfasernetz (Farbtafel Xf) von der zentral gelegenen Hämatopoese scharf abgegrenzt. Grobsträhnige Fasern, die von der Trabekeloberfläche ausstrahlen, bilden ebenfalls ein charakteristisches Stromamuster. Die Anzahl von Blutgefäßen und zellulären Stromaelementen ist höher als bei der CLL (Tabelle 10.7). Nach der Zellgröße und der Kernmorphologie der lymphatischen Zellen können drei Formen abgegrenzt werden: klein gekerbt, groß gekerbt und polymorph (Abb. 10.11 und 10.13).

Das Keimzentrumslymphom vom kleinen, nicht gekerbten Typ wurde kürzlich in zwei Untertypen aufgeteilt, den Burkitt- und den Non-Burkitt-Typ. Auch biologische Unterschiede zwischen diesen Varianten wurden beschrieben, einschließlich Knochenmarkbefall (4,5% beim Burkitt-Typ und 37,5% beim Non-Burkitt-Typ) und mediane Überlebenszeiten (Levine et al. 1983).

10.6.1 Differentialdiagnose

Die morphologische Unterscheidung zwischen B2-Lymphozyten, kleinen Zentrozyten und T-Lymphozyten kann sehr schwierig sein; das gleiche gilt für die Differenzierung von großen Zentrozyten und Monozyten. In diesen Fällen erfolgt der Nachweis am zuverlässigsten mit enzymatischen und immunologischen Methoden.

Abb. 10.11. Zytologische Varianten des zentrozytisch-zentroblastischen Spektrums

Histologische Gruppen	Patienten	Mediane Überlebenszeit[a] (Monate)
Zentrozytisch	65	25
Klein, gekerbt	60%	35
Groß, gekerbt	25%	16
Polymorph	15%	12
Zentroblastisch/zytisch	52	48
Zentroblastisch	25	5

[a] Ab Zeitpunkt der Biopsie

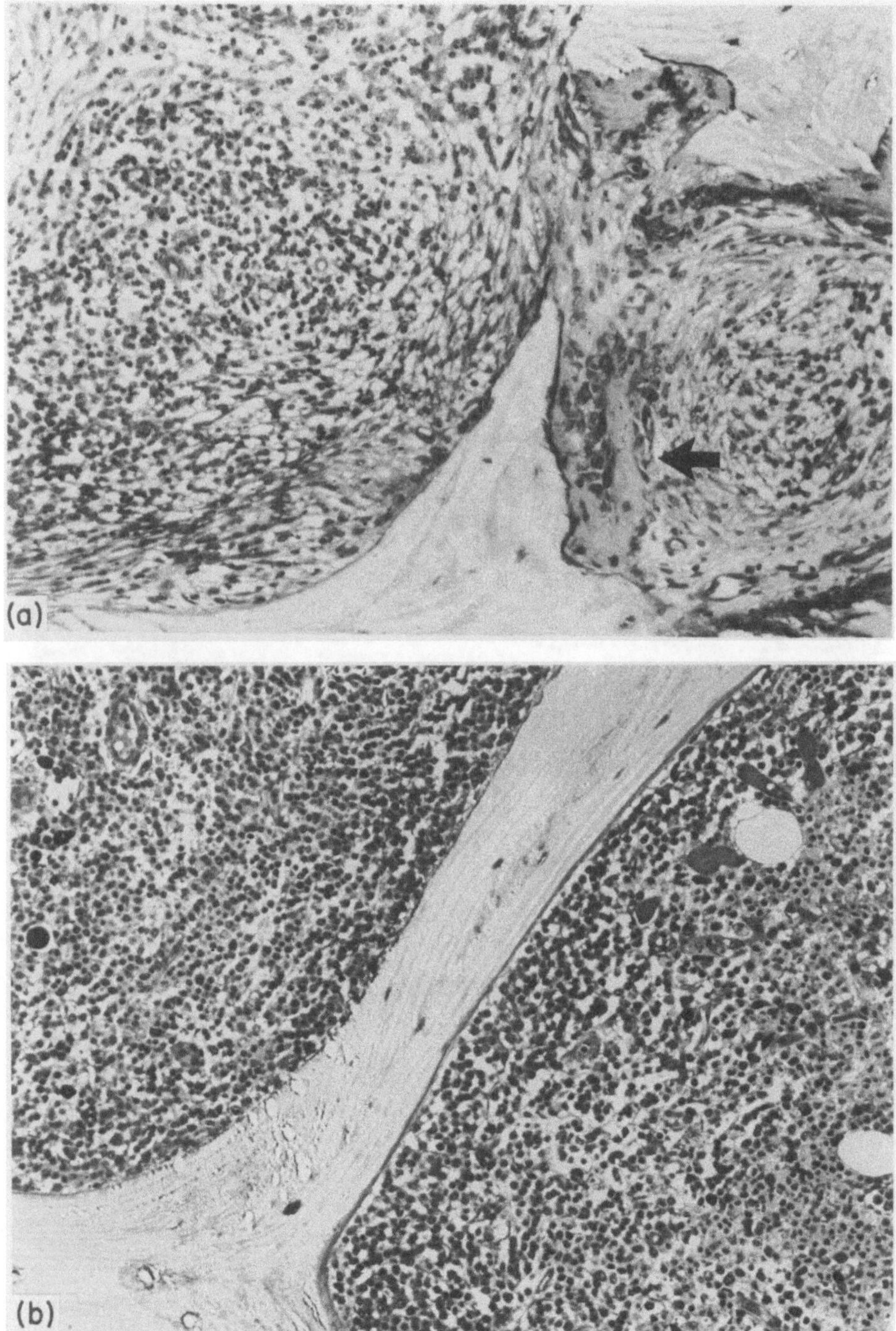

Abb. 10.12a, b. Zentrozytisches ML. **a** Mit ausgeprägtem Knochenumbau, vielen Osteoblasten *(Pfeil);* beachte auch die begleitende paratrabekuläre Fibrose; **b** breite paratrabekuläre Säume, aber ohne gesteigerten Knochenumbau und Fibrose; Hämatopoese in zentralen Markarealen. (Vergr. 250:1, Giemsa)

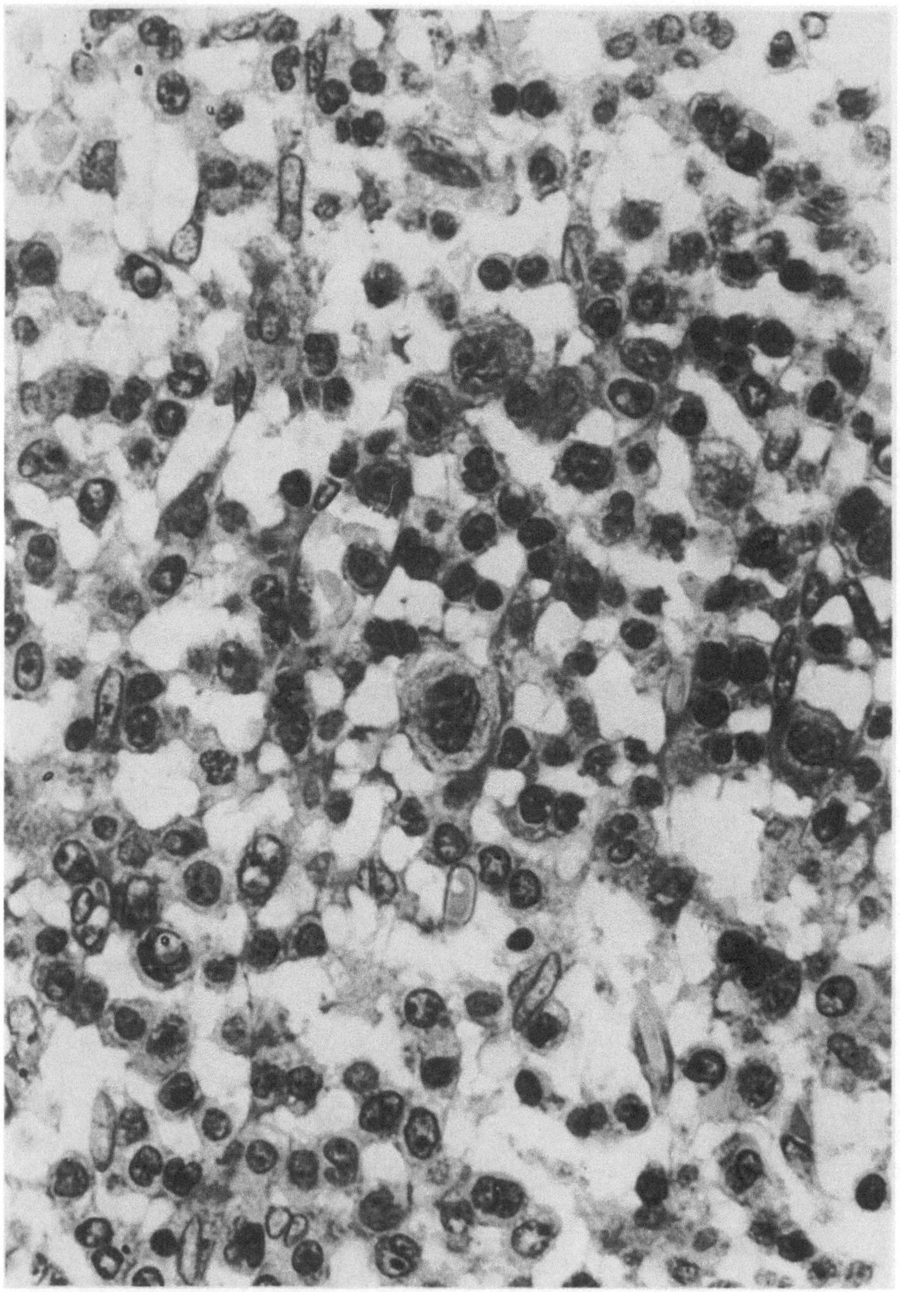

Abb. 10.13. Zentrozytisches ML, polymorpher Subtyp: stärkere Vergrößerung zur Beurteilung der zytologischen Besonderheiten; gekerbte, „cleaved" Kerne mit dichtem Heterochromatin, ziemlich schmalen Zytoplasmasäumen und wenig auffallenden Nukleolen (Vergr. 1000:1, Giemsa)

Tabelle 10.7. Quantitative Beurteilung der Stromaelemente in positiven KMB bei LPD. Histomorphometrische Auswertung von 30 Biopsien in jeder histologischen Gruppe, Mittelwerte. (Abkürzungen s. Tabelle 10.3)

	Norm[a]	LC	LP-oid	LP-tic	PC	CC	CB/CC	HCL	HD	AILD
Arteriolen/10 mm^2	3	1	1	2	1	2	1	1	12	21
Kapillaren/10 mm^2	10	2	8	12	5	9	10	25	48	52
Sinus/10 mm^2	170	30	85	210	70	50	70	215	210	180
Plasmazellen/10 mm^2	220	25	120	680	210	65	53	160	176	250
Mastzellen/10 mm^2	20	35	62	234	12	28	21	136	22	12
Histiozyten/10 mm^2	52	41	104	126	43	69	90	172	195	148
Spongiosa [Vol.-%]	24	22	23	20	19	23	22	24	24	24
OB-Index [%][b]	4	3	3	5	14	8	4	6	7	9
OK-Index/100 mm[c]	5	4	6	8	31	9	4	8	9	6
Fasern[d]	–	–	(+)	(+)	(+)	+	+	++	++	+

[a] Normalpersonen, medianes Alter von 55 Jahren
[b] Prozente der mit aktiven Osteoblasten bedeckten Trabekeloberfläche
[c] Anzahl der Osteoklasten pro 100 mm Trabekelumfang
[d] – = keine Zunahme, (+) = dünne Fasern, + = grobe Fasern, ++ = grobsträhnige Fibrose

10.7 Malignes zentroblastisch/zentrozytisches Lymphom (Synonyma: Morbus Brill-Symmers, „cleaved FCC lymphoma")

Bei diesem Lymphom kommt ein Knochenmarkbefall nur selten vor. Die Infiltration ist betont nodulär, zeigt Follikel mit Keimzentren, die aus Zentrozyten, Zentroblasten und Lymphozyten in einem Retikulinfasernetz bestehen (Farbtafel Xe, Abb. 10.11, 10.14, 10.15). Auch Kapillaren und Histiozyten sind nachzuweisen, während sich eosinophile Granulozyten, Plasmazellen und Mastzellen am Rande der Infiltratknoten finden. Das Knochenmark zwischen den Infiltrationen ist topographisch weitgehend normal.

10.7.1 Differentialdiagnose

Bei minimaler Infiltration im Knochenmark ist die Abgrenzung von der nodulären lymphatischen Hyperplasie oder vom Immunozytom rein histologisch sehr schwierig; andere Untersuchungsmethoden sind zur diagnostischen Abklärung nötig.

Nathwani et al. (1983) berichteten in einer retrospektiven Studie über diffuse, gemischtzellige Lymphome. Zwei Gruppen wurden herausgearbeitet: eine Gruppe war vereinbar mit der Abstammung von Keimzentrumszellen, die andere hatte morphologische Charakteristika, wie sie bei peripheren Lymphomen mit Abstammung von der T-Zellinie beschrieben wurden. Es gab auffallende Unterschiede zwischen den beiden Gruppen: die Patienten der ersten Gruppe lebten länger, während bei der zweiten Gruppe offensichtlich ein Lymphom hohen Maliginitätsgrades vorlag.

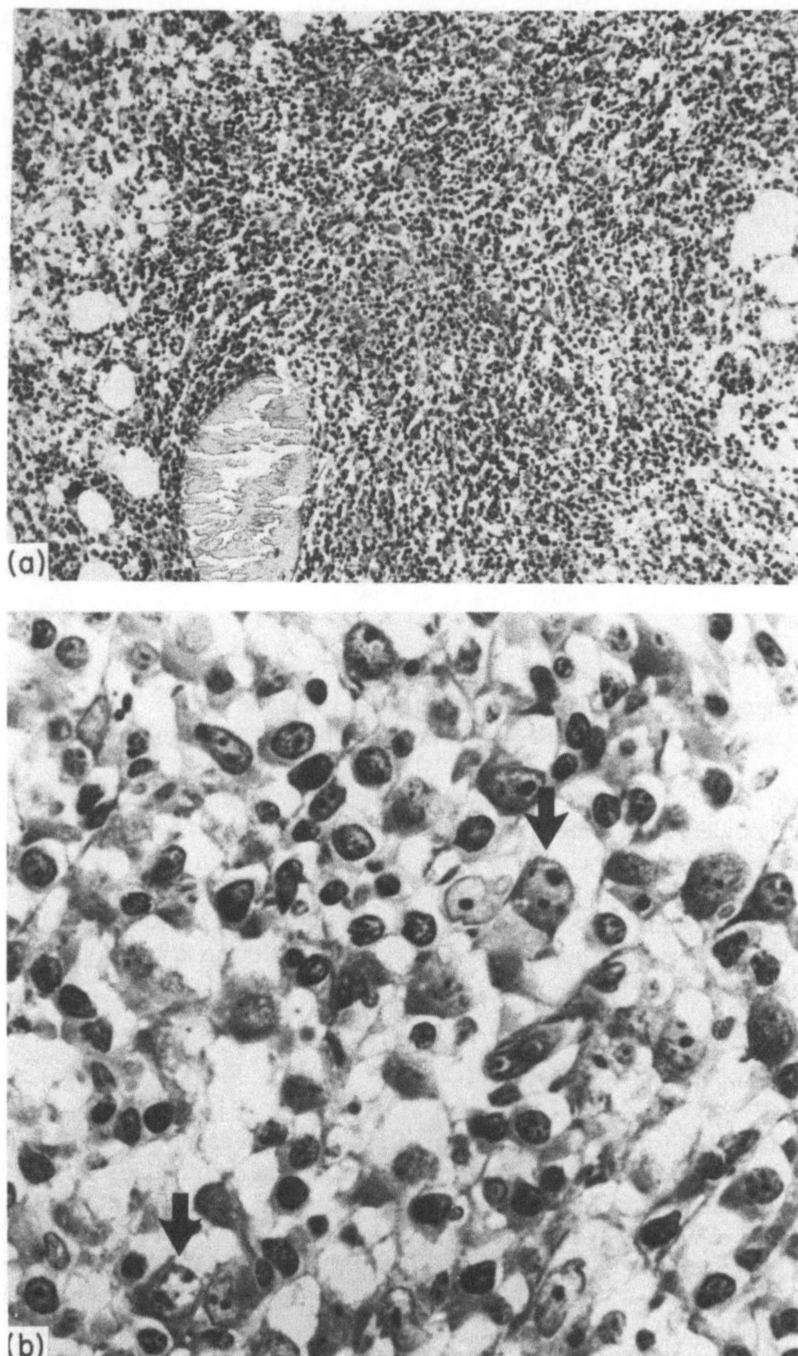

Abb. 10.14a, b. Zentroblastisch/zentrozytisches ML. **a** Übersicht; beachte die noduläre Wuchsform (Vergr. 100:1, Giemsa); **b** starke Vergrößerung mit Zentroblasten *(Pfeile)* und Zentrozyten (Vergr. 800:1, Giemsa)

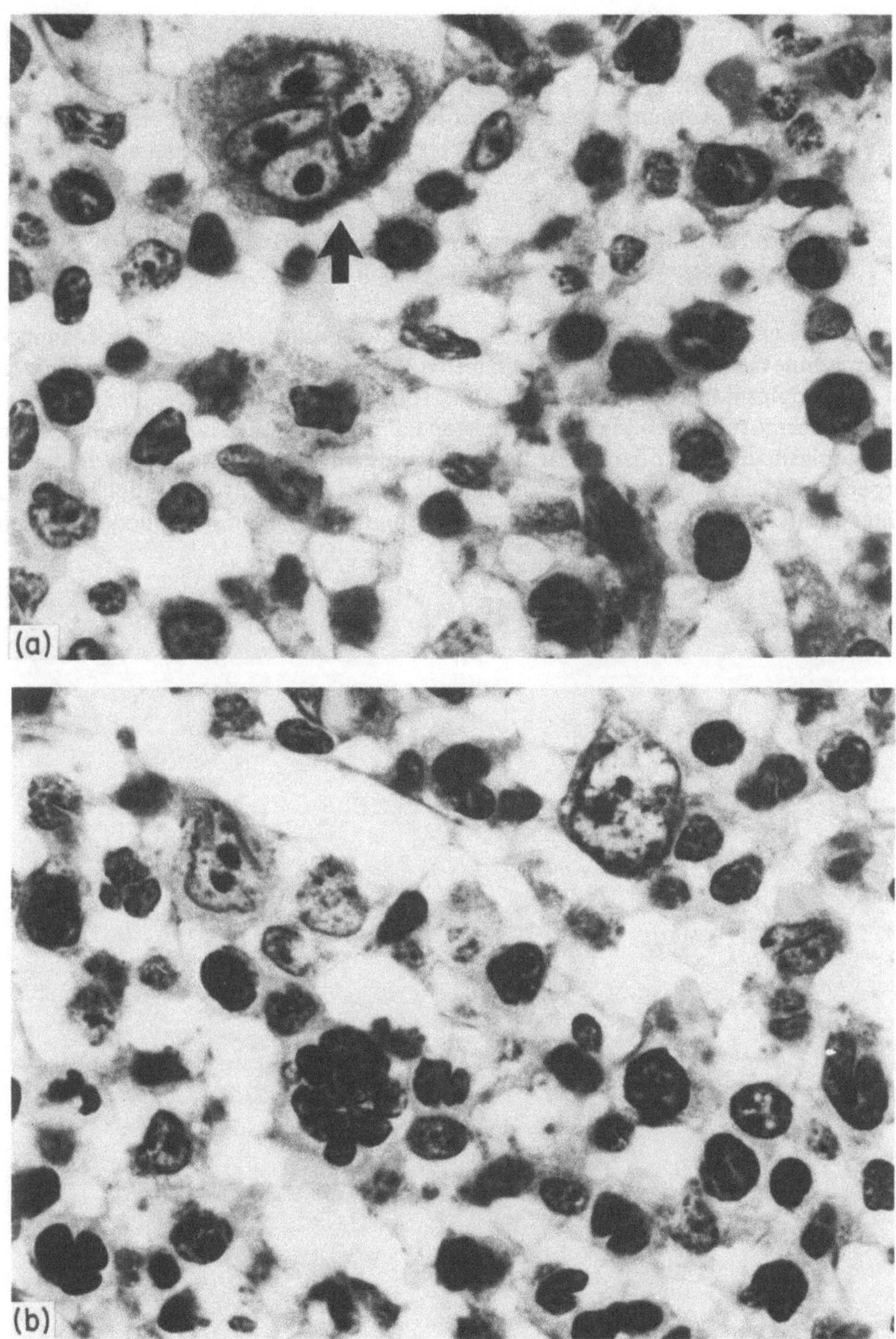

Abb. 10.15a, b. KMB bei einem Patienten mit zentroblastisch/zentrozytischem ML. **a** Vielkernige Zelle mit großem Nukleolen *(Pfeil)* und polymorphe lymphoide Zellen; **b** Zentroblasten und Zentrozyten mit gekerbten und gewundenen Zellkernen. (Vergr. 1000:1, Giemsa)

10.8 Malignes zentroblastisches Lymphom

Das betroffene Mark zeigt ein Packed-marrow-Muster, die Zellen sind aufgrund der charakteristischen Kernmorphologie (Farbtafel Xd) und der Nukleolenanordnung leicht zu identifizieren (Abb. 10.16). Markerstudien sind in der Regel nicht nötig.

10.9 Malignes lymphoplasmozytoides, lymphoplasmozytisches Lymphom (Immunozytom, Waldenström-Makroglobulinämie)

Bei diesem Lymphom besteht die Infiltration im wesentlichen aus kleinen Lymphozyten mit unterschiedlichem Anteil von reifen Plasmazellen, lymphoplasmozytoiden und lymphoplasmozytischen Zellen (Abb. 10.17) sowie aus Mastzellen in einem hypo- bis normozellulären Mark. Die meisten Fälle haben einige lymphatische Zellen mit zytoplasmatischen oder nukleären Einschlüssen (PAS-positiv, sog. Dutcher-Körperchen). Die Proliferationsmuster reichen von nodulär und interstitiell bis hin zu dichter Infiltration. Wie im Lymphknoten können 3 Formen unterschieden werden

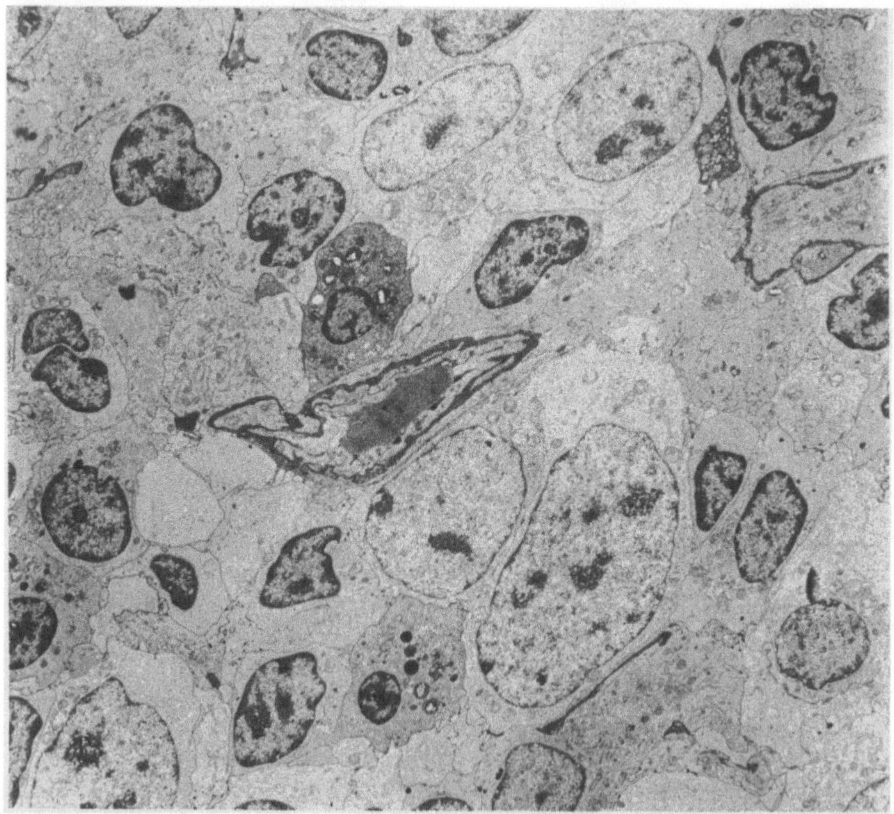

Abb. 10.16. Zentroblastisches ML in der KMB; nur noch isolierte hämatopoetische Zellen; beachte Blutgefäß in der Mitte (Vergr. 2000:1, EM)

Abb. 10.17. Zytologische Varianten des immunozytisch-immunoblastischen Spektrums

Histologische Gruppen	Patienten		Mediane Überlebenszeit[a] (Monate)
Immunozytisch	215		46
Lymphoplasmozytisch	49%		75
Lymphoplasmozytoid	46%	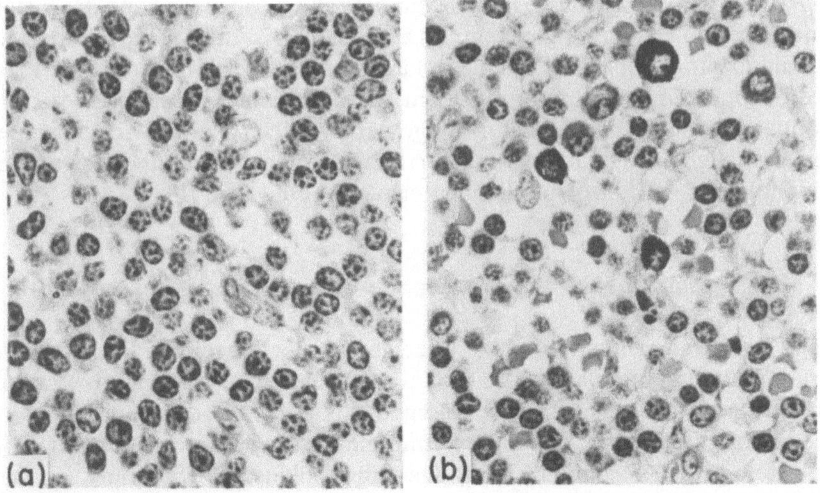	28
Polymorph	5%		13
Immunoblastisch	30		5

[a] Ab Zeitpunkt der Biopsie

(Bartl et al. 1983a), wenn auch die Grenzen nicht immer scharf zu ziehen sind (Abb. 10.18): der lymphoplasmozytoide Typ mit nodulärem Ausbreitungsmuster, der lymphoplasmozytische Typ mit interstitiell/nodulärem Muster und zahlreichen Marschalko-Plasmazellen und Mastzellen sowie der polymorphe Typ (Farbtafel Xa), dessen Zellpopulation aus Lymphozyten, Plasmazellen, Zentrozyten und Zentroblasten besteht (Abb. 10.19) und üblicherweise mit einem Packed-marrow-Muster einhergeht. Die infiltrierten Bereiche zeigen eine feine Fibrose. Einige hämatopoetische Vorstufen sind auch innerhalb der Infiltrate zu finden. Andere Charakteristika des Knochenmarkstromas sind: hyperplastische und ektatische Sinusgefäße beim lymphoplasmozytischen Typ, mit Sklerosierung des Endothels und benachbarten

Abb. 10.18a, b. Immunozytisches ML. **a** lymphoplasmozytoider Typ; **b** lymphoplasmozytischer Typ (Vergr. 400:1, Giemsa)

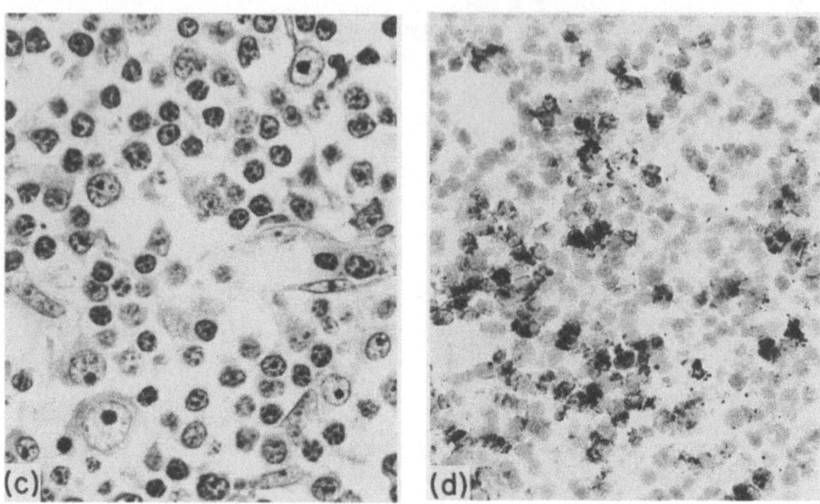

Abb. 10.18c, d. Immunozytisches ML. **c** pleomorpher Typ; **d** T-Lymphozyten verteilt zwischen B-Zellen bei immunozytischem ML, pan-T (Vergr. 400:1, Giemsa)

dichten Infiltraten lymphatischer Zellen sowie mit gelegentlichen Ansammlungen von Histiozyten (Farbtafel XI e). Bei paraproteinämischen Fällen sind die Lumina der Gefäße mit einem homogenen PAS-positiven Material ausgefüllt. Der Übergang eines Immunozytoms in ein immunoblastisches Lymphom wurde ebenfalls beschrieben (Emmerich et al. 1983).

10.9.1 Differentialdiagnose

Fehlen PAS-positive Einschlüsse in den lymphatischen Zellen, so kann das histologische Bild sehr dem einer CLL gleichen. Im allgemeinen ist die Anzahl der Mastzellen beim Immunozytom höher. Gelegentlich kann bei einer CLL mit reaktiver Plasmozytose die Abgrenzung zum Immunozytom Schwierigkeiten bereiten. Diese Grenzfälle können nur durch Immunhistologie geklärt werden. Die Entwicklung zu einer manifesten malignen Erkrankung kann erst nach vielen Jahren einer asymptomatischen monoklonalen Makroglobulinämie erfolgen (Fine et al. 1982).

10.10 Malignes immunoblastisches Lymphom (immunoblastisches Sarkom)

Die Fälle mit Knochenmarkbeteiligung zeigen in der Regel ein Packed-marrow-Muster. Die B-Immunoblasten (Farbtafel Xc) sind an ihren charakteristischen runden Kernen mit deutlichen mittelständigen Nukleolen zu erkennen (Abb. 10.20), im Gegensatz zur Polymorphie der T-Immunoblasten (Diagnosesicherung durch Immunhistologie an Kryostatschnitten). Das immunoblastische Sarkom kann sich bei Patienten mit vorbestehendem Immunozytom oder multiplem Myelom (Falini et al. 1982) entwickeln. Vergleichende Knochenmark- und Lymphknotenstudien haben in

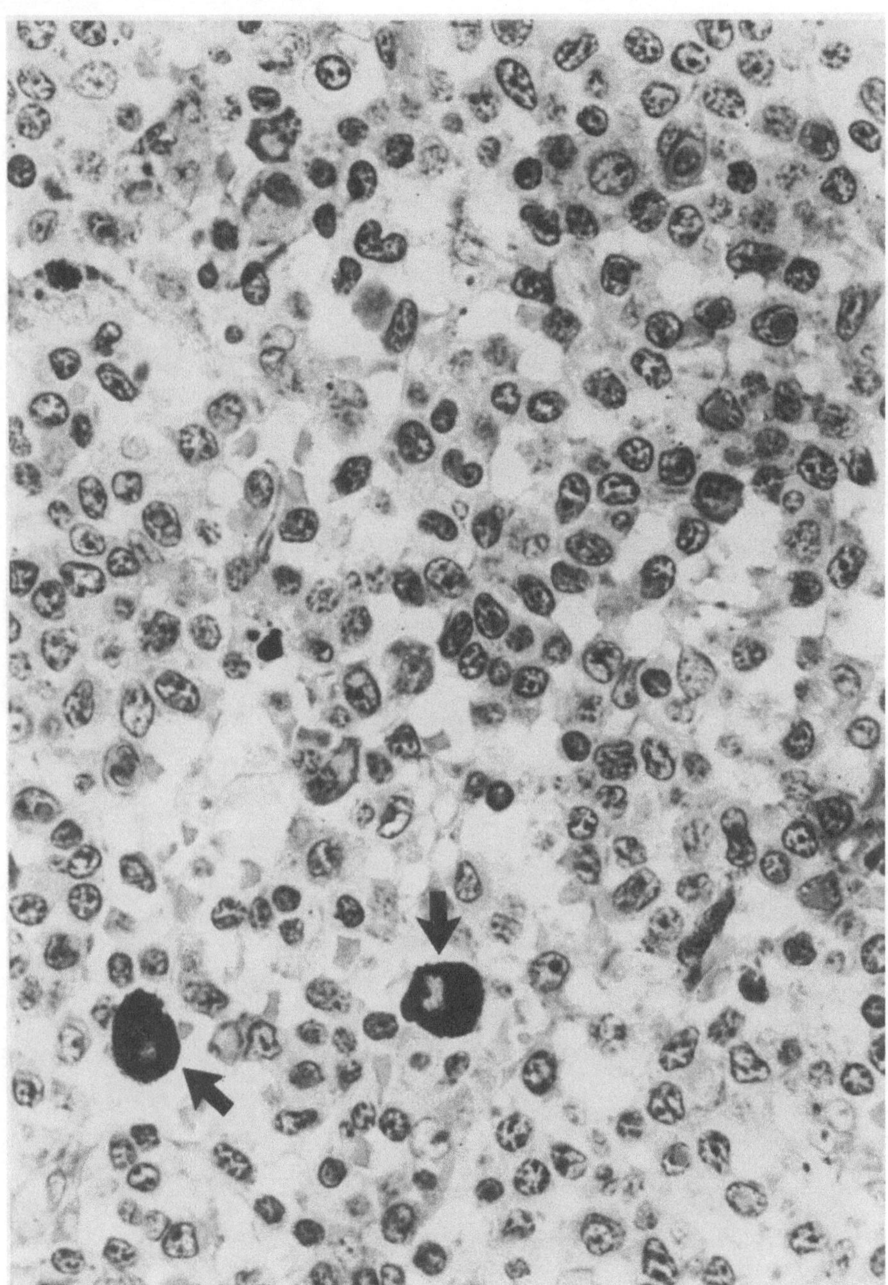

Abb. 10.19. Starke Vergrößerung eines immunozytischen ML; Mastzellen (*Pfeile;* Vergr. 1000:1, Giemsa)

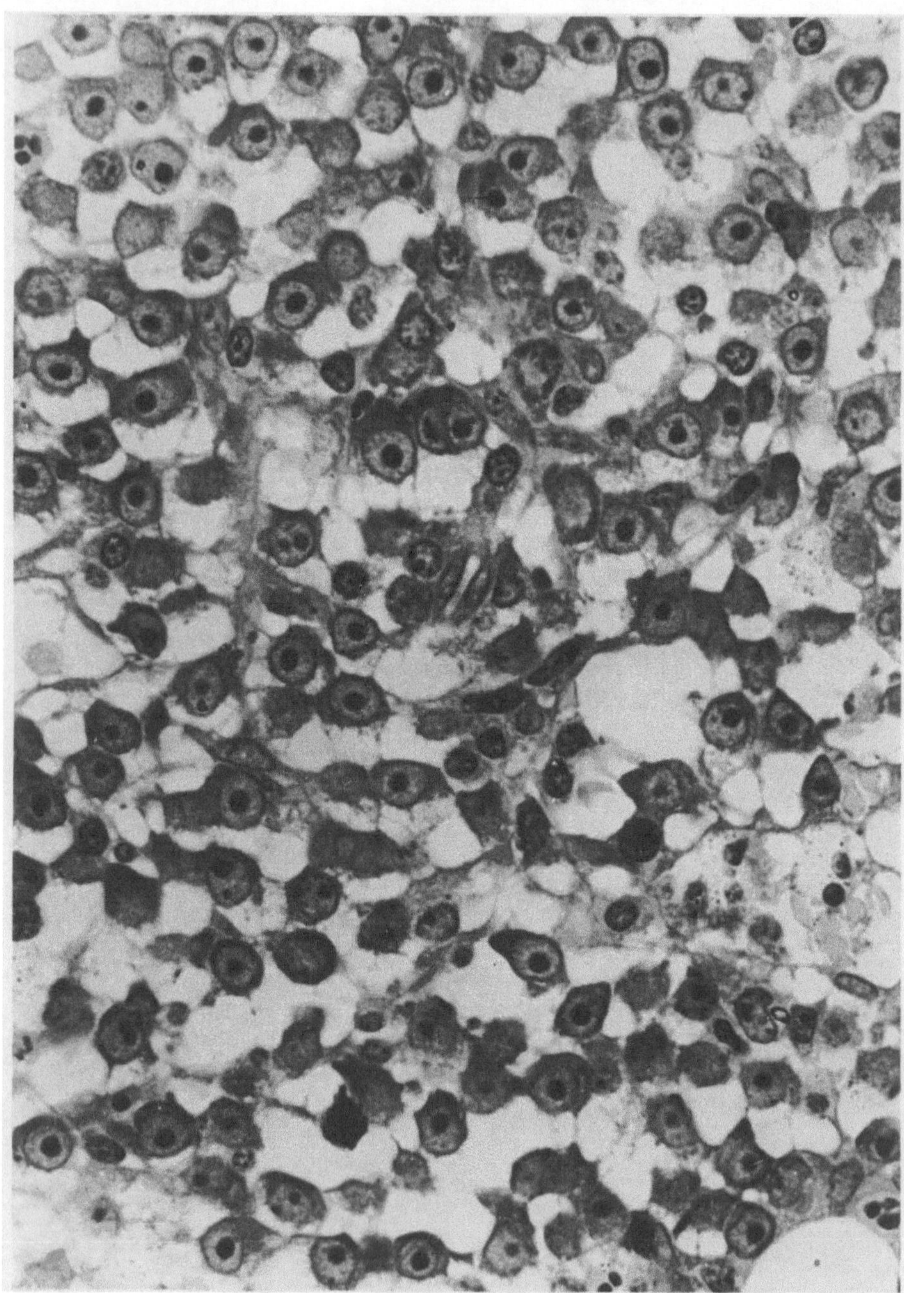

Abb. 10.20. Immunoblastisches ML. Infiltration monomorpher Zellen mit großen, runden Kernen, mittelständigen prominenten Nukleolen und basophilen Zytoplasmasäumen; keine Resthämatopoese (Vergr. 1000:1, Giemsa)

Tabelle 10.8. Maligne Lymphome: Vergleich der Lymphknoten- und Knochenmarkhistologie. Mittleres Zeitintervall: Kongruente Fälle (*) 10 Monate, divergente Fälle 5 Monate (in Zusammenarbeit mit Hansmann und Lennert, Pathologisches Institut der Universität Kiel)

		Lymphknoten				CB/			
		LC	HC	IC	CC	CC	LB	IB	CB
Knochenmark	LC	11*	–	1	1	–	–	–	–
	HC	–	15*	–	–	–	–	–	–
	IC	⑦	–	31*	1	⑧	–	1	–
	CC	–	–	2	8*	2	1	1	–
	CB/CC	–	1	–	15*	1	1	–	
	LB	–	–	–	–	–	2*	–	–
	IB	–	–	1	–	–	–	2*	–
	CB	–	–	–	–	1	–	–	4*

den meisten Fällen eine Übereinstimmung bezüglich des proliferierenden Zellsystems gezeigt (Tabelle 10.8).

10.11 Malignes plasmozytisches Lymphom (reifzelliges multiples Myelom)

Das multiple Myelom kann in 2 große Gruppen unterteilt werden: plasmozytisch mit überwiegend reifen Plasmazellen und plasmoblastisch mit betont „unreifen" Plasmazellen (Abb. 10.21). In den Frühformen sind die Plasmazellen diffus oder nodulär

Abb. 10.21. Zytologische Varianten des plasmozytisch-plasmoblastischen Spektrums

Histologische Gruppen	Patienten		Mediane Überlebenszeit[a] (Monate)
Plasmozytisch	546		36
Marschalko	70%		46
Klein, rund	10%		24
Klein, gekerbt	6%		19
Polymorph	14%		16
Plasmoblastisch	267		9

[a] Ab Zeitpunkt der Biopsie

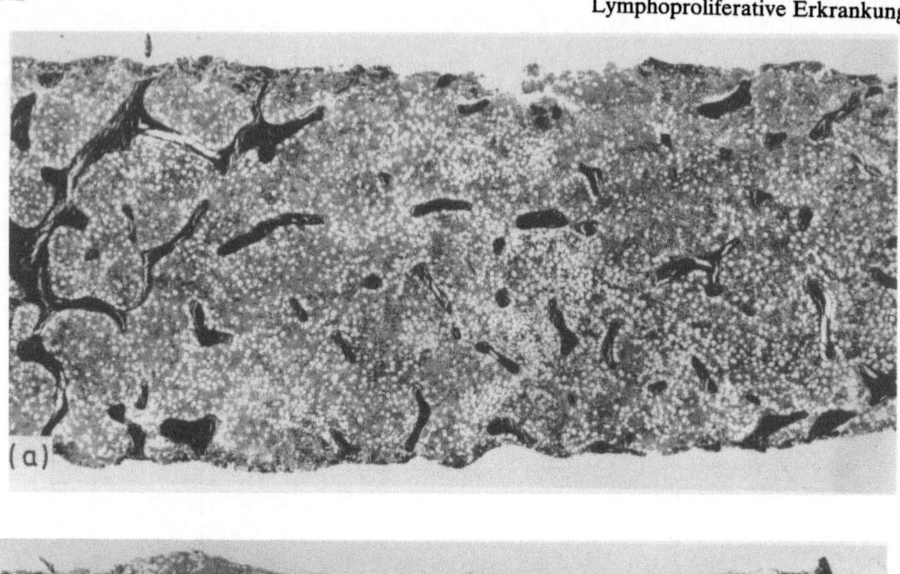

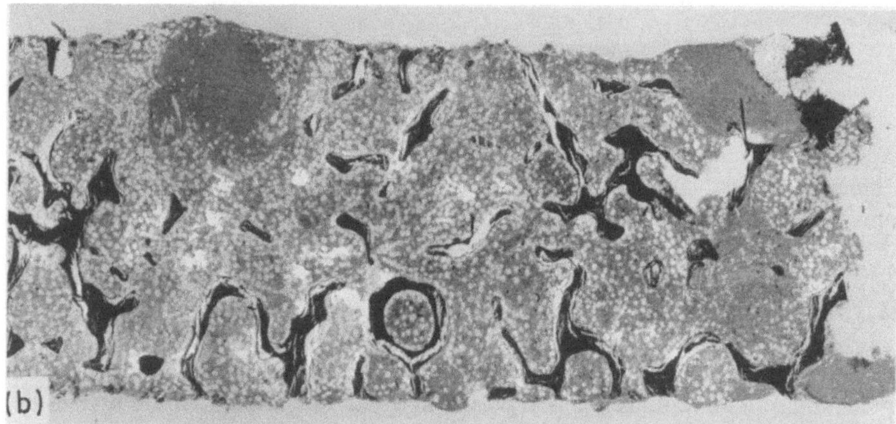

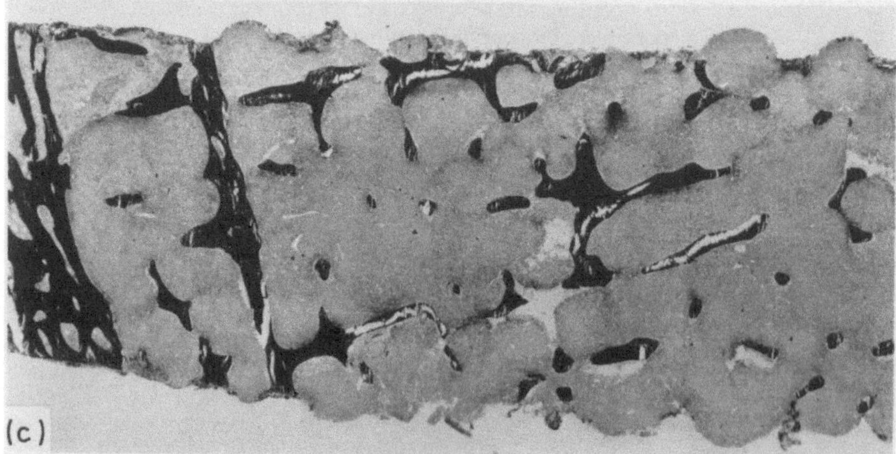

Abb. 10.22a–c. Wachstumsmuster des multiplen Myeloms. **a** Interstitiell; **b** nodulär; **c** „packed marrow". (Vergr. 10:1, Gomori)

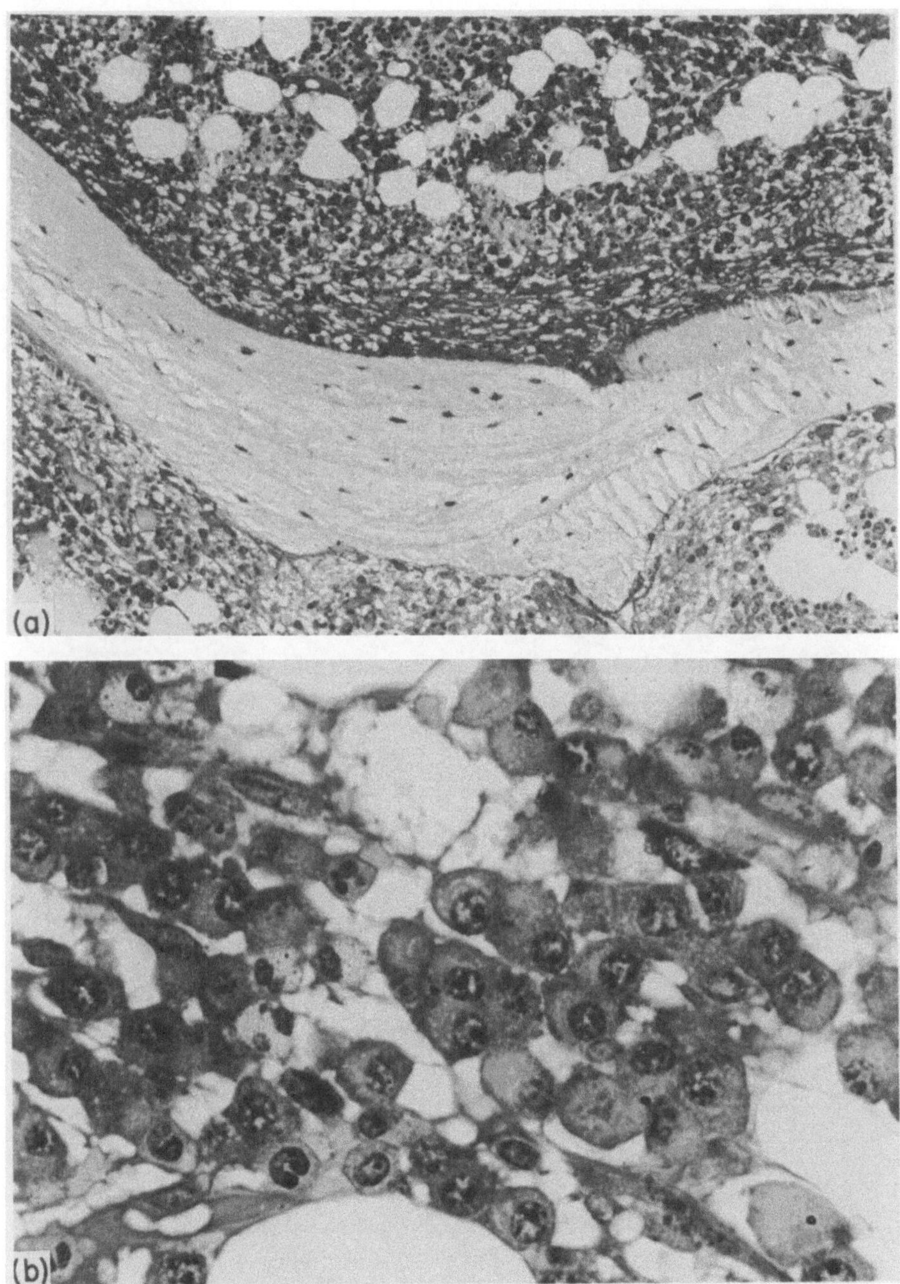

Abb. 10.23a, b. Multiples Myelom. **a** Paratrabekuläre und interstitielle Infiltration mit Plasmazellen (Vergr. 250:1, Giemsa); **b** starke Vergrößerung von Plasmazellen (Vergr. 1000:1, Giemsa)

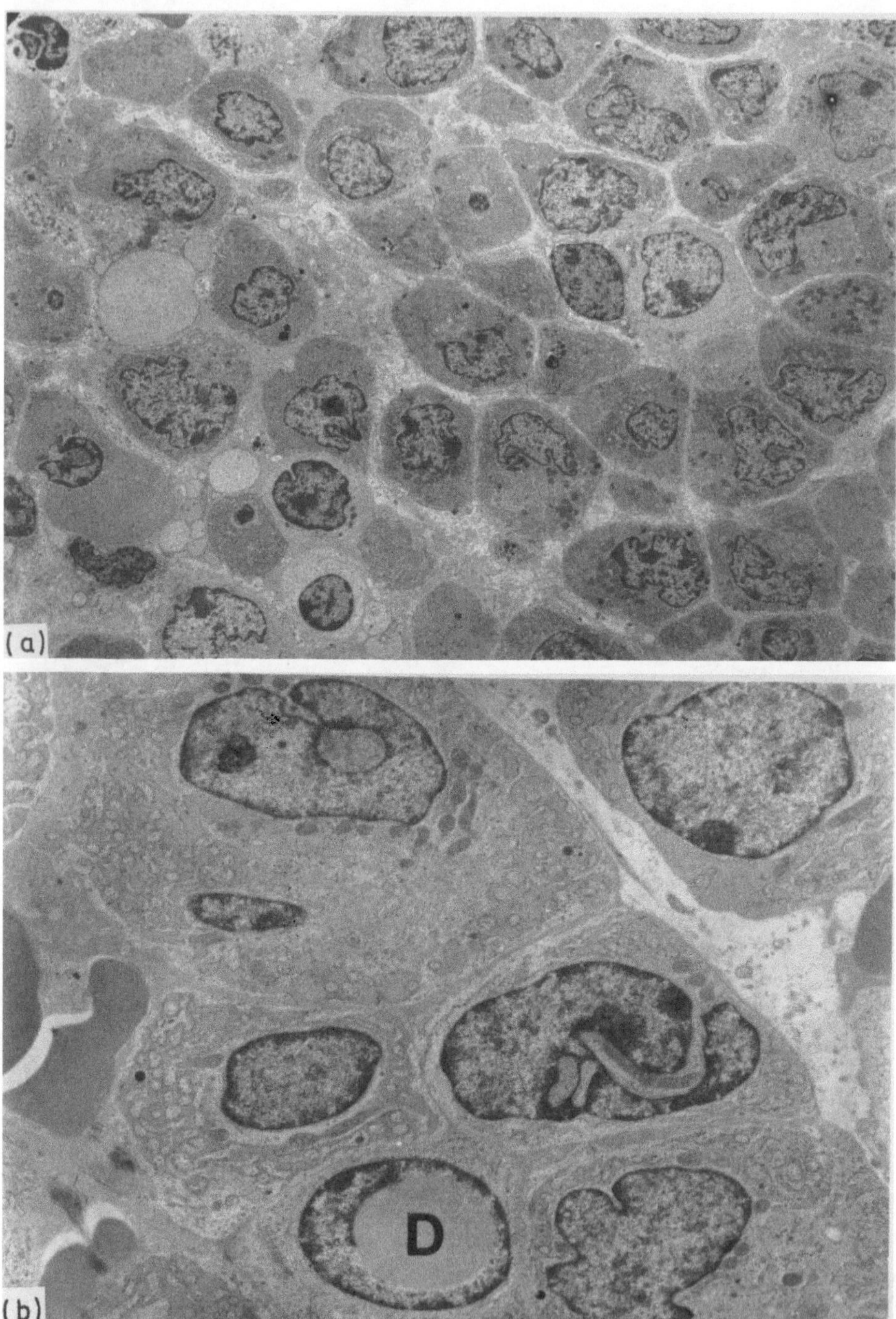

Abb. 10.24. a Patient mit multiplem Myelom, Myelomzellen mit hohem Anteil von gelappten Kernen (Vergr. 1260:1, EM); **b** Intranukleäres Einschlußkörperchen (Dutcher body, *D*) in Plasmazelle, Entstehung durch Zytoplasmainvagination in den Kern (Vergr. 3200:1, EM)

zwischen Hämatopoese und Fettmark verteilt (Abb. 10.22a, b) und bilden im
paratrabekulären und periarteriellen Bereich zusätzlich kleine Zellgruppen (Farbtafel IIIe). Diese Plasmazellaggregate breiten sich weiter aus und konfluieren in
Form von „multiplen Myelomen" und flächenhaften Plasmazellinfiltraten, die das
normale Knochenmark verdrängen (Abb. 10.22c und 10.23). Die Infiltrate zeigen ein
feines, gelegentlich aber auch grobsträhniges Fasernetz. Einige Lymphozyten sind
stets zwischen den Plasmazellen verteilt, und Lymphzellinfiltrate werden in 10% der
Fälle gefunden. Üblicherweise zeigt das Restmark eine Verminderung der Hämatopoese und eine Reifungsstörung der Erythropoese sowie eine Zunahme der Fettzellen. Gesteigerter osteoklastischer und osteblastischer Knochenumbau ist bei den
meisten Fällen zu finden und korreliert mit der erhöhten Plasmazellinfiltration in der
Biopsie. Nur wenige Mastzellen werden vorgefunden. Häufig werden intranukleäre
Einschlüsse beobachtet (Abb. 10.24b und 10.25) Nach dem vorherrschenden Typ der
Plasmazelle können 4 Typen unterschieden werden: 1) Marschalko-Typ, 2) klein,

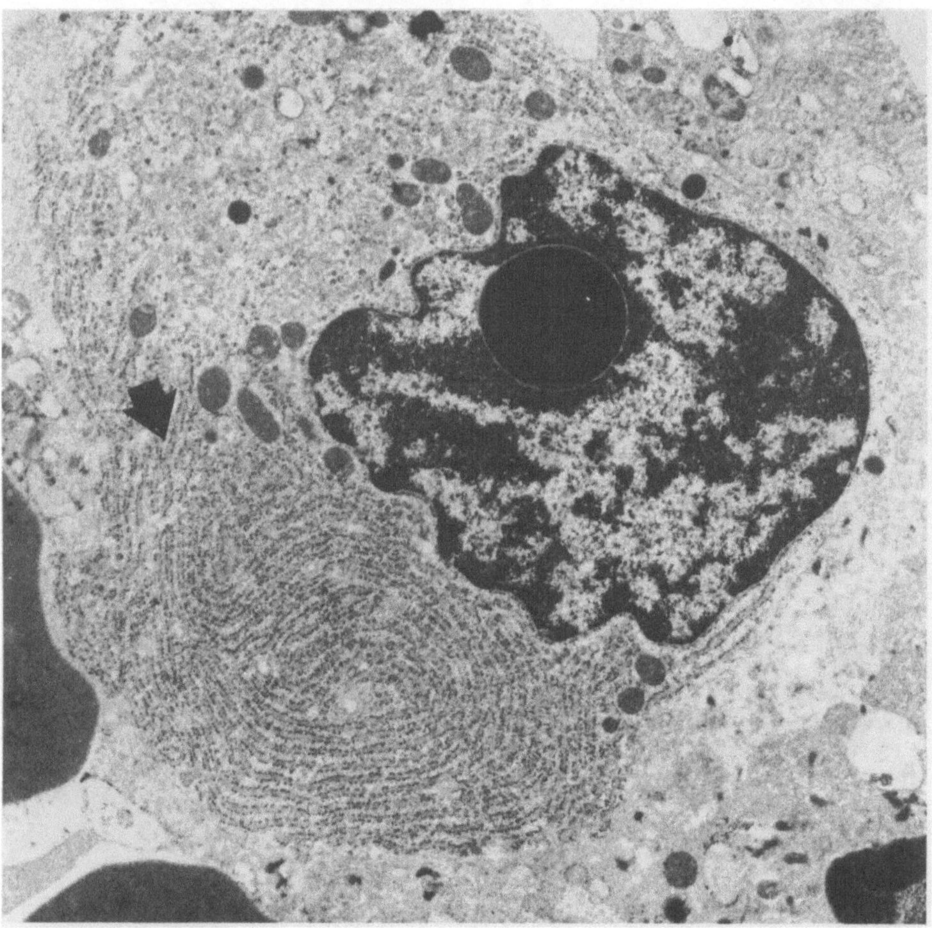

Abb. 10.25. Plasmazelle mit endoplasmatischem Retikulum *(Pfeil)* und intranukleärem Einschluß
(Vergr. 6400:1, EM)

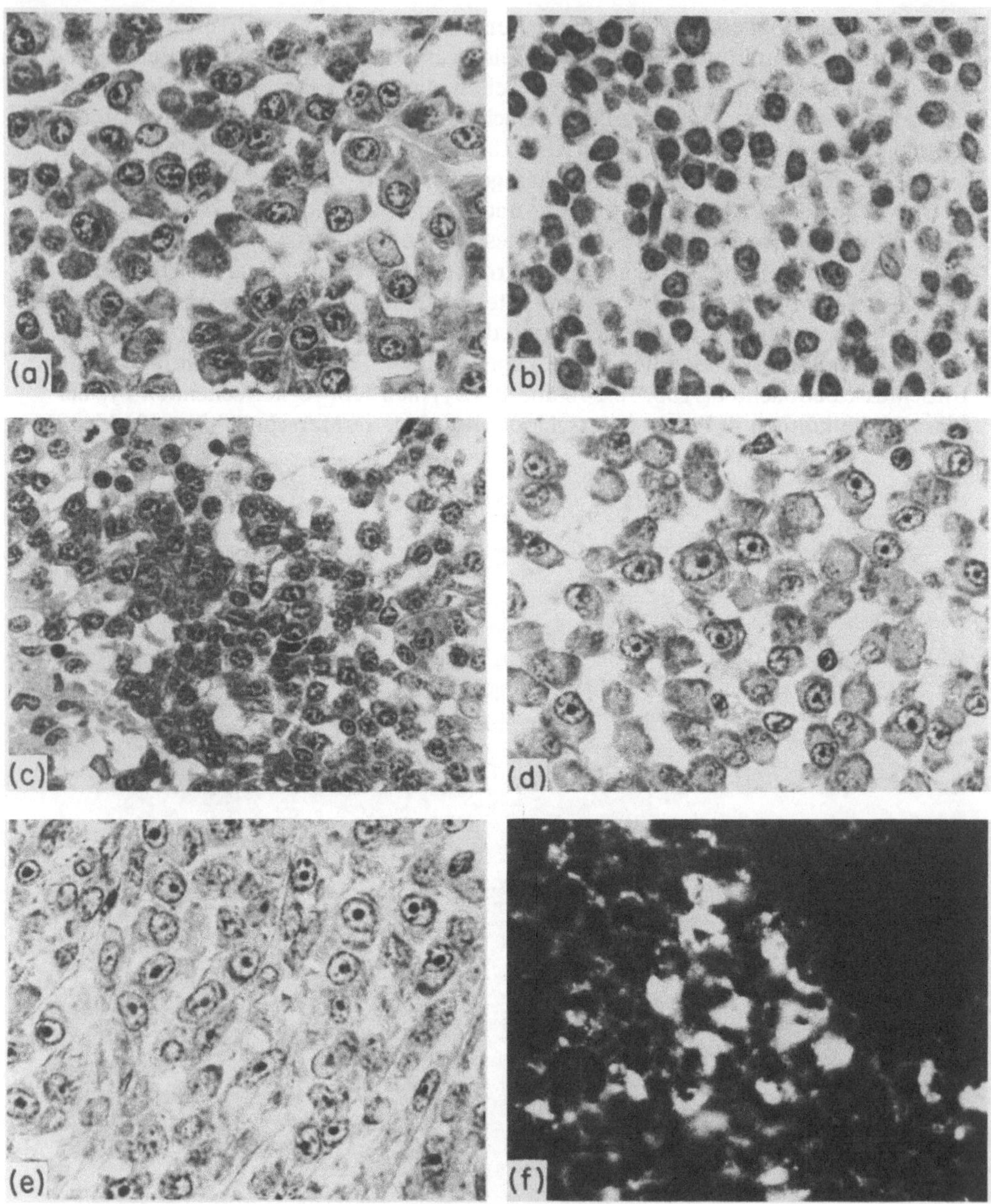

Abb. 10.26a–f. Multiples Myelom. **a** Plasmozytisch, Marschalko; **b** plasmozytisch, klein rund; **c** plasmozytisch, klein gekerbt; **d** plasmozytisch, polymorph; **e** plasmoblastisch (Vergr. 400:1, Giemsa); **f** Frühform eines MM, IgA, Kappa (Vergr. 400:1, Gefrierschnitt, FITC)

rund, 3) klein, gekerbt und 4) polymorph (Abb. 10.24 und 10.26). Patienten mit kleinzelligem Typ zeigen häufiger ein leukämisches Blutbild. Mahmoud et al. (1983) konnte zeigen, daß bei einigen Fällen mit multiplem Myelom die Hämatopoese in Skeletteile ausweichen kann, die üblicherweise mit gelbem Knochenmark ausgefüllt sind.

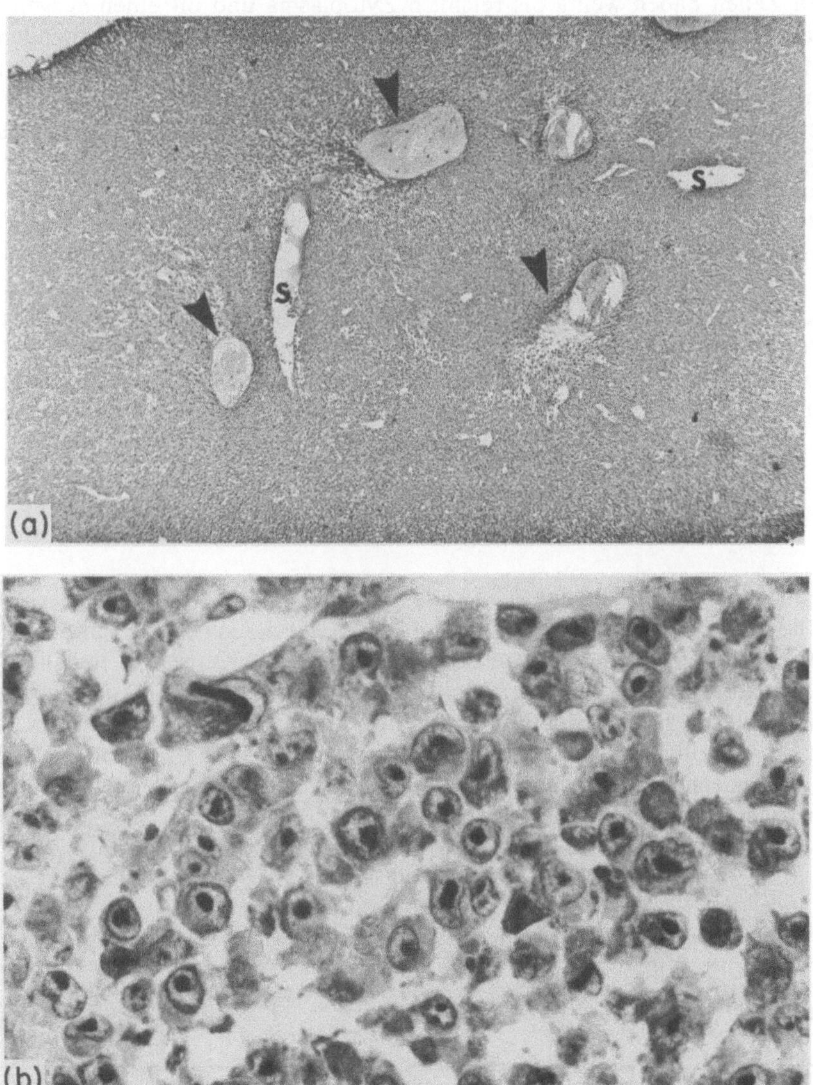

Abb. 10.27 a, b. KMB eines 73 Jahre alten Patienten mit Abgeschlagenheit seit 3 Wochen, Fieber und vorübergehenden zerebralen Störungen, Gesamtprotein 85 g/l, Albumin 36 g/l, Globulin 52 g/l, monoklonales IgA, Hb 8,4 g/dl, Leukozyten 13·10^9/l, Plättchen 86·10^9/l, Kalzium 2,8 mval/l. **a** Beachte die vollständige Verdrängung der Hämatopoese durch monomorphe Zellen; Knochenbälkchen *(Pfeile)* und Sinus *(s)* (Vergr. 40:1, Giemsa); **b** stärkere Vergrößerung mit zytologischen Charakteristika der Plasmoblasten (Vergr. 1000:1, Giemsa)

10.12 Malignes plasmoblastisches Lymphom (unreifzelliges multiples Myelom, plasmoblastisches Sarkom)

Die Plasmoblasten, große polymorphe und oft vielkernige Plasmazellen, füllen in der Regel die gesamten Markhöhlen aus und bilden so das Packed-marrow-Muster (Abb. 10.27). In wenigen Fällen wird auch ein fokales sarkomatöses Muster beobachtet. Die meisten Zellen haben wenig bis reichlich Zytoplasma und oft einen ausgeprägten perinukleären Hof. Die Kerne haben sehr deutliche Nukleolen. Fettzellen und Hämatopoese sind deutlich vermindert. Reife Plasmazellen, Lymphozyten und Immunoblasten sind zwischen den Plasmoblasten verteilt, die manchmal durch breite Faserstränge in große knotige Areale aufgeteilt sind. In einigen Fällen ist die Aktivität der Osteoklasten sehr ausgeprägt. Bei allen Fällen mit multiplem Myelom können die Plasmazellen in ihrem Zytoplasma (selten auch innerhalb der Kerne) Sekretionsprodukte aufweisen. Diese Niederschläge können Russell-Körperchen entsprechen oder kristalline bis nadelförmige Gestalt annehmen. In einigen Fällen findet sich eine paratrabekuläre und interstitielle Infiltration, verbunden mit einer deutlichen Verminderung der Hämatopoese und Vermehrung von Fettzellen oder Fibrose. Eine paravaskuläre Amyloidose wird gelegentlich in Fällen mit Leichtkettenproteinämie (ungefähr 15% der Patienten) angetroffen. In Fällen mit gesichertem MM ohne Nachweis eines Knochenmarkbefalls in der Biopsie sind eine Lymphozytose und ein gesteigerter Knochenumbau zu erkennen.

10.13 Haarzell-Leukämie (HCL)

In der überwiegenden Zahl der Fälle ist das Knochenmark in Form einer fleckigen bis vollständigen Verdrängung des normalen Marks durch Haarzellen infiltriert (Abb. 10.28). Diese haben runde bis ovale oder gewundene Kerne mit reichlich Zytoplasma, fingerförmigen zytoplasmatischen Ausläufern (haarförmig) und stäbchenförmigen zytoplasmatischen Einschlüssen (in ungefähr 45% der Fälle). Die Haarzellen finden sich verteilt in einem Retikulinfaserwerk (Abb. 10.29), das ebenfalls Lymphozyten, Plasmazellen, Mastzellen und verschiedene hämatopoetische Vorstufen und Erythrozytenextravasate beherbergen kann. Zahlreiche kleine Blutgefäße, Histiozyten und Fibroblasten sind ebenfalls zwischen den Haarzellen verteilt. Bei starker

Abb. 10.28. Zytologische Varianten des Spektrums der Haarzelleukämie

Histologische Gruppen	Patienten		Mediane Überlebenszeit[a] (Monate)
Ovoid	47%		57
Convoluted	37%		15
Indented	16%		5

[a] Ab Zeitpunkt der Biopsie

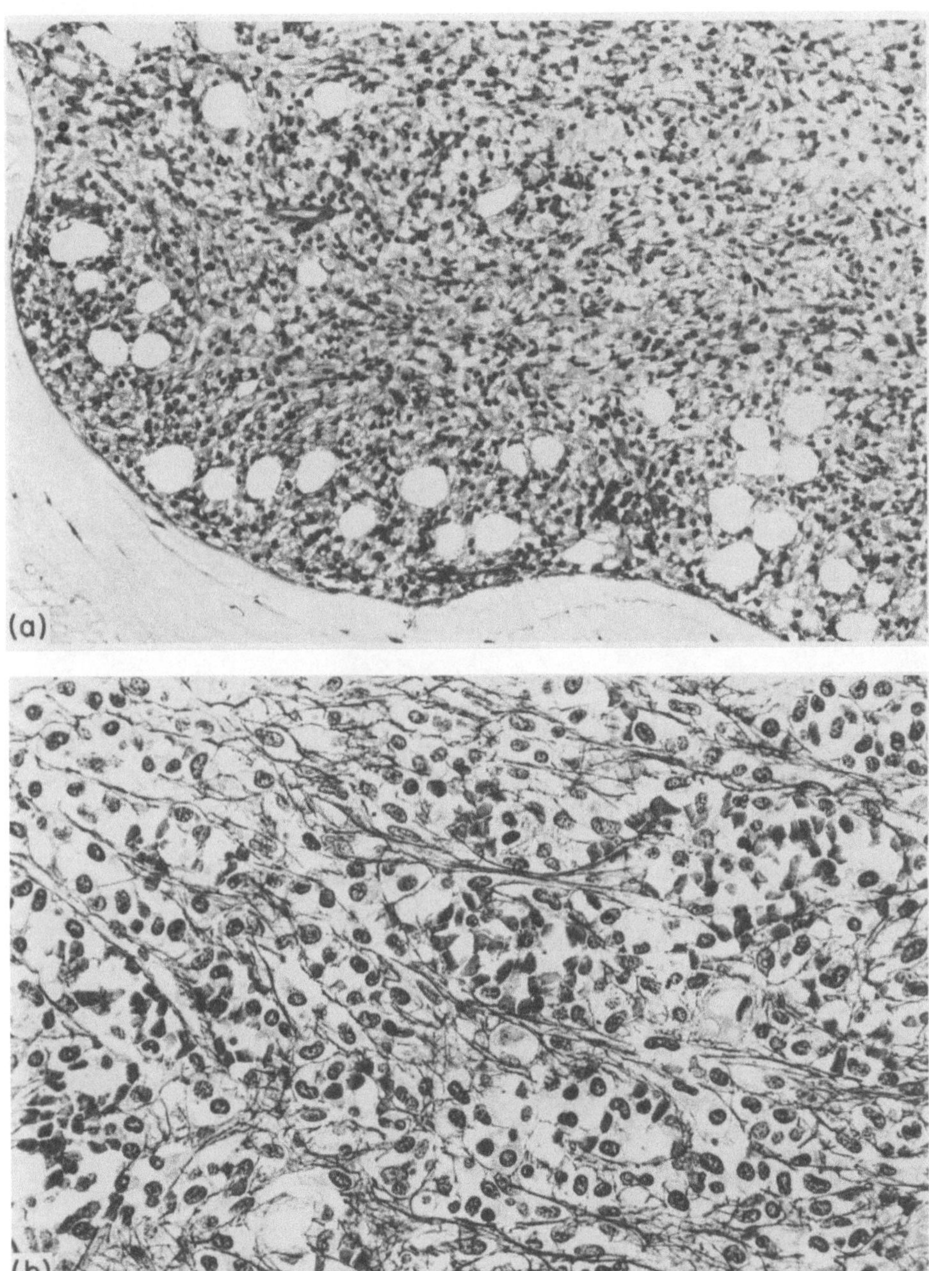

Abb. 10.29a, b. Haarzelleukämie. **a** Infiltration des Spektrums mit Zellen verstreut in einem Retikulinfasernetz: Erythrozyten, Plasmazellen, Mastzellen und vereinzelt Vorstufen der Hämatopoese (Vergr. 250:1, Giemsa); **b** Vergrößerung aus **a**, mit Haarzellen in einem retikulären Fasernetz (Vergr. 400:1, Giemsa)

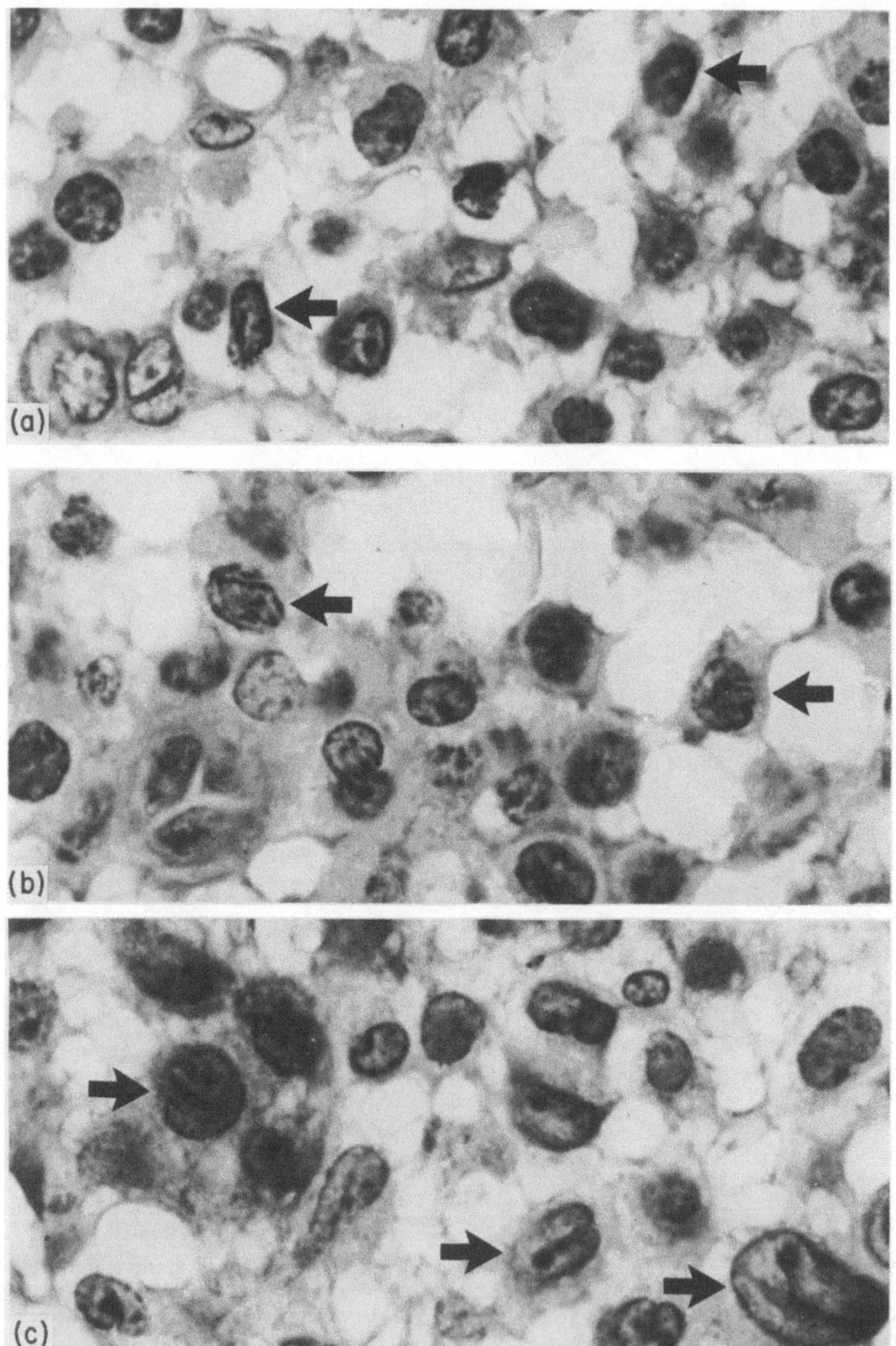

Abb. 10.30 a–c. Starke Vergrößerung der Haarzelltypen *(Pfeile)*. **a** Ovoid; **b** „convoluted"; beachte das reichliche Zytoplasma und lange zytoplasmatische Ausläufer; **c** indented (Vergr. 1000:1, Giemsa)

Vergrößerung zeigen die Kerne der Haarzellen ein weites morphologisches Spektrum mit 3 wesentlichen Formvarianten (Abb. 10.30), wobei eine in der Regel überwiegt, und zwar 1) die ovoide Form in ungefähr 47%, 2) die mittelgroße und gewundene Form („convoluted") in ungefähr 37% und 3) die nierenförmig gebuchtete („indented") in ungefähr 16% der Fälle (Bartl et al. 1983b). Im Knochenmark werden 3 Wachstumsmuster gefunden: multiple kleine Flecken, große konfluierende Areale und vollständige Infiltration. Nach den bisherigen Daten leiten sich die Haarzellen mit großer Wahrscheinlichkeit von der B-Zellinie ab (Su-Ming et al. 1983).

10.13.1 Differentialdiagnose

Bei nur geringer Infiltration kommen differentialdiagnostisch zentrozytische Lymphome sowie myelomonozytäre und monozytäre Infiltrationen in Frage. Bei unentkalkten und plastikeingebetteten Knochenmarkschnitten bestehen bei starker Vergrößerung üblicherweise keine Schwierigkeiten, die Haarzellen in ihrem Gewebsverband zu erkennen.

10.14 Morbus Hodgkin (HD)

Die Häufigkeit des Knochenmarkbefalls bei Patienten mit Morbus Hodgkin beträgt initial 5–10%. Abweichend von der Lymphknotenhistologie lassen sich nur 2 histologische Gruppen erkennen: lymphozytenarme und lymphozytenreiche Formen (Abb. 10.31 und 10.32). Eine Knochenmarkinfiltration im Stadium I und II ist extrem selten. Der Vergleich mit der Lymphknotenhistologie zeigt, daß nur 4% der Hodgkin-Patienten mit nodulärer Sklerose eine Knochenmarkbeteiligung aufweisen, dagegen 22% der Fälle mit lymphozytenarmem Typ (Bartl et al. 1982b, 1984).

Für die initiale Diagnose des HD in der KMB ist der Nachweis von Reed-Sternberg-Zellen innerhalb eines charakteristischen Stromas unumgänglich (Lukes 1971; Myers et al. 1974). Ist die Diagnose des HD bereits an anderer Stelle sicher

Abb. 10.31. Zytologische Varianten des Spektrums des Morbus Hodgkin im Knochenmark

Histologische Gruppen	Patienten		Mediane Überlebenszeit[a] (Monate)
HD mit wenig Lymphozyten	49	†	15
HD mit vielen Lymphozyten	30		55
HD mit vielen Epithelioidzellen	5		62

[a] Ab Zeitpunkt der Biopsie;
† Die Reihenfolge der Zellen entspricht deren Häufigkeit bei den entsprechenden Gruppen.

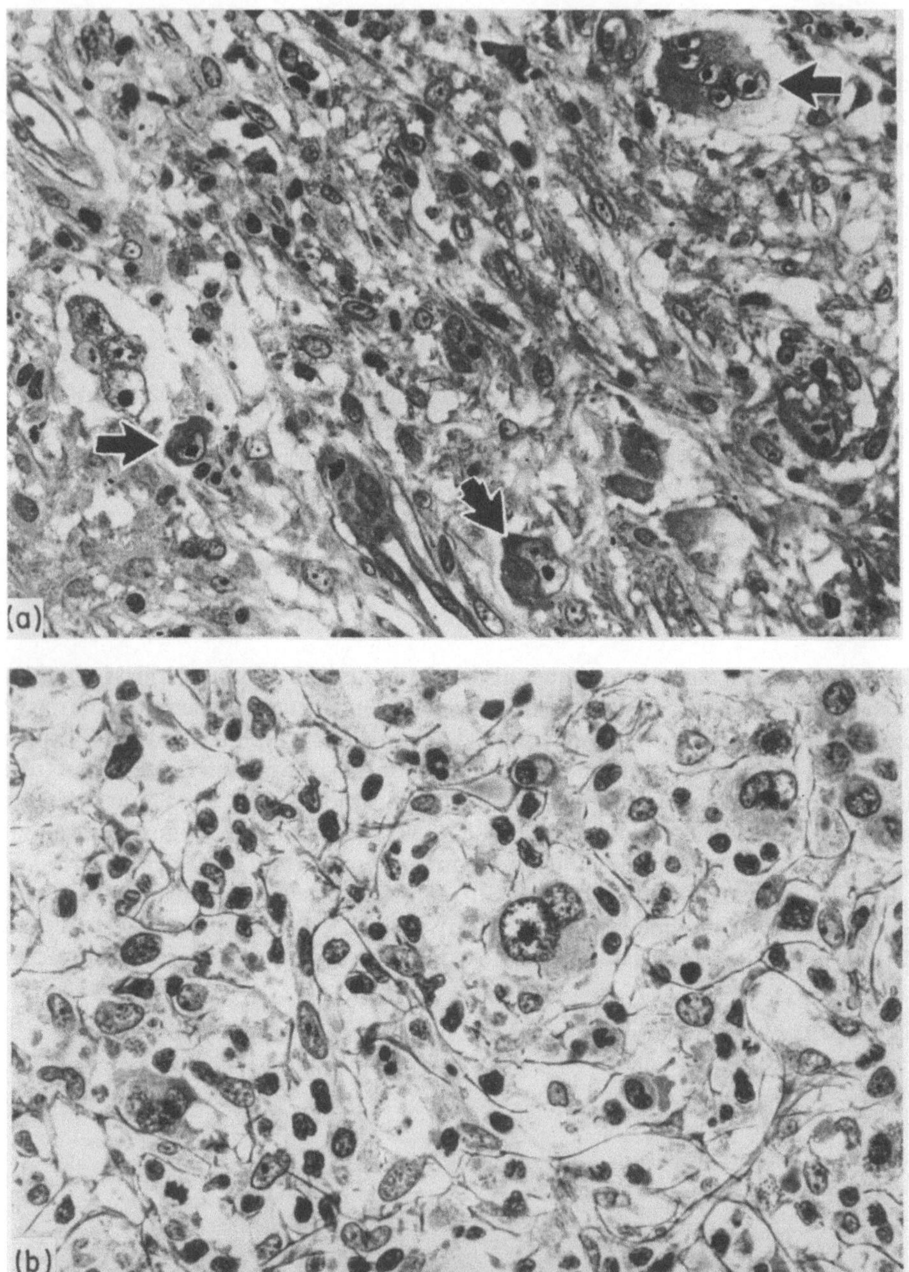

Abb. 10.32. a Knochenmarkbefall bei HD, lymphozytenarmer Typ; Reed-Sternberg- und Hodgkin-Zellen *(Pfeile);* beachte Kapillaren mit betontem Endothel und fibrotisches Stroma (Vergr. 400:1, Giemsa); **b** Knochenmarkbefall bei HD, lymphozytenreicher Typ; in der Mitte eine Hodgkin-Zelle (Vergr. 400:1, Gomori)

gestellt worden, so reichen bereits mononukleäre Hodgkin-Zellen innerhalb eines entsprechenden Gewebes (Farbtafel IX a–b) für die Annahme einer Knochenmarkbeteiligung aus (Jacquillat et al. 1981). In Nachbarschaft der mononukleären Hodgkin-Zellen können auch zweikernige Hodgkin-Zellen und Lakunarzellen angetroffen werden (Abb. 10.32). Diese Zellen sind groß und gering angefärbt, ihr Zytoplasma erscheint ausgezogen, ihre Kerne können viellappig sein mit Nachweis von kleinen Nukleolen. Innerhalb der Infiltrate finden sich eosinophile Granulozyten, Plasmazellen, Makrophagen sowie unterschiedlich ausgeprägte Fibrose und lymphozytäre Infiltration (Abb. 10.33). Kapillaren mit großen, deutlichen Kernen fallen ebenfalls auf. Diese strukturellen Elemente bilden die charakteristische gewebliche Umgebung der Reed-Sternberg(RS)- und mononukleären Hodgkin-Zellen. Phagozyten sind häufig in den nichtbetroffenen Arealen anzutreffen. Man nimmt an, daß die RS-Zellen und ihre Vorstufen das neoplastische Gewebe darstellen, während alle anderen Elemente im Infiltrat und in der Umgebung nur Reaktionen auf die Antigene der RS-Zellen darstellen, eine graft-versus-host-ähnliche Erkrankung. Die Läsionen in positiven Biopsien reichen von kleinen paratrabekulären Herden bis zu großen intertrabekulären Arealen lymphogranulomatösen Gewe-

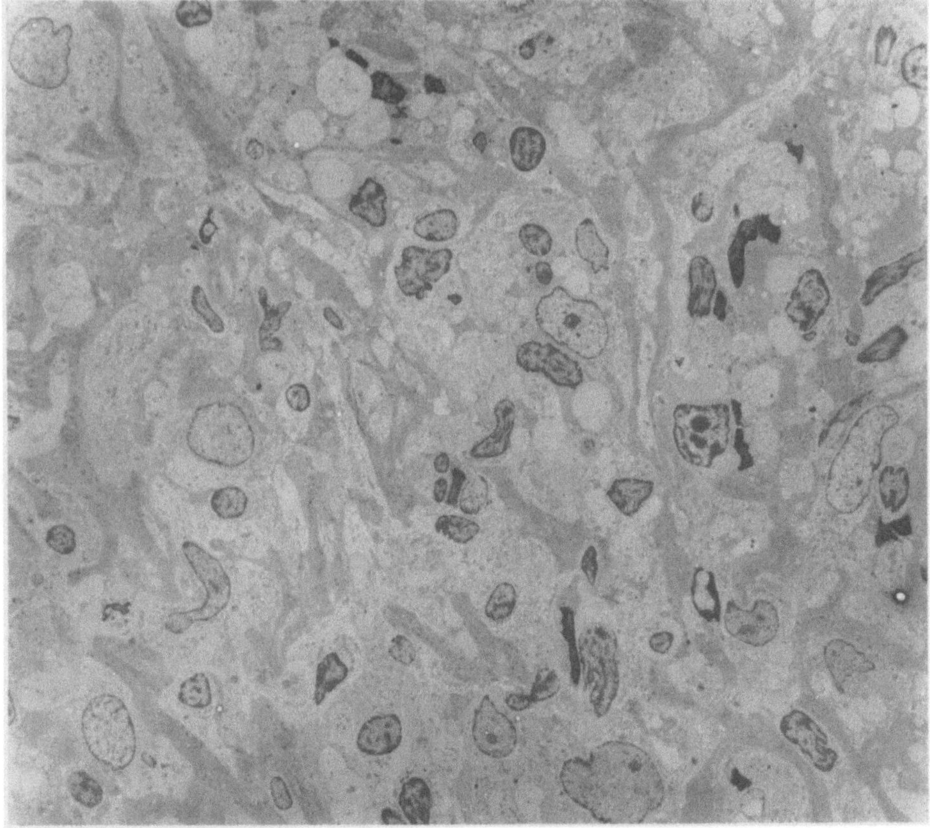

Abb. 10.33. Lymphogranulomatöses Gewebe mit hohem Anteil von Retikulumzellen (Vergr. 800:1, EM)

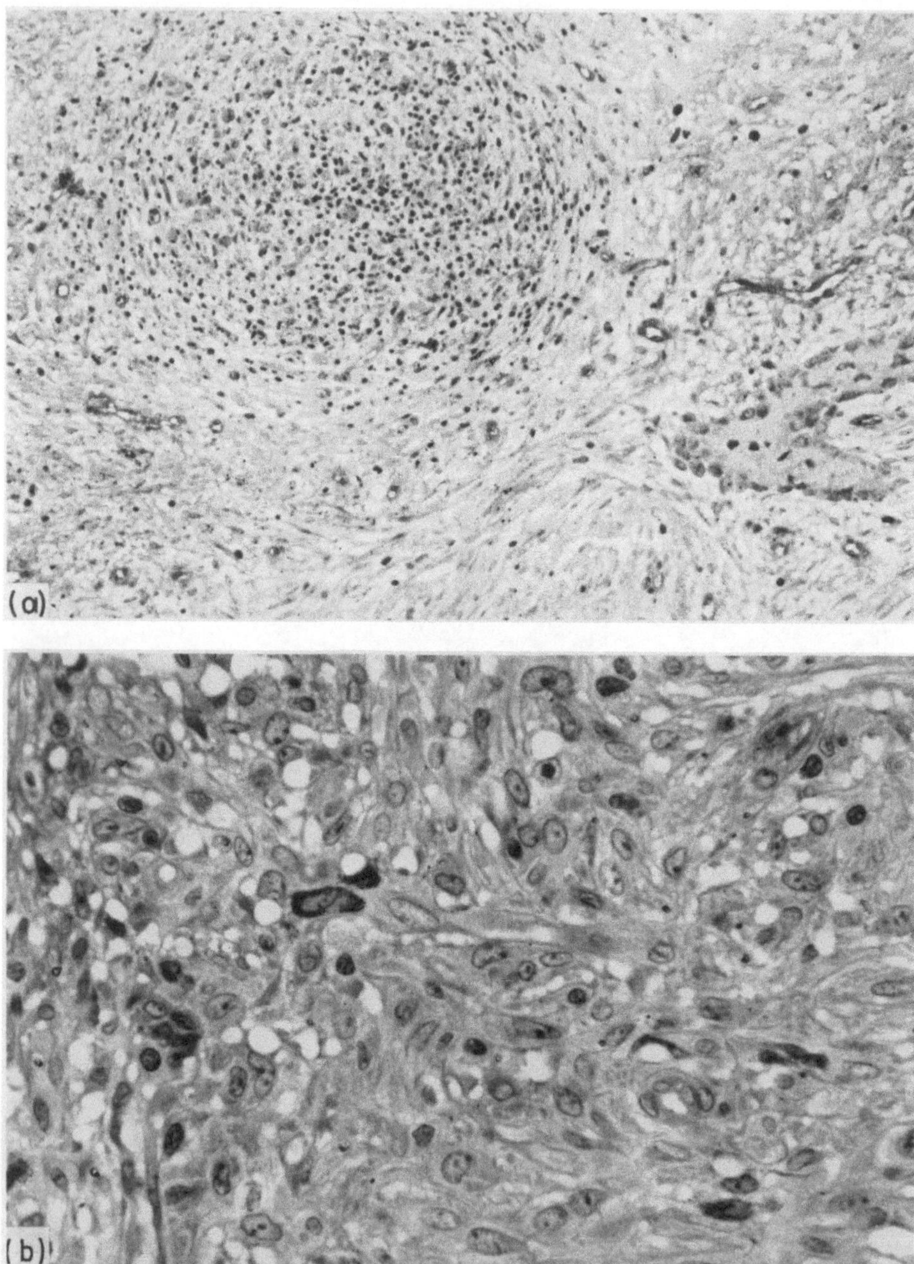

Abb. 10.34. a Unspezifische Reaktion im Knochenmark bei HD in Form eines Epithelioidzellgranuloms; ohne RS- oder Hodgkin-Zellen (Vergr. 100:1, Giemsa); **b** epithelioidzellreiches Gewebe im Knochenmark bei HD, kein Nachweis von RS- oder Hodgkin-Zellen; beachte die prominenten Endothelzellkerne der zahlreichen Kapillaren (Vergr. 400:1, Giemsa)

bes. Große Variationen bestehen bezüglich der Fibrose, des Gefäßsystems und der zellulären Zusammensetzung in den Infiltrationen, und zwar sowohl in der gleichen Biopsie als auch von Patient zu Patient. Es ist von Interesse, daß bestimmte Zelltypen des HD Gewebskulturen das Fibroblastenwachstum stimulieren können. Dies trifft vor allem beim nodulär sklerosierenden Typ zu (Newcom u. O'Rourke 1982). Bei nur kleinen Herden ist die Spongiosa nicht verändert. Sind dagegen große Areale der Markräume betroffen, so finden sich in der Regel Osteosklerose, Osteolyse oder Osteoporose der benachbarten Spongiosa. Zwischen den Herden kann das Mark eine Zunahme an Fasern, Plasmazellen, Mastzellen, Lymphozyten und Ödem und nur geringe Reste der Hämatopoese zeigen. Die Variabilität der histologischen Befunde bei HD führte zu der Spekulation, daß es sich bei HD nicht um eine Entität handelt, sondern möglicherweise um mehrere Krankheitsformen oder daß unterschiedliche Entwicklungsstufen mit einem sehr breiten Spektrum erkennbar sind.

Das Knochenmark von Patienten mit HD kann leukämoide Reaktionen, „Tumormyelopathie" oder unspezifische Veränderungen wie kleine Epithelioidzellgranulome mit unterschiedlicher Anzahl von Lymphozyten und Plasmazellen aufweisen.

Die Epithelioidzellgranulome können auch in den Beckenkammbiopsien von Patienten mit malignen Lymphomen oder AILD (in der Lymphknotenbiopsie diagnostiziert), mit SLE oder anderen Immunkrankheiten (s. Abb. 4.1), aber auch in Abwesenheit einer klar definierten Lymphknotenhistopathologie gefunden werden. Zwei wesentliche Typen wurden beschrieben: mit vermehrt Lymphozyten und mit vermehrt Plasmazellen. In beiden Typen enthalten die Infiltrate eine gemischte Zellpopulation, bestehend aus Granulozyten, Immunoblasten, Plasmazellen, Hodgkin-ähnlichen Zellen und Mikro-Sternberg-Reed-Zellen. Vielkernige Riesenzellen können ebenfalls auftreten. Die Bedeutung dieser Infiltrate ist nicht bekannt.

10.14.1 Negative KMB bei HD

Ungefähr 75% der Patienten mit im Lymphknoten nachgewiesenem HD und negativer KMB zeigen Reaktionen im Knochenmark. Diese reichen von leukämoiden Reaktionen bis zu Epithelioidzellgranulomen, herdförmigem Fasergewebe (Abb. 10.34) und/oder Lymphzellinfiltraten (ohne RS- oder HD-Zellen). Häufig wird eine gemischtzellige entzündliche Reaktion gesehen, verbunden mit Gefäßwandveränderungen, Nukleophagozytose durch Histiozyten, Infiltraten von Lymphozyten, Plasmazellen und Mastzellen, mit Betonung im perivaskulären Bereich; auch Störungen der Hämatopoese, wie Reifungsstörung der erythropoetischen Vorstufen und Hyperplasie der frühen Granulopoese und der Megakaryozyten sind anzutreffen. Andererseits können auch eine ausgeprägte Hypoplasie der Hämatopoese, Vermehrung der Fettzellen, exsudative Reaktionen mit deutlich vermehrtem Ödem und Reduktion der Hämatopoese im Vordergrund stehen. Überlebensstatistiken haben gezeigt, daß Patienten mit Hypoplasie sowie leukämoiden und exsudativen Reaktionen eine ungünstigere Prognose aufweisen, während Epithelioidzellgranulome und Lymphzellinfiltrate als prognostisch günstig einzustufen sind. Die negativen Biopsien der behandelten Patienten zeigten ebenfalls bestimmte Veränderungen: Zerstörung des Sinusendothels, Erythrozytenextravasate, Ödem und Verminderung der Hämatopoese. Erkennbare Unterschiede zwischen Chemotherapie oder Bestrahlung wurden in den negativen Biopsien der Patienten nicht gesehen. In einigen Fällen bestand nach der Therapie über eine Zeit von mehr als 6 Monaten eine Hypozellularität. Knochenmarkveränderungen nach Chemotherapie mit MOPP wurden ebenfalls von Myers et al. (1974) beschrieben.

10.15 Angioimmunoblastische Lymphadenopathie (AILD)

Die Häufigkeit des Knochenmarkbefalls bei AILD (in der Lymphknotenhistologie diagnostiziert) soll ungefähr 50% betragen (Schnaidt et al. 1980). Die Infiltrate bestehen aus multiplen, teilweise konfluierenden Herden mit einer heterogenen Zellpopulation, bestehend aus Immunoblasten, Lymphozyten, Zentrozyten, Plasmazellen und eosinophilen Granulozyten (Abb. 10.35). Diese Zellen sind in einem Retikulinfasernetz verteilt, das ebenfalls sich aufzweigende Kapillaren und interstitielle Niederschläge von PAS-positivem Material enthält (Farbtafel XIc–d, Abb. 4.1). Die lymphatische Proliferation ist polyklonal und vom B-Zellursprung (Ershler et al. 1983). Bei einigen Patienten werden solche Manifestationen im Knochenmark auch in Abwesenheit einer Lymphadenopathie gefunden (angioimmunoblastische Myelopathie). In diesen Fällen müssen vor allem andere möglicherweise zugrundeliegende Erkrankungen ausgeschlossen werden. Die vaskuläre Proliferation kann ausgeprägt sein und zusammen mit wirbelförmig angeordneten Fasern vorkommen.

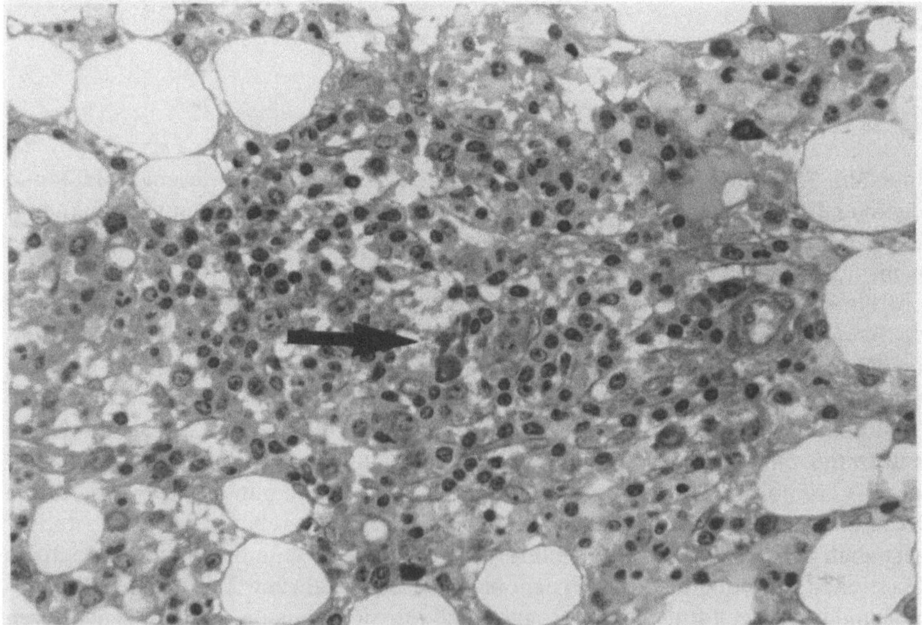

Abb. 10.35. AILD mit herdförmiger Infiltration des Knochenmarks; beachte interstitielle Niederschläge (*Pfeil;* Vergr. 250:1, Giemsa)

10.16 Erworbenes Immundefektsyndrom (AIDS)

In 38% der Fälle mit AIDS wurden in der KMB Infiltrate, beschrieben als „lymphoid-histozytäre Infiltration", gefunden (Guarda u. Butler, 1983). Die Autoren betonen, daß diese Infiltrate bei entsprechender Größe mit Knochenmarkbefall durch ein peripheres T-Zell-Lymphom verwechselt werden können. Die Infiltrate enthalten eine Mischung aus Lymphozyten unterschiedlicher Größe, einschließlich transformierter Zellen (Mead u. Mason 1983). Wir haben lymphoid-histozytäre Aggregate im Knochenmark eines AIDS-Patienten gefunden, diese zeigten allerdings auch eine sehr auffallende Gefäßarchitektur (Abb. 4.2).

10.17 Lennert-Lymphom (malignes lymphoepithelioides Lymphom)

Der Knochenmarkbefall ist durch Infiltrate epithelioidförmiger Histiozyten, Makrophagen, Lymphozyten, Immunoblasten, möglicherweise eosinophiler Granulozyten charakterisiert (Farbtafel IIIf). Zur Diskussion, ob es sich bei dem Lennert-Lymphom um eine eigene Entität handelt, siehe Kim et al. (1980). Die Differentialdiagnose wurde bereits oben besprochen.

10.17.1 Unklassifizierbare maligne Lymphome

In einem kleinen Anteil der Fälle können die Infiltrate in der KMB nicht klassifiziert werden, eine weitere Abklärung ist auf Enzym- und Markertechniken angewiesen (Warnke et al. 1983; Bain 1983). Dies gilt insbesondere, wenn eine eindeutige Diagnose nicht durch zusätzliche Untersuchung eines Lymphknotens oder des peripheren Blutes zu erhalten ist, jedoch eine Unterscheidung zwischen lymphatischen und anderen malignen Erkrankungen aus therapeutischen Überlegungen anzustreben ist.

„Maligne Lymphome" vom wahren histiozytären (d. h. Makrophagen-/Monozyten-)Ursprung wurden kürzlich von Isaacson et al. (1983) beschrieben. Das einzige zuverlässige Kriterium war eine positive Reaktion von α_1-Antitrypsin.

10.18 Histologische Variationen der lymphoproliferativen Erkrankungen im Knochenmark

Gelegentlich werden unterschiedliche Zelltypen gemeinsam in einer einzigen Biopsie gefunden, z. B. ein malignes Lymphom und eine Myelodysplasie zusammen mit einem multiplen Myelom (Greenberg et al. 1983; Mufti et al. 1983; Kontozoglou u. Skinnider 1983). Auch das gleichzeitige Auftreten einer LPD und einer MPD kann beobachtet werden. Der Übergang in einen anderen Zelltyp (Erickson et al. 1981) oder die Entwicklung einer zusätzlichen Neoplasie (z. B. MPD) wird gelegentlich in Verlaufsbiopsien nachgewiesen. Ebenso finden sich gleichzeitig unterschiedliche Wachstumsmuster (Warnke et al. 1977) oder Wechsel der Muster (z. B. Übergang von nodulär in diffus). Die Transformation der reifzelligen Infiltration in einen unreifzelligen Typ wurde ebenfalls in Verlaufsbiopsien dokumentiert (Hubbard et al. 1982), z. B. das Auftreten des Richter-Syndroms bei CLL (Harousseau et al. 1981). Ferner kann eine Histiozytose die terminalen Stadien einer lymphatischen Neoplasie begleiten. Dabei stellt sich die Frage, ob es sich um eine reaktive oder um eine maligne, bisher nicht erkannte Histiozytose handelt (Manoharan et al. 1981b).

10.19 Schwerkettenkrankheiten

Das Knochenmark kann hyperzellulär sein mit Vermehrung von Plasmazellen und/oder Lymphozyten, Immunoblasten und eosinophilen Granulozyten. Gelegentlich finden sich Amyloidniederschläge.

10.19.1 IgG-Schwerkettenkrankheit

Diese kommt vor allem bei älteren Patienten vor und erinnert an ein malignes Lymphom mit Lymphadenopathie und Hepatosplenomegalie. Das Knochenmark zeigt eine Plasmozytose, Lymphozytose, Vermehrung von Histiozyten und eosinophilen Granulozyten und in der Regel auch lytische Knochenveränderungen. Bisher wurde kein spezifisches histopathologisches Muster beschrieben (Wester et al. 1982).

10.19.2 IgA-Schwerkettenkrankheit

Diese kommt in 2 Typen vor:
1. Mittelmeerlymphom, mit Infiltraten der Darmschleimhaut (Lamina propria) durch Lymphozyten, Plasmazellen und Histiozyten. Ähnliche Infiltrate können auch im Knochenmark zu finden sein. Drei histologische Kategorien wurden unterschieden, wobei das invasive Lymphom vom Keimzentrumszelltyp sein soll (Isaacson et al. 1983b).
2. Befall des Respirationstrakts durch Infiltrate.

10.19.3 IgM-Schwerkettenkrankheit

Diese kann die CLL begleiten. Im Knochenmark finden sich häufig vakuolisierte Plasmazellen.

Bei malignen Lymphomen finden sich in einigen Fällen im Lymphknoten auffallende histologische Unterschiede gegenüber anderen Körperregionen; diese Fälle sind jedoch, wie wir an einer großen Patientenzahl zeigen konnten, relativ selten (s. Tabelle 10.8).

10.20 Knochenbeteiligung

Eine lymphoproliferative Infiltration im Knochenmark beeinflußt fast immer auch den trabekulären Knochen (Farbtafel IX). Die auffälligsten und schwersten Komplikationen treten in der Regel beim multiplen Myelom und beim zentrozytischen Lymphom auf, wenn auch osteolytische Läsionen mit oder ohne Hyperkalzämie bei jeder anderen LPD auftreten können. Eine Biopsie im frühen Stadium kann einen erhöhten Knochenumbau erkennen lassen, so daß klinische Maßnahmen zur Vermeidung von Osteolysen und Hyperkalzämie getroffen werden können. Die Röntgenaufnahmen des Skeletts zeigen häufig nur eine Kalksalzminderung im Sinne einer Osteopenie.

10.21 Einflüsse der Therapie

Wir untersuchten mehrere hundert Patienten nach Therapie, wobei die Therapiedauer sehr unterschiedlich war. Initial positive Biopsien zeigten in der Regel auch unter der Therapie eine geringe Restinfiltration, wenn auch die Tumorzellmasse deutlich reduziert werden konnte.

Literatur

Aisenberg AC (1983) Cell lineage in lymphoproliferative disease. Am J Med 74:679–685

Baccarani M, Cavo M, Gobbi M, Laurie F, Tura S (1982) Staging of chronic lymphocytic leukemia. Blood 6:1191–1196

Bain GO (1983) Non-Hodgkin's lymphomas. Analysis of 92 cases using the "International" classification. Arch Pathol Lab Med 107:64–69

Bartl R (1986) Der leise Beginn des multiplen Myeloms. Wie diagnostizieren und wann therapieren? Internist 27:192–200

Bartl R, Fateh-Moghadam A (1986) Die Diagnose des multiplen Myeloms. Onkologie 9:183–195

Bartl R, Frisch B, Burkhardt R (1982a) Bone marrow biopsies revisited. A New Dimension for Haematologic Malignancies, Karger, Basel

Bartl R, Frisch B, Burkhardt R, Huhn D, Pappenberger R (1982b). Assessment of bone marrow histology in Hodgkin's disease: correlation with clinical factors. Br J Haematol 51:345–360

Bartl R, Frisch B, Mahl G, Burkhardt R, Fateh-Moghadam A, Pappenberger R, Sommerfeld W, Hoffmann-Fezer G (1983a) Bone marrow histology in Waldenstroem's macroglobulinaemia. Clinical relevance of subtype recognition. Scand J Haematol 31:359–375

Bartl R, Frisch B, Hill W, Burkhardt R, Sommerfeld W, Sund M (1983b) Bone marrow histology in hairy cell leukemia: identification of subtypes and their prognostic significance. Am J Clin Pathol 79:531–545

Bartl R, Frisch B, Burkhardt R, Jäger K, Pappenberger R, Hoffmann-Fezer G (1984) Lymphoproliferations in the bone marrow: identification and evolution, classification and staging. J Clin Pathol 37:233–254

Benjamin D, Magrath IT, Douglass EC, Corash LM (1983) Derivation of lymphoma cell lines from microscopically normal bone marrow in patients with undifferentiated lymphomas: evidence of occult bone marrow involvement. Blood 61:1017–1019

Berg JA (1976) The incidence of multiple primary cancers. I. Development of further cancers in patients with lymphomas, leukemia, and myeloma. J Natl Cancer Inst 38:741–757

Bergsagel DE (1982) Plasma cell neoplasms and acute leukaemia. Clin Haematol 11:221–234

Berrebi A, Talmor M, Vorst E, Resnitzky P, Shtalrid M (1983) IgM lambda globular cytoplasmic inclusions in chronic lymphocytic leukaemia resembling immunocytoma. Scand J Haematol 30:43–49

Bluming AZ, Cohen HG, Saxon A (1979) Angioimmunoblastic lymphadenopathy with dysproteinemia. A pathogenetic link between physiologic lymphoid proliferation and malignant lymphoma. Am J Med 67: 421–428

Brisbane JU, Berman LD, Osband ME, Neiman RE (1983) T8 chronic lymphocytic leukemia: a distinctive disorder related to T8 lymphocytosis. Am J Clin Pathol 80:391–396

Brunning RD, McKenna RW (1979) Bone marrow manifestations of malignant lymphoma and lymphoma-like conditions. In: Sommers SC, Rosen PP (eds) Pathology Annual, Part 1. Appleton- Century-Crofts, New York, pp 1–59

Carbone PP, Kaplan HS, Musshoff K, Smithers DW, Tubiana M (1971) Reports of the committee on Hodgkin's disease staging classification. Cancer Res 31:1860–1861

Castella A, Croxson TS, Mildvan D, Witt DH, Zalusky R (1985) The bone marrow in AIDS. A histologic, hematologic, and microbiologic study. Amer J Clin Pathol 84:425–432

Castellani R, Bonadonna G, Spinelli P, Bajetta E, Galante E, Rilke F (1977) Sequential pathologic staging of untreated non-Hodgkin's lymphomas by laparoscopy and laparotomy combined with marrow biopsy. Cancer 40:2322–2328

Catovsky D, Bernasconi C, Verdonck PJ, Postma A, Hows J, van der Does-van den Berg A, Rees JKH, Castelli G, Morra E, Galton DAG (1980) The association of eosinophilia with lymphoblastic leukaemia or lymphoma: a study of seven patients. Br J Haematol 45:523–534

Catovsky D, Costello C, Loukopoulos D, Fessas PR, Foxley JM, Traub NW, Mills MJ, O'Brien M (1981) Hairy cell leukemia and myelomatosis: chance association or clinical manifestations of the same B-cell disease spectrum. Blood 57:758–763

Cossman J, Schnitzer B, Deegan MJ (1978) Coexistence of two lymphomas with distinctive histologic, ultrastructral, and immunologic features. Am J Clin Pathol 70:409–415

Crocker J, Jones EL, Curran JC (1983) Study od nuclear sizes in the centres of malignant and benign lymphoid follicles. J Clin Pathol 36:1332–1334

Damber L, Lenner P, Lundgren E (1982) The impact of growth pattern on survival in non-Hodgkin's lymphomas classified according to Lukes and Collins. Path Res Pract 174:42–52

Dosoretz DE, Raymond AK, Murphy GF, Doppke KP, Schiller AL, Wang CC, Suit HD (1982) Primary lymphoma of bone. The relationship of morphologic diversity of clinical behaviour. Cancer 50:1009–1014

Eckert F, Schmid L, Kradolfer D, Schmid U (1986) Bone-marrow plasmocytosis – An immunohistological study. Blut 53:11–19

Economopoulos T, Fotopoulos S, Hatzioannou J, Gardikas C (1982) Prolymphocytoid cells in chronic lymphocytic leukaemia and their prognostic significance. Scand J Haematol 28:238–242

Emmerich B, Pemsl M, Wüst I, Berdel WE, Lechner S, Thiel E, Georgii A, Gössner W, Rastetter J (1983) Conversion of an IGM secreting immunocytoma in a high grade malignant lymphoma of immunoblastic type. Blut 46:81–84

Erickson DJ, Cousar JB, Flenner JM et al. (1981) Transformation of follicular center cell (FCC) lymphomas (Lukes-Collins classification): progression of small cleaved cell (SCC) type of transformed cell type. Lab Invest 44:16 A

Ershler WB, Moore AL, Burns SL, Tindle BH (1983) Immunoblastic lymphadenopathy: failure of, rather than lack of immunoregulation. J Med 14:81–94

Falini B, deSolas I, Levine AM, Parker JW, Lukes RJ, Taylor CR (1982) Emergence of B-immunoblastic sarcoma in patients with multiple myeloma: a clinicopathologic study of 10 cases. Blood 59:923–933

Falini B, Taylor CR (1983) New developments in immunoperoxidase techniques and their application. Arch Pathol Lab Med 107:105–117

Fine JM, Lambin P, Massari M, Leroux Ph (1982) Malignant evolution of asymptomatic monoclonal IgM after seven and fifteen years in two siblings of a patient with Waldenström's macroglobulinemia. Acta Med Scand 211:237–239

Freemont AJ (1983) A possible route for lymphocyte migration into diseased tissues. J Clin Pathol 36:161–166

Ghani AM, Krause JR (1985) Bone marrow biopsy findings in angioimmunoblastic lymphadenopathy. Br J Haematol 61:203–213

Glimelius B, Hagberg H, Sundström C (1983) Morphological classification of non-Hodgkin malignant lymphoma. II. Comparison between Rappaport's classification and the Kiel classification. Scand J Haematol 30:13–24

Gordon DS, Jones BM, Browning SW, Spira TJ, Lawrence DN (1982) Persistent polyclonal lymphocytosis of B lymphocytes. New Engl J Med 307:232–236

Greenberg BR, Miller C, Cardiff RD, Mackenze MR, Walling P (1983) Concurrent development of preleukaemic, lymphoproliferative and plasma cell disorders. Br J Haematol 53:125–133

Greipp PR, Kyle RA (1983) Clinical, morphological and cell kinetic differences among multiple myeloma, monoclonal gammopathy of undetermined significance and smoldering multiple myeloma. Blood 62:166–171

Grossman B, Schechter GP, Horton JE, Pierce L, Jaffe E, Wahl L (1981) Hypercalcaemia associated with T-cell lymphomaleukemia. Am J Clin Pathol 75:149–155

Guarda LA, Butler JJ (1983) Lymphoma versus AIDS. Am J Clin Pathol 80:546

Harousseau JL, Flandrin G, Tricot G, Brouet JC, Seligmann M, Bernard J (1981) Malignant lymphoma supervening in chronic lymphocytic leukemia and related disorders. Richter's syndrome: a study of 25 cases. Cancer 48:302–308

Harris NL, Bhan AK (1983) Distribution of T-cell subsets in follicular and diffuse lymphomas of B-cell type. Am J Pathol 113:172–180

Hashimoto M, Masanori H, Tsukasa S (1957) Lymphoid nodules in human bone marrow. Acta Pathol Jap 7:33–52

Heymer B, Kruger G, Arnold R, Schmeiser T, Friedrich W, Kubanek B, Heimpel H (1983) GvH-reaction and morphology of bone marrow after allogenic bone marrow transplantation. Verh Dtsch Ges Pathol 67:367–371

Hubbard SM, Chabner BA, DeVita VTr jr, Simon R, Berard C, Jones RB, Garvin AJ, Canellos GP, Osborne CK, Young RC (1982) Histologic progression in Hodgkin's lymphoma. Blood 59:258–264

Huhn D, Thiel R, Rodt H, Schlimok G, Theml H, Richer P (1983) Subtypes of T-cell chronic lymphatic leukemia. Cancer 51:1434–1983

Humphrey DM, Cortez EA, Spiva DA (1982) Immunohistologic studies of cytoplasmic immunoglobulins in rheumatic diseases including two patients with monoclonal patterns and subsequent lymphoma. Cancer 49:2049–2069

Hyman GA (1969) Increased incidence of neoplasia in association with chronic lymphocytic leukemia. Scand J Haematol 6:98–104

Isaacson P, Dennis M, Wright J, Jones DB (1983a) Malignant lymphoma of true histiocytic (monocyte macrophage) origin. Cancer 51:80–91

Isaacson P, Al-Dewachi HS, Mason DY (1983b) Middle eastern intestinal lymphoma, a morphological and immunohistochemical study. J Clin Pathol 36:489–498

Jacquillat C, Auclerc G, Auclerc MF, Andrieu JM, Weil M, Bernard J (1981) Hodgkin's disease characteristics and prognosis of forms with initial bone marrow involvement. Nouv Presse Med 10:95–100

Kadin ME, Kamoun M, Lamberg J (1981) Erythrophagocytic T_γ lymphoma. A clinopathologic entity resembling malignant histiocytosis. New Engl J Med 304:648–653

Kadin ME, Berard CW, Nanba K, Wakasa H (1983) Lymphoproliferative diseases in Japan and Western Countries. Human Pathol 14:745–772

Kim H, Nathwani BN, Rappaport H (1980) So-called "Lennert's Lymphoma" is it a clinicopathological entity? Cancer 45:1379–1399

Kontozoglou T, Skinnider LF (1983) Concurrent appearance of multiple myeloma with other B-cell lymphoid neoplasms. Arch Pathol Lab Med 107:232–234

Krause JR (1981) Lymphoproliferative disorders. In: Krause R (ed) Bone marrow biopsy. Churchill Livingstone, Edinburgh

Lennert K (1981) Histopathologie der non-Hodgkin Lymphome. Springer, Berlin

Lennert K, Knecht H, Burkert M (1979) Prelymphomas. Verh Dtsch Ges Pathol 63:170–196

Lennert K, Burkert M (1980) Lymphoplasmacytic/lymphoplasmacytoid lymphoma (LP Immunocytoma). In: Van den Tweel JG et al. (eds) Malignant lymphoproliferative diseases. Martinus Nijhoff, The Hague, pp 245–247

Lennert K, Collins RD, Lukes RJ (1983) Concordance of the Kiel and Lukes-Collins classification of non-Hodgkin's lymphomas. Histopathology 7:549–559

Levine AM, Pavlova Z, Pockros AW, Parker JW, Teitelbaum AH, Paganini-Hill A, Powards DR, Lukes RJ, Feinstein DI (1983) Small noncleaved follicular center cell (FCC) lymphoma: Burkitt and non-Burkitt variants in the United States. Cancer 52:1073–1079

Levy N, Nelson J, Mayer P, Lukes J, Parker JW (1983) Reactive lymphoid hyperplasia with single class (monoclonal) surface immunoglobulin. Am J Clin Pathol 80:300–308

Lukes RJ (1971) Criteria for involvement of lymph node, bone marrow, spleen and liver in Hodgkin's disease. Cancer Res 31:1733–1736

Lukes RJ, Tindle BH (1975) Immunoblastic lymphadenopathy. A hyperimmune entity resembling Hodgkin's disease. New Engl J Med 292:1–8

Magrath IT (1981) Lymphocyte differentiation: an essential basis for the comprehension of lymphoid neoplasia. J Nat Cancer Inst 67:501–514

Mahmoud LA, Block MH, Franks JJ, Sayed NM (1983) Marrow biopsy and survival in multiple myeloma. Am J Clin Pathol 80:363–369

Manoharan A, Catovsky D, Clein P, Traub HE, Costello C, O'Brien M, Boralossa H, Galton DAG (1981 a) Simultaneous or spontaneous occurrence of lympho- and myeloproliferative disorders: a report of 4 cases. Br J Haematol 48:111–116

Manoharan A, Catovsky D, Lampert IA, Al-Mashadhani, Gordon-Smith EC, Galton DAG (1981 b) Histiocytic medullary reticulosis complicating chronic lymphocytic leukaemia: malignant or reactive? Scand J Haematol 26:5–13

Mead JH, Mason TE (1983) Lymphoma versus AIDS. Am J Clin Pathol 80:546–547

Mufti GJ, Hamblin TJ, Clein GP, Race C (1983) Coexistent myelodysplasia and plasma cell neoplasia. Brit J Haematol 54:91–96

Müller-Hermelink HK, Sale GE (1983) Pathological findings in human bone marrow transplantation. Verh Dtsch Ges Pathol 67:335–361

Myes CE, Chabner BA, Vita VT de, Gralnick HR (1974) Bone marrow involvement in Hodgkin's disease: pathology and response to MOPP chemotherapy. Blood 44:197–204

Nathwani BN, Metter GE, Gams RA, Bartolucci AA, Hartsock RJ, Neiman RS, Byrne GE, Barcos M, Kim H, Rappaport H (1983) Malignant lymphoma, mixed cell type, diffuse. Blood 62:200–208

Newcom SR, O'Rourke L (1982) Potentiation of fibroblast growth by nodular sclerosing Hodgkin's disease cell cultures. Blood 60:228–237

Pabst R, Kaatz M, Westermann J (1983) In situ labelling of bone marrow lymphocytes with fluorescein isothiocyanate for lymphocyte migration studies in pigs. Scand J Haematol 31:267–274

Pangalis GA, Moran EM, Rappaport H (1978) Blood and bone marrow findings in angioimmunoblastic lymphadenopathy. Blood 51:71–83

Papayannis AG, Nikiforakis E, Anagnostou-Keramida D (1982) Development of chronic lymphocytic leukaemia in a patient with polycythaemia vera. Scand J Haematol 29:65–69

Paterson AD, Kanis JA, Cameron EC et al. (1983) The use of dichloromethylene diphosphonate for the management of hypercalcaemia in multiple myeloma Br J Haematol 54:121–132

Pizzolo G (1983) Immunohistologic study of bone marrow involvement in B-chronic lymphocytic leukaemia. Blood 62:1289–1296

Price J (1983) Kawasaki syndrome. Br Med J 288:262–263

Ralfkiaer E, Geisler C, Hansen MM, Hou-Jensen K (1983) Nuclear clefts in chronic lymphocytic leukaemia. A light microscopic and ultrastructural study of a new prognostic parameter. Scand J Haematol 30:5–12

Redmond J, Stites DP, Beckstead JH, George CB, Casavant CH, Grandara DR (1983) Chronic lymphocytic leukemia with osteolytic bone lesions, hypercalcemia, and monoclonal protein. Am J Clin Pathol 79:616–620

Robb-Smith AHT, Taylor CR (1981) Lymph Node Biosy. Heyden, London

Rozman C, Montserrat E, Rodriguez-Fernandez JM et al. (1984) Bone marrow histologic pattern – the best single prognostic parameter in chronic lymphocytic leukemia: a multivariate survival analysis of 329 cases. Blood 64:642–648

Rywlin AM, Ortega RS, Dominguez GJ (1974) Lymphoid nodules of bone marrow, normal and abnormal. Blood 43:389–400

Schauer PD, Straus DJ, Bagley CM et al (1981) Angioimmunoblastic lymphadenopathy: clinical spectrum of disease. Cancer 48:2493–2498

Schnaidt U, Vykoupil KF, Thiele J, Georgii A (1980) Angioimmunoblastic lymphadenopathy. Histopathology of bone marrow involvement. Virchows Arch [Pathol Anat] 389:369–380

Skinnider LF, Tan L, Schmidt K, Armitage G (1982) Chronic lymphocytic leukemia. A review of 745 cases and assessment of clinical staging. Cancer 50:2951–2955

Sousa M de (1981) Lymphocyte circulation: Experimental and Clinical Aspects. John Wiley, Chichester

Spagnolo DV, Papadimitriou JM, Matz LR, Walters MNI (1982) Nodular lymphomas with intracellular immunoglobulin inclusions: report of three cases and a review. Pathology 14:415–427

Stern N, Shemesh J, Ramot B (1981) Chronic lymphatic leukemia terminating in acute myeloid leukemia: review of the literature. Cancer 47:1849–1851

Straus DJ, Filippa DA, Lieberman PH, Koziner B, Thaler HT, Clarkson BD (1983) The non-Hodgkin's lymphomas: a retrospective clinical and pathologic analysis of 499 cases diagnosed between 1958 and 1969. Cancer 51:101–109

Suchman AL, Coleman M, Mouradien JA, Wolf DJ, Saletan S (1981) Aggressive plasma cell myeloma. A terminal phase. Arch Int Med 141:1315–1320

Su-Ming Hsu, Yan K, Jaffe ES (1983) Hairy cell leukaemia: A B-cell neoplasm with a unique antigenic phenotype. Am J Clin Pathol 80:421–428

Taylor CR, Parker JW, Pattengale PK, Lukes RJ (1979) Malignant lymphomas: an exercise in immunopathology. In: Crowther DG (ed) Leukemia and non-Hodgkin lymphoma. Advances in medical oncology. Research and Education, vol VII. Pergamon Press, Oxford, pp 125–140

Tubbs RR, Fishleider A, Weiss RA, Sebek A, Weick JK (1983) Immunohistologic cellular phenotypes of lymphoproliferative disorders. Comprehensive evaluation of 564 cases including 257 non-Hodgkin's lymphomas classified by the international working formulation. Am J Pathol 113:207–221

Waldenström JG (1982) The benign monoclonal gammapathies: a study of monoclonal antibodies. In: Frick P et al. (eds) Advances in internal medicine and pediatrics, vol 50. Springer, Berlin, pp 31–77

Warner TFCS, Krueger RG (1978) Circulating lymphocytes and the spread of myeloma: review of the evidence. Lancet i:174–1176

Warnke RA, Gatter KC, Falini B, Hildreth P, Woolston RE, Pulford K, Cordell JL, Cohen B, Wolfe-Peeters C de, Mason DY (1983) Diagnosis of human lymphoma with monoclonal antileukocyte antibodies. New Eng J Med 309:1275–1281

Warnke RA, Kim H, Fuks Z, Dorfman RF (1977) The coexistence of nodular and diffuse patterns in nodular non-Hodgkin's lymphomas. Significance and clinicopathologic correlation. Cancer 40:1229–1233

Wester SM, Banks PM, Li CY (1982) The histopathology of heavychain disease. Am J Clin Pathol 78:427–436

Wintrobe MM (1981) Clinical hematology, 8th edn. Lea and Febiger, Philadelphia

Woda BA, Knowles DM (1979) Nodular lymphocytic lymphoma eventuating into diffuse histocytic lymphoma. Immunoperoxidase demonstration of monoclonality. Cancer 43:303–307

Wright DH (1982) The identification and classification of non-Hodgkin's lymphoma: a review. Diag Histopathol 5:73–111

Wright DH, Isaacson PG (1983) Biopsy pathology of the lympho-reticular system. Chapman and Hall, London

Zalcberg JR, Cornell FN, Ireton HJC, McGrath KM, McLachlan R, Woodruff RK, Wiley JS (1982) Chronic lymphatic leukemia developing in a patient with multiple myeloma. Immunologic demonstration of a clonally distinct second malignancy. Cancer 50:594–597

Zucker-Franklin D, Amorosi EL, Ritz ND (1982) Evolution of Sezary syndrome in the course of hairy cell leukemia. Blood 59:1181–1190

11 Monozyten-Makrophagen-System (retikuloendotheliales System)

11.1 Speicherkrankheiten

Die meisten Speicherkrankheiten beruhen auf angeborenen Enzymdefekten. Die unvollständig metabolisierten Stoffwechselprodukte werden in den Zellen des retikuloendothelialen Systems abgelagert. Viele dieser Produkte leiten sich von Lipiden der Zellmembran ab.

11.2 Morbus Gaucher

Drei Formen wurden beschrieben: die infantile, die juvenile und die adulte. Diese Einteilung richtet sich nach dem Zeitpunkt der Manifestation, der wiederum von der enzymatischen Restaktivität in den betroffenen Zellen abhängt. Am häufigsten wird der Erwachsenentyp beobachtet. Der Morbus Gaucher beruht auf einem Defekt des Enzyms β-Glycocerebrosidase, einer lysosomalen Glucosidase, die das β-Glucosecerebrosid spaltet (Peters et al. 1977). Makrophagen mit Cerebrosidmassen akkumulieren in Leber, Milz und Knochenmark (Abb. 11.1). Klinisch werden eine Pigmentierung der Haut und in späten Stadien Anämie, Leukopenie oder Thrombozytopenie beobachtet. Die Panzytopenie beruht auf der Verdrängung des normalen Knochenmarks durch Gaucher-Zellen, möglicherweise durch Hypersplenismus als Folge der Splenomegalie. Die Ansammlung von Gaucher-Zellen im Knochenmark führt auch zu einer Verminderung des trabekulären Knochens mit osteolytischen Veränderungen im Röntgenbild. Die Markräume sind ausgeweitet, die Knochenbälkchen können verschmälert sein mit entsprechender Neigung zu pathologischen Frakturen.

Die Gaucher-Zelle ist groß und weist ein pergamentartiges, saure-Phosphatase-positives Zytoplasma auf. In der Übersichtsvergrößerung ist das Knochenmark hyperzellulär mit Schwund des Fettmarks (Abb. 11.1). Die Gaucher-Zelle sind in flächenhaften Herden im Zentrum der Markräume sowie in der Nähe schmaler Knochenbälkchen angeordnet. In den Zwischenbereichen besteht eine normale Hämatopoese, während in den Randbezirken Histiozyten unterschiedlicher Entwicklungsstufen bis hin zu voll ausgeprägten Gaucher-Zellen gefunden werden. Ein neuere Studie über die Immunglobulinproduktion bei Morbus Gaucher läßt eine chronische Stimulation des Immunsystems annehmen. Diese führt über die Produktion polyklonaler Immunglobuline zur Entwicklung eines monoklonalen Immunglobulins und möglicherweise eines multiplen Myeloms (Schoenfeld et al. 1982).

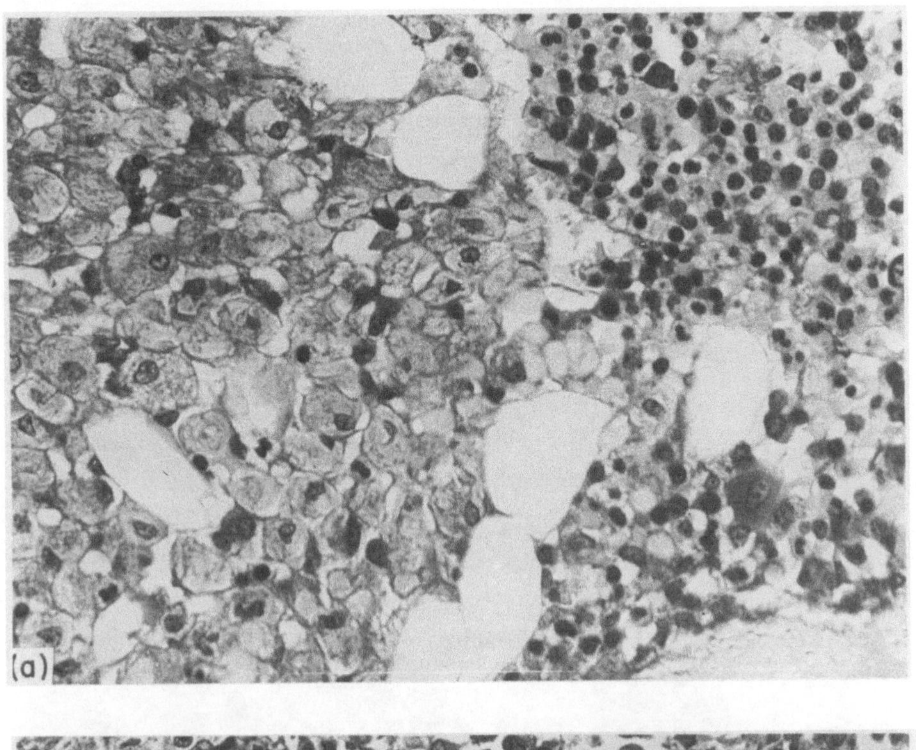

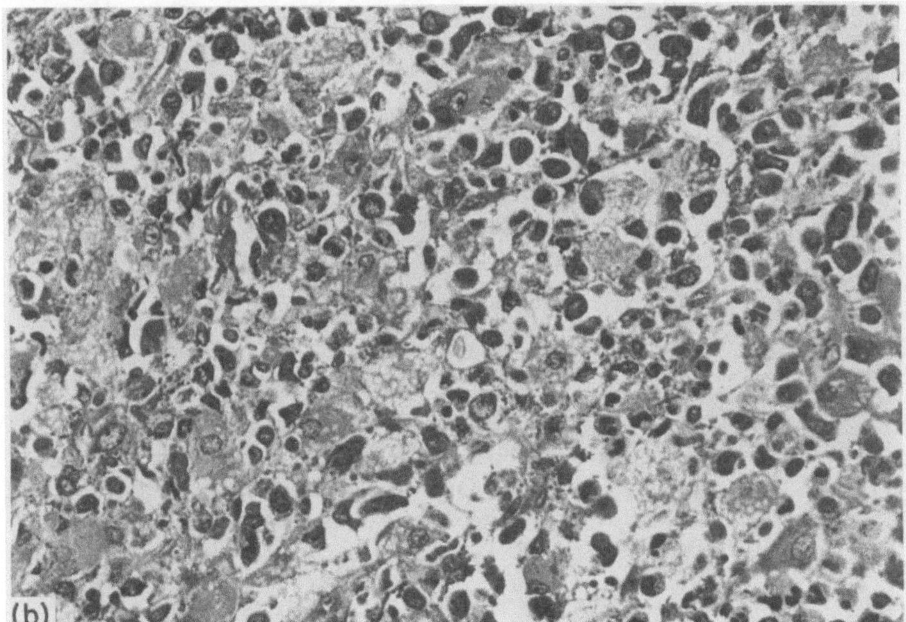

Abb. 11.1. a KMB bei einem Patienten mit Morbus Gaucher, mit Herd von Gaucher-Zellen *(links)* und verschiedenen Entwicklungsstadien (Vergr. 400:1, Giemsa); **b** KMB bei einem Patienten mit Morbus Hand-Schüller-Christian; beachte diffuse Infiltration mit Histiozyten; auch Lymphozyten und Plasmazellen sind zu erkennen (Vergr. 600:1, Giemsa)

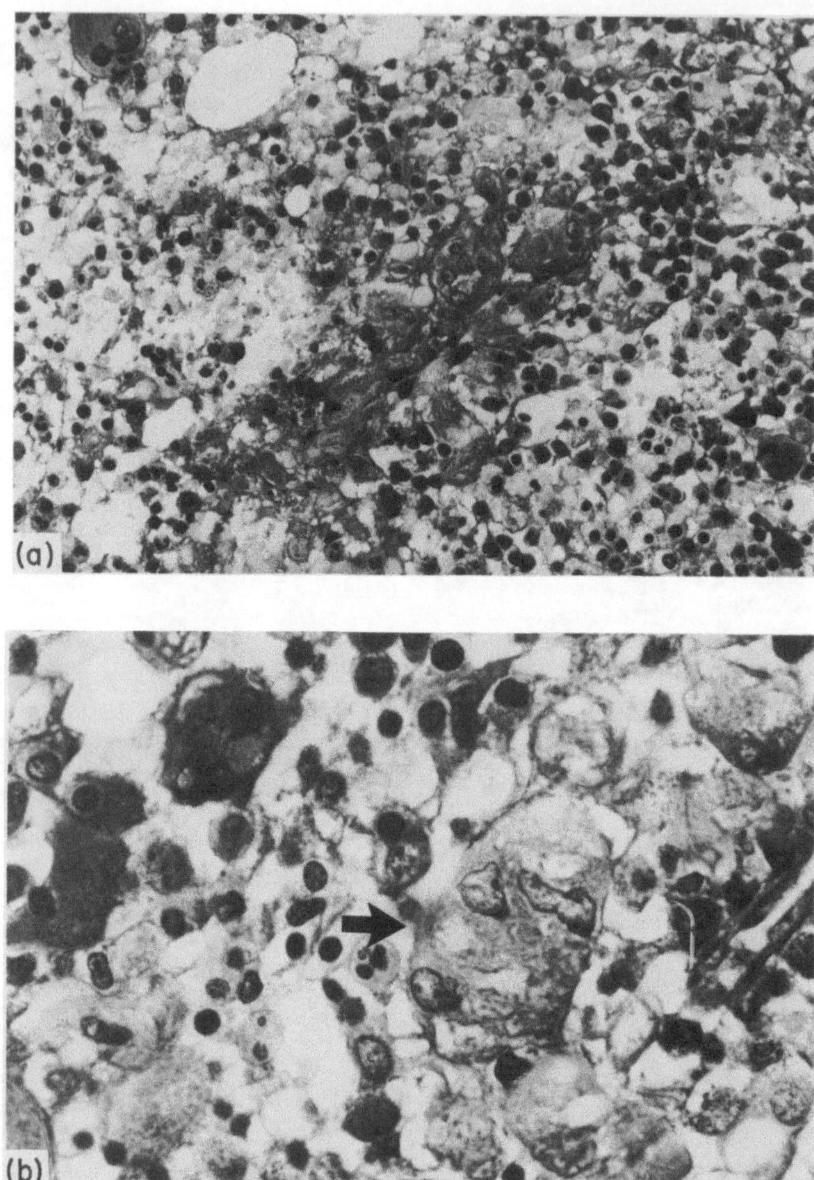

Abb. 11.2a, b. Patient mit lymphoblastischem ML; KMB kurz nach intensiver Chemotherapie entnommen. **a** Histiozyten in der Übersichtsvergrößerung (Vergr. 400:1, Giemsa); **b** Histiozyten stark vergrößert (*Pfeil;* Vergr. 1000:1, Giemsa)

11.3 Pseudo-Gaucher-Erkrankung

Gaucher-ähnliche Formen werden im Knochenmark bei CML, bei Thalassämie, nach intensiver Therapie hämatologischer Malignome (Abb. 11.2), bei den CDA, bei Tumoren (Bhawan et al. 1983) und bei anderen Erkrankungen beobachtet. Alle diese Krankheiten haben eine hohe Zellproliferations- und Zellabbaurate, so daß das Monozyten-Makrophagen-System wenigstens zeitweise in seiner Funktion überfordert ist (Abb. 11.3).

11.4 Nieman-Pick-Krankheit

Diese stellt wahrscheinlich eine heterogene Gruppe dar, die meisten Fälle treten im Kleinkindes- und Kindesalter auf, die Diagnose beruht auf klinischen Kriterien. Die Untersuchung des Knochenmarks bestärkt die Diagnose; dabei treten zahlreiche große Schaumzellen mit kleinen runden, exzentrischen Kernen auf, wobei das Zytoplasma tropfenförmige Einschlüsse zeigt.

11.5 Morbus Fabry

Diese Erkrankung wird auch „Angiokeratoma corporis diffusum universale" genannt. Sie ist geschlechtsbezogen (X-Chromosom) und kann inkomplett rezessiv verlaufen. Es liegt ein angeborener Stoffwechselfehler des Glykolipids vor, bedingt durch das Fehlen des Enzyms α-Galactosidase. Die Folge ist eine Speichererkrankung mit Befall der Parenchymzellen (Dawson u. Miller 1983) sowie der Zellelemente des retikuloendothelialen Systems (Farbtafel XII d). Die betroffenen Zellen haben ein schaumiges Aussehen, bedingt durch die Ansammlung von Stoffwechselprodukten im Zytoplasma.

11.6 „Sea-blue" Histiozytose

Es handelt sich dabei um eine offensichtlich eigenständige Erkrankung, in denen „sea-blue" gefärbte Einschlüsse in den Makrophagen des Knochenmarks vorkommen. Bei weitem häufiger werden diese Histiozyten sekundär bei Patienten mit einer Reihe von Erkrankungen im Knochenmark angetroffen: Thalassämien, chronische granulomatöse Erkrankungen, CML, megakaryozytäre Myelose, Polycythaemia vera, Histiozytose, Hyperlipoproteinämie, Sichelzellanämie, Morbus Wolman, Sarkoidose, systemische Mastozytose und andere Erkrankungen. Das Auftreten der Histiozyten bei diesen Erkrankungen ist möglicherweise bedingt durch eine Überladung des retikuloendothelialen Systems, möglicherweise bei gleichzeitiger mäßig ausgeprägtem (oder relativem) Enzymdefekt.

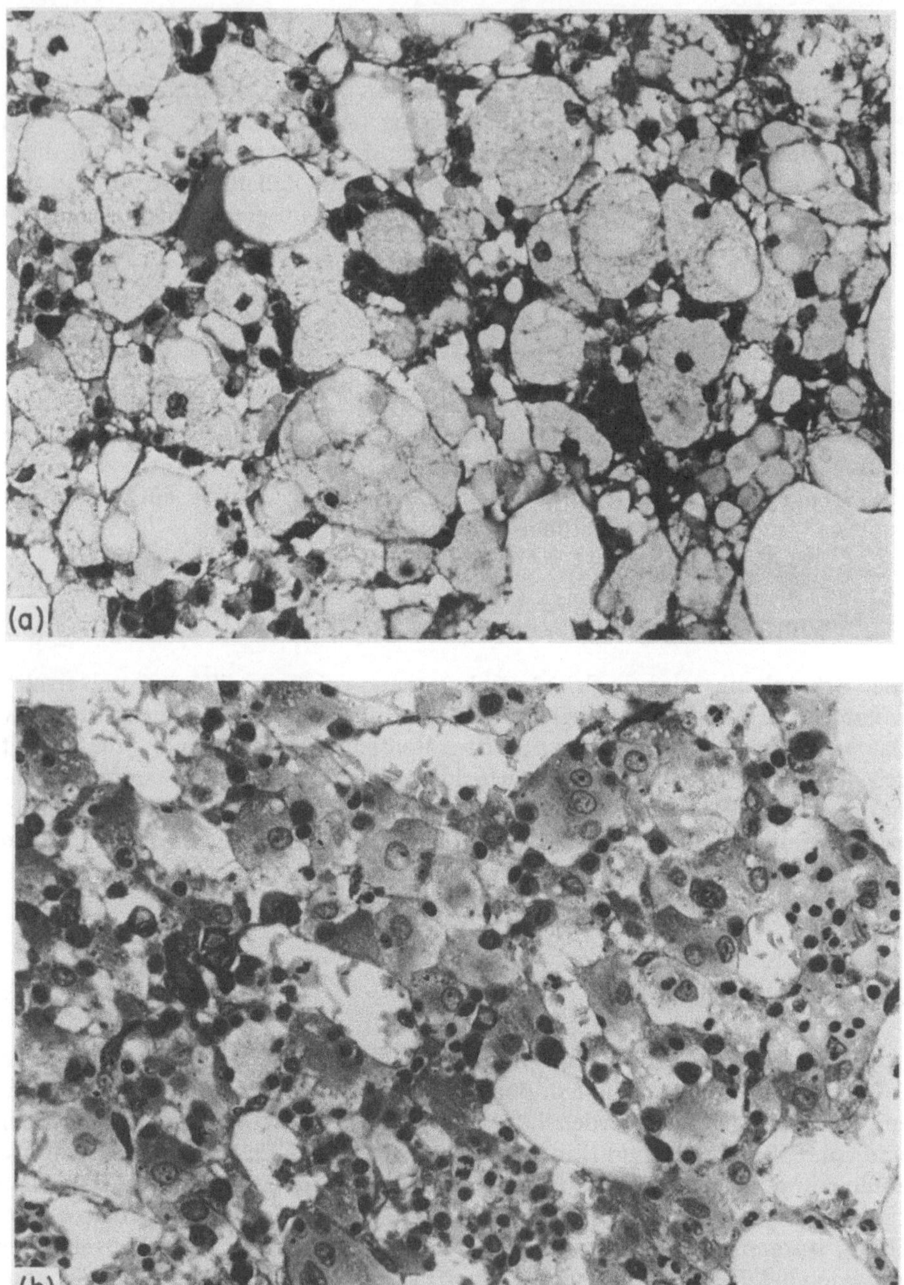

Abb. 11.3. a KMB eines Patienten mit Prostatakarzinom; keine Metastase, aber massenhaft Schaumzellen (Vergr. 40:1, Giemsa); **b** Histiozytenvermehrung im Knochenmark bei Patienten mit Zytopenie unklarer Ätiologie zum Vergleich (Vergr. 400:1, Giemsa)

11.7 Erkrankungen der Lipidspeicherung

Bei den Hyperlipidämien (einschließlich des α-Lipoproteinmangels und der Hyper-β-Lipoproteinämie) finden sich Ansammlungen von Cholesterin und Cholesterinester in Makrophagen des Knochenmarks (Farbtafel XII e–f) sowie verschiedener anderer Organe (Abb. 11.4). Folglich kann die KMB die Diagnose stellen bzw. erhärten. Diese Makrophagen sind groß, rund und haben kleine exzentrische Kerne. Ähnliche Makrophagen werden im Knochenmark auch bei schlecht eingestelltem Diabetes mellitus, Hypothyreose und ernährungsbedingter Hypercholesterinämie beobachtet. Der Mechanismus, der die Ablagerung von Cholesterin und dessen Derivaten kontrolliert, ist nicht bekannt.

Cholesterinembolien von atherosklerotischen Plaques wurden in ungefähr 20% gesicherter Fälle im Knochenmark beobachtet (Pierce et al. 1978).

11.8 Histiocytosis X (Farbtafel XI f; Abb. 11.1)

Dieser Begriff umschließt das eosinophile Granulom, den Morbus Hand-Schüller-Christian und den Morbus Abt-Letterer-Siwe, die wahrscheinlich nur Varianten eines gemeinsamen zugrundeliegenden Krankheitsprozesses darstellen. Die Ätiologie ist unbekannt (daher die Bezeichnung X), wenn auch eine Störung der Immunregulation als Ursache angenommen wird. Favara et al. (1983) stellten die Behauptung auf, daß

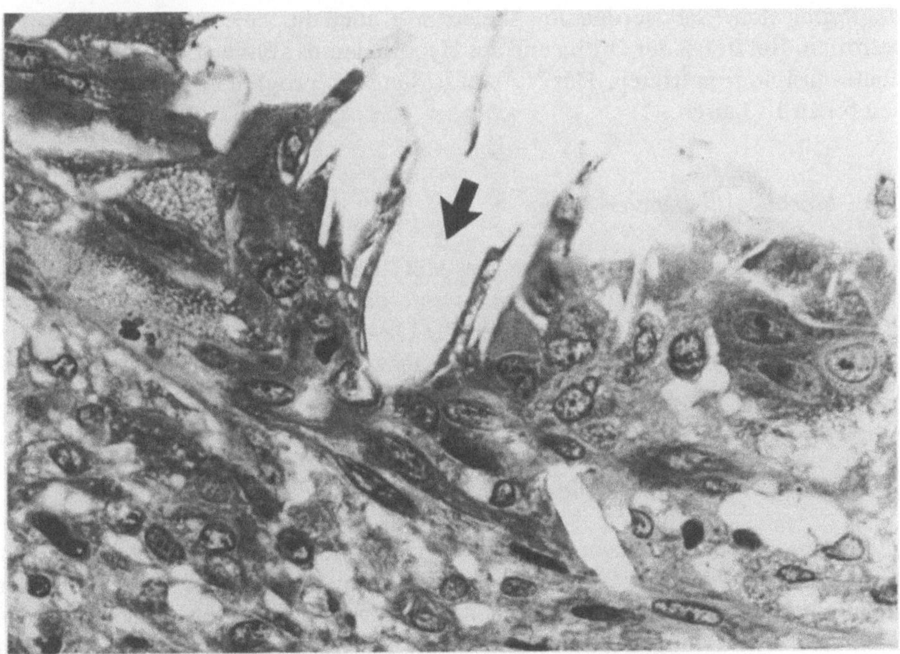

Abb. 11.4. KMB eines Patienten mit Xanthomatose; das Cholesterin wurde aus den Zellen herausgelöst, Nachweis von leeren Räumen (*Pfeil;* Vergr. 800:1, Giemsa)

die Histiocytosis X eine Erkrankung der Suppressor-T-Lymphozyten-Kontrolle autozytotoxischer Zellen darstellt (s. auch Risdall et al. 1983).

11.8.1   Eosinophiles Granulom

Es stellt eine gutartige Läsion des Knochens dar und besteht aus einzelnen oder multiplen Infiltraten mononukleärer Zellen (des retikuloendothelialen Systems) und eosinophiler Granulozyten (Nauert et al. 1983). Elektronenmikroskopisch haben die mononukleären Zellen zytoplasmatische Einschlüsse (Birbeck-Granula), wie sie typischerweise bei der Langhans-Zelle beobachtet werden. Nekrotische Bezirke, Schaumzellen und vielkernige Riesenzellen sowie eine Fibrose (insbesondere in der Heilungsphase) sind ebenfalls vorhanden. Wenn auch eosinophile Granulome des Knochens häufiger bei jungen Männern beobachtet werden, so können sie doch bis ins hohe Alter auftreten. Von besonderem klinischem Interesse ist der Nachweis uni- oder multifokaler Läsionen, da letztere eine chronische Erkrankung mit generalisierter Manifestation darstellen.

11.8.2   Morbus Hand-Schüller-Christian (HSC)

Diese Erkrankung kommt vor allem bei Kindern vor. Es besteht eine Proliferation von Histiozyten, die Cholesterinester speichern (Abb. 11.5 und Farbtafel XIIa, b). Die Infiltrate enthalten auch eosinophile Granulozyten, Plasmazellen, Lymphozyten und Fibroblasten. Sie werden im Skelett wie auch in vielen anderen Organen angetroffen. Bei Befall der Orbita und des Hypothalamus können Exophthalmus und Diabetes insipidus auftreten. Der Verlauf ist langsam progredient mit Überlebenszeiten bis zu 10 Jahren.

11.8.3   Morbus Abt-Letterer-Siwe

Das histopathologische Bild ist dem des HSC und des eosinophilen Granuloms ähnlich. Die Histiozyten haben allerdings eine deutliche Zellmembran und lassen eine synzytiale Zellanordnung vermissen. Die Ursache ist unbekannt, wenn auch ein immunologischer Prozeß angenommen wird; möglicherweise ist die Suppressorzellaktivität verändert.

11.9   Morbus Farquhar (Lymphohistiozytose)

Eine seltene familiäre Erkrankung, die Kleinkinder und Kinder betrifft. Der wesentliche pathologische Befund besteht in einer Histiozytose mit Befall der Lymphknoten, der Milz und des Knochenmarks; in einigen Fällen können auch das Gehirn und die Meningen mitbetroffen sein. Die Erkrankung wird von einigen Autoren als eine akute Variante des Abt-Letterer-Siwe-Syndroms interpretiert; sie wurde erstmals von Farquhar u. Claireaux (1952) und später von Marrian u. Sanerkin

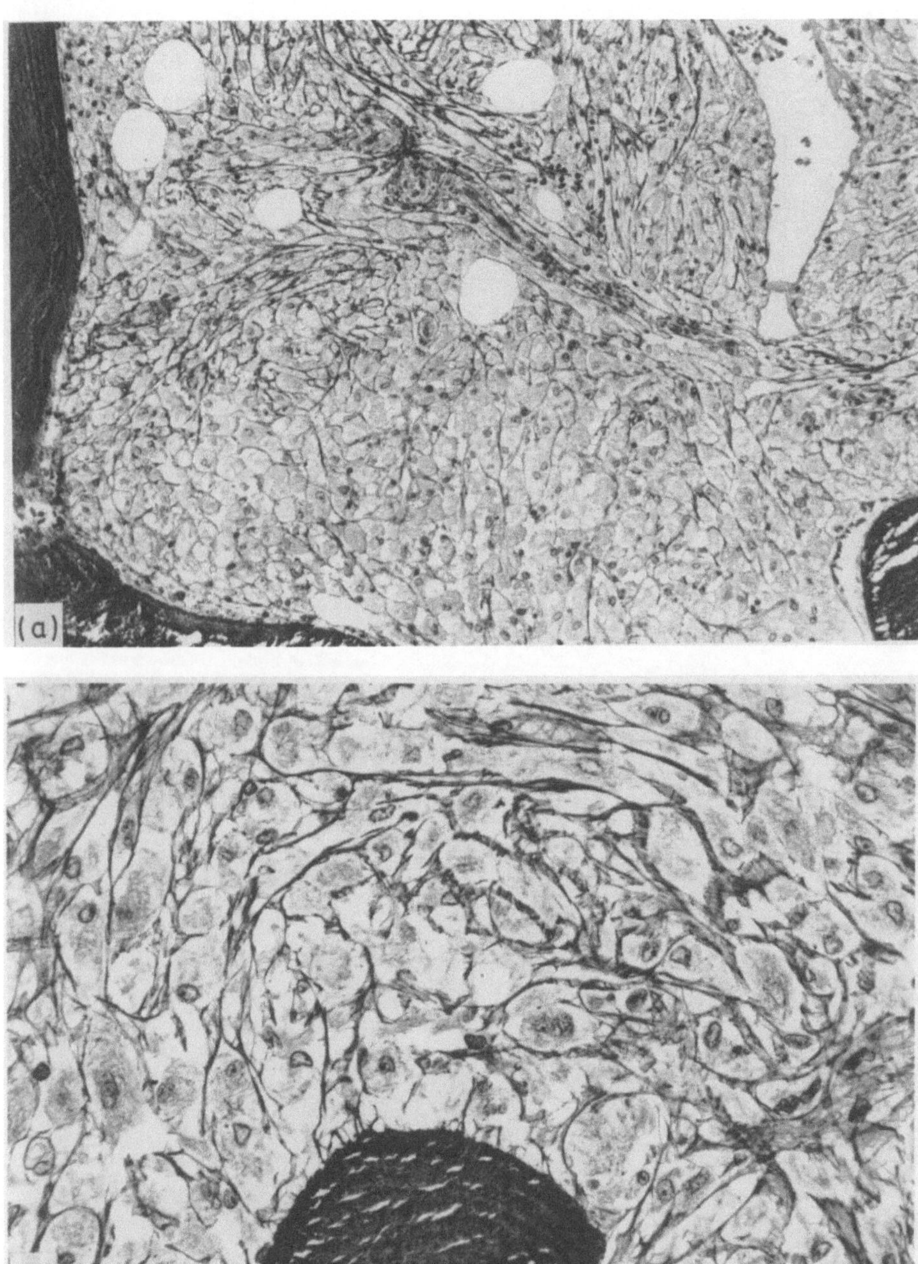

Abb. 11.5. a HSC mit vollständiger Ausfüllung des Markraumes durch Schaumzellen (Vergr. 100:1, Gomori); **b** stärkere Vergrößerung mit deutlicher Fibrose zwischen den Schaumzellen (Vergr. 600:1, Gomori)

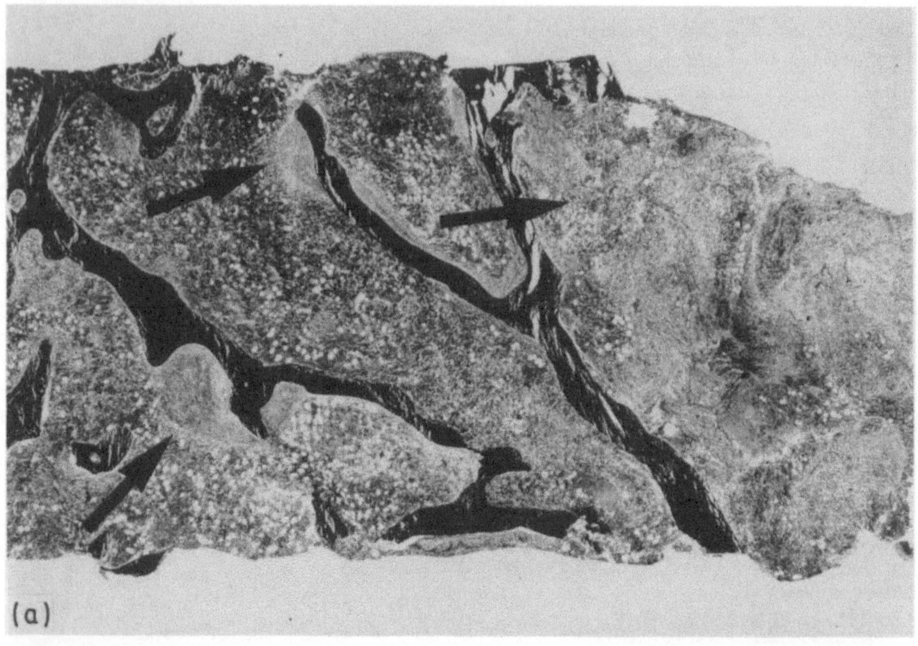

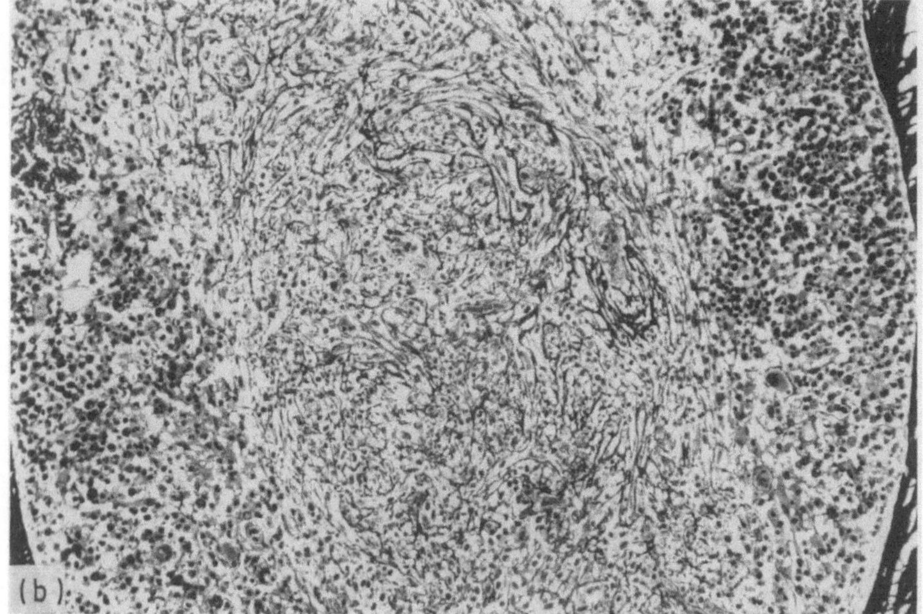

Abb. 11.6. a Systemische Mastozytose mit multiplen granulomatösen Infiltraten im Knochenmark *(Pfeile); rechts* flächenhafte Infiltration mit osteolytischer Reaktion (Vergr. 15:1, Gomori); **b** stärkere Vergrößerung eines Mastzellgranuloms mit deutlicher Fibrose (Vergr. 250:1, Gomori)

(1963) unter dem Namen einer familiären hämophagozytären Retikulose – wegen der Phagozytose von Blutzellen durch Histiozyten – beschrieben (Farbtafel XIIc). Die Erkrankung wurde auch als eine Variante der histiozytären medullären Retikulose eingestuft (Berard et al. 1966; Bell et al. 1968). Favara et al. (1983) haben in ihrem Übersichtsartikel unter dem Überbegriff der Histiocytosis X die Lymphoretikulose mit Phagozytose ausgeschlossen. Die Erkrankung verläuft rasch progredient (innerhalb weniger Wochen), wenn auch ein Fall beschrieben wurde, der unter Therapie eine Remission von 7 Monaten zeigte (Lilleyman 1980).

11.10 Mastozytose

Die systemische (oder generalisierte) Mastozytose ist charakterisiert durch eine Proliferation von Mastzellen in verschiedenen Organen (Abb. 11.6). Zwar ist die kutane Form am häufigsten zu beobachten, die Erkrankung kann jedoch auch ohne Hautbefall auftreten (Rohner et al. 1982; Horny et al. 1983a, b). Die systemische Form mit Urticaria-pigmentosa-ähnlichen Läsionen hat eine bessere Prognose als die zweite Variante, die auch als maligne Mastozytose bezeichnet wird. Bei beiden Formen ist das Knochenmark in mehr als 70% der Fälle beteiligt. Die Histopathologie des Knochenmarks ist typisch (Farbtafel IIIa–b): das charakteristische morphologische Korrelat ist das Mastzellgranulom (Abb. 11.7). Es ist vorwiegend endostal und periarteriell lokalisiert. Die Granulome bestehen überwiegend aus Mastzellen, Lymphozyten, Plasmazellen, eosinophilen Granulozyten und „sea-blue" Histiozyten

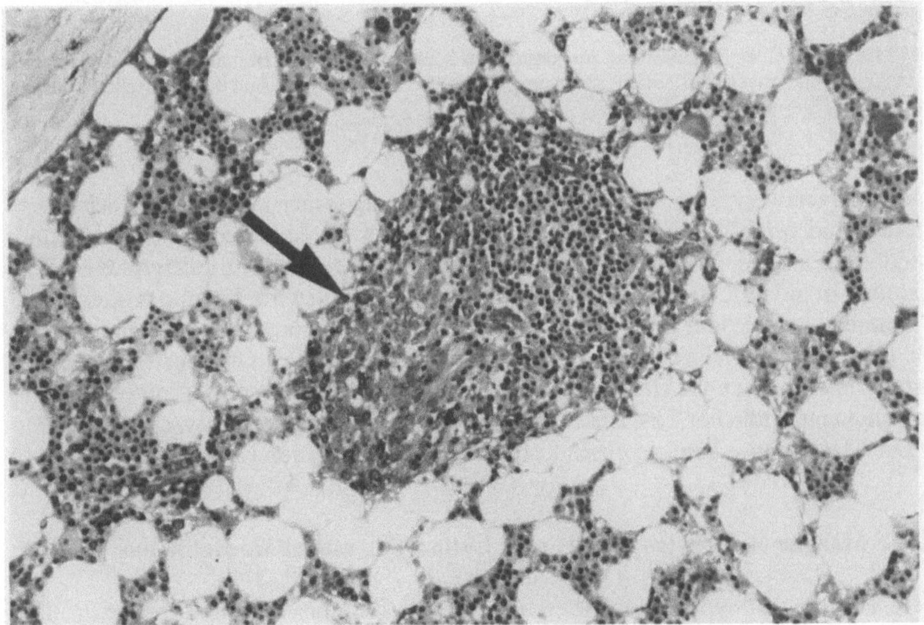

Abb. 11.7. Mastzellgranulom, bestehend aus länglichen Mastzellen *(Pfeil)* und kleinen Lymphozyten (Vergr. 250:1, Giemsa)

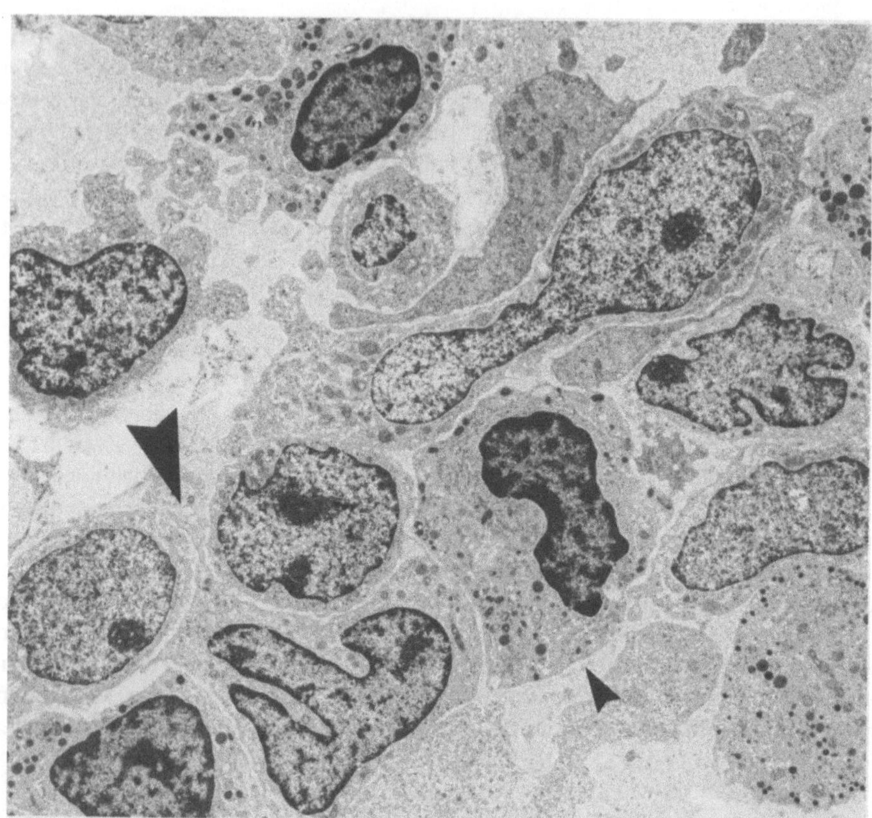

Abb. 11.8. KMB eines Patienten mit langdauernder Mastozytose und terminalem Übergang in eine akute Leukämie; myeloide Zellen mit wenig Granula *(kleiner Pfeil)* und leukämischen Blasten *(großer Pfeil;* Vergr. 3000:1, EM)

in einem Netzwerk von Retikulinfasern. Die Spongiosa ist unterschiedlich stark beteiligt und zeigt Veränderungen im Sinne einer Osteosklerose, Osteopenie und Osteolyse. Es kann auch eine Osteoporose des gesamten Skeletts vorherrschen. Die Granulome sind unterschiedlich groß und haben häufig ein wirbelförmiges Aussehen; sie können einzeln oder auch multipel auftreten. Zwischen den Granulomen findet sich eine normale Hämatopoese oder vermehrt Fettmark. Die Bestimmung der Histaminmetaboliten im Urin (zuverlässiger als von Histamin selbst) soll ein spezifischer und empfindlicher Test zur Diagnose der Mastozytose sein (Keyzer et al. 1983).

Die Mastozytose kann in eine akute Leukämie übergehen (Abb. 11.8).

11.11 Maligne Histiozytose (MH) oder histiozytäre medulläre Retikulose (HMR)

Diese Begriffe sind synonym und beschreiben eine systemische neoplastische Proliferation von histologisch erkennbaren Histiozyten und ihren Vorstufen in Leber, Milz und Knochenmark (Warnke et al. 1975). Später wurde ein virusassoziiertes hämopha-

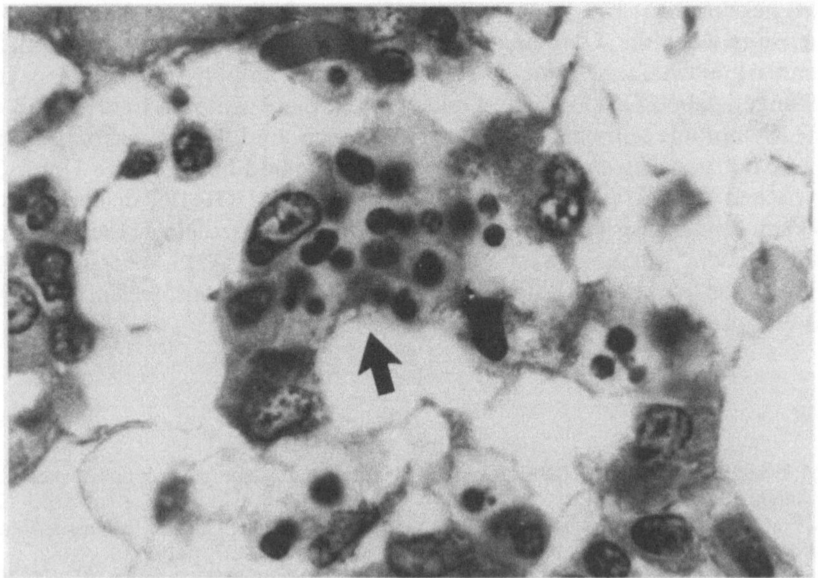

Abb. 11.9. Hämophagozytose, wahrscheinlich im Rahmen einer Viruserkrankung (s. Text); Makrophage mit Überresten zahlreicher kernhaltiger Vorstufen (*Pfeil;* Vergr. 1200:1, Giemsa)

gozytierendes Syndrom (VAHS) beschrieben, das klinisch wie histologisch sehr an HMR oder MH erinnert (Risdall et al. 1979; Editorial, Lancet 1983). Fieber, Lymphadenopathie, Hepatosplenomegalie und Panzytopenie sind führende klinische Zeichen. Trotzdem nimmt man an, daß die Erkrankung reaktiver Natur und zumindest potentiell reversibel ist. Die Knochenmarkuntersuchung zeigt eine histiozytäre Hyperplasie mit betonter Hämophagozytose (Abb. 11.9). Vielkernige Riesenzellen mit Zerstörung der normalen Markarchitektur und Verminderung von Fettmark und Hämatopoese können ebenfalls vorhanden sein.

Boomsma et al. (1983) haben das „angiotensin converting enzyme" in der malignen Histiozytose nachgewiesen; ein Befund, der als zusätzlicher diagnostischer Parameter dient.

Selten werden Knochenmarkveränderungen beobachtet, die an die histiozytäre medulläre Retikulose erinnern. Diese können als Begleitphänomen bei anderen Erkrankungen, wie z. B. beim Magenkarzinom (James et al. 1979) und bei lymphoproliferativen Erkrankungen (Manoharan et al. 1981), beobachtet werden.

Die Differentialdiagnose histiozytärer Läsionen muß auch die Sinushistiozytose mit massiver Lymphadenopathie (Übersichtsarbeit von Walker et al. 1981) einschließen. Darunter versteht man eine temporäre, nichtneoplastische Erkrankung, die überwiegend junge Patienten betrifft. Die Erkrankung kann mit Knochenmarkbefall einschließlich des knöchernen Beckens einhergehen. Die KMB aus einer befallenen Region (die im Röntgenbild als Osteolyse imponiert) zeigt eine entzündliche Infiltration, bestehend aus Plasmazellen, Lymphozyten, Histiozyten und vereinzelt Hämophagozytose.

Kadin et al. (1981) haben ein erythrophagozytischen T-Zell-Lymphom mit klinischen und pathologischen Veränderungen, die an eine maligne Histiozytose erinnern, beschrieben. Die Autoren nehmen an, daß die Tumorzellen in der Milz entstehen und über die Lymphknoten sekundär in andere Organe einschließlich Knochenmark einwandern. Eine Übersicht über die Pathophysiologie histiozytärer Erkrankungen geben Groopman u. Golde (1981); diese Autoren folgern, daß viele klinische Symptome einschließlich der Osteolysen und Hämophagozytose über aktivierte Makrophagen entstehen. Die zytologische und histologische Unterscheidung zwischen den neoplastischen Histiozyten der MH (HMR) in der reaktiven VAHS kann sehr schwer (wenn nicht unmöglich) sein. Trotzdem ist die Unterscheidung klinisch sehr wichtig, da eine Chemotherapie bei VAHS kontraindiziert ist, obwohl die Virusinfektion zu einem ebenso rasch progredienten Verlauf wie bei MH (HMR) führen kann.

Literatur

Bell RJM, Brafield AJE, Barnes ND, France NE (1968) Familial haemophagocytic reticulosis. Arch Dis Childhood 43:601–606

Barard CW, Cooper RA, Freireich EJ, Ranson AS (1966) Disseminated histiocytosis associated with atypical lymphoid cells (lymphohistiocytosis). Cancer 19:1429–1437

Bhawan J, Malhotra R, Nail DR (1983) Gaucher-like cells in a granular cell tumor. Human Pathol 14:730–733

Boomsma F, Michels JJ, Prins E, Abels J, Schalekamp MADH (1983) Angiotensin converting enzyme: a tumour marker in malignant histiocytosis. Br Med J 286:1106

Dawson DM, Miller DC (1983) A 47-year-old man with coronary artery disease and variable neurologic abnormalities. New Engl J Med 310:106–114

Editorial (1983) Histiocytic medullary reticulosis. Lancet 1:455–456

Favara BE, McCarthy RC, Mierau GW (1983) Histiocytosis X. Human Pathol 14:663–676

Farquhar JW, Claireaux AE (1952) Familial haemophagocytic reticulosis. Arch Dis Childhood 27:519–525

Groopman JE, Golde DW (1981) The histiocytic disorders: a pathophysiologic analysis. Ann Int Med 94:95–107

Horny HP, Parwaresch MR, Lennert K (1983a) Klinisches Bild und Prognose generalisierter Mastozytosen. Klin Wochenschr 61:785–793

Horny HP, Parwaresch MR, Lennert K (1983b) Basophilic leukaemia and generalised mastocytosis. Verh Dtsch Ges Pathol 67:192–197

Horny HP, Parwaresch MR, Lennert K (1985) Bone marrow findings in systemic mastocytosis. Human Pathol 16:808–814

James LP, Stass SS, Peterson V, Schumacher HR (1979) Abnormalities of bone marrow simulating histiocytic medullary reticulosis in a patient with gastric carcinoma. Am J Clin Pathol 71:600–602

Kadin ME, Kamoun M, Lamberg J (1981) Erythrophagocytic T_γ lymphoma: a clinicopathologic entity resembling malignant histiocytosis. New Engl J Med 304:648–653

Keyzer JJ, de Monchy JGR, Van Doormal JJ, van Voorst Vader PC (1983) Improved diagnosis of mastocytosis by measurement of urinary histamine metabolites. New Engl J Med 309:1603–1605

Lilleyman JS (1980) The treatment of familial erythrophagocytic lymphohistiocytosis. Cancer 46:468–470

Manoharan A, Catovsky D, Lampert IA, Al-Mashadhani, Gordon-Smith EC, Galton DAG (1981) Histiocytic medullary reticulosis complicating chronic lymphocytic leukaemia: Malignant or reactive? Scand J Haematol 26:5–13

Marrian VJ, Sanerkin NG (1963) Familial histiocytic reticulosis (familial haemophagocytic reticulosis) J Clin Pathol 16:65–69

Neuert C, Zornoza J, Ayala A, Harle TS (1983) Eosinophilic granuloma of bone: diagnosis and mamagement. Skeletal Radiol 10:227–235

Parwaresch MR, Horny HP, Lennert K (1985) Tissue mast cells in health and disease. Pathol Res Pract 179:439–461

Peters SP, Lee RE, Glew RH (1977) Gaucher's disease, a review. Medicine 56:425–442
Risdall RJ, McKenna RW, Nesbit ME, Krivit W, Balfour HH, Simmons RL, Brunning RD (1979) Virus-associated haemophagocytic syndrome: a benign histiocytic proliferation distinct from malignant histiocytosis. Cancer 44:993–1002
Risdall RJ, Dehner LP, Duray P, Krobinsky N, Robinson L, Nesbit ME (1983) Histiocytosis X (Langerhans' cell histiocytosis). Arch Pathol Lab Med 107:59–63
Rohner HG, Bartl R, Koischwitz D, Rodermund OE (1982) Haut- und Knochenbefunde bei der Mastozytose. Radiologe 22:545–552
Pierce RJ, Wren MW, Consar JB (1978) Cholesterol embolism: diagnosis antemortem by bone marrow biopsy. Ann Int Med 89:937–938
Shoenfeld Y, Gallant LA, Shaklai M, Livni E, Djaldetti M, Pinkhas J (1982) Gaucher's disease. A disease with chronic stimulation of the immune system. Arch Pathol Lab Med 106:388–391
Walker PD, Rosai J, Dorfman RF (1981) The osseous manifestations of sinus histiocytosis with massive lymphadenopathy. Am J Clin Pathol 75:131–139
Warnke RA, Kim H, Dorfman RF (1975) Malignant histiocytosis: clinico-pathologic study of 29 cases. Cancer 35:215–230
Weigert F, Bartl R (1984) Diffuse Stammskelettveränderungen bei systemischer Mastozytose. Fortschr Röntgenstr 141:353–356

12 Nichthämatologische Neoplasien im Knochenmark

12.1 Metastasen und Wachstumsrate maligner Zellen

Eine Tumorzelle muß sich 30mal teilen (oder verdoppeln), um eine Zellzahl von 10^9 entsprechend einem Tumorvolumen von $1\ cm^3$ zu erreichen – die minimale Größe für den klinischen Nachweis. Tumorzellen, die sich einmal im Monat teilen, würden 30 Monate benötigen, um klinisch erkannt zu werden. Üblicherweise vergeht eine wesentlich längere Zeitperiode, und die Tumoren zeigen zum Zeitpunkt der klinischen Manifestation eine größere Ausbreitung. Bei den meisten Patienten verstreicht daher eine beträchtliche Zeit, in der sich Metastasen bilden können. Diese Zeitspanne variiert von Monaten bis viele Jahre – bis zu 14 Jahre in einem von Dixon et al. (1980) beschriebenen Fall (s. Abb. 12.9). Auch Metastasen selbst benötigen eine bestimmte Zeit, bevor sie klinisch manifest werden. Leider gibt es bis jetzt keine zuverlässigen Tests, ihre Anwesenheit in frühen Stadien ihrer Entwicklung nachzuweisen (Willis 1973; Frei 1974; Weiss 1976; Springfield 1982; Finlay et al. 1982; Weiss u. Gilbert 1981). In einigen Fällen kann das Tumorwachstum sogar durch zytostatische Therapie begünstigt werden.

Man nimmt derzeit an, daß sich viele Primärtumoren bereits zum Zeitpunkt ihrer Entstehung ausbreiten können (Adam 1981; Weiss u. Gilbert 1981). Für diese Annahme spricht, daß viele Primärtumoren trotz ausgedehnter Metastasierung selbst bei der Autopsie unentdeckt bleiben (Woods et al. 1980; Steckel u. Kagan 1982). Zusätzlich besteht eine Korrelation zwischen Ort, Größe und Eigenheiten des Primärtumors und Metastasenbildung, nachgewiesen z. b. beim Mamma- und Prostatakarzinom (Kastendieck 1980; Campbell et al. 1981; Landys 1982). Ferner gibt es einige Hinweise dafür, daß die Neigung zur Metastasierung von verschiedenen Bedingungen, die der Untersuchung zugänglich sind, abhängen (Carter 1978; Clarke 1979). Die hämatogene Aussaat führt nur dann zu Fernmetastasen, wenn die Tumorembolien im Blutstrom lange genug überleben, um sich in einem Blutgefäß festzusetzen, in die benachbarten Gewebe einzudringen und dort zu wachsen. Seit langem ist bekannt, daß das rote, gut durchblutete hämatopoetische Mark nach Lunge und Leber ein bevorzugter Ort der Metastasierung ist (Willis 1973; Burkhardt et al. 1980; Georgii u. Park 1982). Skelettmetastasen entstehen aus hämatogenen Tumorembolien, die sich in den Sinusgefäßen des roten Marks festsetzen. Dieses Sinussystem ist charakterisiert durch eine hohe Durchblutung und eine niedrige Perfusionsrate. Die Wände der Sinusgefäße werden von einer unterbrochenen, oft sehr dünnen Endothellage mit nur gering ausgeprägten interzellulären Verbindungen gebildet (Carter 1982). Vor allem diese anatomischen Besonderheiten erleichtern den Durchtritt der Tumorzellen in die extravaskulären Gewebsräume. Ferner hängt die Absiedelung der Tumorzellen und ihre Entwicklung zu Metastasen von Interaktionen zwischen Tumorzellen und ihrer Umgebung ab (Lam et al. 1981; Mundy et al. 1981; Nelson u. Nelson 1981; Woodruff 1982). Dabei sind folgende Faktoren beteiligt: Oberflächeneigenheiten der Tumorzelle, Größe und Homogenität der Embolie, mechanische Kräfte und andere Aspekte der Zirkulation, Interaktionen der Tumorzellen mit immunologisch kompetenten Zellen, Plättchen und Gerinnungsfaktoren (Donati 1980; Zacharski et al. 1982) sowie Eigenheiten des Endothels und anderer Komponenten der Zellwand (Car u. Underwood 1974; Hara et al. 1980; Karpatkin u. Pearlstein 1981). Berücksichtigt man all diese Aspekte, so ist es nicht überraschend, daß das rote Knochenmark einen ausgesprochenen Nährboden für Tumorembolien darstellt: die Architektur der Knochenmarkgefäße, die Megakaryozyten mit Abgabe von Blutplättchen (einschließlich plättchenbezogener Wachstumsfaktoren) in die Sinuslumina, die relativ leichte Passage vom Blutstrom in die benachbarten Gewebe und die Bereitstellung anderer tumorzellenstimulierenden Faktoren durch Zellkomponenten der entzündlichen Reaktion, die ebenfalls im Knochenmark vorhanden sind (Husby et al. 1976; Bassler et al. 1981; Currie 1981; Rubins 1983).

12.2 Indikationen zur Knochenmarkbiopsie

Bei der Abklärung einer Tumorkrankheit bestehen folgende Indikationen zur KMB:

- Teil der initialen Untersuchung im Rahmen der Stadieneinteilung,
- klinischer Verdacht auf Metastasierung,
- Beurteilung des Krankheitsverlaufs und des Therapieeffekts,
- Abklärung einer Anämie,
- Fieber unklarer Ursache, Müdigkeit und Schwäche,
- Hyperkalzämie,
- erhöhte alkalische Phosphatase ossären Ursprungs,
- verdächtige Befunde des Röntgenbilds oder des Szintigramms,
- Erwägung einer Autotransplantation des Knochenmarks nach intensiver Therapie.

Häufig tritt während der Behandlung eine Zytopenie auf, so daß die Frage zu klären ist, ob es sich dabei um eine therapieinduzierte Hypo- oder Aplasie oder um eine metastatische Verdrängung des Knochenmarks handelt. Eine KMB wird diese Frage bei den meisten Fällen klären können. Zusätzlich zu diesen klinischen Fragen liefert die KMB Informationen über Einflüsse des Tumors auf das Mark und den Knochen, über die Reservekapazität des Marks und über Tumor-Wirt-Interaktionen (Joachim 1976; Burkhardt et al. 1980; Rubins 1983; Carr 1983; Lang et al. 1983).

Die Hyperkalzämie einer malignen Erkrankung wird vor allem durch 4 Mechanismen hervorgerufen:

1. Osteolysen, bedingt durch ausgedehnte Metastasierung, z. B. bei Karzinomen der Brust, der Schilddrüse, der Lunge sowie bei einigen Lymphomen (Farbtafel XIII e–f);
2. Osteolysen ohne nachweisbare Knochenmetastasen, aber in Verbindung mit einigen Karzinomen, die Vitamin-D-ähnliche Stoffe produzieren;
3. Osteolysen ohne nachweisbare Knochenmetastasen, in Verbindung mit Tumoren, die parathormonähnliche Substanzen sezernieren;

4. Osteolysen ohne nachweisbare Metastasierung, aber in Verbindung mit Tumoren,
   die eine hormonartige Substanz sezernieren, die nicht mit dem Parathormon oder
   seinen Vorstufen verwandt ist, z. B. Tumoren der Lunge, der Niere, des Uterus,
   des Pankreas und des Kolons (Jacobs et al. 1981; Barry et al. 1981; Dady et al.
   1981; Galasko 1982; Burkhardt et al. 1982; Jung et al. 1983; Stewart 1983).

Die Entwicklung einer Hyperkalzämie hängt daher einerseits von der Sekretion
humoraler Faktoren durch die Tumorzellen und/oder von der direkten Stimulation
der Knochenresorption durch Tumorzellen im Knochenmark ab (Farbtafel XIII e–f).
Es muß jedoch daran erinnert werden, daß besonders kleine Metastasen im Skelett
vorhanden sein können trotz negativer Röntgenbilder und Szintigramme (Abb. 12.1
und 12.2, Farbtafel XIII a–c), da diese nur das Ergebnis der dynamischen Prozesse
widerspiegeln – also sowohl Knochenbildung als auch Knochenresorption (Abb.
12.3–12.5). Ebenso ist, wie von Low (1981) betont, ein positives Skelettszintigramm
vollkommen unspezifisch. Zahlreiche Bedingungen, die den lokalen Knochenmetabolismus stören, verursachen eine herdförmige Anreicherung, die in Wirklichkeit nur
die lokale Reaktion des Skeletts auf eine Fraktur, Infektion oder humorale Stimula-

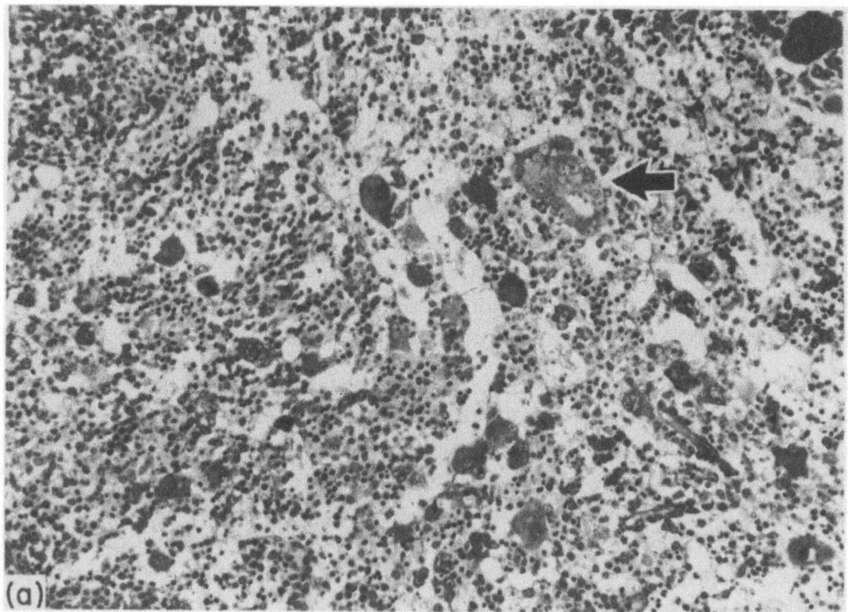

Abb. 12.1a, b. Mikrometastasen. **a** Solitäre Gruppe von Tumorzellen mit angedeuteter tubulärer
Struktur *(Pfeil)*; hyperzelluläres Mark; beachte Hyperplasie der Megakaryozyten (Vergr. 250:1,
Giemsa)

tion darstellen kann. Ebenso werden die lytischen Anteile kleiner Metastasen sowie frühe osteolytische Herde röntgenologisch und szintigraphisch nicht erkannt. Wird ein Knochenmarkbefall in der Beckenkammbiopsie entdeckt, so kann mit großer Wahrscheinlichkeit gefolgert werden, daß es sich nicht um einen isolierten Prozeß handelt und daß der kumulative Effekt vieler solcher Herde im gesamten Skelett sehr wohl den Serumkalziumspiegel erhöhen kann. Diese Überlegung bezieht sich vor allem auf das Mammakarzinom, bei dem häufig Skelettmetastasen und Hyperkalzämie beobachtet werden, aber bisher keine humoralen Mechanismen nachgewiesen wurden (Abb. 12.6 und 12.7). Bei diesen Fällen wird die Osteolyse durch den Osteoklasten aktivierenden Faktor (OAF) neoplastischer Zellen hervorgerufen. Dieser kann durch Therapie mit Prostaglandininhibitoren und Diphosphonaten oder mit Kombinationen dieser beiden Substanzen deutlich reduziert werden.

Eine erhöhte alkalische Phosphatase des Knochens korreliert mit der Menge und Aktivität der Osteoblasten und wird häufig beim Prostata- und Mammakarzinom (Abb. 12.8 und 12.9) mit ausgesprochen starker osteoblastischer Reaktion beobachtet. Dagegen gibt es keine Korrelation zwischen den peripheren Blutwerten und den Metastasentypen im Knochenmark (Burkhardt et al. 1980).

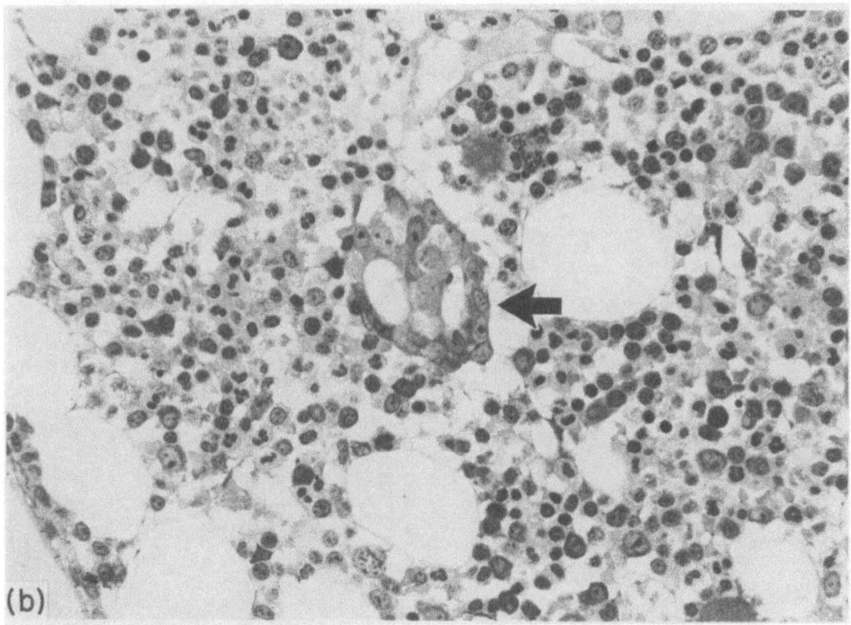

Abb. 12.1b. Tumorzellverband im Sinusgefäß, mit Übertritt in den interstitiellen Raum *(Pfeil)*. Das umgebende Mark ohne wesentliche Reaktion (Vergr. 400:1, Giemsa). Solche Mikrometastasen können in entkalkten und paraffineingebetteten Biopsien wegen der Schrumpfungsartefakte leicht übersehen werden

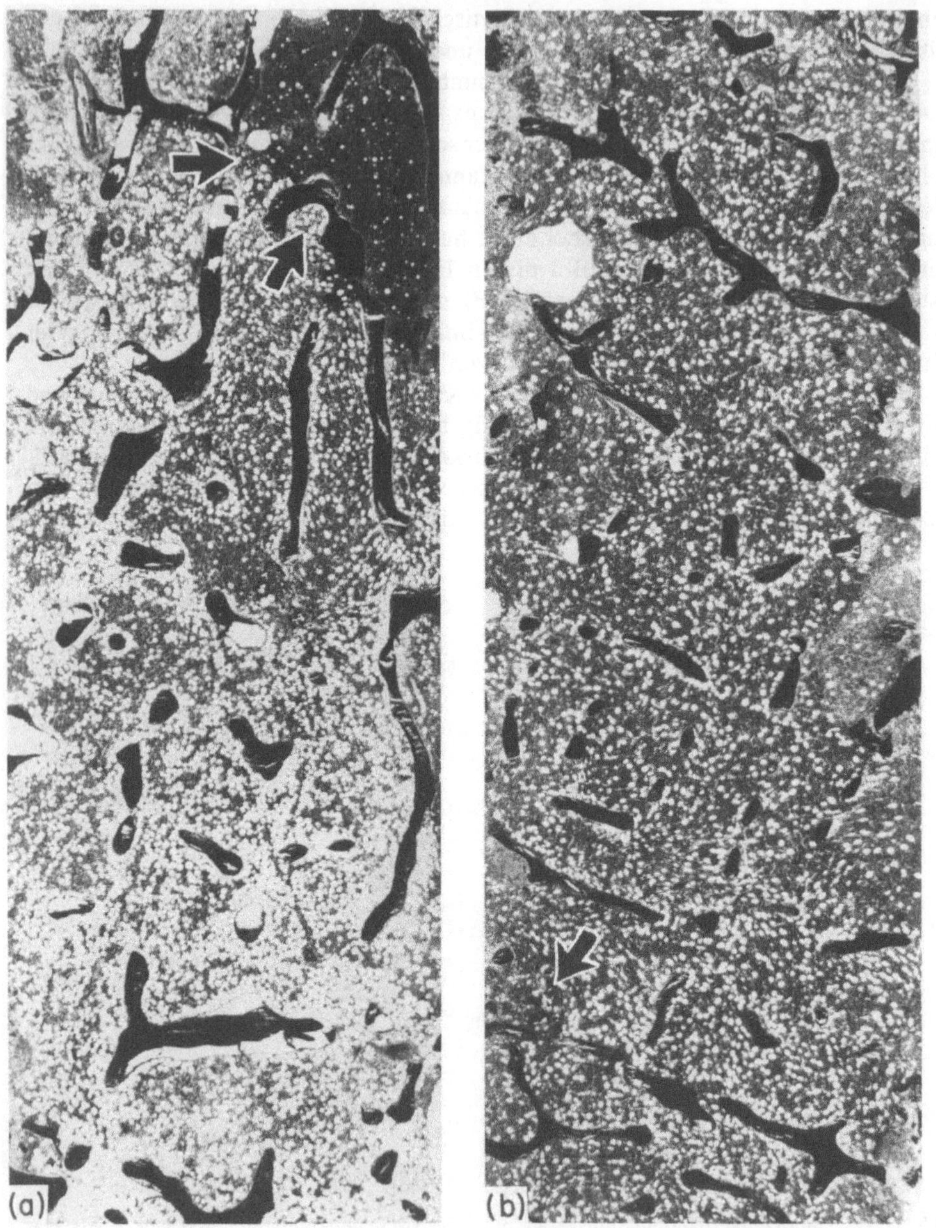

Abb. 12.2a, b. Übersicht zweier unterschiedlicher Biopsien mit Nachweis kleiner Metastasen (*Pfeile;* Vergr. 10:1, Gomori). Dieser Metastasentyp kann bisher mit anderen diagnostischen Methoden nicht nachgewiesen werden

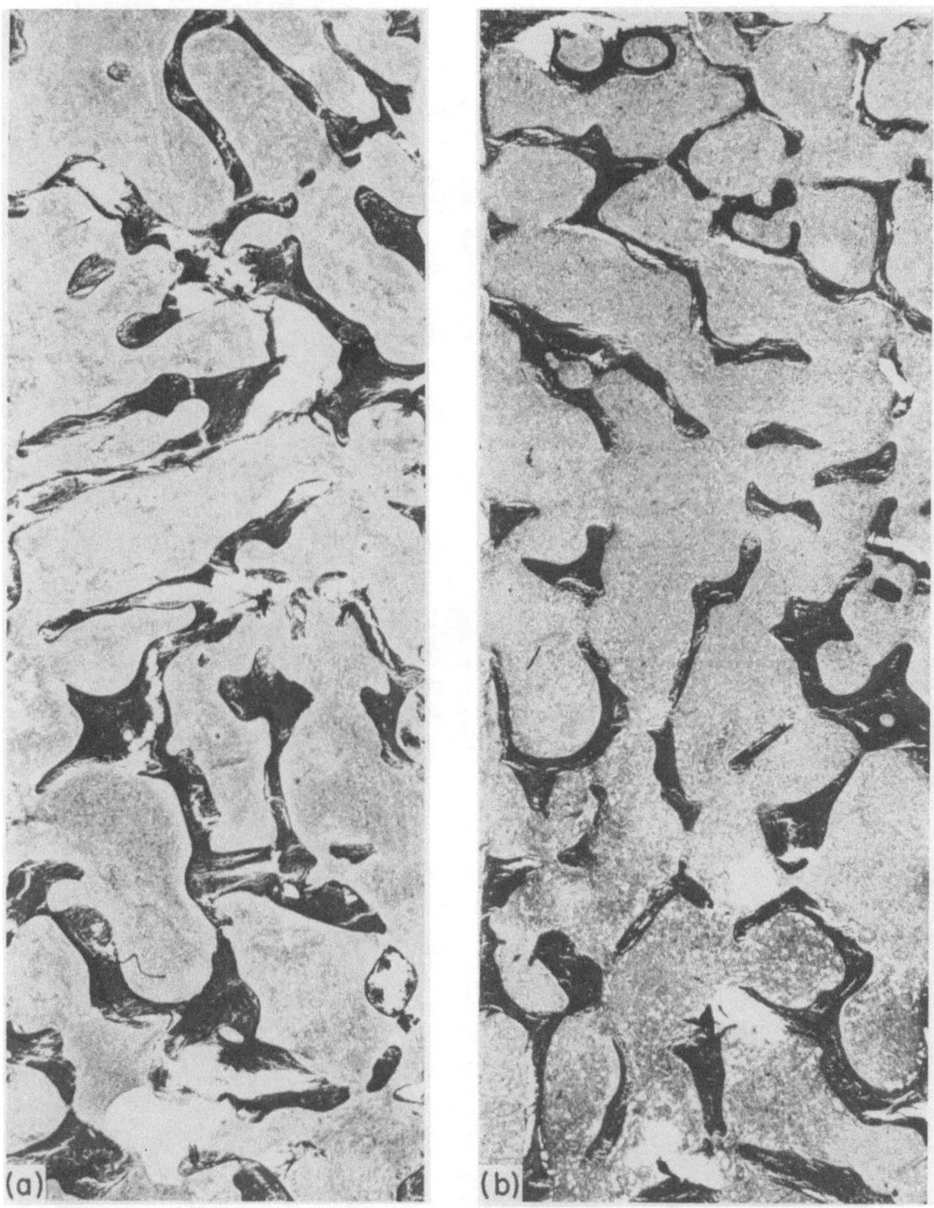

Abb. 12.3a, b. Übersicht zweier unterschiedlicher Biopsien mit vollständiger metastatischer Invasion der Markräume, aber mit nur geringer Knochenreaktion (Vergr. 10:1, Gomori). In beiden Fällen waren Skelettszintigraphie und Skelettröntgen negativ

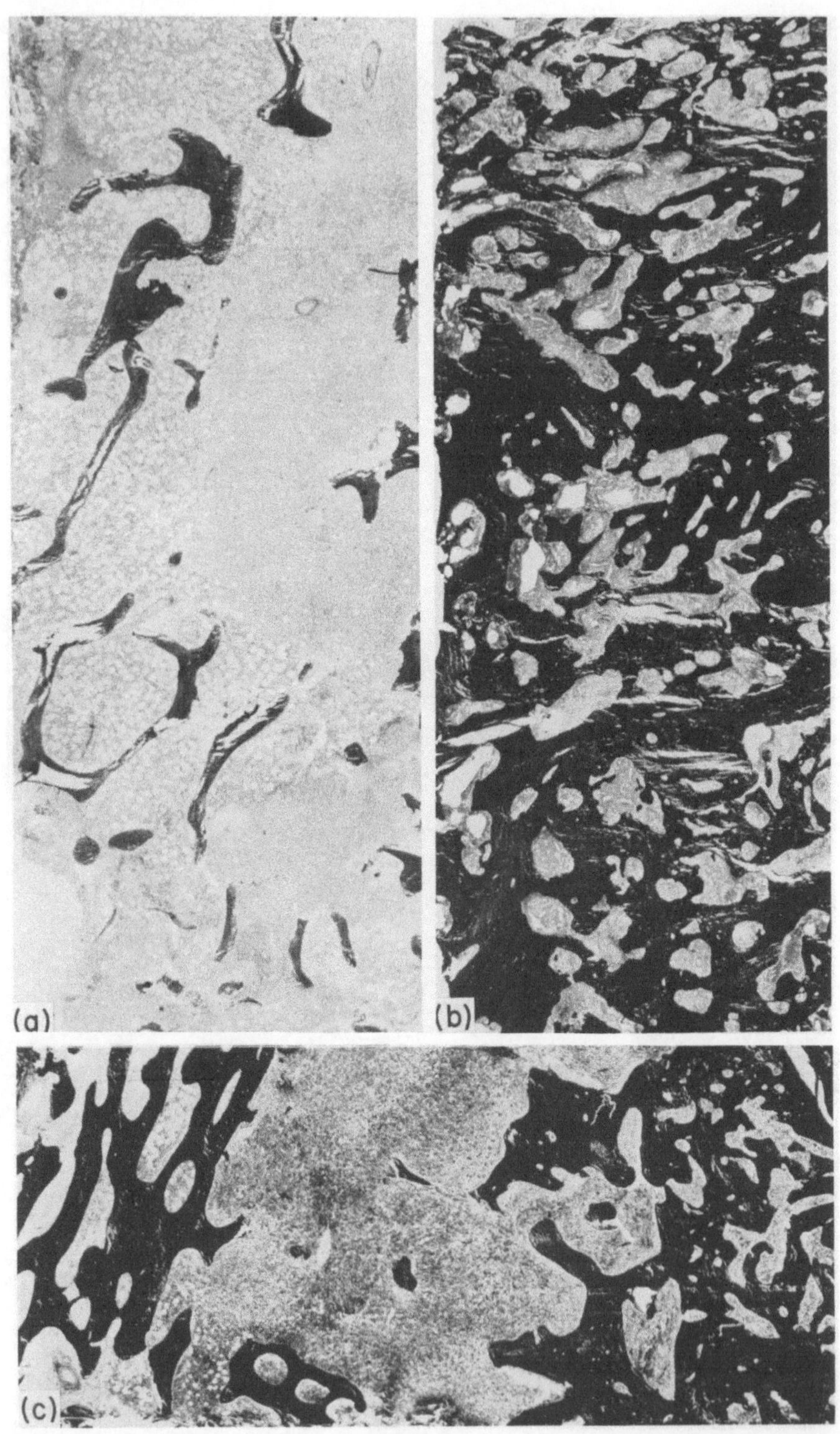

Abb. 12.4a–c. Übersicht von Biopsien zum Nachweis von **a** osteolytischen, **b** osteosklerotischen und **c** gemischt lytisch/sklerotischen Knochenveränderungen bei Metastasenbefall (Vergr. 10:1, Gomori)

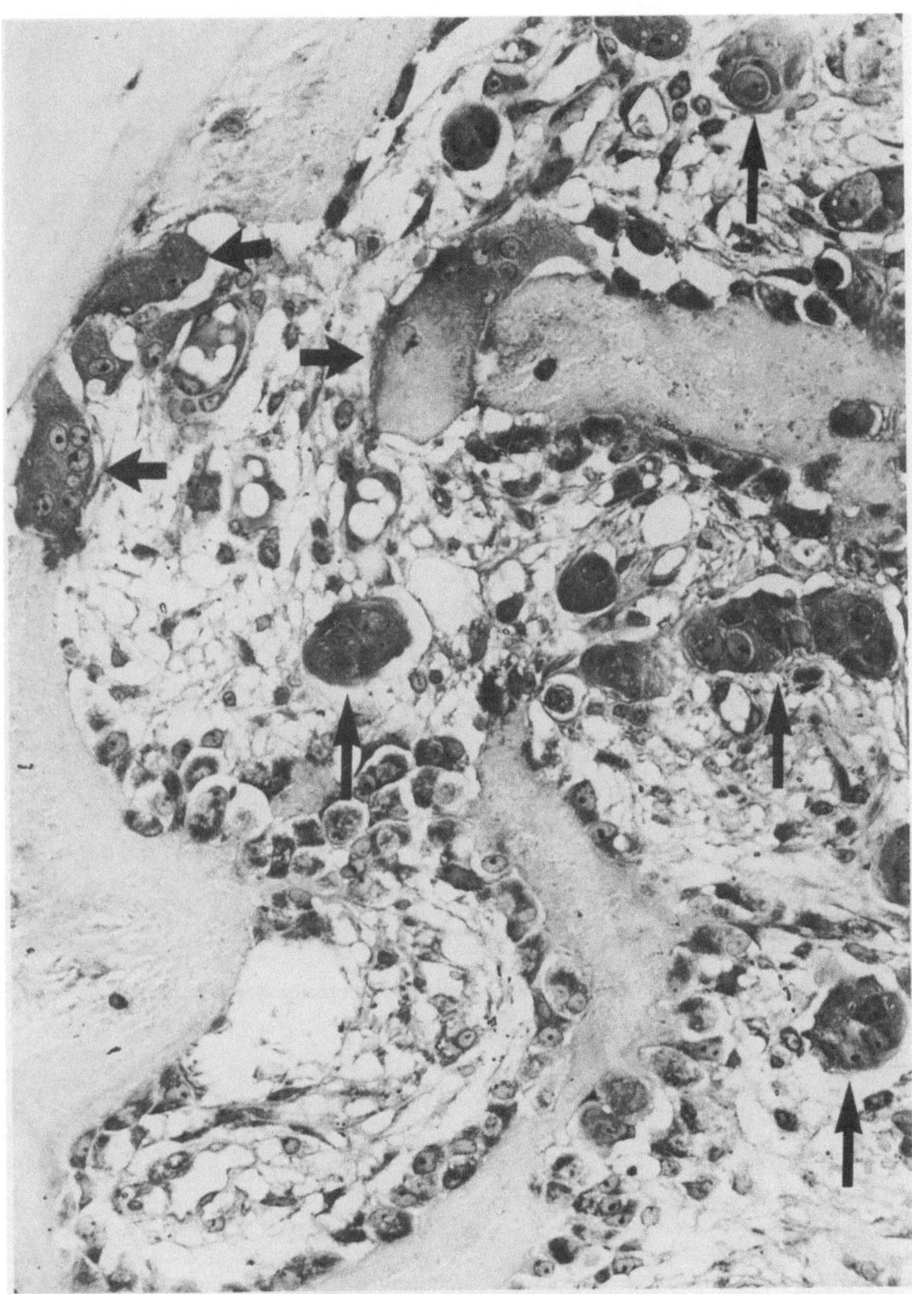

Abb. 12.5. Kleine Gruppe von Tumorzellen *(lange Pfeile)* und gemischt osteoklastische *(kurze Pfeile)*/osteoblastische Reaktion (Vergr. 600:1, Giemsa)

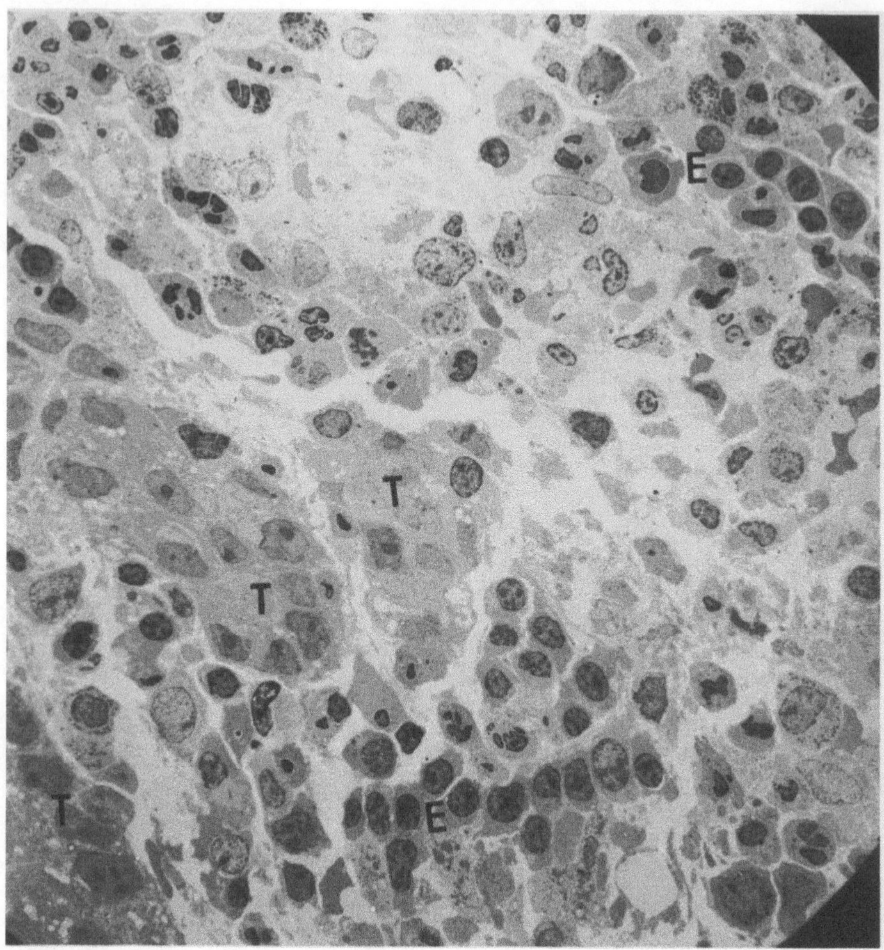

Abb. 12.6. Patient mit Metastasen im Knochenmark; Tumorzellnester *(T)*, Erythroblasten *(E)*; (Vergr. 800:1, EM)

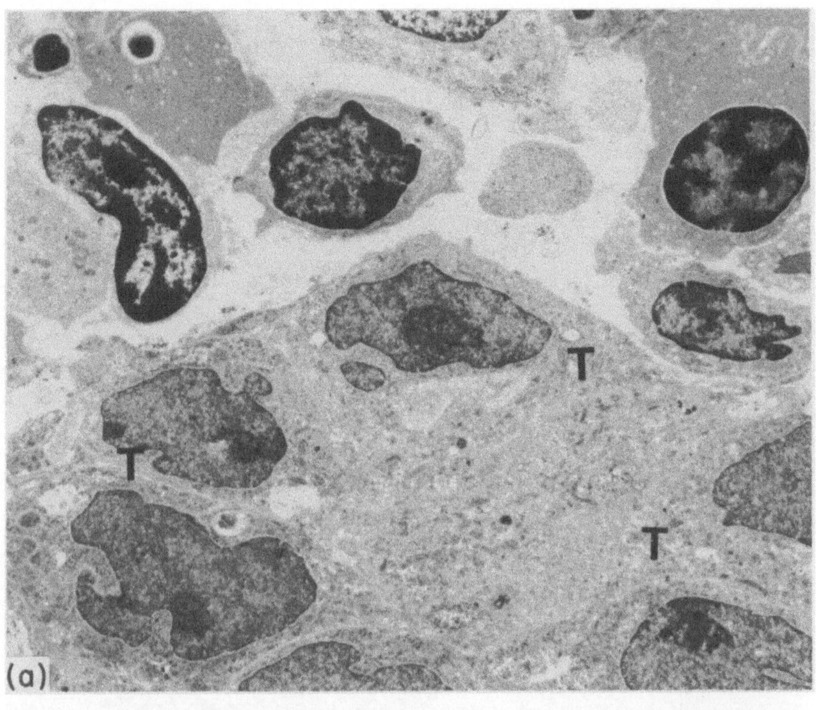

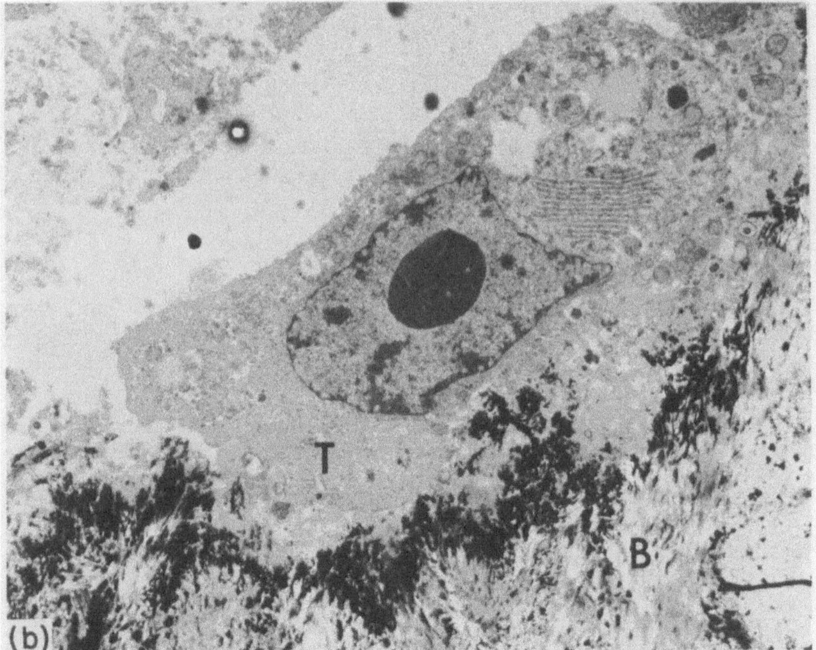

Abb. 12.7a,b. KMB eines Patienten mit metastasierendem Mammakarzinom. **a** Gruppe von Tumorzellen *(T)* im Interstitium (Vergr. 4000:1, EM); **b** Tumorzelle *(T)* am Knochen *(B)* mit osteolytischer Reaktion (Vergr. 6000:1, EM)

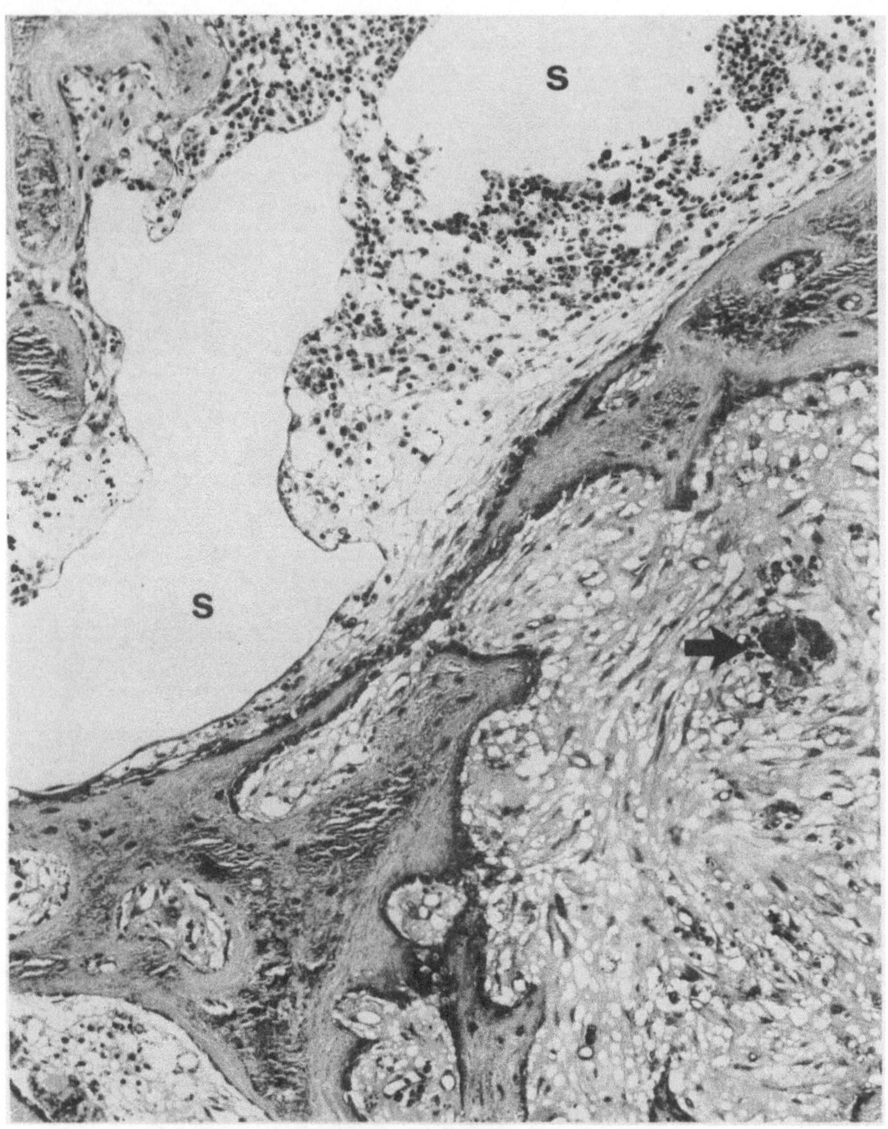

Abb. 12.8. Metastasen eines Prostatakarzinoms *(Pfeil)* bei azellulärem Mark, fibrotische Reaktion und osteoblastische Knochenneubildung; 2 ektatische Sinusgefäße *(S);* (Vergr. 250:1, Giemsa)

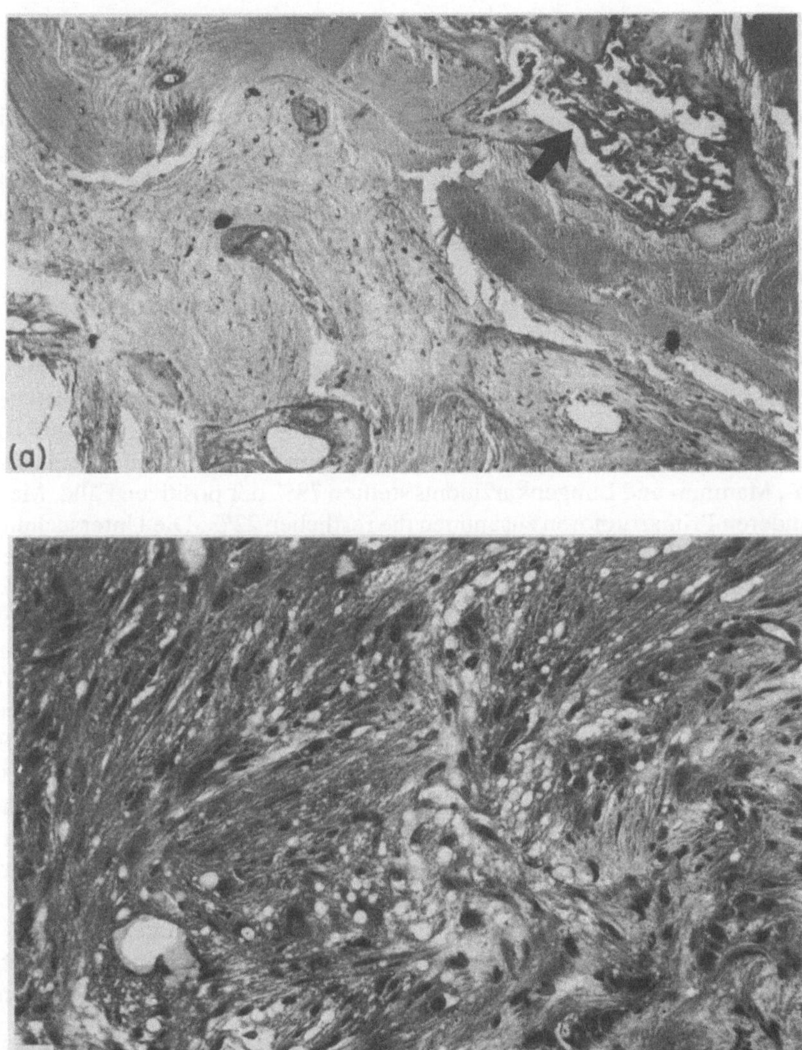

Abb. 12.9. a KMB einer Patientin mit doppelseitigem Mammakarzinom, Operation vor 10 und 11 Jahren, ohne weitere Therapie; die Biopsie besteht aus sklerotischem Knochen mit kleinen, bindegewebig ausgefüllten Markräumen; nur ein Raum *(Pfeil)* enthält maligne Zellen (Vergr. 100:1, Giemsa); **b** KMB einer 48 Jahre alten Patientin (nach Mastektomie, keine Chemotherapie) zeigt dichtes Bindegewebe; Tumorzellen wurden nur in einem schmalen Raum in Serienschnitten der Biopsie gefunden (Vergr. 400:1, Giemsa)

12.3 Metastasenhäufigkeit

In einer ausführlichen Arbeit über Metastasen bei Autopsiefällen gab Willis (1973) folgende Häufigkeiten von Skelettmetastasen an: Mamma- und Prostatakarzinom über 75%; Schilddrüse 30–60%, Niere, Uterus und Harnblase bis zu 50%; Lunge bis zu 40%; beim Neuroblastom werden sie als nicht häufig und bei allen anderen Tumoren als selten angegeben. Nimmt man alle Autopsiefälle zusammen, so ergeben einige Untersuchungen eine Häufigkeit von 20%, andere wiederum 30–50% oder sogar mehr, in Abhängigkeit von der Sorgfältigkeit der Skelettuntersuchung.

Bei einer Auswertung der KMB von 1725 Patienten mit soliden Tumoren (Frisch et al. 1984) ergab sich eine durchschnittliche Häufigkeit des Befalls von 35%; die Verteilung der Metastasen nach den Primärtumoren ist in Tabelle 12.1 zusammengestellt. Die Häufigkeit des Knochenmarkbefalls war bei Patienten mit bereits bekannter Metastasierung größer als bei denen ohne Metastasennachweis (Burkhardt et al. 1981). Metastasen mit unbekanntem Primärtumor sowie Metastasen des Prostata-, Mamma- und Lungenkarzinoms stellten 78% der positiven Fälle, Metastasen an anderen Primärtumoren zusammen die restlichen 22%. Die Untersuchung des Knochenmarks mittels Aspiration zum Zeitpunkt der primären chirurgischen Versorgung ergab einen Metastasennachweis von 28% bei 110 Patienten mit Mammakarzinom (Redding et al. 1983). Dabei wurden jedoch multiple Skelettregionen untersucht. Diese Häufigkeitsangaben sind vergleichbar mit denen anderer Zentren, die unentkalkte plastikeingebettete Knochenbiopsien untersuchten. In neueren Veröffentlichungen weichen die Angaben der Metastasenhäufigkeit sehr stark voneinander ab, wobei die meisten Prozentangaben niedriger liegen (Literaturangaben s. Burkhardt et al. 1981). Die unterschiedlichen Angaben werden von folgenden Faktoren beeinflußt: 1) Typ des Primärtumors, 2) Stadium der Erkrankung, 3) Qualität der histologischen Verarbeitung und 4) Größe der KMB. Es konnte gezeigt werden, daß eine Zunahme der auswertbaren Biopsiefläche von 20–30 mm^2 auf 30–50 mm^2 den Anteil positiver Biopsien um ungefähr 10% erhöht. Gelegentlich werden Tumorzellen in Blutgerinnseln, die der Biopsie anhaften, entdeckt (Farbtafel XIVf).

Der Wert der KMB bei der Entdeckung von Skelettmetastasen wurde auch von Lang et al. (1983) in einer ausführlichen Autopsiestudie von 49 Patienten mit

Tabelle 12.1. Häufigkeit positiver KMB bei Karzinompatienten

	Patienten n	Positive Biopsien n	[%]
Primärtumor			
Brust	504	211	42
Prostata	255	80	32
Lunge	389	56	14
Andere	294	48	19
Unbekannt	283	205	72
Biopsiegröße			
< 60 mm^2	1230	357	29
≥ 60 mm^2	495	243	49
Gesamtzahl	1725	600	35

Mammakarzinom und von 54 Patienten mit Bronchialkarzinom untersucht. Die Autoren kamen zu dem Ergebnis, daß bilaterale Biopsien des hinteren Beckenkamms eine höhere Treffsicherheit als Einzelbiopsien ergeben und daß die Länge des Biopsiezylinders ebenfalls einen entscheidenden Einfluß auf die Häufigkeit des Befallnachweises hat: 55% in 130 Biopsien mit weniger als 25 mm Länge und 77% in 46 Biopsien mit mehr als 25 mm Länge. Vinceneux et al. (1983) berichtete über 50% positive Biopsien des hinteren Beckenkamms bei Patienten mit bekanntem Primärtumor.

12.4 Histologische Aspekte der Metastasen

Folgende histologische Formen werden vor allem beobachtet: solide, adenomatöse, szirrhöse, kleinzellige und gemischte (Abb. 12.10); ihr Vorkommen bei Metastasen unterschiedlicher Primärtumoren wird in den folgenden Kapiteln diskutiert.

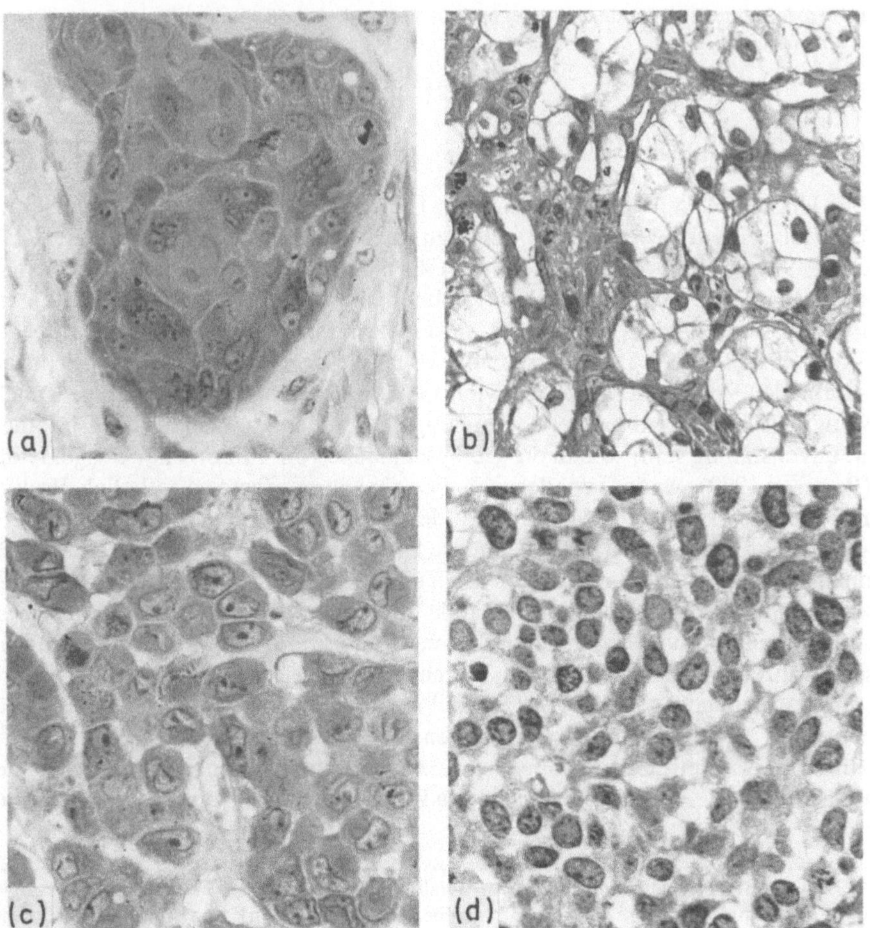

Abb. 12.10a–d. Spezielle Karzinomzelltypen im Knochenmark. **a** Plattenepithelzellen; **b** Siegelringzellen; **c** muzinöse Zellen; **d** „oat"-Zellen

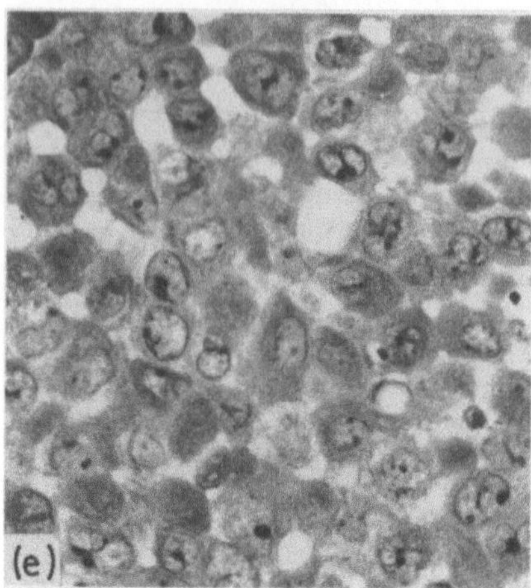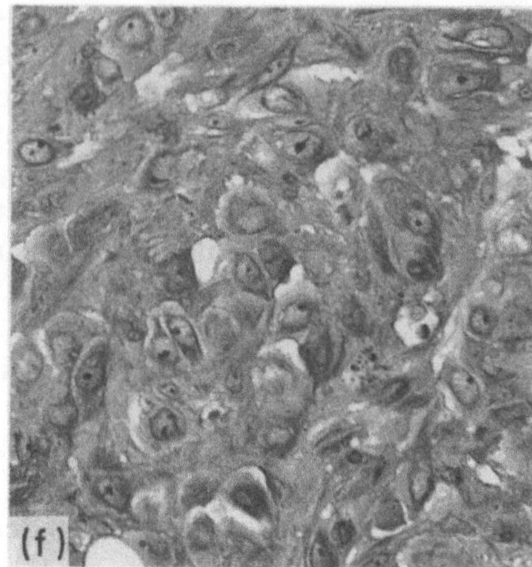

Abb. 12.10e, f. Spezielle Karzinomzelltypen im Knochenmark. **e** große anaplastische Zellen; **f** polymorphe anaplastische Zellen

12.4.1 Stroma der Metastasen

Alle Metastasen müssen das Wachstum von Blutgefäßen (Angiogenese) induzieren, um sich erfolgreich abzusiedeln und weiter zu wachsen (Abb. 12.11; Farbtafel XIII d) (Folkman 1974; Gullino 1981; Denekamp 1982). Eine Ausnahme bilden die kleinen metastatischen Herde, die in der Blutstrombahn überleben können. Diese vaskuläre Proliferation ist besonders ausgeprägt an den Rändern, weniger in der Mitte der Metastase (Willis 1973). Die Struktur dieser neugeformten Gefäße entspricht nur selten normalen Venen oder Arterien; viele Gefäße bilden nur unregelmäßige Kanäle mit wenig perivaskulärem Gewebe. Bei einigen Gefäßen kann sogar die Endothelschicht unvollständig sein, so daß die Gefäßschläuche von Tumorzellen ausgekleidet sind (Peterson 1979). Andere wiederum haben eine ausgeprägte endotheliale Proliferation (Freemont 1982). Die Vaskularität der Metastasen ist sehr unterschiedlich – einige sind sehr reich vaskularisiert, andere wiederum lassen fast keine Blutgefäße erkennen. In einigen Fällen können die Tumorgefäße direkt mit der arteriellen Blutversorgung des Wirtgewebes am Rande des Tumorwachstums kommunizieren. Die ausreichende Blutversorgung läßt sich am Proliferationsverhalten am Tumorrand ablesen, während eine ungenügende Durchblutung zu zentralen Nekrosen führt. Eine unterschiedliche Menge von Fibroblasten und Fasern (Abb. 12.12) ist in Nachbarschaft der Blutgefäße zu erkennen. Das Verhältnis von Stroma zu Parenchym (Tumorzellen) zeigt große Schwankungen von minimaler Fibrose in der Nachbarschaft der Blutgefäße bis zu ausgeprägter Sklerosierung, die zu einer

---

Abb. 12.11a–d. Biopsien mit metastatischem Befall zur Darstellung der Fibrose und der Angio- ▶
genese. **a** Im Randbereich *(Pfeil);* **b** Blutgefäße *(Pfeile)* im Mark in Richtung Metastase;
c Bindegewebe *(CT)* und Gefäße im Bereich der Metastase; **d** große Gefäßlumina *(VC)* gebildet von
Tumorzellmassen; *T* = Tumorzellen, *M* = Mark und Fettzellen, *B* = Knochen; (Vergr. 250:1,
Giemsa)

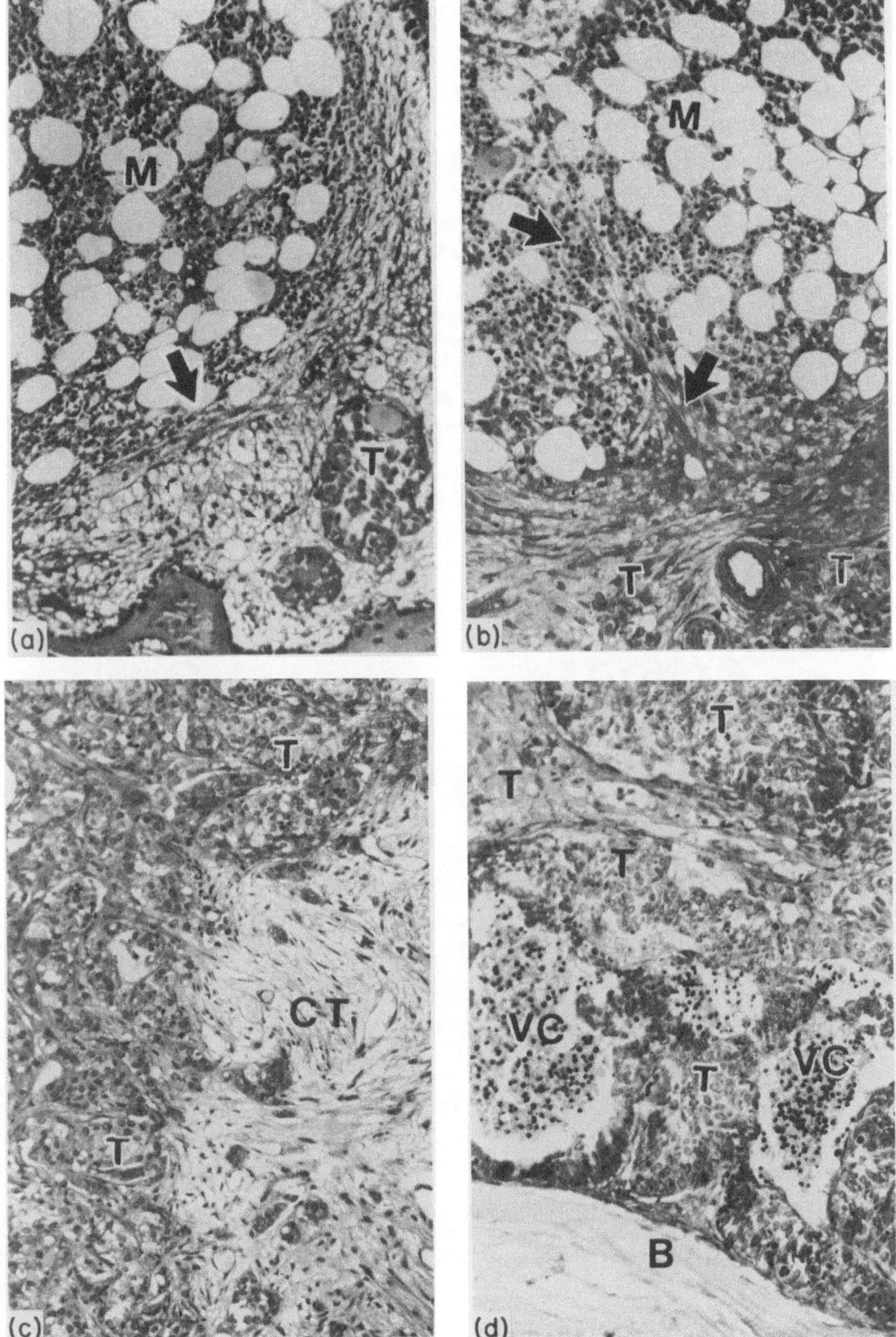

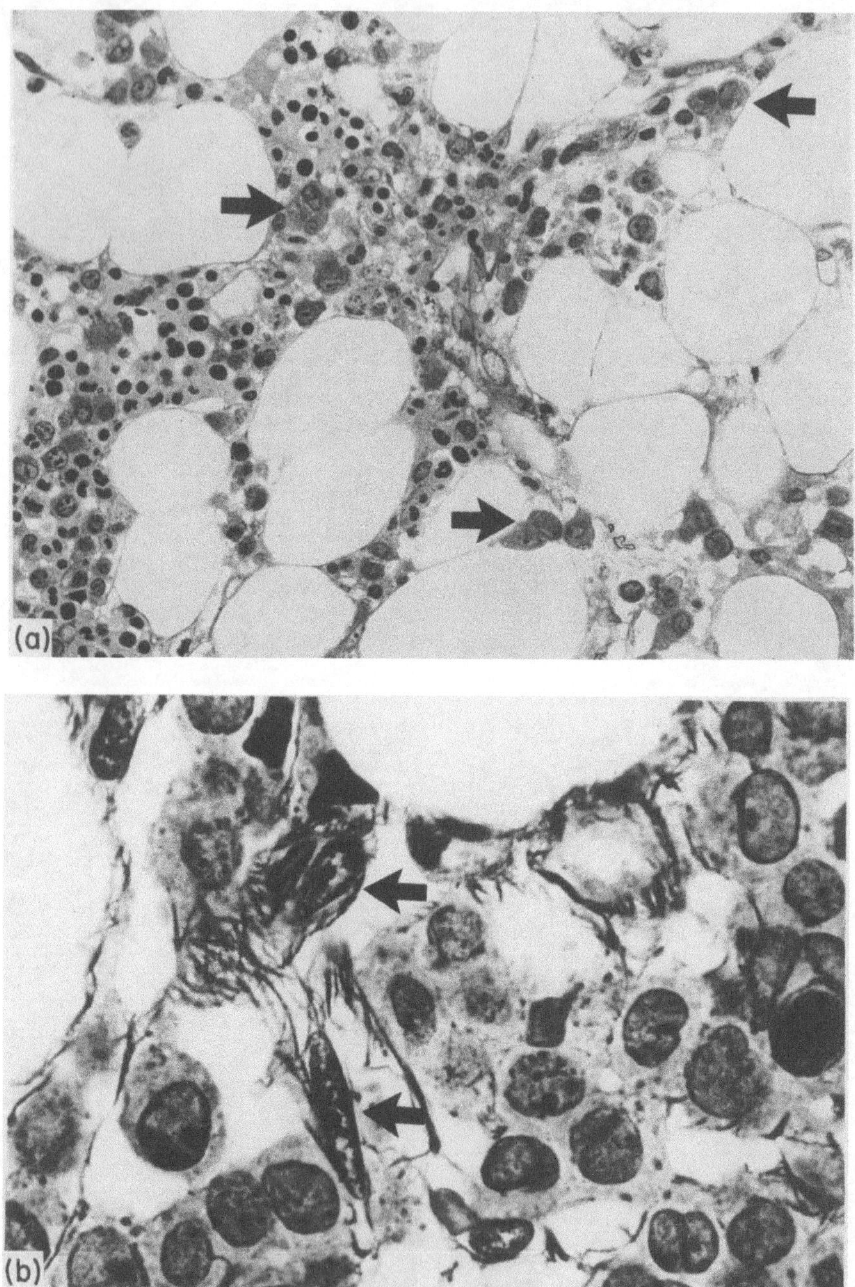

Abb. 12.12. a Interstitielle Ausbreitung von metastatischen Tumorzellen *(Pfeile)* mit beginnender Fibrose (Vergr. 250:1, Giemsa); **b** starke Vergrößerung mit Nachweis von Retikulinfasern in Verbindung mit spindelförmigen Fibroblasten *(Pfeil;* Vergr. 1000:1, Gomori)

vollständigen Auslöschung des Tumorgewebes in dieser Region führen kann (Abb. 12.13). Wenn sich Tumorembolien oder Zellgruppen vermehren und sich innerhalb der Sinusgefäße ausbreiten, wird das Knochenmark ödematös und nahezu azellulär (Abb. 12.14 und 12.15). Derartige Bezirke breiten sich oft über mehrere Markräume aus. Die Tumorzellen bilden dabei zunehmend größere Massen und können sich entlang der Endotheloberfläche ausdehnen und/oder die Gefäßkanäle auskleiden (Abb. 12.14). In diesem Fall werden häufig große Anteile der Metastasen nekrotisch (Abb. 12.16). Das Stroma der Metastasen hängt zum Teil von der Differenzierungsfähigkeit der Tumorzellen ab, um Wachstumsfaktoren zu produzieren und sich selbst eine bestimmte Strukturform zu geben; selbst in unterschiedlichen Teilen derselben Metastase werden diesbezüglich Unterschiede beobachtet. Man nimmt schon lange

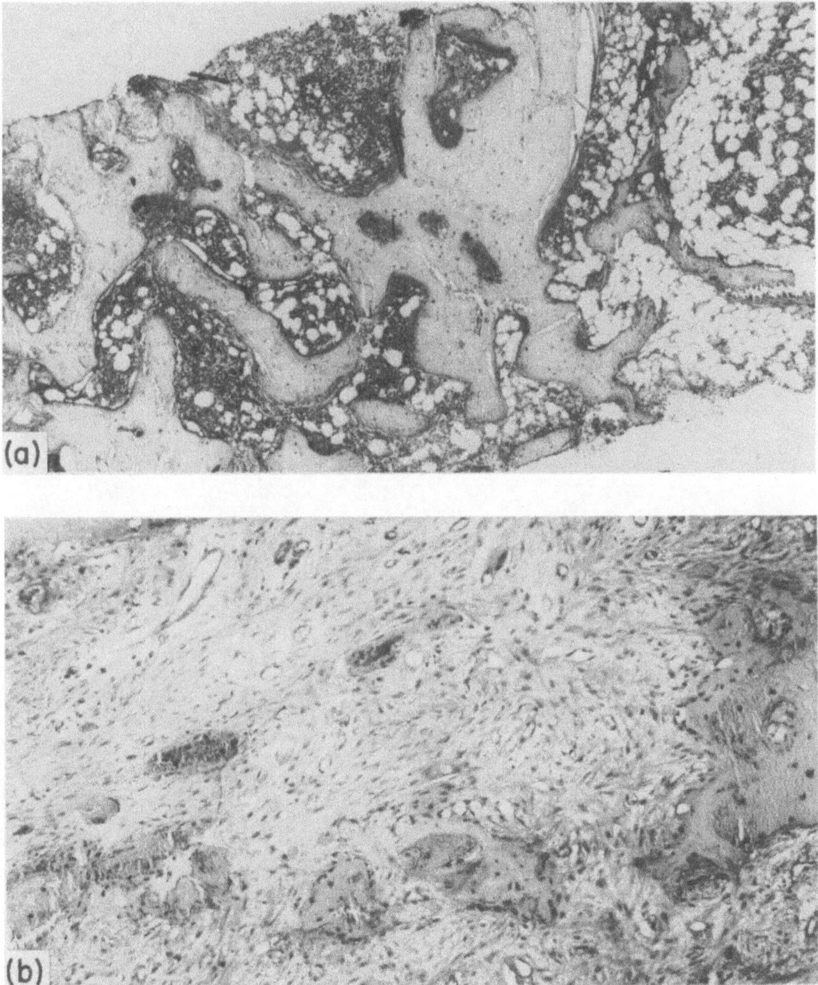

Abb. 12.13 a, b. Prostatakarzinom. **a** KMB mit osteoblastischer Knochenneubildung, keine Metastasen erkennbar (Vergr. 100:1, Giemsa); **b** Knochenneubildung; fibrotisches Mark, keine Tumorzellen in der Biopsie (Vergr. 100:1, Giemsa). Der Patient wurde prostatektomiert, aber nicht chemotherapiert

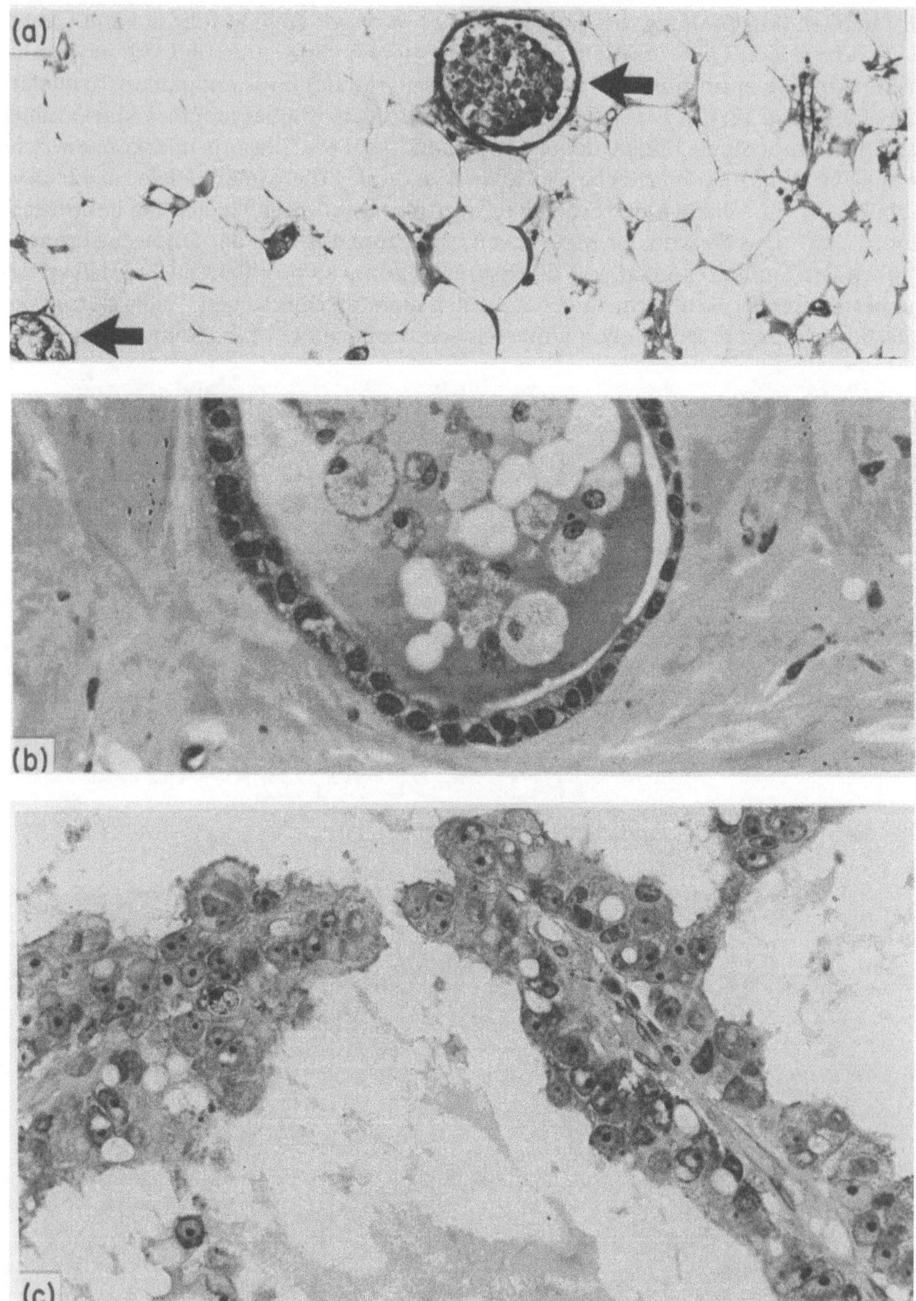

Abb. 12.14a–c. Typen intravaskulärer Ausbreitung von Metastasen. **a** Zwei runde intravaskuläre Emboli *(Pfeile)* in einem hypoplastischem Mark (Vergr. 250:1, Giemsa); **b** Tumorzellen, die ein dilatiertes Sinusgefäß auskleiden, umgeben von einem azellulären, gelatinösen Stroma (Vergr. 400:1, Giemsa); **c** Gefäßschlauch, gebildet von Tumorzellschichten mit „Stromakern" (Vergr. 400:1, Giemsa)

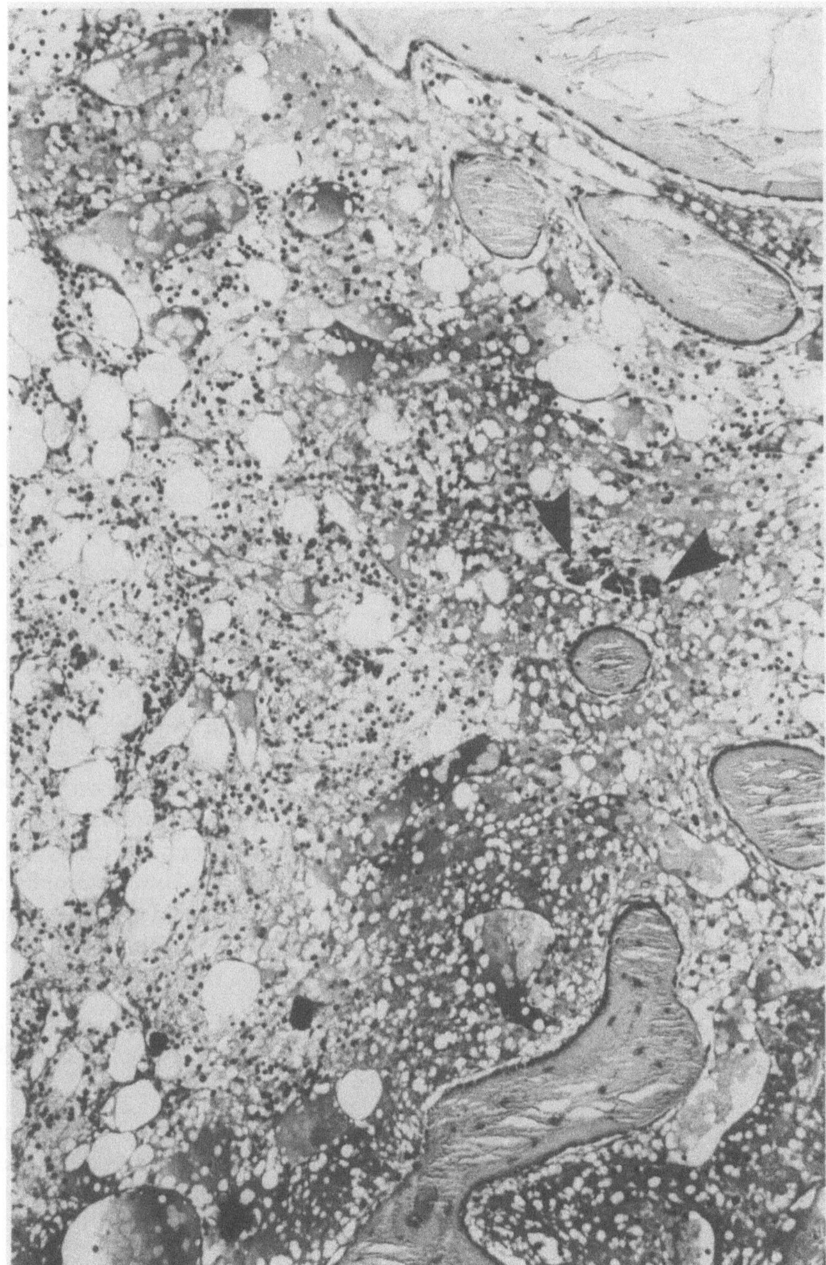

Abb. 12.15. KMB eines Patienten mit osteoblastischen Metastasen, Tumorzellverbände *(Pfeile);* beachte ödematöses Mark, keine Hämatopoese, nur locker verteilte Plasmazellen, Mastzellen, lymphatische Zellen und Stroma (Vergr. 200:1, Giemsa)

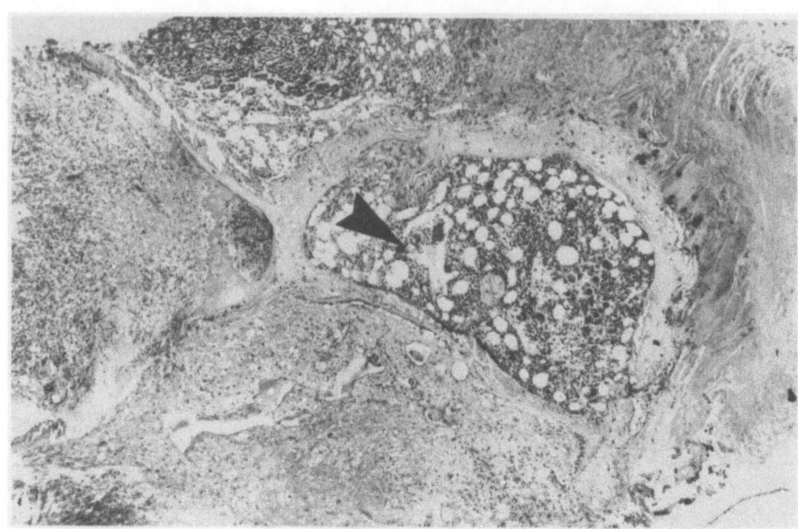

Abb. 12.16. KMB eines 80 Jahre alten Patienten mit unklarem Primärtumor; großes Areal einer nekrotischen Metastase mit subkortikalem Erhalt der Hämatopoese *(Pfeil)*, rechts Periost (Vergr. 100:1, Giemsa)

an, daß die zellulären und stromalen Reaktionen des Wirtgewebes durch metabolische und sekretorische Produkte der Tumorzellen induziert werden. Unter den bisher nachgewiesenen Substanzen sind vor allem Osteoklasten und Osteoblasten aktivierende Faktoren (Abb. 12.17) und Gefäße stimulierende Substanzen hervorzuheben. Andere Tumorzellprodukte stimulieren die Erythro-, Granulo- oder Thrombozytopoese (Abb. 12.18), möglicherweise auch Monozyten und Lymphozyten. Auch inhibitorische Faktoren können sezerniert werden. Bezüglich der möglichen Funktionen der Lymphozyten und anderer mononukleären Zellen im Abwehrkampf gegen die neoplastische Invasion besteht in der Literatur noch keine Übereinstimmung (Husby et al. 1976; Vose u. Moore 1979; Hartveit 1981; Daar u. Fabre 1981; Berken 1982; Key et al. 1982; Haskill et al. 1982; Sokol u. Hudson 1983; Lutz 1983).

12.5 Knochenmarkreaktionen bei Metastasen

Diese können in 3 Formen unterteilt werden: 1) innerhalb des Marks in Nachbarschaft der Metastasen, 2) am Rand zwischen der Metastase und dem restlichen Mark und 3) innerhalb der Metastasen selbst. Diese Reaktionsformen werden im folgenden besprochen.

12.5.1   Generalisierte Reaktionen oder „Tumormyelopathie"

Diese Reaktionsform wird vor allem in Biopsieschnitten, die sowohl Metastasen als auch restliches Knochenmark enthalten, beobachtet; eine ähnliche Reaktion wird auch bei Karzinompatienten ohne Befall in der Biopsie angetroffen. Die Reaktion

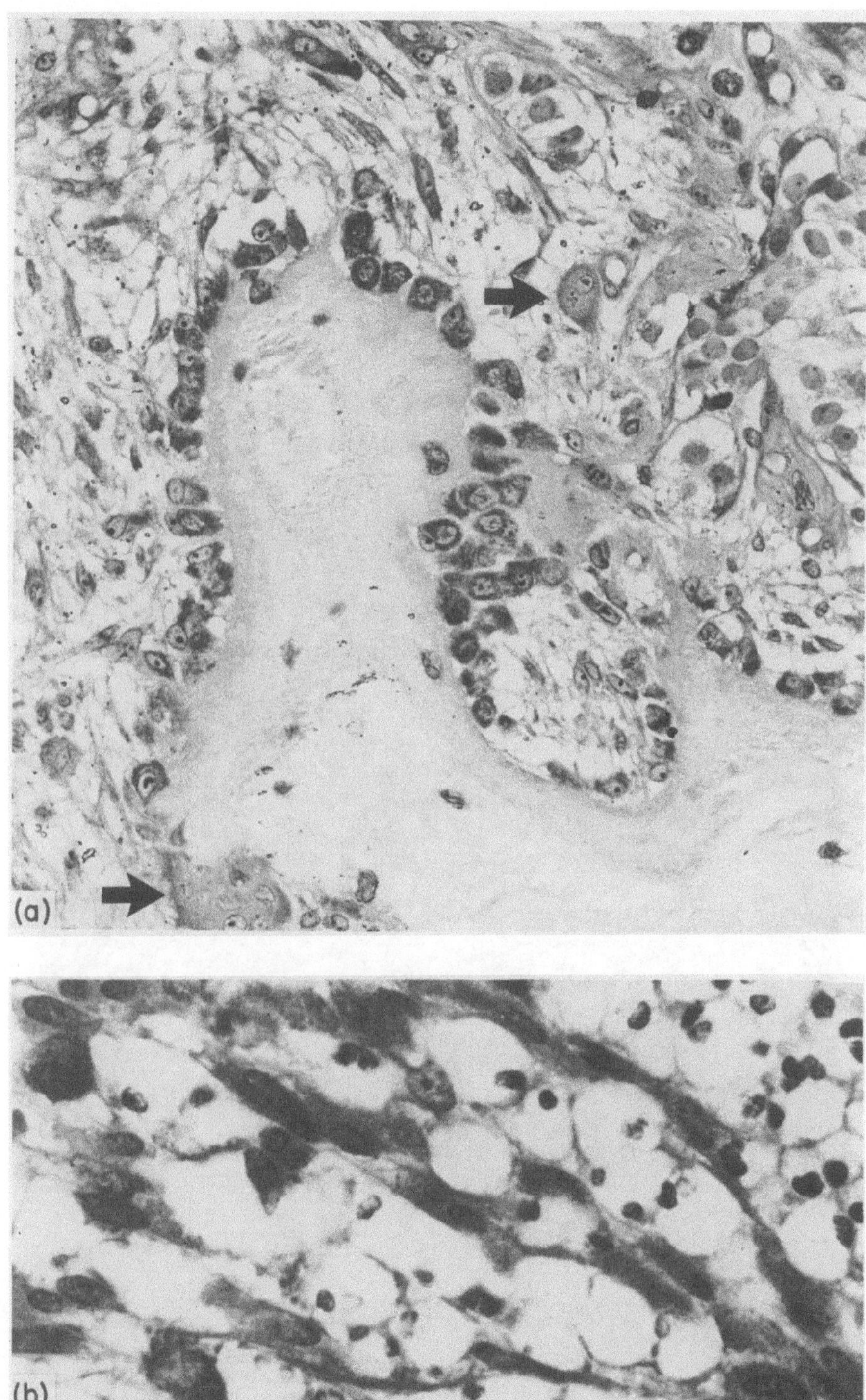

Abb. 12.17a, b. „Aktiviertes Mesenchym" nahe einer Metastase im Knochenmark. **a** Osteoblasten und Osteoklasten (*Pfeile;* Vergr. 600:1, Giemsa); **b** längliche fibroblastenähnliche Zellen mit roten Granula in der Toluidin-Blau-Färbung, an Mastzellen erinnernd (Vergr. 1000:1, Giemsa)

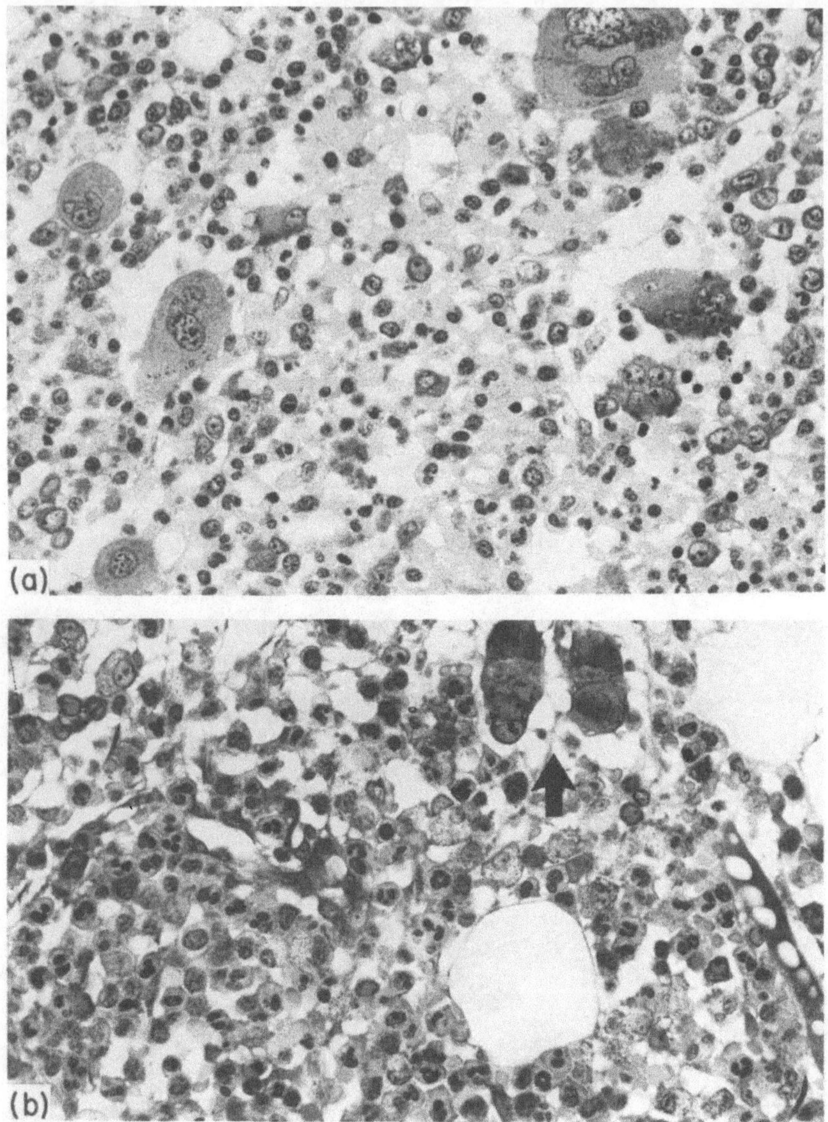

Abb. 12.18 a, b

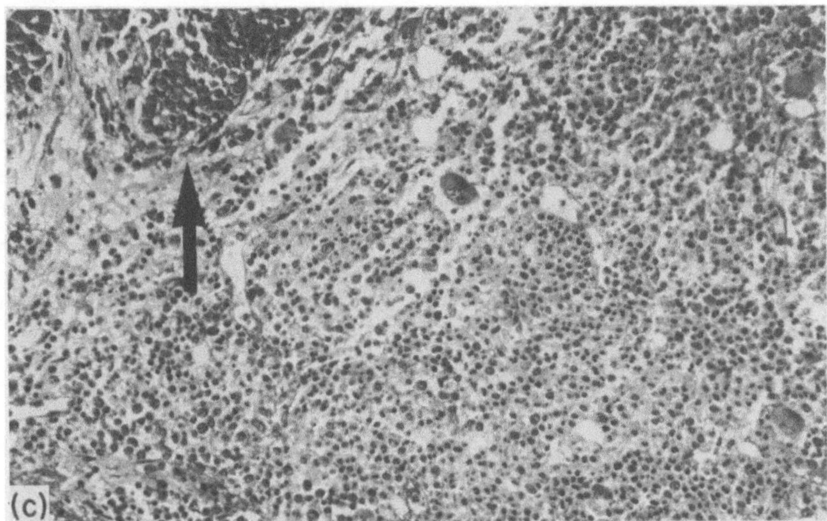

◀ **Abb. 12.18. a** Reaktive Megakaryozytose bei Knochenmarkkarzinose (nicht abgebildet); beachte Variation von Größe und Konfiguration der Megakaryozyten (Vergr. 250:1, Giemsa); **b** interstitielle Ausbreitung kleiner Tumorzellverbände (Vergr. 400:1, Giemsa); ohne optimale Histologietechnik können diese mit Megakaryozyten verwechselt werden; **c** leukämoide Reaktion der Granulopoese mit Metastasen *(Pfeil)* eines Bronchialkarzinoms (Vergr. 100:1, Giemsa)

kann sehr unterschiedlich ausgeprägt sein, von nur geringen morphologischen Veränderungen bis zu ausgeprägten Nekrosen der Hämatopoese oder bis zum vollständigen Ersatz des Markgewebes durch exsudatives, fast azelluläres Material. Bei Erhalt des Markes finden sich häufig eine Abnahme der Erythropoese und eine Zunahme der Fettzellen, Plasmazellen, eisenspeichernden Makrophagen und Megakaryozyten. Jede dieser Zellkomponenten kann unterschiedlich stark betroffen sein.

12.5.2 Marginale Reaktion

Auch diese Reaktion kann unterschiedlich ausgeprägt sein. Nur selten fehlt eine Reaktion an der Grenzzone zwischen Mark und Tumorgewebe. Diese kann aus einer Zone von Fettgewebe, Fasern, Ödem und degenerierender Hämatopoese bestehen, mit unterschiedlichen Anteilen von infiltrierenden Makrophagen (mit Hämosiderin beladen), Lymphozyten, Plasmazellen, Mastzellen, eosinophilen Granulozyten und Megakaryozyten (Farbtafel XIV a–d). Alle diese Strukturen können in unterschiedlicher Verteilung vorkommen, auch kann ein Anteil im Vordergrund stehen. Häufig findet sich eine Faserzone mit Fibroblasten, Makrophagen und wenigen Fettzellen, die die Metastasenherde vom restlichen Mark abgrenzt. Bei einigen Fällen wird diese Zone von Blutgefäßen durchgezogen, die sich von den Gefäßen des angrenzenden hämatopoetischen Gewebes abzweigen und in die Metastasen eindringen, möglicherweise als Reaktion auf gefäßstimulierende Faktoren der Tumorzellen (Farbtafel XIII d).

12.5.3 Reaktion innerhalb des Tumorgewebes

Infiltrierende Zellen können beim Wachstum der Metastasen in das Tumorgewebe
gelangen, während andere zusammen mit den Blutgefäßen und dem Stroma aktiv
einwandern. Auf diese Weise können Aggregate von Lymphozyten, Plasmazellen
und Makrophagen zwischen den Tumorzellnestern entstehen (Abb. 12.19). Mastzellen (wie im normalen Mark) sind häufig mit Blutgefäßen vergesellschaftet. Makrophagen mit oder ohne Zellüberreste, Lipomakrophagen, Schaumzellen, Fremdkör-
per, Riesenzellen und Granulome können in Nachbarschaft der Metastasen oder
sogar in Biopsien ohne Befall anzutreffen sein. Der Nachweis von Neutrophilen in

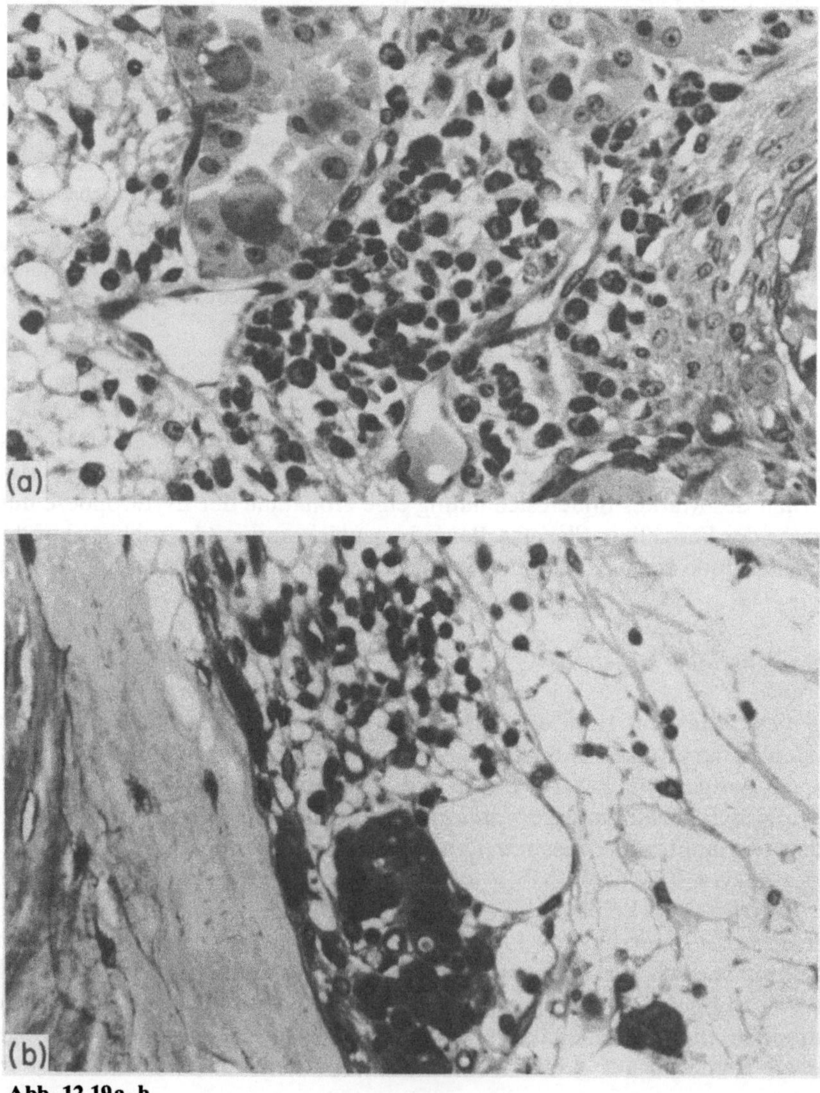

Abb. 12.19a, b

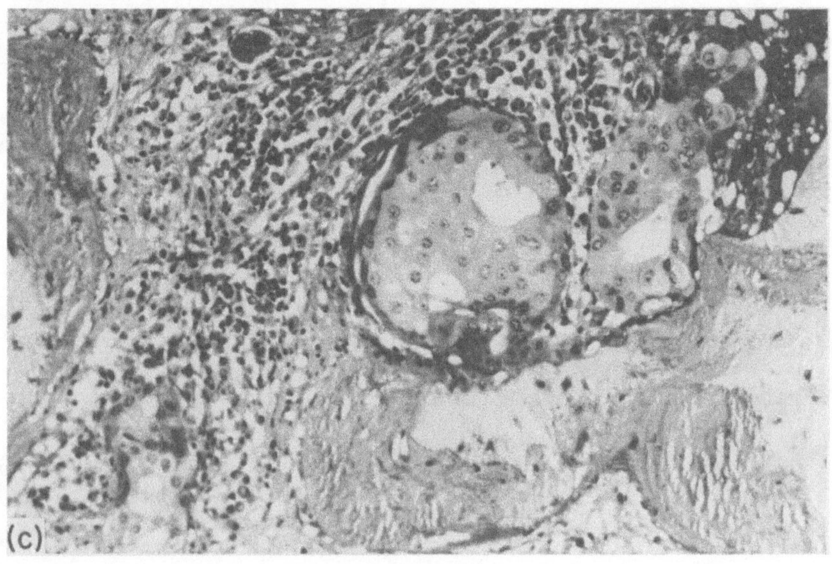

Abb. 12.19 a–c. Lymphozytäre und plasmazellige Reaktion in Nachbarschaft einer Metastase eines Adenokarzinoms **a** der Mamma (Vergr. 600:1, Giemsa); **b** des Kolons (Vergr. 250:1, Giemsa); **c** der Prostata (Vergr. 100:1, Giemsa)

Beziehung zu Metastasen kann auf einer Infektion, einer Ansammlung von Abbauprodukten oder einer Wirkung spezifischer Faktoren der Tumorzellen beruhen. Auch wurde kürzlich ein stimulierender Faktor der eosinophilen Granulozyten charakterisiert, der bei Patienten mit soliden Tumoren zur Eosinophilie führen kann. Betrachtet man die Stromareaktion des Tumors in ihrer Gesamtheit als Reaktion zwischen Wirt und Tumor (Joachim 1976), so sind insbesondere Lymphozyten von Interesse. Bereits seit langer Zeit wird die Beteiligung lymphoider Zellen an der Auseinandersetzung des Körpers mit der Neoplasie postuliert, die Erkenntnisse sind jedoch sehr widersprüchlich (Drew 1979). Lymphozyteninfiltrate am Rand oder innerhalb der Metastasen werden als Abwehrmechanismus interpretiert. Das Vorkommen dieser Infiltrate korrelierte bei den unterschiedlichen Primärtumoren auch mit einer günstigeren Prognose. Eine neuere Arbeit schlägt deshalb die Anwendung aktivierter T-Lymphozyten im Rahmen der Tumortherapie vor (Rosenberg et al. 1982).

12.6 Der trabekuläre Knochen innerhalb der Metastasen

Metastasen im Knochenmark beeinflussen in der überwiegenden Zahl der Fälle (ungefähr 95%) den trabekulären Knochen (Abb. 12.20). Üblicherweise sind sowohl Osteoblasten als auch Osteoklasten stimuliert, wenn auch jeweils eine Zellreihe im individuellen Fall überwiegt. Nur selten ist der Prozeß rein osteolytisch oder osteoblastisch (Farbtafeln XIV e, XIV d und XV e–f). Zumindest bei den Frühstadien geht die Resorption des Knochens mit einer Aktivierung der Osteoklasten

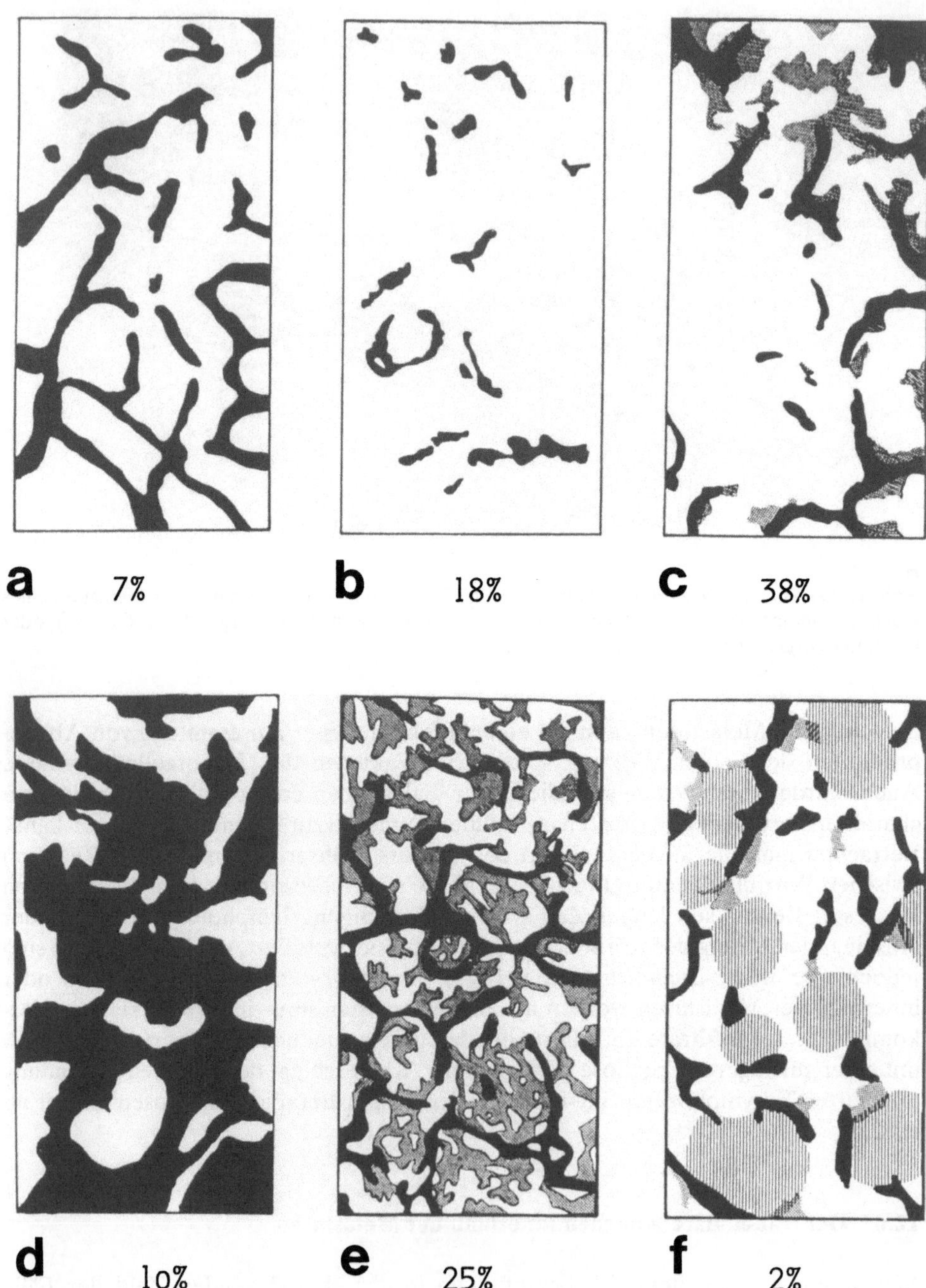

Abb. 12.20a–f. Knochenreaktionen im Bereich der Metastase. **a** Normaltyp, OB–, OK–; **b** Osteolysetyp, OB ↓, OK ↑ ↑; **c** Mischtyp, OB ↑, OK ↑; **d** Spongiosklerose, OB ↑, OK ↓; **e** Geflechtknochensklerosetyp, OB ↑ ↑, OK ↓; **f** Fibrosklerosetyp, OB ↑ ↑, OK–. *Prozentzahlen* = Häufigkeit der positiven Biopsien. Ergebnisse gemeinsam mit Th. Binsack an 205 Patienten mit Knochenmarkkarzinose erarbeitet

einher. In späteren Stadien, wenn die Markräume vollständig von Tumorzellen
ausgefüllt sind und diese direkt auf der Knochenoberfläche liegen, können andere
Mechanismen mitbeteiligt sein (Mundy et al. 1981; Galasko 1982). Ist eine osteoskle-
rotische Reaktion anzutreffen, so kann sich diese aus der Bildung von Geflechtknochen, d. h. der Mineralisierung dichten Bindegewebes entwickeln. Auch appositio-
nelle Ablagerung von Osteoid auf bereits vorbestehenden Knochenbälkchen durch
Osteoblasten oder von der Trabekeloberfläche ausgehende knospenförmige Knochenneubildung können zur Osteosklerose führen (Burkhardt et al. 1982). In all
diesen Fällen wird die normale Trabekelstruktur zerstört und die Belastbarkeit des
Knochens verringert, so daß pathologische Frakturen auftreten können. Eine frühe
Diagnose ist zur Vermeidung nötig, insbesondere bei Tumoren mit häufiger Skelettmetastasierung (Smalley et al. 1982).

12.7 Prostatakarzinom

Das Prostatakarzinom ist inzwischen in der westlichen Welt beim Mann der zweithäufigste Tumor. Da die durchschnittliche Lebenserwartung zunimmt, wird das Prostatakarzinom auch häufiger klinisch manifest, hat mehr Zeit zur Ausbreitung und stellt
daher auch häufiger die Todesursache. Es wird angenommen, daß zur Zeit der
Diagnose bereits 50–80% der Patienten Fernmetastasen aufweisen. Es bestehen
noch unterschiedliche Meinungen bezüglich der Korrelation des histologischen
Bildes und der Prognose. Diese Diskrepanz mag darauf beruhen, daß die Histologie
des Primärtumors nicht mit dem Erscheinungsbild und dem Verhalten der Tumorzellen in den Metastasen übereinstimmen muß (Kastendieck 1980). Eine andere
Ursache ist in der Beobachtung zu suchen, daß sich die Wachstumsrate der
Metastasen nach operativer Entfernung des Primärtumors verändern kann. Wenn
auch die Wachstumsrate des Primärtumors mehr oder weniger genau abgeschätzt
werden kann, so hat diese Beurteilung doch nur wenig Relevanz für seine Metastasen
(Hill 1978). Es bestehen Hinweise dafür, daß das variable Verhalten des Prostatakarzinoms auch von der Immunantwort des individuellen Patienten und von der
hormonellen Ansprechbarkeit des Tumors (Pertschuk et al. 1982) abhängt. Aufgrund
der Literaturangaben muß man annehmen, daß bei 75% der Patienten mit Beteiligung der Beckenlymphknoten mit einer Skelettmetastasierung zu rechnen ist, selbst
wenn die befallenen Lymphknoten entfernt und/oder bestrahlt wurden. Auch wenn
noch keine Einigung über die Art der Ausbreitung und Verteilung der Skelettmetastasen besteht, so werden doch das knöcherne Becken und die Lendenwirbelsäule als
häufigste Orte der Metastasierung angesehen. Als mögliche Ausbreitungsstraßen
gelten die perineuralen Lymphgefäße und der venöse Plexus der Wirbelsäule. Willis
vertritt die Ansicht, daß metastatische Embolien das Skelett über die systemische
Zirkulation aus sekundären Ablagerungen in der Lunge erreichen.

Metastasen des Prostatakarzinoms im Knochen manifestieren sich häufig als vom
Bindegewebe abgegrenzte Herde, die entweder Adenostruktur erkennen lassen oder
aus soliden Zellmassen bestehen. Der Adenotyp zeigt üblicherweise kleine bis
mittelgroße Zellen, während der medulläre Typ häufig aus anaplastischen Zellen mit
großen deutlichen Nukleolen besteht. Es muß betont werden, daß das Erscheinungsbild des Prostatakarzinoms im Knochenmark außerordentlich stark variiert (Farb-

tafel XVa–f); trotzdem können alle Tumorformen eine osteoblastische Reaktion hervorrufen. In einigen Fällen ist diese so ausgeprägt, daß die Tumorzellen offensichtlich darin zugrunde gehen. Bei anderen Fällen, vor allem bei intravaskulärer Ausdehnung der Tumorzellen, finden sich große nekrotische Bezirke. Wird ein großer Anteil des neugeformten Knochens nicht mineralisiert, so ergeben sich weite Osteoidsäume, ähnlich dem Bild einer Osteomalazie (Smallridge et al. 1981).

12.8 Mammakarzinom

Das Mammakarzinom ist heute in den USA (und in vielen anderen Ländern der Welt) die häufigste Todesursache bei Tumoren der Frau. Ungefähr 100000 neue Fälle werden jährlich diagnostiziert. Ein weiterer wichtiger und ernüchternder Punkt ist die Tatsache, daß trotz aller therapeutischer Fortschritte und trotz der Frühdiagnostik die Sterberate in den letzten Jahrzehnten weitgehend konstant geblieben ist (Weiss 1976; Fox 1979; Bliming 1982) und daß die adjuvante Chemotherapie keinen wesentlichen Fortschritt gebracht hat (Smith 1983). Wie von Willis (1973) und kürzlich von anderen Autoren bestätigt (Cho u. Choi 1980), haben Autopsiebefunde die hohe Rate von Skelettmetastasen bei Patienten mit Mammakarzinom, die entweder in der ersten oder in der zweiten 5-Jahres-Periode starben, gezeigt. Diese Beobachtungen führen zu einer Reihe wichtiger Problemstellungen:

1. Korrelation zwischen dem histologischen Bild des Primärtumors und den Skelettmetastasen (siehe Farbtafel XIIe und XVIa–d);
2. Effekt einer aggressiveren Therapie auf das frühe und späte metastatische Potential und auf die Wachstumsrate;
3. das Problem der späten Rezidive.

Bezüglich der Histopathologie des Primärtumors fällt auf, daß das Mammakarzinom eine heterogene Gruppe von Erkrankungen mit unterschiedlichen Verläufen darstellt (Henderson u. Canellos 1980). In vielen klinischen Studien wird darauf nur wenig Rücksicht genommen, obwohl mehrere Untersuchungen eine Beziehung zwischen dem histologischen Typ (Roses et al. 1982) und der Wahrscheinlichkeit eines Rezidivs (Fisher et al. 1983) aufgezeigt haben. Wie von Davis (1983) betont, unterteilen bestimmte multizentrische Studien Mammatumoren nur nach dem Lymphknotenstatus und vernachlässigen die Histopathologie des Primärtumors. Trotzdem kann eine Korrelation zwischen der Histologie des Primärtumors und der der Metastasen sehr wohl zu einem besseren Verständnis des histologischen „grading" und des malignen Potentials des Primärwachstums führen. Dies ist um so wichtiger, da einige Neoplasien histologisch maligne erscheinen, vom Standpunkt ihres biologischen Verhaltens jedoch relativ benigne verlaufen (Fox 1979). Die Beurteilung der Resultate therapeutischer Schemata [wie von Davis (1983) betont] setzt eine genaue Klassifikation des Primärtumors und auch der Metastasen voraus.

Ähnliche Überlegungen beziehen sich auf die hormonelle Beeinflußbarkeit des Mammakarzinoms: dabei handelt es sich nicht um ein Alles-oder-Nichts-Phänomen, sondern mehr um ein Spektrum, da die Mischung von rezeptorpositiven und -negativen Zellen in jedem Tumor unterschiedlich ist (Manni 1983). Klinische Studien müssen daher diese Art von Information mit einbeziehen. Schließlich gibt es noch das Problem der späten Rezidive (s. Abb. 12.9), die bis zu über 10 Jahre nach Entfernung des Primärtumors auftreten können. (Georgii u. Parl 1982). Daher sind Kontrolluntersuchungen in regelmäßigen Abständen nötig, zumal Skelettmetastasen auch bei Fehlen von wesentlichen Veränderungen im peripheren Blut oder von Anomalien in anderen Tests in der KMB entdeckt werden können (Burkhardt et al. 1980; Redding et al. 1983). Diese „schlafenden" Metastasen befinden sich offensichtlich über unterschiedlich lange Zeit in einer Art Gleichgewicht mit dem Wirtsgewebe. In Tierexperimenten konnten solche schlafenden Metastasen durch Störung ihrer Umgebung, d. h. der Wirtsgewebe, zum Wachstum stimuliert werden. Als mögliche Auslöser sind Veränderungen im Hormon- und Immunstatus sowie chirurgische Eingriffe beschrieben worden (Alexander 1982).

Mit Ausnahme der direkten Untersuchung des Knochenmarks gibt es derzeit keine zuverlässigen Tests zum Nachweis von Skelettmetastasen (Burkhardt et al. 1980; Redding et al. 1983). Der relative Wert der röntgenologischen Untersuchung und der Skelettszintigraphie zur Frühentdeckung von Mammakarzinommetastasen im Knochenmark wurde von Perez et al. (1983) an einer großen Patientenzahl untersucht; die Autoren konnten zeigen, daß beide Methoden für diese Fragestellung ungeeignet waren. Um die Antwort auf die Chemotherapie zu beurteilen, waren Biopsien zuverlässiger als mehrfach durchgeführte Skelettszintigraphien (Bitran et al. 1980).

12.9 Bronchialkarzinom

Das Bronchialkarzinom ist in den westlichen Ländern zum häufigsten Karzinom des Mannes geworden. In den letzten Jahren wurde eine Zunahme um das 5fache bei Männern und um das Doppelte bei Frauen beobachtet (Surgeon General 1980, 1981). Die Beziehung zwischen Bronchialkarzinom und Rauchen wurde inzwischen klinisch, statistisch und experimentell sorgfältig dokumentiert. Bei Patienten mit bronchogenem Karzinom wird vor dem Therapiebeginn die histologische Klassifikation des Primärtumors verlangt (Hansen 1982). Die wesentlichen Gruppen sind nach der WHO-Klassifikation Plattenepithelkarzinom (Abb 12.21), kleinzelliges Karzinom (Abb. 12.22), Adenokarzinom, und großzelliges Karzinom; bei jeder Gruppe werden noch Varianten und Subtypen unterschieden. Das Bronchialkarzinom ist durch eine frühe und ausgedehnte Invasion über Lymphgefäße charakterisiert. Metastasen können in sämtlichen Organen, insbesondere in Gehirn und Skelett vorkommen, selbst bei kleinen und klinisch unauffälligen Primärtumoren. Ungefähr 20% der Patienten sollen bei der Diagnosestellung eine positive Beckenkammbiopsie haben. Beim kleinzelligen Karzinom kann die Häufigkeit (bei Verwendung bilateraler Biopsien) bis auf 30% ansteigen (Hansen 1982), beim anaplastischen kleinzelligen Karzinom wurde eine Häufigkeit von 17–42% berichtet (Hirsch u. Hansen 1980). Bezüglich der anderen histologischen Typen sind bisher keine Studien mit größeren Patientenzahlen bekannt. Cramer et al. (1981) untersuchten zelluläre und stromale Aspekte der Knochenmarkkarzinose bei Patienten mit Lungenkrebs.

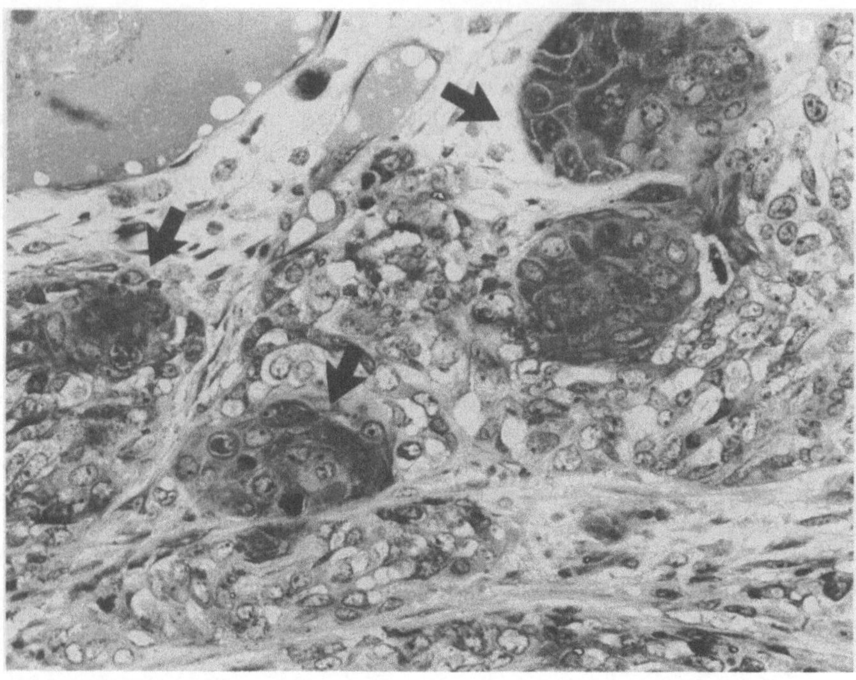

Abb. 12.21. Kombiniertes Malignom im Knochenmark; Nest eines Plattenepithelkarzinoms *(Pfeile)* innerhalb von Metastasen eines Oat-cell-Karzinoms der Lunge (Vergr. 400:1, Giemsa)

12.10 Metastasen anderer Tumoren

12.10.1 Gastrointestinale Tumoren

Ungefähr 20% der Patienten mit bekannten gastrointestinalen Tumoren haben Skelettmetastasen. Neuere Studien haben gezeigt, daß vor allem Metastasen des Kolons oder des Rektums weit häufiger als bisher angenommen vorkommen: Bei 29% der Patienten, bei denen eine kurative Resektion durchgeführt werden sollte, fanden sich zum Zeitpunkt der Operation okkulte Lebermetastasen, die sich auch im Computertomogramm zeigten (Finlay et al. 1982). Solche Tumoren können auch in das Skelett metastasieren (Farbtafel XVIf). Das Karzinoid zeigt häufig siegelring-artige Zellen in der Metastase (Farbtafel XIIIb).

12.10.2 Renale Tumoren

Marsden et al. (1980) untersuchten die Häufigkeit von Metastasen bei Nierentumoren im Kindesalter. Sie fanden diese relativ selten, wobei männliche Kinder häufiger eine Metastasierung aufwiesen. Bei Erwachsenen können die Metastasen des Nierenkarzinoms (Hypernephroms) aus großen, klaren Zellen mit einem hohen Zytoplasma-Kern-Verhältnis bestehen (Farbtafel XVIe).

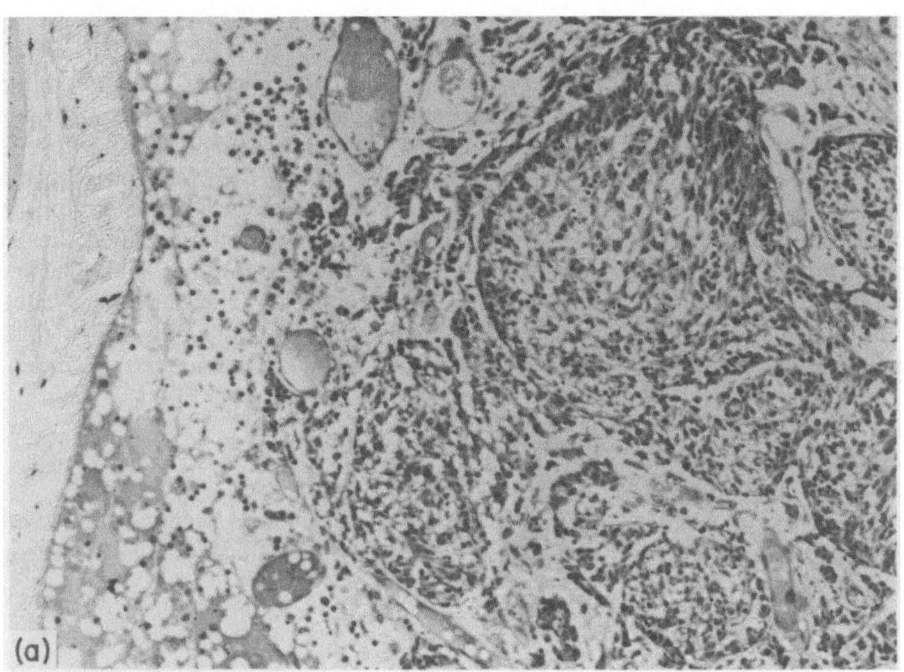

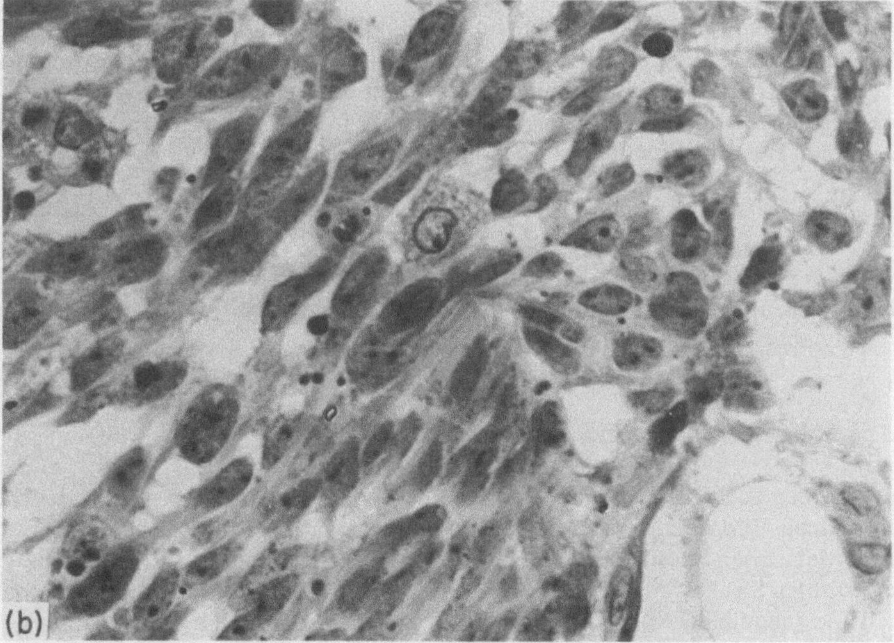

Abb. 12.22a, b. KMB eines Patienten mit Oat-cell-Karzinom der Lunge. **a** Übersicht mit Nachweis von soliden Tumorzellmassen und ödematöses Mark (Vergr. 100:1, Giemsa); **b** spindelförmige bis ovale Metastasenzellen bei starker Vergrößerung (Vergr. 1000:1, Giemsa)

12.10.3 Malignes Melanom

Metastasen des malignen Melanom werden nur bei einem kleinen Teil der Patienten beobachtet. Bei Anwesenheit von melanotischen Granula ist die Diagnose leicht; bei weitgehendem Fehlen dieser Granula kann eine schnelle Diagnose schwierig sein. Savage et al. (1983) konnten experimentell zeigen, daß sich die Melanomzellen mit der Masson-Fontana-Färbung darstellen lassen, auch wenn die Pigmentation nach Routinefärbungen von Ausstrichen und Schnitten nicht erkennbar ist. Zellen, die mit der Masson-Fontana-Färbung positiv sind, zeigen bei der Berliner-Blau-Färbung keine blaue Granulierung. Wenn auch der pleomorphe Charakter der Melanomzellen die Diagnose in der Regel erleichtert, müssen in zweifelhaften Fällen doch Spezialfärbungen und Elektronenmikroskopie zur Diagnose herangezogen werden.

12.10.4 Neuroblastome

Diese Tumoren können sowohl im Ausstrich als auch in Gewebsschnitten eine rosettenartige Anordnung der Metastasenzellen zeigen (Abildgaard 1980; Triche u. Askin 1983).

12.10.5 Medulloblastome

In einigen Fällen können die Medulloblastome früh metastasieren, wobei die kleinzelligen undifferenzierten Tumorformen mit einer Leukämie verwechselt werden können (Pollack et al. 1981). Nur selten findet sich eine Skelettmetastasierung vor dem Nachweis des intrakranialen Befalls. Metastasen der Hämangioperizytome (einer Form des angioblastischen Meningioms) werden unter anderem auch im knöchernen Becken gefunden (Anderson u. Rovabeck 1980).

12.10.6 Tumoren des Ovars und Karzinoid

Skelettmetastasen dieser Tumoren können aus siegelringartigen Zellen bestehen, deren Zytoplasma PAS-positives Material enthält.

12.11 Metastasen mit unbekanntem Primärtumor

Diese werden auch ACUP („adeno-carcinoma of unknown primary") genannt. Das histologische Bild der Metastasen kann Hinweise auf ihren möglichen Ursprung geben. Metastasen intestinaler Tumoren sind häufig Adenokarzinome mit tubulären oder azinösen Strukturen und können PAS-positives Material im Zytoplasma enthalten. Eine medulläre Anordnung wird häufig bei Metastasen des bronchogenen Karzinoms beobachtet.

Solide Tumorzellmassen treten bei Metastasen des Prostatakarzinoms auf (wenn auch bei diesem Karzinom ein breites Spektrum histologischer Formen bekannt ist).

Ein szirrhöser Typ ist häufig Hinweis auf Metastasen des Mammakarzinoms (Willis 1973; Nystrom et al. 1979). Metastasen des Prostata- und Mammakarzinoms produzieren oft eine ausgeprägte osteoplastische Reaktion mit extremer Osteosklerose, wobei die schmalen Markräume von Bindegewebe ausgefüllt und nur noch wenige Tumorzellen erkennbar sind.

Ist die Morphologie diagnostisch unbefriedigend, so stehen derzeit viele Markeruntersuchungen zur Verfügung, die eine weitere Information über die Histogenese der Tumoren und Metastasen liefern, z. B. das Faktor-VIII-bezogene Antigen, das auf einen vaskulären Ursprung hinweist (Bell u. Flotte 1982).

Eine fundamentale Schwäche der modernen Tumortherapie besteht darin, daß sie Variationen innerhalb einer gegebenen Tumorzellpopulation (histologisch wie zytologisch) mißachtet. Die Tumorzellheterogenität ist der Untersuchung besonders zugänglich; wichtig ist der Vergleich der Histologie des Primärtumors mit der seiner Metastasen (Dexter et al. 1981; Weiss et al. 1983). Histologische Unterschiede dieser Art charakterisieren die Metastasen wie den Primärtumor.

Literatur

Abildgaard CF (1980) Unique features of metastatic neuroblastoma in the bone marrow. Am J Clin Pathol 74:363

Adam YG (1981) Changing concepts in treating early breast cancer. An overview. Isr J Med Sci 71:932–935

Alexander P (1982) Need for new approaches to the treatment of patients in clinical remission, with special reference to acute myeloid leukaemia. Br J Cancer 46:151–159

Anderson C, Rovabeck CH (1980), Skeletal metastases on an intra-cranial malignant hemangiopericytoma. J Bone Jt Surg 62A:145–148

Barry WF, Wells SA, Cox CE, Haagensen DE (1981) Clinical and radiographic correlations in breast cancer patients with osseous metastases. Skeletal Radiol 6:27–32

Bassler R, Dittmann AM, Dittrich M (1981) Mononuclear stromal reactions in mammary carcinoma, with special reference to medullary carcinomas with a lymphoid infiltrate. Virchows Archiv [Pathol Anat] 393:75–91

Bell DA, Flotte TJ (1982) Factor VIII related antigen in adenomatoid tumours: implications for histogenesis. Cancer 50:932–938

Berken A (1982) Case for adoptive immunotherapy in cancer. Lancet 2:1190–1192

Bitran JO, Beckerman C, Desser RK (1980) The predictive value of serial bone scans in assessing response to chemotherapy in advanced breast cancer. Cancer 45:1562–1568

Bluming AZ (1982) Treatment of primary breast cancer without mastectomy. Review of the literature. Am J Med 72:820–828

Burkhardt R, Frisch B, Kettner G (1980) The clinical study of micrometastatic cancer by bone biopsy. Bull Cancer 67:291–305

Burkhardt R, Frisch B, Bartl R, Kettner G, Schlag R, Hill W (1981) Detection of haematologic and non-haematologic cancer by bone biopsy. Cancer Detect Prev 4:619–627

Burkhardt R, Frisch B, Schlag R, Sommerfeld W (1982) Carcinomatous osteodysplasia. Skeletal Radiol 8:169–178

Campbell FC, Blamey RW, Elston CW, Nicholson RI, Griffiths K, Haybittle JL (1981) Oestrogen-receptor status and sites of metastasis in breast cancer. Br J Cancer 44:456–459

Carr DF (1983) Is staging of cancer of value? Cancer 51:2503–2505

Carr I, Underwood JCE (1974) The ultrastructure of the local cellular reaction to neoplasia. In: Bourne GH, Danielli JF (eds) International review of cytology, vol 37. Academic Press, New York, pp 329–347

Carter RL (1978) Metastatic potential of malignant tumors. Invest Cell Pathol 1:275–286

Carter RL (1982) Some aspects of the metastatic process. J Clin Pathol 35:1041–1049

Cho San You, Choi Hong Yul (1980) Causes of death and metastatic patterns in patients with mammary cancer. Am J Clin Pathol 73:232–234

Clarke RL (1979) Systemic cancer and the metastatic process. Cancer 43:790–797

Cohen Y, Zidan J, McShan D (1982) Bone marrow biopsy in solid cancer. Acta Haematol 68:14–19

Cramer SF, Fried L, Carter KJ (1981) The cellular basis of metastatic bone disease in patients with lung cancer. Cancer 48:2649–2660

Currie GA (1981) Platelet-derived growth-factor requirements for in vitro proliferation of normal and malignant mesenchymal cells. Br J Cancer 43:335–343

Daar AS, Fabre JW (1981) Demonstration with monoclonal antibodies of an unusual mononuclear cell infiltrate and loss of normal epithelial membrane antigens in human breast carcinomas. Lancet 2:434–437

Dady PJ, Powles TJ, Dowsett M, Easty G, Williams J, Neville AM (1981) In vitro osteolytic activity of human breast carcinoma tissue and prognosis. Br J Cancer 222–225

Davies JD (1983) Nodal status or breast tumour classification? Lancet 2:741

Denekamp J (1982) Endothelial cell proliferation as a novel approach to targeting tumour therapy. Br J Cancer 45:136–139

Dexter DL, Spremulli EN, Fligiel Z, Barbosa JA, Vogel R, Van Voorhees A, Calabresi P (1981) Heterogeneity of cancer cells from a single human colon carcinoma. Am J Med 71:949–956

Dixon D, Reeve TS, Taylor TKF (1980) Bony metastases from carcinoma of the thyroid gland. J Bone Jt Surg 62B:262

Donati MB (1980) Annotation: malignancy and haemostasis. Br J Haematol 44:173–182

Drews SI (1979) Immunological surveillance against neoplasia: an immunological quandary. Human Pathol 10:5–14

Finlay IG, Meek DR, Gray HW, Duncan JG, McArdle CS (1982) Incidence and detection of occult hepatic metastases in colorectal carcinoma. Br Med J 284:803–805

Fisher ER, Redmond C, Fisher B, Participating NSABP Investigators (1983) Pathologic findings from the national surgical adjuvant breast project. VIII. relationship of chemotherapeutic responsiveness to tumor differentiation. Cancer 51:181–191

Folkman J (1974) Tumour angiogenic factor. Cancer Res 34:2109–2113

Fornasier VL, Paley D (1983) Leiomyosarcoma in bone: primary or secondary? A case report and review of the literature. Skeletal Radiol 10:147–153

Fox MS (1979) On the diagnosis and treatment of breast cancer. J Am Med Assoc 241:489–494

Freemont AJ (1982) The small blood vessels in areas of lymphocytic infiltration around malignant neoplasms. Br J Cancer 46:282–288

Frei E (1974) Rationale for combined therapy. Cancer 40:569–573

Frisch B, Bartl R, Mahl G, Burkhardt R (1984) Scope and value of bone marrow biopsies in metastatic cancer. Invasion Metastasis [Suppl 1] 4:12–30

Galasko CSB (1982) Mechanisms of lytic and blastic metastatic disease of bone. Clin Orthop Rel Res 169:20–7

Georgii A, Parl FF (1982) Introduction to the topic metastasis. Verh Dtsch Krebs Ges 3:317–320

Gullino PM (1981) Angiogenesis and neoplasia. New Engl J Med 305:884–885

Hansen HH (1982) Staging of small cell anaplastic carcinoma of the lung. In: Williams CJ, Whitehouse JMA (eds) Recent advances in clinical oncology. Churchill Livingstone, Edinburgh, pp 285–293

Hara Y, Steiner M, Baldini G (1980) Platelets as a source of growth-promoting factor(s) of tumor cells. Cancer Res 40:1212–1216

Hartveit F (1981) Mast cells and metachromasia in human breast cancer: their occurrence, significance and consequence: A preliminary report. J Pathol 134:7–11

Haskill S, Koren H, Becker S, Fowler W, Walton L (1982) Mononuclear-cell infiltraton in ovarian cancer. III. Suppressor-cell and ADCC activity macrophages from ascitic and solid ovarian tumours. Br J Cancer 45:747–753

Henderson IC, Canellos GP (1980) Cancer of the breast. New Engl J Med 302:78–90

Hill BT (1978) The management of human solid tumors. Some observations on the irrelevance of traditional cell cycle kinetics and the value of certain recent concepts. Cell Biol Intern Rep 2:215–230

Hirsch FR, Hansen HH (1980) Bone marrow involvement in small cell anaplastic carcinoma of the lung: prognostic and therapeutic aspects. Cancer 46:206–211

Husby G, Hoagland PM, Strickland RC, Williams RC (1976) Tissue T and B-cell infiltration of primary and metastatic cancer. J Clin Invest 57:1471–1482

Ioachim HL (1976) The stromal reactions of tumors: an expression of immune surveillance. J Nat Cancer Inst 57:465–475

Jacobs TP, Siris ES, Bilezikian JP, Baqurian DC, Shane E, Canfield RT (1981) Hypercalcemia of malignancy: treatment with intravenous dichloromethylene diphosphonate. Ann Int Med 94:312–316

Jung A, Chantraine A, Donath A et al. (1983) Use of dichloromethylene diphosphate in metastatic bone disease. New Engl J Med 308:1499–1501

Karpatkin S, Pearlstein E (1981) Role of platelets in tumor cell metastases. Ann Int Med 95:635–641

Kastendieck H (1980) Prostatic carcinoma. Aspects of pathology, prognosis and therapy. J Cancer Res Clin Oncol 96:131–156

Key M, Talmadge JE, Fidler IJ (1982) Lack of correlation between the progressive growth of spontaneous metastases and their content of infiltrating macrophages. J Reticuloendothel Soc 32:387–396

Killop JH, McDougall IR (1980) The role of skeletal scanning in clinical oncology. Br Med J 281:407–409

Lam WC, Delikanty EJ, Orr FW, Wass J, Varani J, Ward PA (1981) The chemostatic response of tumor cells. A model for cancer metastasis. Am J Pathol 104:69–76

Landys K (1982) Prognostic value of bone marrow biopsy in breast cancer. Cancer 49:513–518

Lang W, Stauch G, Soudah B, Georgii A (1983) The effectiveness of bone marrow punctures for staging carcinomas of breast and lung. Verh Dtsch Ges Pathol 67:463–465

Low JC (1981) The radionuclide scan in bone metastases. In: Weiss L, Gilbert HA (eds) Bone metastases. G. K. Hall Medical Publishers, Boston, Mass., pp 231–244

Lutz D (1983) Immunotherapy of cancer: a critical review. Int J Clin Pharmacol Therapy Toxicol 21:118–129

Mahl G, Burkhardt R, Bartl R, Frisch B, Rieger E, Weybora W, Jäger K, Kettner G (1985) Die prognostische Bedeutung des histologisch gesicherten Knochenmarkbefalls bei metastasierendem Mammakarzinom. Verh Dtsch Ges Pathol 69:344–345

Marsden HB, Lennox EL, Lawler W, Kinnier-Wilson LM (1980) Bone metastases in childhood renal tumours. Br J Cancer 41:875–879

Mundy GR, DeMartino S, Rowe DW (1981) Collagen and collagen-derived fragments are chemotactic for tumor cells. J Clin Invest 68:1102–1105

Nelson M, Nelson SD (1981) Inflammation and tumour growth. II. Tumour growth at sites of inflammation. Am J Pathol 104:125–131

Nystrom JS, Weiner JM, Wolf RM et al. (1979) Identifying the primary site in metastatic cancer of unknown origin. J Am Med Assoc 241:381–383

Perez DJ, Powles TJ, Milan J, Gazet JC, Ford HT, mcCready VR, MacDonald JS, Coombes RC (1983) Detection of breast carcinoma metastases in bone: relative merits of X-rays and skeletal scintigraphy. Lancet 2:613–616

Pertschuk LP, Rosenthal HE, Macchia RJ, Eisenberg K Byer, Feldman JG, Wax SH, Kim DS, Whitmore WF, Abrahams JI, Gaetjens E, Wise GI, Herr HW, Karr JP, Murphy GP, Sandberg AA (1982) Correlation of histochemical and biochemical analyses of androgen binding in prostatic cancer. Relation to therapeutic response. Cancer 49:984–993

Peterson HI (1979) Tumour blood circulation, C.R.C. Press, Boca Raton, Florida

Pollak ER, Miller HJ, Vye MV (1981) Medulloblastoma presenting as leukemia. Am J Clin Pathol 76:98–103

Redding WH, Monaghan P, Imrie SF, Ormerod MG, Gazet JC, Coombes RC, Clink HM, Dearnaley DP, Sloane JP, Powles TJ, Neville AM (1983) Detection of micrometastases in patients with primary breast cancer. Lancet 2:1271–1274

Rosenberg SA, Grimm EA, Lotze MT, Mazumder A (1982) The growth of human lymphocytes in T-cell growth factor: potential applications to tumor immunotherapy. In: Pick E, Mizel S (eds) Lymphokines, vol 7. Academic Press, New York

Roses DF, Bell DA, Flotte ThJ, Taylor R, Ratech H, Dubin J (1982) Pathologic predictors of recurrence in State I (TINOMA) breast cancer. Am J Clin Pathol 78:817–820

Rubins JM (1983) The role of myelofibrosis in malignant leukoerythroblastosis. Cancer 51:308–311
Savage RA, Lucas FV, Hoffman GC (1983) Melanoma in marrow aspirates. Am J Clin Pathol 79:268–269
Smalley RV, Scogna D, Mayer D, Malmud LS (1982) Advanced breast cancer with bone-only metastases. A chemotherapeutically responsive pattern of metastases. Am J Clin Oncol 5:161–166
Smallridge RC, Wray HL, Schaaf M (1981) Hypocalcemia with osteoblastic metastases in a patient with prostatic Ca. A cause of secondary hyperparathyroidism. Am J Med 71:184–188
Smith IE (1983) Adjuvant chemotherapy for early breast cancer. Br Med J 287:379–380
Sokol RJ, Hudson G (1983) Disordered function of mononuclear phagocytes in malignant disease. J Clin Pathol 36:316–323
Springfield DS (1982) Mechanisms of metastasis. Clin Orthoped Rel Res 169:15–19
Steckel RJ, Kagan AR (1982) Evaluation of the unknown primary neoplasm. Radiol Clin N Amer 20:601–605
Stewart AF (1983) Therapy of malignancy-associated hypercalcemia. Am J Med 74:475–480
Surgeon General (1980) The health consequences of smoking for women: a report. Rockville, Md: Department of Health and Human Services, 1980; 375–378
Surgeon General (1981) The health consequences of smoking-cancer: a report. Rockville, Md: Department of Health and Human Services; vi:(DHSS publication no. (PHS) 82-50179)
Thomas ED (1982) The role of marrow transplantation in the eradication of malignant disease. Cancer 49:1963–1969
Triche TJ, Askin FB (1983) Neuroblastoma and the differential diagnosis of small-, round-, blue-cell tumors. Human Pathol 14:569–595
Vinceneux Ph, Vramer E, Grossin M, Kahn MF (1983) Diagnosis of bone metastases. Value of fluoroscopy guided puncture and systematic aspiration biopsy. Presse Med 12:873–876
Vose BM, Moore M (1979) Suppressor cell activity of lymphocytes infiltrating human lung and breast tumours. Int J Cancer 24:579–585
Weiss L (1976) Fundamental aspects of metastasis, North Holland Publishing, Amsterdam
Weiss L, Gilbert HA (ed) (1981) Bone metastasis, G. K. Hall Medical Publishers, Boston
Weiss L, Holmes JC, Ward PM (1983) Do metastases arise from preexisting subpopulations of cancer cells? Br J Cancer 47:81–89
Willis RA (1973) The spread of tumours in the human body. Butterworths, London
Woodruff M (1982) Interaction of cancer and host. Br J Cancer 46:313–322
Woods RL, Fox RM, Tattersall MHN, Levi JA, Brodie GN (1980) Metastatic adenocarcinomas of unknown primary site. A randomized study of two combination-chemotherapy regimens. New Engl J Med 303:87–89
Zacharski LR, Rickles FR, Henderson WC, Martin JF, Forman WB, Van Eeckhout JP, Cornell CJ, Forcier RJ (1982) Platelets and malignancy. Rational and experimental design for the V A cooperative study of RA-233 in the treatment of cancer. Am J Clin Oncol 5:593–609

13 Anhang: Methoden

13.1 Methoden zur Biopsieentnahme

13.1.1 Mit Biopsienadeln

Verschiedene Typen von Biopsienadeln wurden entwickelt (Abb. 13.1). Das Vorgehen bei der Biopsieentnahme ist allerdings unabhängig vom Nadeltyp. Häufig werden die Jamshidi-Nadel (Jamshidi u. Swaim 1971), eine ihrer Modifikationen wie z. B. die Islam-Nadel (Islam 1982) oder die neueren preiswerten Nadeln zur einmaligen Verwendung mit 2 oder 3 mm Innendurchmesser verwendet. Beispiele gut auswertbarer Biopsien, die mit unterschiedlichen Nadeltypen gewonnen wurden, sind in Abb. 1.1 zusammengestellt.

Der Patient liegt seitlich mit Beugung im Hüft- und Kniegelenk (Abb. 13.2). Die Spina iliaca posterior superior wird durch Palpation des Beckenkamms von vorn nach hinten lokalisiert und mit einem dezenten Hautabdruck markiert. Die Haut wird gesäubert, mit Kodan-Spray sterilisiert und mit einem Lokalanästhetikum (z. B. 2%iges Ultracain und/ohne Suprarenin-Zusatz) infiltriert. Nach einer Wartezeit von ungefähr 2 min wird auch ein kleiner Bezirk des Periosts über der Spina posterior infiltriert. Die durchschnittliche Lösungsmenge beträgt 5 ml. Danach wird die Haut nochmals sterilisiert, eine 2–3 mm langer Hautschnitt durchgeführt und die Biopsienadel auf das darunterliegende infiltrierte Periost aufgesetzt. Die Nadelrichtung ist fast horizontal und zeigt auf die Spina iliaca anterior superior. Unter festem Druck

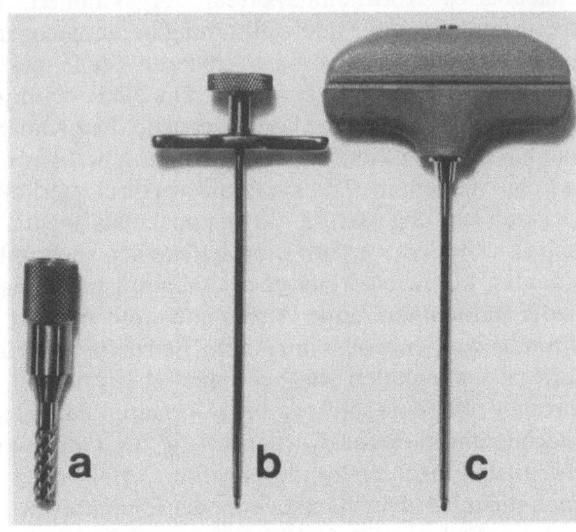

Abb. 13.1a–c. Biopsieinstrumente. **a** Elektrisch angetriebene Hohlfräse (Myelotomiegerät);
b Jamshidi-Nadel zum mehrfachen Gebrauch; **c** preiswerte Einmalnadel mit Plastikgriff (Becton & Dickinson)

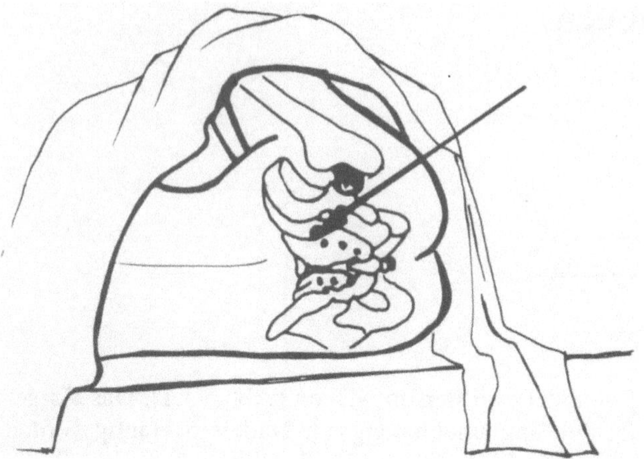

Abb. 13.2. Schematische Darstellung des knöchernen Beckens von hinten; der Pfeil zeigt auf den Processus spinosus posterior (= Spina iliaca posterior superior) des Os ilium – der häufigste Ort der Biopsieentnahme mit der Nadeltechnik

und mit wechselnd rotierenden Bewegungen wird die Nadel durch die Knochenrinde gestoßen. Ein leichtes „Nachgeben" mit Verminderung des Widerstands deutet an, daß das Knochenmark erreicht ist. Der an der Spitze angeschliffene Mandrin wird herausgezogen und die Hohlnadel mit wechselnd rotierenden Bewegungen weiter vorgeschoben. Eine Biopsie ausreichender Länge ist erreicht, wenn ungefähr zwei Drittel der Nadel eingeführt sind, wobei auch die Dicke der Gewebsschicht zwischen Haut und Periost mitberücksichtigt werden muß. Bei besonders adipösen Patienten kann es daher nötig sein, die Nadel fast bis zum Griff vorzuschieben. In Fällen, bei denen mehr Gewebsmaterial erforderlich ist (z. B. zur Stadieneinteilung bei Morbus Hodgkin, bei der bilaterale Biopsien empfohlen wurden), wird folgendermaßen vorgegangen: Nachdem mit der oben beschriebenen Methode eine entsprechende Tiefe erreicht ist, wird die Nadelspitze ungefähr bis zur Knochenrinde zurückgezogen, die Richtung der Nadel leicht verändert und die Hohlnadel nochmals in ein benachbartes Knochenmarkareal vorgeschoben. Alternativ (und üblicherweise effektiver) kann die Nadel vollständig herausgezogen, die erste Biopsie entfernt und eine zweite Biopsie an einer anderen Stelle des anästhesierten Periostbereichs durchgeführt werden (Abb. 13.3). Die Nadel wird jeweils mit vorsichtigem Drehen und kippender Bewegung herausgezogen. Der Knochenmarkzylinder wird mit einem Stab aus der Punktionsnadel geschoben. Die Inzisionsstelle wird mit einem Pflaster und einem leichten Druckverband versorgt, und der Patient zum Ausschluß einer stärkeren Blutung nach 15–30 min nochmals begutachtet. Das Wundpflaster soll erst nach 48 h entfernt werden. Biopsien können auch ambulant durchgeführt werden, die Patienten können bereits nach 30minütiger Beobachtung ihre normale Tätigkeit wieder aufnehmen. Eine Ausnahme stellt nur der Patient mit schwerer Anämie, Thrombozytopenie oder mit Anomalien der Blutgerinnung dar. In diesem Fall sollten Vorsichtsmaßnahmen wie bei einem chirurgischen Eingriff getroffen werden. Die Thrombozytopenie selbst ist bei stationären Patienten noch keine Kontraindikation. Knochenmarkbiopsien wurden häufig bei Patienten mit Thrombozytenwerten um $10\text{--}20 \cdot 10^9/\text{l}$ problemlos durchgeführt. Blutungen werden dagegen häufiger bei Patienten mit Polycythämia vera oder idiopathischer Thrombozythämie beobachtet. In diesen Fällen sollte 5–10 min lang auf die Punktionsstelle gedrückt werden.

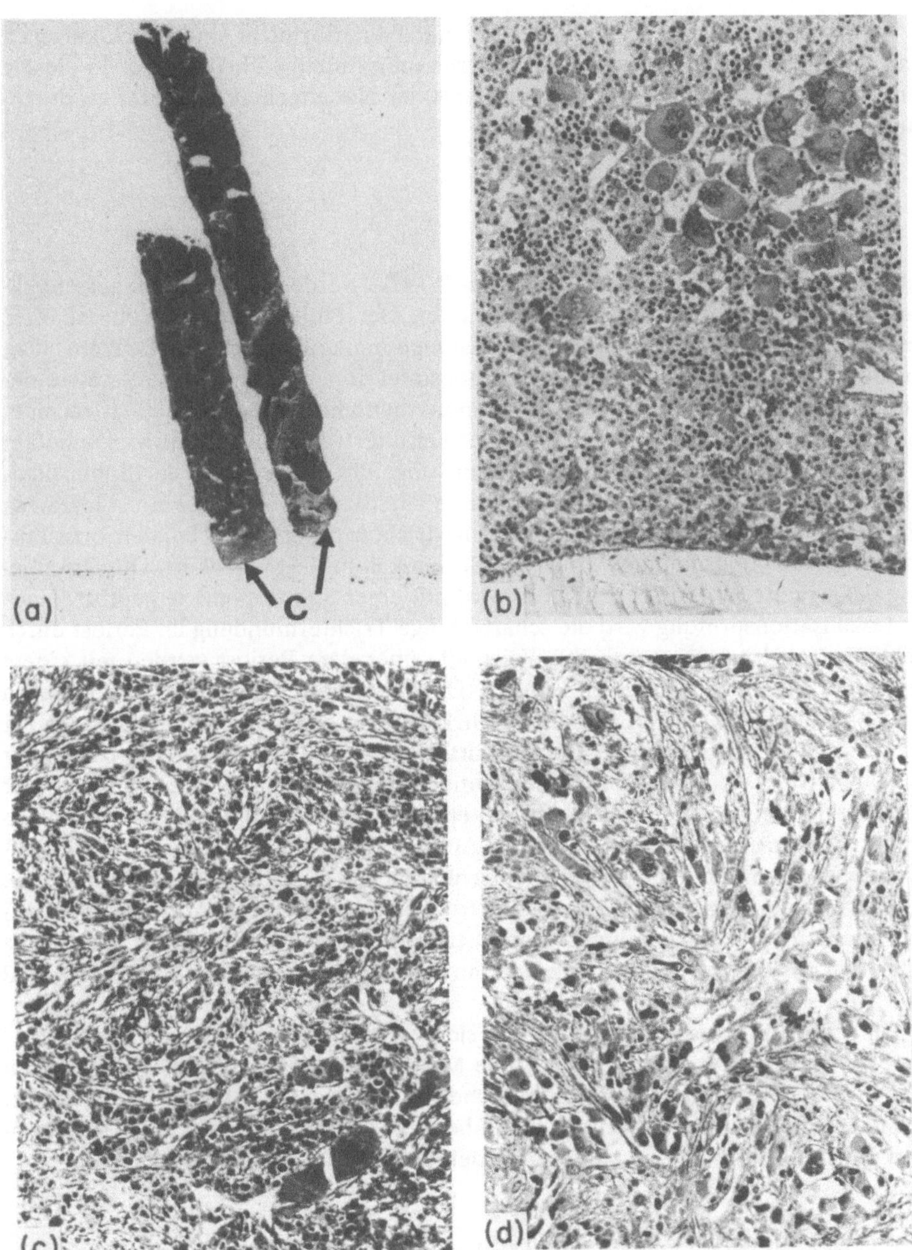

Abb. 13.3a–d. KMB eines Patienten mit Prostatakarzinom und Verdacht auf Metastasierung. **a** Zwei Gewebszylinder von benachbarten Arealen, mit der Nadeltechnik entnommen: Kompakta unten *(C)*; beachte dichte Zellularität bedingt durch Myelofibrose und extreme Hyperplasie der Megakaryozyten (Vergr. 4:1, Toluidin Blau); **b** Gruppe polymorpher Megakaryozyten (Vergr. 100:1, Giemsa); **c** zelluläre Region mit beginnender Fibrose (Vergr. 150:1, Giemsa); **d** fortgeschrittene Fibrose mit dysplastischer Hämatopoese (Vergr. 150:1, Giemsa). Die Aufnahmen wurden von verschiedenen Regionen derselben Biopsie genommen und dokumentieren das Vorliegen einer myeloproliferativen Erkrankung

Wird bei sehr adipösen Patienten die Spina posterior nicht eindeutig lokalisiert, kann die Biopsie auch am vorderen Beckenkamm durchgeführt werden. In diesem Bereich ist allerdings die Knochenrinde mit der Nadeltechnik schwerer zu durchdringen.

13.1.2 Mit dem Myelotomiegerät

Mit einer elektrischen Hohlfräse (Burkhardt 1971) werden die Biopsien ausschließlich vom vorderen Beckenkamm entnommen. Der Patient liegt auf dem Rücken, wobei die Biopsieseite durch einen Schaumgummikeil unter dem Becken leicht angehoben wird. Nach gründlicher Hautdesinfektion werden die Haut sowie der periostale Bereich des vorderen Beckenkamms manschettenförmig mit 5–10 ml eines Lokalanästhetikums (wie oben beschrieben) infiltiert. Ein Hautschnitt von ungefähr 10 mm erfolgt parallel zum Beckenkamm, ungefähr 3 cm hinter der Spina iliaca anterior. Das subkutane Gewebe wird mit einem Skalpell bis zum Periost inzidiert. Mit drehender Bewegung wird ein Führungstrichter durch den schmalen Inzisionsspalt eingeführt und auf dem Periost des Beckenkamms fest verankert. Die Orientierung des Trichters zum Beckenkamm wird mit einer Splitterpinzette geprüft. Nach der Lokalisationsprüfung wird die scharfzahnige Trichtermündung im Periost durch drehendes Andrücken verankert. Weichteile über dem Periost werden mit einem korkzieherartigen Scharfmesser entfernt. Der motorgetriebene Fräser wird danach unter Führung des Trichters fast ohne Druck bis zum Anschlag in Längsrichtung zur Beckenschaufel vorgeschoben (durchschnittlich 20 mm). Der Fräsvorgang dauert nur ungefähr 10 s. Der Fräser wird unter rotierender Bewgung wieder entfernt, der Gewebszylinder mit einer speziell entwickelten Zange entnommen. Danach wird ein steriler Topostasin-Kegel zur Blutstillung in das Bohrloch eingeführt. Die Schnittwunde wird mit einer Metallklammer verschlossen und mit einem Pflaster verbunden. Bei Blutungsneigung wird zusätzlich ein Druckverband angelegt. Auch bei ambulanten Patienten ist nach dem Eingriff eine 24stündige Bettruhe erforderlich. Analgetika gegen den postoperativen Schmerz sind nur selten nötig. Die Metallklammer wird 2 bis 3 Tage später entfernt.

Die Indikation zur Myelotomie stellt sich vor allem bei folgenden Patienten: 1) nach Biopsie mit der Nadeltechnik ohne Materialgewinnung, 2) bei Patienten mit sehr dichtem oder auch porösem Knochen (Osteolysen!), 3) bei Indikation zur großflächigen Materialgewinnung (z. B. bei Verdacht auf herdförmige Knochenmarkinfiltration) und 4) bei adipösen Patienten.

13.1.3 Mit der transilialen weitlumigen Nadel

Mit dieser Nadel (Bordier 1964) werden Beckenkammbiopsien transilial, also von Kortex zu Kortex durchgeführt. Das Gewebsstück wird vom vorderen Anteil des Iliums horizontal unterhalb des Beckenkamms entnommen. Nach Lokalanästhesie der Haut erfolgt ungefähr 2 cm unterhalb und lateral der Spina anterior ein Hautschnitt von ungefähr 2 cm Länge. Das Periost in diesem Bereich wird in größerem Umfang anästhesiert und die Nadel durch die Inzisionsstelle eingeführt.

Mit dieser Methode wird die laterale und mediale Knochenrinde gewonnen, so daß diese Methode vor allem bei quantitativen Untersuchungen des trabekulären und kortikalen Knochens von Interesse ist (z. B. in der Nephrologie).

13.2 Aufarbeitung der Biopsiezylinder

Schmalere Biopsien werden vorsichtig (nach den Richtlinien der Nadelhersteller) aus der Hohlnadel geschoben. Auf Objektträgern werden mehrere Abdruckpräparate durch vorsichtiges Andrücken gefertigt. Die Biopsie wird daraufhin sofort in die Fixationslösung gebracht. Biopsien mit einem Durchmesser von 3 mm oder mehr können mit Hilfe eines speziell entwickelten Plastikinstruments der Länge nach halbiert werden (Bartl et al. 1978) (Abb. 13.4 und 13.5). Die Schnittoberfläche wird für die Herstellung von Abdruckpräparaten verwendet. Die eine Hälfte wird sofort in ein Gläschen mit Fixationslösung gebracht, die andere Hälfte in Isopentan und flüssigem Stickstoff tiefgefroren zur späteren Herstellung von Gefrierschnitten. Für elektronenmikroskopische und biochemische Untersuchungen wird vor der Verarbeitung der Biopsiehälften noch ein kleines Gewebsstück entfernt. Sowohl Abdruckpräparate als auch Gefrierschnitte können für die Zytochemie (Catovsky et al. 1981) sowie für die Enzym- und Antigen-Antikörper-Reaktion (Harris et al. 1982; Falini et al. 1983; Banks et al. 1983) zusätzlich zu den Routinefärbungen (Abb. 13.6) verwendet werden (Bartl et al. 1984). Weitere Methoden können in den Literaturangaben am Ende dieses Kapitels gefunden werden.

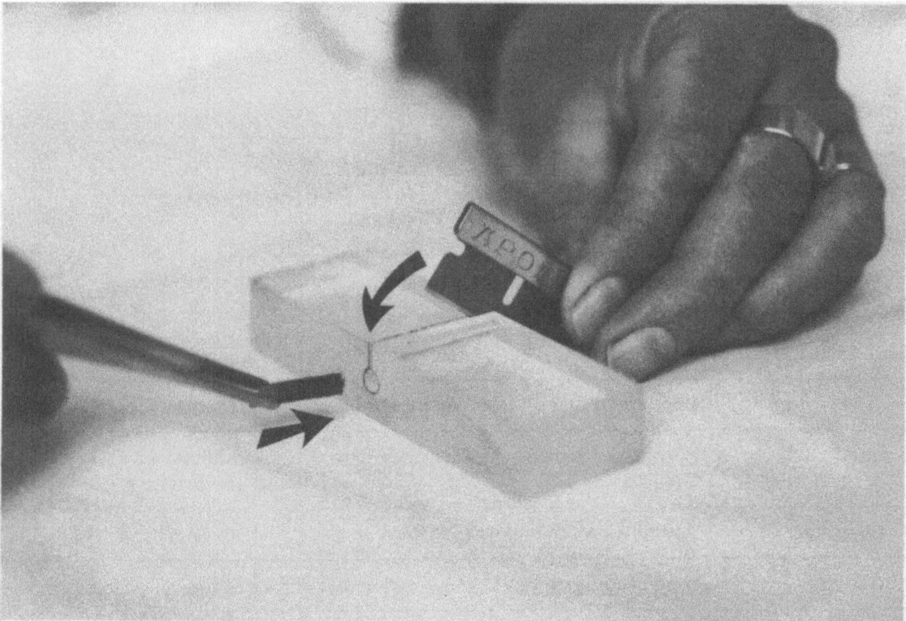

Abb. 13.4. Plastikgerät zur verlustfreien Längshalbierung der Biopsie. Die KMB (mit der Pinzette gehalten) wird seitlich in die Öffnung des Plastikblocks geschoben *(gerader Pfeil)* und mit einer stabilen Klinge der Länge nach durchgeschnitten *(gebogener Pfeil)*

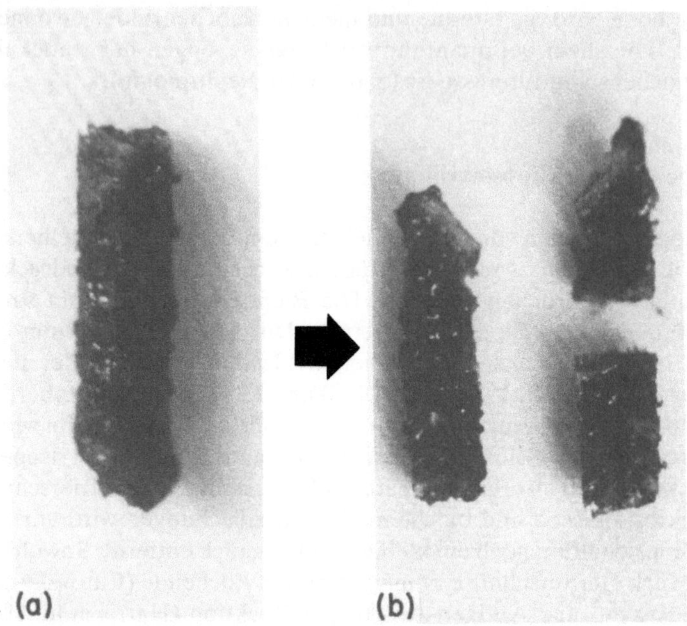

Abb. 13.5. a Noch vollständige Biopsie (Myelotomie); **b** längshalbierte und unterteilte Biopsiehälften

13.3 Methode zur Plastikeinbettung unentkalkter Knochenbiopsien
(Tabelle 13.1)

Tabelle 13.1. Einbettung von Gewebsproben in Methylmethacrylat

	Lösung	Wechsel	Dauer
Fixation	Formol-Methanol Gemisch (1:2)	Mehrfach	Minimal 4 h 16–24 h für große Proben
Entwässerung	Absolutes Methanol	Mehrfach	15–24 h
Infiltration	Einbettungsgemisch	6mal in den ersten 6 h	24 h
Polymerisation	Einbettungsgemisch	1. Schritt: 45 min Wasserbad 45°C 2. Schritt: 12–24 h Wasserbad 34°C Vakuum 15–20 mm Hg	

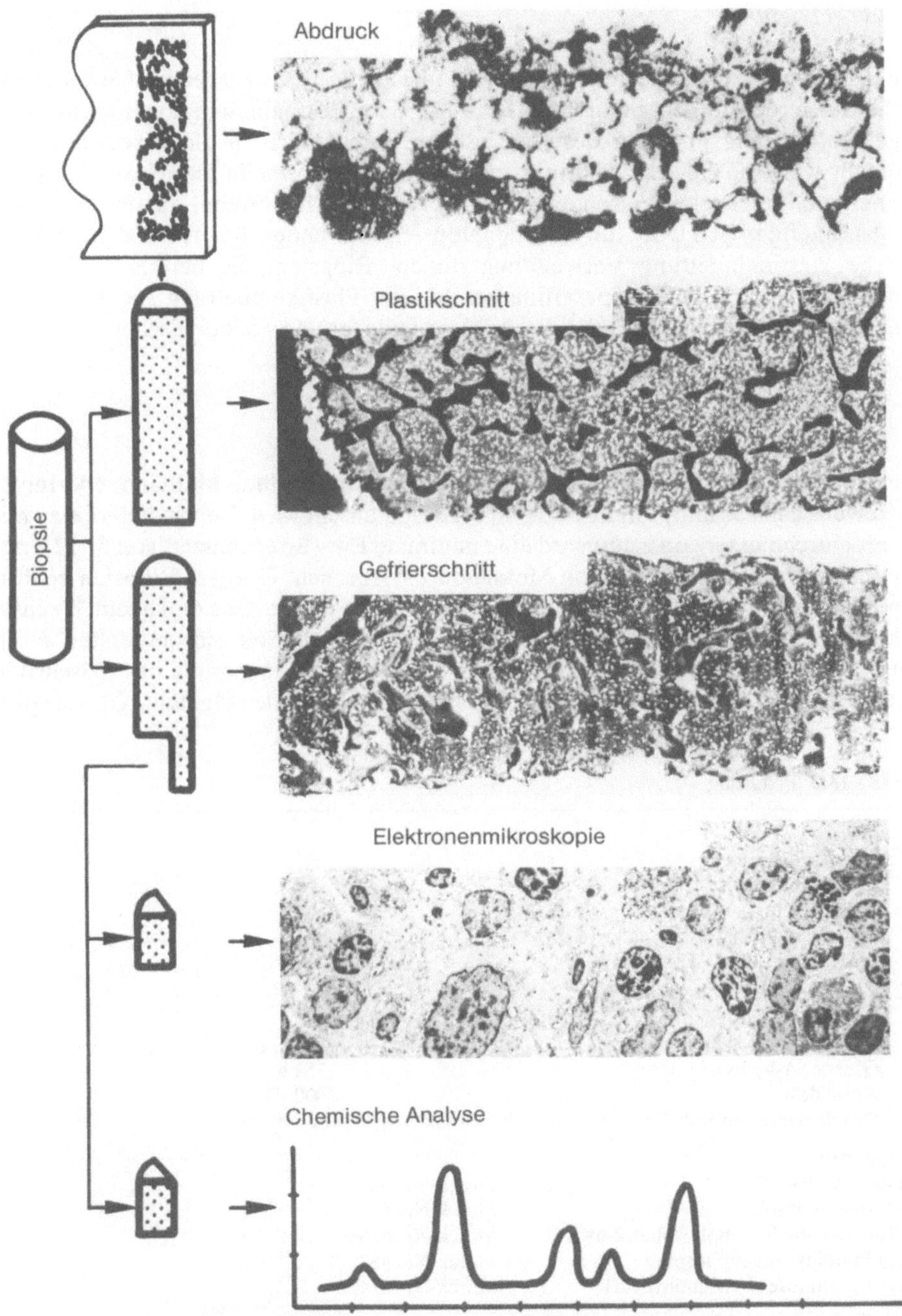

Abb. 13.6. Technische Möglichkeiten zur Analyse von Knochen und Knochenmark; *von oben nach unten:* Abdruckpräparate für Zytologie, Zytochemie und Enzymtechniken; Plastikschnitte für Semidünnschnitte; Gefrierschnitte für Enzymuntersuchungen, Markertechniken und monoklonale Antikörper; Elektronenmikroskopie und andere spezialisierte Techniken; chemische Analysen. [Aus Frisch u. Bartl (1984), mit Erlaubnis des Karger-Verlags, Basel]

13.3.1 Fixierung

Die Zusammensetzung der Fixierlösung ist in Tabelle 13.2 angegeben. Gewebe, die vorher längere Zeit (d. h. mehr als 24 h) in 10%igem Formalin fixiert wurden, sollten ungefähr 2 h lang in Aqua dest. gewaschen und danach in die Fixationslösung gebracht werden. Gewebe, die in 4- oder 10%igem Formalin fixiert worden sind, können auf die gleiche Weise gewaschen werden. Auch Gewebe, die mit dem B-5-Fixans (häufig in den USA für Knochenbiopsien verwendet) fixiert wurden, können für die Plastikeinbettung Verwendung finden. Biopsien, die bereits in Paraffin eingebettet sind, können deparaffinisiert und der Plastikeinbettung zugeführt werden. Nach der Wässerung erfolgt die weitere Verarbeitung wie bei frischen Biopsien.

13.3.2 Entwässerung

Die Biopsien werden direkt von der Fixationslösung in absolutes Methanol überführt, das jeweils nach 30 min, 1 h, 2 h, 4 h und 6 h ausgetauscht wird. Bei Nadelbiopsien mit einem Durchmesser von 2 mm wird eine minimale Entwässerungszeit von 6–12 h mit 6maligem Wechsel des absoluten Methanols erforderlich. Größere Biopsien benötigen längere Entwässerungszeiten, d. h. 16–24 h mit mindestens 6maligem Wechsel des absoluten Methanols. Die Entwässerung sollte wenigstens in den ersten 2–3 h unter Bewegung der Flüssigkeit erfolgen. Biopsien, die länger als das Fläschchen sind, werden vor der Einbettung in 2 oder mehrere Segmente aufgeteilt. Gewebspro-

Tabelle 13.2. Fixierung

Lösungen
  1. *Schaffer-Lösung*
     Methanol absol.   96 ml
     Formol neutr.   50 ml
     Glukosephosphatpuffer   4 ml
     Im Kühlschrank 1 Woche haltbar

  2. *Glukosephosphatpuffer pH 7,4*
     Dinatriumhydrogenphosphat-2-hydrat   48 g
     Kaliumdihydrogenphosphat   8,7 g
     Glukose-1-hydrat   154 g
     Aqua dest.   5000 ml
     Durch Bakterienfilter filtrieren, im Kühlschrank 3–4 Wochen haltbar

Reagenzien
  Formaldehyd 37%   Merck Nr. 3999
  Methanol absol.   Merck Nr. 60009
  Dinatriumhydrogenphosphat-2-hydrat   Merck Nr. 6580
  Kaliumdihydrogenphosphat   Merck Nr. 4873
  D(+) Glukose (−Monohydrat)   Merck Nr. 8342

Vorgehen
  1. Gewebe sofort nach Entnahme in 10–20 ml Fixierlösung bringen
  2. Je nach Durchmesser 2–16 h in Fixierlösung belassen (bei 2 mm Durchmesser ca. 6 h,
     bei 4 mm ca. 8 h)
  3. Fixierlösung bewegen und nach einigen Stunden erneuern

---

ben, die an einem Arbeitsgang nicht verarbeitet werden können (bedingt durch
Wochenende oder Urlaub) sollten fixiert, entwässert und in Methanol aufbewahrt
werden.

13.3.3 Einbettung

Das Einbettungsmedium setzt sich aus 3 Bestandteilen zusammen: Methylmethacrylat 180 ml, Plastoid N 25 ml und Benzoylperoxid 3,5 g (s. Tabelle 13.3). Zunächst wird
das Methylmethacrylat über eine 15–20 cm hohe Chromatographiesäule, gefüllt mit
basischen Aluminiumoxid, stabilisiert; empfohlen wird eine Passage durch 2 derartige Säulen. Das Benzoylperoxid wird danach in einer offenen Glasschüssel 30 min
lang bei 37°C getrocknet. Die drei Bestandteile werden dann in den oben angegebe-
nen Mengen gemischt und in einer dunklen, locker verschlossenen Flasche im
Gefrierschrank aufbewahrt. Dabei ist der lockere Verschluß wegen der Entstehung
von Dämpfen sehr wichtig. Das Einbettungsgemisch kann im Kühlschrank bis zu
3 Wochen aufbewahrt werden, trotzdem ist es ratsamer, nur die benötigte Menge
anzusetzen.

Nach Entfernung des letzten Anteils absoluten Methanols wird das Einbettungsgemisch in die Gläschen bis knapp über den Biopsierand eingegossen. Das Gläschen
bleibt offen und wird in einen Exsikkator gestellt, der über einen Quecksilbermano-
meter an eine Vakuumpumpe angeschlossen ist (Abb. 13.7). Im Exsikkator befindet
sich auf dem Boden eine Lage Trockenmittel (Phosphorpentoxid zur Absorption der
Feuchtigkeit). Darüber befindet sich eine perforierte Porzellanplatte als Ablage für
die Gläschen mit den Biopsien und dem Einbettungsgemisch. Der Exsikkatorglas-
behälter ist verschlossen (die angeschliffenen Verschlußflächen zwischen Glasgefäß
und Deckel sollten zur leichteren Öffnung mit Vaseline eingeschmiert sein) und die

Tabelle 13.3. Einbettung

Einbettungsgemisch	
Methylmethacrylat	100 ml
Plastoid N	25 ml
Benzoylperoxid (getrocknet)	3,5 ml
Gemisch kann im Kühlschrank 3 Wochen aufbewahrt werden	
Reagenzien	
Methylmethacrylat zur Synthese	Merck-Schuchardt Nr. 800 590
Plastoid N	Röhm und Haas, Darmstadt
Benzoylperoxid	Merck-Schuchardt Nr. 801 641
Siccapent	Merck Nr. 542

Vorgehen
1. Entwässerung in absol. Methanol
2. Überführung der Gewebsproben in Glasgefäß mit Einbettungsgemisch
3. Papierstreifen mit Histologienummer (Bleistift odr Tusche)
4. Infiltration bei Unterdruck (15–20 mm Hg) im Esikkator, Gläschen nicht verschließen
5. Wechsel des Gemisches 6mal mit folgenden Intervallen: 30 min, 30 min, 1 h, 1 h 2 h, über Nacht
6. Am nächsten Morgen Unterdruck erneuern und 1 weitere Stunde belassen
7. Gläschen mit Plastikstopfen verschließen und in Wasserbad von 40°C zur Polymerisation

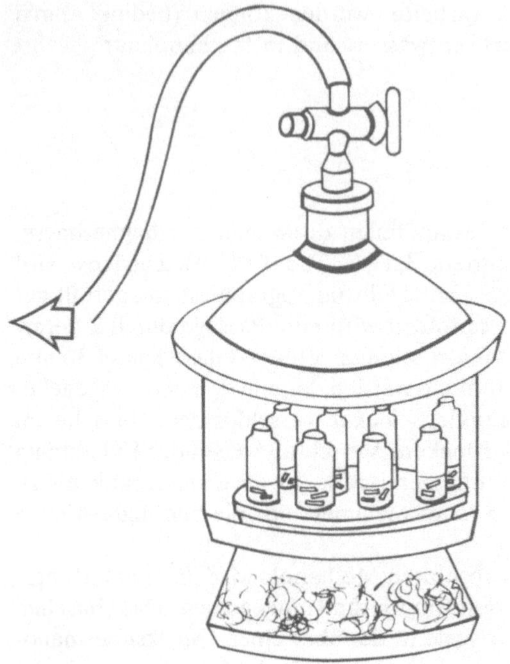

Abb. 13.7. Exsikkator mit Gummi-schlauch zur Vakuumpumpe. Im Exsik-kator die Glasgefäße mit den Biopsien und dem Einbettungsgemisch

Luft wird bei einem negativen Druck 15–20 mm Hg herausgepumpt. Der gesamte Infiltrationsvorgang sollte bei Raumtemperatur in einem Abzug stattfinden. Nach 30 min wird wieder Luft in den Exsikkator zurückgeführt, dieser wird geöffnet, die Glasfläschchen entfernt, das Einbettungsgemisch in eine alte Flasche gegossen und frische Einbettungsflüssigkeit bis knapp über den Biopsierand eingegossen. Das benützte Methacrylat darf nicht in den Abguß gegossen, sondern muß in einer alten Flasche aufbewahrt werden. Die offenen Gläschen werden erneut in den Exsikkator gestellt, dieser wird wieder geschlossen und die Luft wie vorher bei einem negativen Druck von 15–20 mm Hg herausgepumpt. Dieser Vorgang wird wie unten angegeben innerhalb einer totalen Infiltrationszeit von 5–6 h (oder mehr bei größeren Gewebs-proben) mehrfach wiederholt.

Beim letzten Wechsel wird das Gläschen ungefähr bis 1 cm unter den Rand mit Einbettungsgemisch aufgefüllt. Die Biopsienummer wird mit Bleistift auf einen dünnen Papierstreifen geschrieben, der eingebettet wird. Der Biopsiezylinder wird horizontal und flach auf den Gefäßboden gelegt. Nach minimal 2 h (bei großen Biopsien über Nacht) im Exsikkator unter negativem Druck werden die Gläschen herausgenommen, mit einer Plastikkappe verschlossen und eine Stunde lang zur initialen Polymerisation in ein Wasserbad von 45°C gestellt; danach erfolgt die Härtung über Nacht in einem Wasserbad von ungefähr 34–38°C. Alternativ können die Gläschen über Nacht in einem Wasserbad bei 45°C stehen gelassen werden; das Plastik ist am nächsten Morgen gehärtet. Der Wasserstand in beiden Bädern soll nur gering über dem Spiegel des Einbettungsgemischs liegen – um Eindringen von Wasser in die Gläschen zu verhindern. Nach der Inkubation über Nacht ist das Plastik in der

Regel gehärtet. Sollte die Oberfläche des Blockes im Gläschen noch weich oder sogar flüssig sein, werden die Gläschen nochmals für durchschnittlich 1 h in das 45°C-Bad gestellt. Ist der Plastikblock groß genug, kann das flüssige Plastik auf der Oberfläche auch weggeschüttet werden (in eine alte Glasflasche). Die Gläschen werden 15 bis 30 min lang in den Gefrierschrank gestellt, danach herausgenommen und mit einem Hammer zerschlagen. Die Glassplitter werden entfernt, und der Plastikblock ist zum Schneiden geeignet.

13.4   Schneiden und Aufziehen der Plastikschnitte

Um den Schneide- und Aufziehvorgang zu erleichtern, ist es ratsam, den überflüssigen Plastikanteil, der den Biopsiezylinder nicht enthält, zu entfernen: Der Plastikblock wird in einen Schraubstock eingespannt und das unnötige Plastiksegment mit einer Säge herausgeschnitten (Abb. 13.8). Der Block wird danach getrimmt, Schnitte von 1–5 µm werden mit einem Semidünnschnittmikrotom [z. B. Macrotome von LKB (Abb. 13.9) oder Autocut von Jung] angefertigt; die durchschnittliche Schnittdicke beträgt 3 µm. Mit einem weichen Pinsel wird beim Schneiden die Oberfläche des Blockes mit 30%igem Alkohol befeuchtet. Jeder Schnitt wird am Ende direkt vom Messer weg mit einer feinen Pinzette erfaßt und in eine mit Aqua dest. gefüllte Petrischale gelegt. Danach werden die Schnitte auf folgende Weise aufgezogen: Der Schnitt wird mit einer Pinzette aus dem Wasser entnommen und so flach wie möglich auf einem mit Gelatine beschichteten Objektträger gelegt. Einige Tropfen 90%igen Alkohols werden auf den Schnitt gebracht. Nach wenigen Sekunden wird der Schnitt weich, kann gestreckt, die Falten können mit einem weichen Marderhaarpinsel geglättet werden. Der Schnitt wird vorsichtig weiter gepinselt, bis er flach und trocken ist (diese Technik erfordert einige Übung, braucht später jedoch nur wenig Zeit; auch größere Schnitte können dann flach und faltenfrei aufgezogen werden). Die Schnitte werden danach jeweils mit einem kleinen Stück Plastikfolie oder Filterpapier bedeckt, übereinander gestapelt und unter leichtem Druck bei 50°C mindestens 2 h lang aufbewahrt. In einigen Fällen können auch 30–60 min genügen.

Vor der Färbung wird das Methylmethacrylat von den Schnitten entfernt (Vorgehen s. Tabelle 13.4).

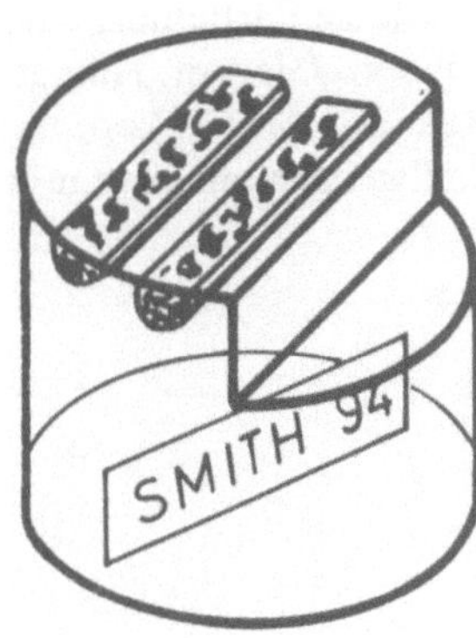

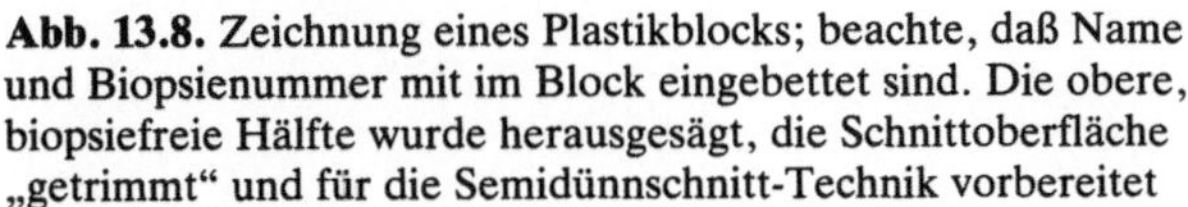

Abb. 13.8. Zeichnung eines Plastikblocks; beachte, daß Name und Biopsienummer mit im Block eingebettet sind. Die obere, biopsiefreie Hälfte wurde herausgesägt, die Schnittoberfläche „getrimmt" und für die Semidünnschnitt-Technik vorbereitet

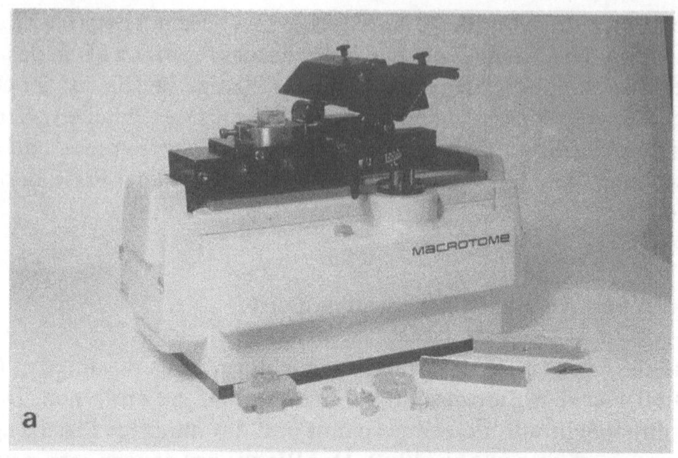

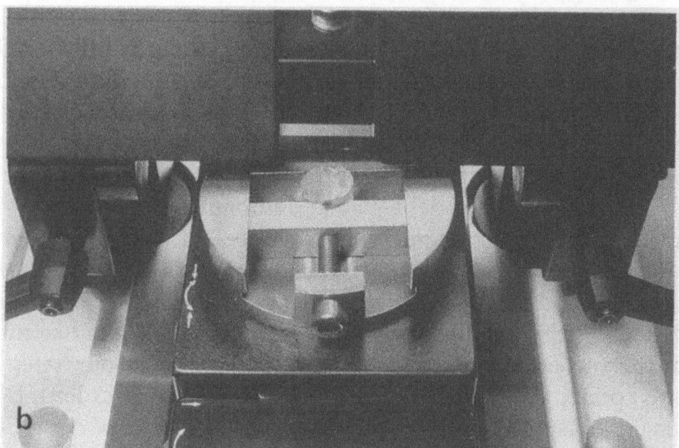

Abb. 13.9a, b. Modernes Mikrotom für die Semidünnschnitt-Technik (Macrotome, LKB).
a Übersicht; **b** stabile, fibrationsfreie Messerhalterung und Blockführung

Die Schnittpräparate sind jetzt für den Färbevorgang bereit, wobei nahezu
sämtliche Färbemethoden der routinemäßigen Histopathologie angewendet werden
können. Giemsa, Hämatoxylin und Eosin, van Giesson, Eisenfärbungen, und PAS-
Reaktion für Glykoproteine. Die Färbezeiten hängen von der Dicke der Schnitte ab
und werden am besten in jedem Labor selbst ermittelt.

Tabelle 13.4. Entacrylaten

Lösungen
  Kardasewitsch-Lösung
  Methanol 70%   100
  Ammoniak Konz. 25%   10 ml

Reagenzien
  2-Methoxyethylacetat   Merck Nr. 806 061
  Methanol 70%   Merck Nr. 6009
  Ammoniaklösung 25%   Merck Nr. 5432
  Methanol absol., 96%, 80%

Vorgehen
  1. Schnitte in 2-Methoxyethylacetat: 2mal 20 min
  2. In absol. Methanol, gut spülen
  3. In Methanol 96%, gut spülen
  4. In Methanol, 80%, gut spülen
  5. In Kardasewitsch-Lösung: 20 min
  6. In Aqua dest. 3- bis 4mal wechseln

13.4.1 Säuberung und Beschichtung der Objektträger

Lösungen, Reagenzien und Vorgehen sind in Tabelle 13.5 dargestellt.

Tabelle 13.5. Beschichtung der Objektträger mit Chromalaun-gehärteter Gelatine

---

Lösungen
  Gelatine-Lösung
  Gelatine   6,75 g
  Aqua dest.   1500 ml
  Chromalaun 48%   58 ml
  Thymol-Kristalle, reinst   einige winzige
  Plastoid N   4 gtt
  Gelatine bei 60°C in Aqua dest. lösen, bei 50°C Chromalaun, Thymol-Kristalle und 4 gtt Plastoid N
  hinzugeben. Lösung bis 7 Tage haltbar bei Zimmertemperatur

Reagenzien
  Gelatine für Unterguß   Deutsche Gelatine-Fabriken Stoess u. Co. GmbH
  Kaliumchromsulfat für Analyse   Merck Nr. 1036
  Thymol-Kristalle, reinst   Merck Nr. 8167
  Plastoid N   Röhm und Haas, Darmstadt

Vorgehen
  1. Objektträger in NaOH 4% reinigen: 24 h
  2. Abspülen unter warmem, fließendem Leitungswasser
  3. In HCl 2%:5 min
  4. Abspülen unter warmem, fließendem Leitungswasser
  5. In auf 50°C erwärmte Gelatine-Lösung tauchen
  6. Trocken schleudern

13.5 Färbemethoden

Die routinemäßig verwendeten Färbemethoden finden sich in den Tabellen 13.6 bis
13.10.

Tabelle 13.6. Gallaminblau-Giemsa-Färbung

Lösungen
  1. Gallaminblau-Lösung (Kernzbeize):
     Kaliumaluminiumsulfat   5 g
     Agua dest.   100 ml
     Gallaminblau   0,1 g
     Unter Kochen lösen. Nach Erkalten filtern. Lösung ca. 2 Wochen haltbar
  2. Phosphatpuffer pH 6,7 1/15 M
     Dinatriumhydrogenphosphat   5,18 g
     Kaliumdihydrogenphosphat   5,16 g
     Aqua dest.   1000 ml
  3. Phosphatpuffer pH 6,3 1/15 M
     Dinatriumhydrogenphosphat   2,66 g
     Kaliumdihydrogenphosphat   7,08 g
     Aqua dest.   1000 ml
  4. Giemsa-Lösung I pH 6,7
     (Erst vor Gebrauch ansetzen)
     Aqua dest.   49 ml
     Phosphatpuffer pH 6,7   1 ml
     Giemsa-Lösung   0,2 ml
  5. Giemsa-Lösung II pH 6,3
     (Erst vor Gebrauch ansetzen)
     Aqua dest.   49 ml
     Phosphatpuffer pH 6,3   1 ml
     Giemsa-Lösung   0,2 ml

Reagenzien
  Kaliumaluminiumsulfat   Merck Nr. 1047
  Dinatriumhydrogenphosphat   Merck Nr. 6580
  Kaliumdihydrogenphosphat   Merck Nr. 4873
  Giemsa-Lösung   Merck Nr. 9204

Vorgehen
  1. Entacrylatete Schnitte in Aqua dest.: 10 min
  2. Schnitte in Gallaminblau-Lösung: 16 h bei Raumtemperatur
  3. Waschen in Aqua dest.: 10 min
  4. Schnitte in Giemsa-Lösung I : 60 min bei 50°C im Inkubator
  5. Schnitte in Giemsa-Lösung II: 40 min bei 40°C im Inkubator
  6. In Aqua dest. kurz spülen und sofort Schnitte zwischen Filterpapier trocknen
  7. In Xylol tauchen und mit Eukitt eindecken
Alle Färbezeiten gelten für 3 μm Schnitte; dünnere Schnitte benötigen längere Zeiten

---

Tabelle 13.7. Silberimprägnation nach Gomori

Lösungen
1. Kaliumpermanganat-Lösung
   Kaliumpermanganat   1 g
   Aqua dest.   100 ml

2. Kaliummetabisulfit-Lösung
   Kaliumdisulfit   2 g
   Aqua dest.   100 ml

3. Ammoniumeisensulfat-Lösung
   Ammoniumeisensulfat   2 g
   Aqua dest.   100 ml

4. Natriumthiosulfat-Lösung
   Natriumthiosulfat-5-hydrat   1 g
   Aqua dest.   100 ml

5. Silberlösung
   (Erst vor Gebrauch ansetzen)
   Silbernitrat   3 g
   Aqua dest.   30 ml
   10 ml der 10% Silberlösung mit 2 ml Kalilauge 10% versetzen. Braunen Niederschlag mit
   starker Ammoniaklösung (75 ml Ammoniaklösung 25% und 25 ml Aqua dest.) auflösen. 10%
   Silberlösung dazutitrieren, bis zur Opaleszenz. Einige Tropfen starke Ammoniaklösung
   zugeben, bis die Lösung wieder klar ist. Die Lösung in einen Meßkolben schütten und mit der
   gleichen Menge Aqua dest. verdünnen. Lösung dunkel aufbewahren.

6. Formollösung
   Formaldehydlösung 35%   6 ml
   Leitungswasser   54 ml

Reagenzien
   Kaliumpermanganat   Merck Nr. 5082
   Kaliumdisulfit   Merck Nr. 5057
   Natriumthiosulfat-5-hydrat   Merck Nr. 6516
   Ammoniumeisen(III)sulfat   Merck Nr. 3776
   Silbernitrat   Merck Nr. 1512
   Ammoniaklösung 25%   Merck Nr. 5432

Vorgehen
1. Entacrylatete Schnitte in Aqua dest.: 10 min
2. Schnitte entkalken in 3% Essigsäure: 5 min
3. In Aqua dest. 4mal spülen: 1 min

Vorbehandlung zur Imprägnation:
1. Schnitte in 1% Kaliumpermanganat-Lösung: 1 min
2. Auswaschen in fließendem Leitungswasser: 2 min
3. Schnitte in 2% Kaliummetabisulfit-Lösung: 1 min
4. Auswaschen in fließendem Leitungswasser: 2 min
5. Sensibilisieren in 2% Eisenammoniumsulfat: 3 min
6. Auswaschen in fließendem Leitungswasser: 2 min (rasch spülen, sonst Niederschläge)
7. 3mal in Aqua dest. spülen

Imprägnation:
1. Schnitte in Silberlösung: 1 min
2. 6mal in Aqua dest. spülen
3. Reduzieren in Formollösung: 1 min
4. 6mal in Aqua dest. spülen
5. Imprägnationsvorgang unter dem Mikroskop kontrollieren und wiederholen, bis befriedigende
   Imprägnation erreicht ist (2- bis 3mal wiederholen je nach Fasergehalt)
6. 2% Kaliummetabisulfat-Lösung: 1 min
7. 1% Natriumthiosulfat-Lösung: 1 min
8. Auswaschen in fließendem Leitungswasser: 5 min
9. In Aqua dest. kurz spülen und Schnitte zwischen Filterpapier trocknen
10. In Xylol tauchen und mit Eukitt eindecken

Tabelle 13.8. Ladewig-Färbung

Lösungen

  Ladewig-Lösung

Anilinblau wasserlöslich	0,5 g
Goldorange	2,0 g
Aqua dest.	100 ml
Eisessig	8 ml

Diese Lösung kochen und nach Erkalten filtrieren. 1 g Säurefuchsin (Rubin S) dazugeben und kurz aufkochen. Lösung nach Erkalten filtrieren. Lösung unter dem Abzug herstellen, Gesichtsmaske und Handschuhe benützen. Säurefuchsin ist kanzerogen!

Reagenzien

Anilinblau wasserlöslich	Chroma 1 B 501
Goldorange	Chroma Nr. 10800
Säurefuchsin (Rubin S)	Merck Nr. 7629
Phosphorwolframsäure PA	Merck Nr. 582

Vorgehen

1. Entacrylatete Schnitte in Aqua dest.: 10 min
2. Kernfärbung mit Eisenhämatoxylin (Weigert): 16 h
3. Auswaschen in fließendem Leitungswasser: 10 min
4. In Aqua dest. kurz spülen
5. In Phosphorwolframsäure (5%) stellen: 3 min
6. In Aqua dest. waschen: 1 min
7. Durch Filterpapier Ladewig-Lösung auftropfen: 35 min färben
8. In Aqua dest. abspülen
9. Kurz in 96% Methanol differenzieren
10. In Aqua dest. abspülen und Schnitte zwischen Filterpapier trocknen
11. In Xylol tauchen und mit Eukitt eindecken

Tabelle 13.9. Eisenfärbung (Berliner Blau)

Lösungen

1. Eisenlösung I

| Kaliumhexacyanoferrat (II) | 2 g |
| Aqua dest. | 100 ml |

2. Eisenlösung

Kaliumhexacyanoferrat (II)	1 g
Aqua dest.	50 ml
0,2 n Salzsäure	50 ml

3. Kernechtrotlösung

Aluminiumsulfat	5 g
Aqua dest.	100 ml
Kernechtrot	0,1 g

Kochen und nach Erkalten filtrieren

Reagenzien

Kaliumhexacyanoferrat (II)	Merck Nr. 4984
Aluminiumsulfat	Merck Nr. 1102
Kernechtrot	Merck Nr. 5189

Vorgehen

1. Entacrylatete Schnitte in Aqua dest.: 10 min
2. Schnitte in frisch bereitete Eisenlösung I: 5 min
3. Schnitte in frisch bereitete Eisenlösung II: 25 min
4. Waschen in Aqua dest.: 1 min
5. Färben in Kernechtrotlösung: 1–2 h
6. Auswaschen in fließendem Leitungswasser: 5 min
7. In Aqua dest. kurz spülen und zwischen Filterpapier trocknen
8. In Xylol tauchen und in Eukitt eindecken

Tabelle 13.10. Perjodsäure-Schiff(PAS)-Lösung

Lösungen
1. Perjodsäure-Lösung
   Kaliumperjodat   4 g
   Aqua dest.   950 ml
   Bis zur Lösung erwärmen, nach Abkühlen 50 ml 2 n Schwefelsäure zugeben. Lösung bei Zimmertemperatur aufbewahren

2. Schiff-Reagens
   5 g Pararosanilin (basisch) in 150 ml 1 n Salzsäure lösen
   5 g Kaliumdisulfit in 850 ml Aqua dest. lösen
   Beide Lösungen mischen und dunkel aufbewahren
   Mit Aktivkohle filtern, bis klare Lösung. Im Kühlschrank bis 14 Tage haltbar

3. Hämalaun nach Mayer-Romeis
   1 g Hämatoxylin in 100 ml Aqua dest. lösen
   Setze zu: 0,2 g Natriumjodat und 50 g Kaliumaluminiumsulfat
   Durch Schütteln auflösen
   Setze zu: 50 g Chloralhydrat und 1 g Zitronensäure (die Farbe wird dann rot-violett)
   Lösung bis 4 Monate haltbar. Vor Gebrauch filtrieren

Reagenzien

Pararosanilin (basisch) zum Mikroskopieren	Merck Nr. 7601
Kaliumdisulfit	Merck Nr. 5056
Aktivkohle	Merck Nr. 2188
Kalium-meta-perjodat	Merck Nr. 5079
Natriumjodat	Merck Nr. 6525
Chloralhydrat	Merck Nr. 2425
Zitronensäure	Merck Nr. 244
Hämatoxylin	Merck Nr. 4305

Vorgehen
   1. Entacrylatete Schnitte in Aqua dest.: 10 min
   2. Perjodsäure-Lösung bei 56°C: 30 min
   3. Waschen in fließendem Leitungswasser: 2 min
   4. Waschen in Aqua dest.
   5. Schnitte in Schiff-Reagens: 60 min
   6. Waschen in fließendem Leitungswasser: 20 min
   7. Waschen in Aqua dest.: 1 min
   8. Schnitte in Hämalaun-Lösung: 35 min
   9. Waschen in fließendem Leitungswasser: 10 min
   10. In Aqua dest. kurz spülen und zwischen Filterpapier trocknen
   11. In Xylol tauchen und in Eukitt eindecken

Literatur

Banks PM, Caron B, Morgan TW (1983) Use of imprints for monoclonal antibody studies: suitability of air-dried preparations from lymphoid tissues with an immunohistochemical method. Am J Clin Pathol 79:438–442

Bartl R, Burkhardt R, Vondracek H, Sommerfeld W, Hagemeister E (1978) Rationelle Beckenkammbiopsie. Längsteilung der Proben zur Anwendung von mehreren Präparationsverfahren ohne Materialverlust. Klin Wschr 56:545–550

Bartl R, Frisch B, Buchenrieder B, Sommerfeldt W, Muthmann H, Jäger K, Hoffmann-Feser G, Burkhardt R (1984) Multiparameter studies on 650 bone marrow biopsy cores. Bibl Haematol 50:1–16

Bordier F, Matrait H, Miravet L, Hioco D (1964) Mesure histologique de la masse et de la resorption des travees osseuses. Pathol Biol 12:1238–1243

Burkhardt R (1971) Farbatlas der klinischen Histopathologie von Knochenmark und Knochen. Springer, Berlin

Catovsky D, Crockard AD, Matutes E, O'Brien M (1981) Cytochemistry of leukaemic cells. In: Stoward PJ, Polak JM (eds) Histochemistry. The widening horizons of its applications in the biomedical sciences. John Wiley and Sons, Chichester, p 67–87

Falini B, Taylor CR (1983) New developments in immunoperoxidase techniques and their application. Arch Pathol Lab Med 107:105–107

Frisch B, Bartl R (1984) Bone marrow biopsies updated. Bibl Haematol 50

Harris NL, Data RE (1982) The distribution of neoplastic and normal B-lymphoid cells in nodular lymphomas: use of an immunoperoxidase technique on frozen sections. Human Pathol 13:610–617

Islam A (1982) A new bone marrow biopsy needle with core securing device. J Clin Pathol 35:359–364

Islam A, Frisch B (1985) Plastic embedding in routine histology I: Preparation of semi-thin sections of undecalcified marrows cores. Histopathol 9:1263–1274

Jamshidi K, Swaim WR (1971) Bone marrow biopsy with unaltered architecture – a new biopsy device. J Lab Clin Med 77:335–342

Janossy G, Ganeshaguru K, Hoffbrand AV (1982) Leukaemia and lymphoma: recent immunological and biochemical developments. In: Hoffbrand AV (ed) Advances in haematology, vol 3. Churchill Livingstone, Edinburgh

Jasmin G (1981) Cell markers. Methods and achievements. In: Experimental pathology, vol 10. Karger, Basel

Leong AS-Y, Forbes IJ (1982) Immunological and histochemical techniques in the study of the malignant lymphomas: a review. Pathology 14:247–254

Pizzolo G, Chilosi M, Cetto GL, Fiore-Donati L, Janossy G (1982) Immuno-histological analysis of bone marrow involvement in lymphoproliferative disorders. Br J Haematol 50:95–100

Polak JM, van Norden S (1983) Immunocytochemistry. Practical Applications in Pathology and Biology. Wright, Bristol

Robb-Smith AHT, Taylor CR (1981) Lymph node biopsy. A Diagnostic Atlas. Miller Heyden, London

Stass SA, Dean L, Peiper SC, Bollum JF (1982) Determination of terminal deoxynucleotidyl transferase on bone marrow smears by immunoperoxidase. Am J Clin Pathol 77:174–176

Farbtafeln

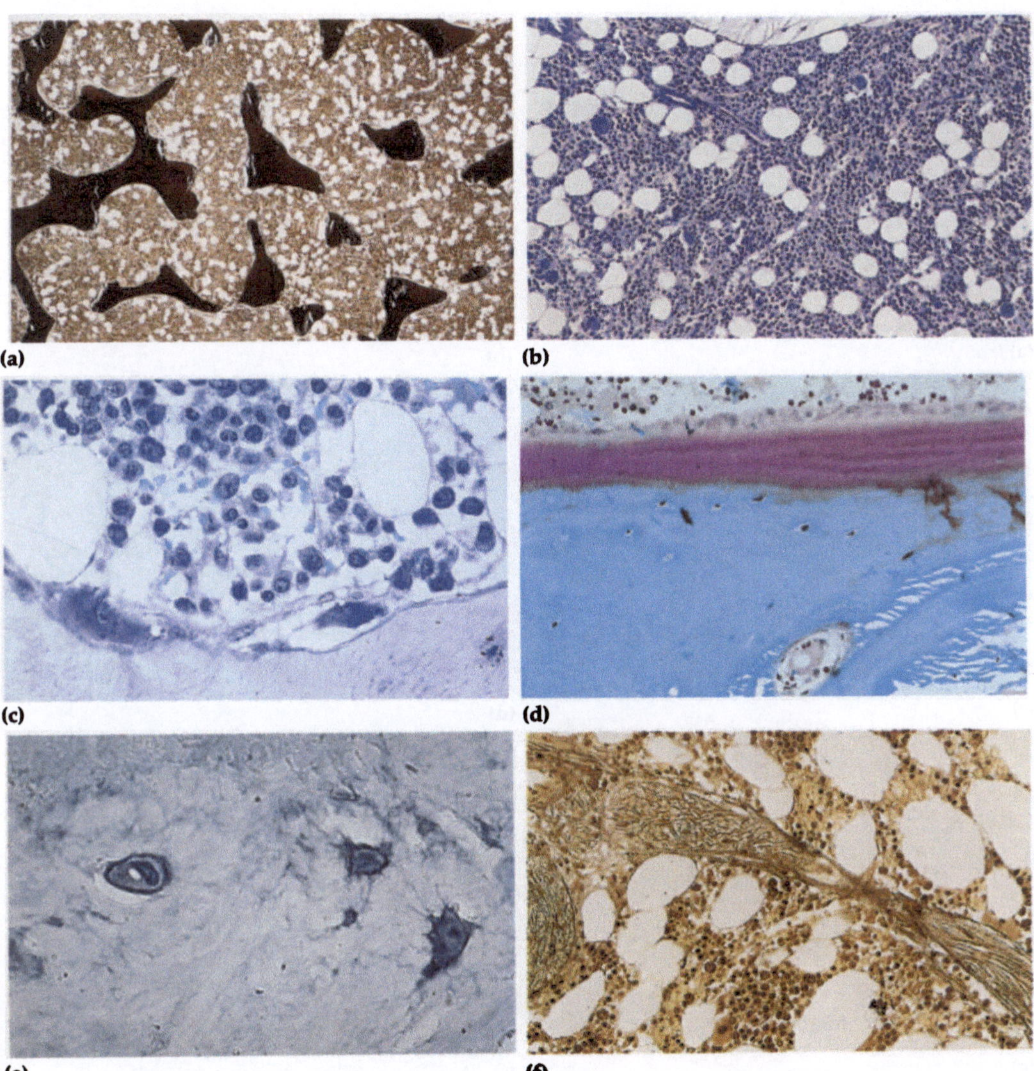

Farbtafel I. Normale Knochen- und Knochenmarkstrukturen
a Hämatopoese *(hellbraun)*, Fettmark *(weiß)* und Spongiosa *(dunkelbraun)* unter normalen Bedingungen (Vergr. 40:1, Gomori). **b** Stärkere Vergrößerung der Hämatopoese (Vergr. 100:1, Giemsa). **c** Spongiosaoberfläche mit Osteoklasten in Howship-Lakune (Vergr. 400:1, Giemsa). **d** Trabekeloberfläche mit Osteoblastensaum auf lamellärem Osteoidstreifen *(rot)* und mineralisierter Knochen *(blau;* Vergr. 250:1, Ladewig). **e** Zwei aktive Osteozyten in ihren Lakunen, mit Kanälchen; *links* kleines Gefäß mit Endothelzelle im Knochen (Vergr. 600:1, Giemsa). **f** Longitudinaler und tangentialer Schnitt durch einen Nerv im normalen Knochenmark (Vergr. 250:1, Gomori)

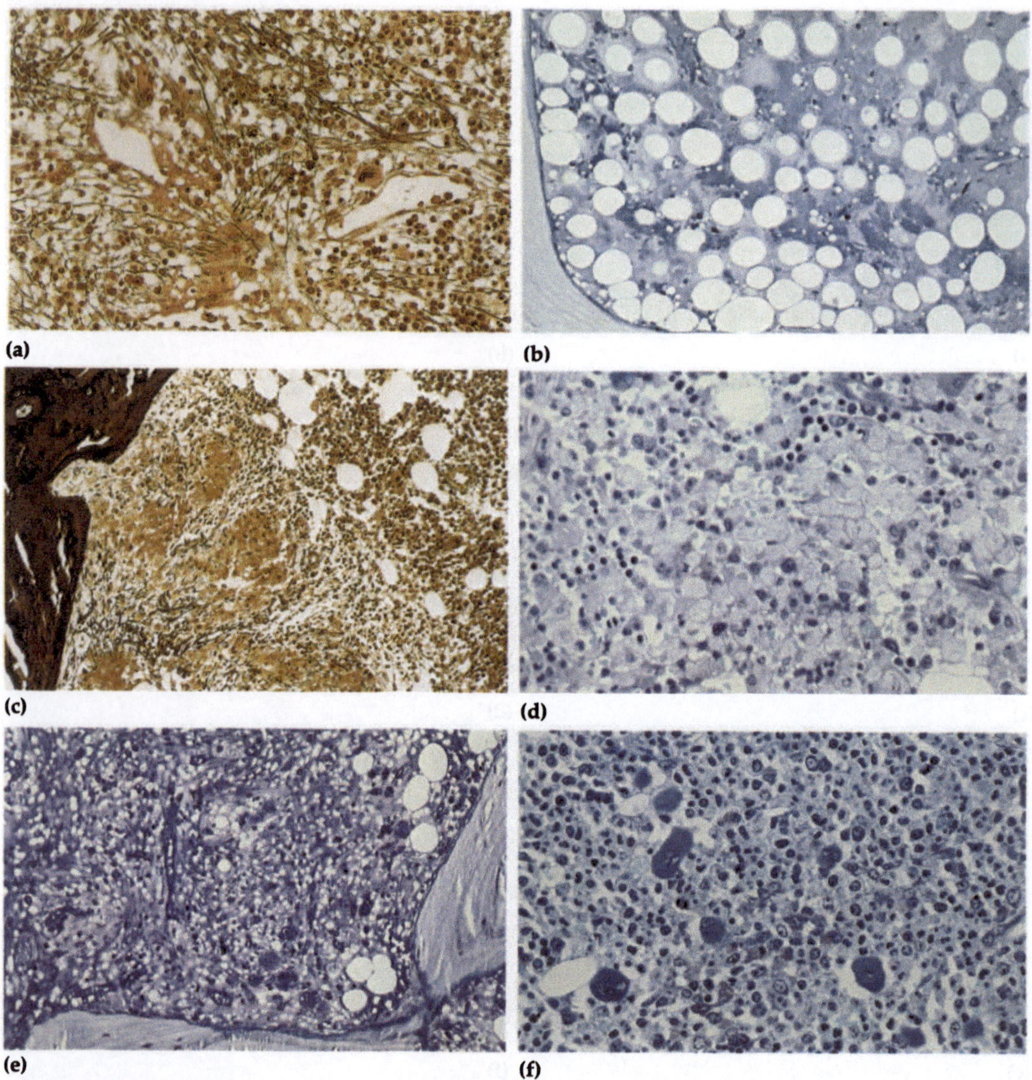

Farbtafel II. Unspezifische Knochenmarkreaktionen
a Sklerosierende Myelitis (Vergr. 250:1, Gomori). **b** Exsudative Myelitis (Vergr. 250:1, Giemsa).
c Granulomatöse Myelitis (Vergr. 250:1, Gomori). **d** Schaumzellen im Knochenmark bei einem
Patienten mit chronischer Niereninsuffizienz (Vergr. 250:1, Giemsa). **e** KMB eines 12 Jahre alten
Kindes mit chronischer Osteomyelitis (Vergr. 250:1, Giemsa). **f** Leukämoide Reaktion im Knochenmark bei einem Patienten mit Morbus Hodgkin ohne Knochenmarkbefall (Vergr. 250:1, Giemsa)

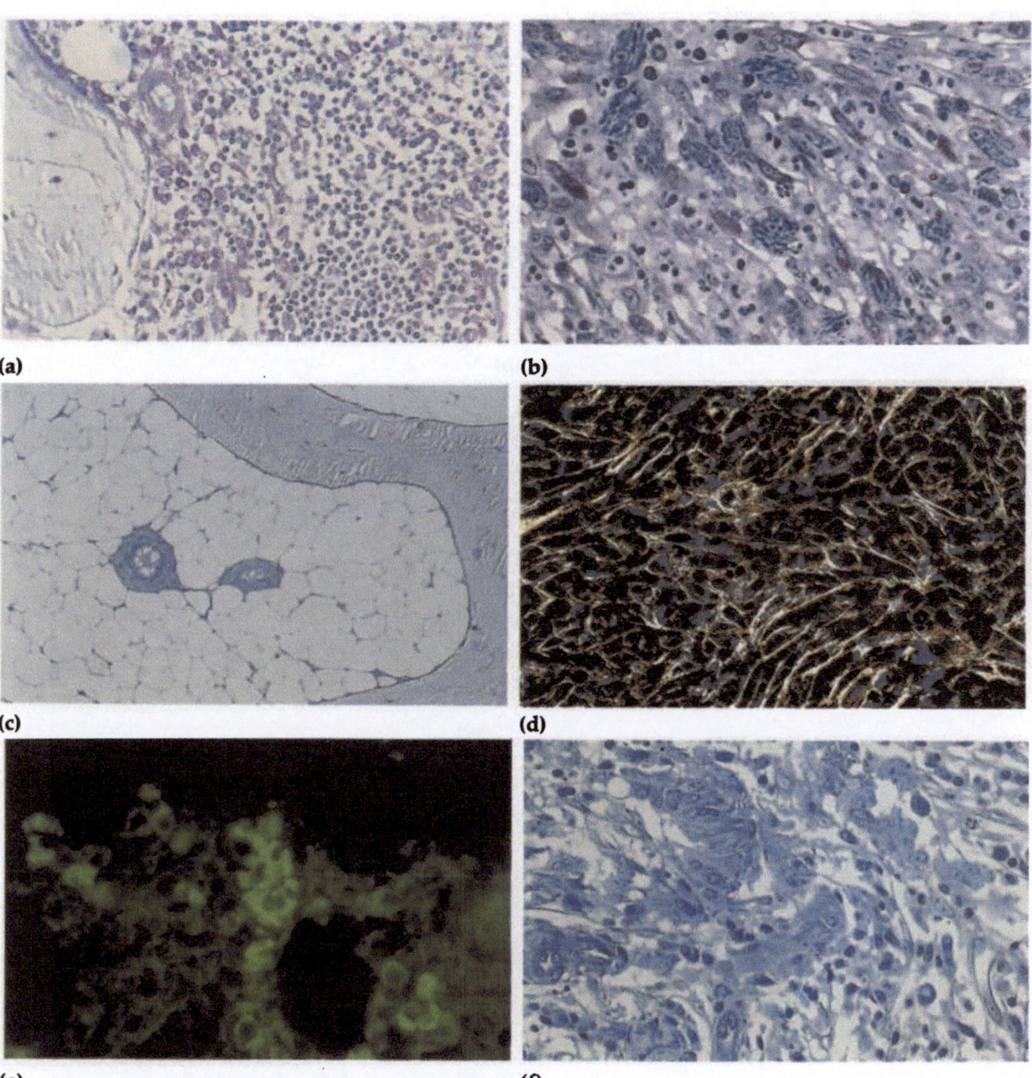

(a)　(b)　(c)　(d)　(e)　(f)

Farbtafel III. Knochenmarkreaktionen
a Systemische Mastozytose mit endostal gelegenen Mastzellen, Lymphozyten und Lymphzellinfiltrat (*unten rechts;* Vergr. 250:1, Giemsa). **b** Makrophagen mit kristallinen Einschlüssen bei systemischer Mastozytose; diese Zellen werden häufig auch bei CML und megakaryozytärer Myelose gesehen (Vergr. 400:1, Giemsa). **c** Vollständiger Ersatz der Hämopoese durch Fettzellen; zwei kleine Arterien mit Wandsklerose (Vergr. 100:1, Giemsa). **d** Maligne Myelofibrose mit ausgeprägter Fibrose im Polarisationslicht (Vergr. 400:1, Gomori). **e** Plasmozytom im Knochenmark. Der Nachweis monoklonaler Plasmazellen erhärtete die Diagnose eines frühen multiplen Myeloms (Kryostatschnitt, FITC, IgA, lambda; Vergr. 400:1). **f** Epithelioidzellen im Knochenmark bei einem Patienten mit Lennert-Lymphom (Lymphknotenbiopsie; Vergr. 400:1, Giemsa)

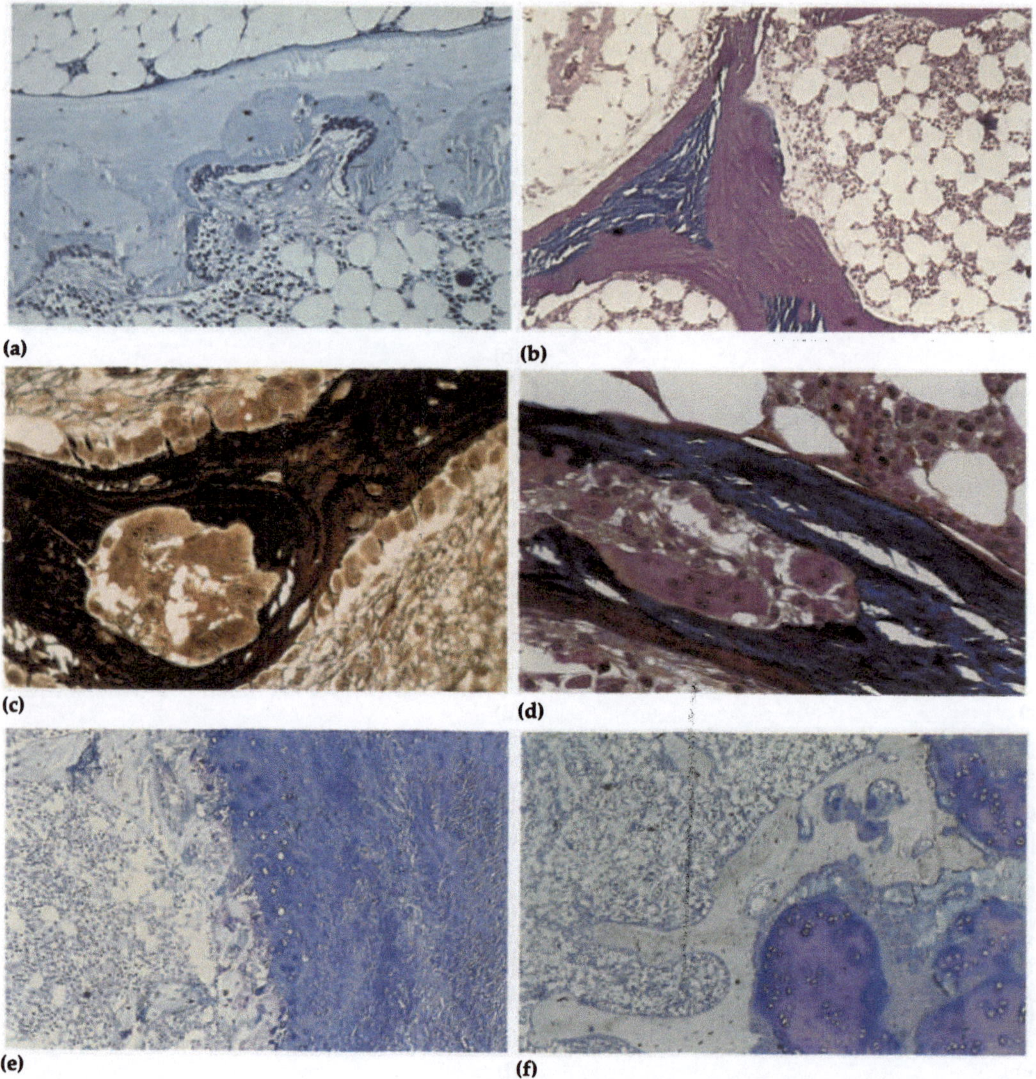

Farbtafel IV. Osteopathien

a Frühform eines Morbus Paget des Knochens, mit Mosaikstruktur, 2 großen Osteoklasten, Osteoblasten und paratrabekulärer Fibrose. Die obere Seite des Knochenbälkchens ist noch nicht betroffen (Vergr. 250:1, Giemsa). **b** Osteomalazie; Osteoid *rot,* mineralisierter Knochen *blau* (Vergr. 100:1, Ladewig). **c** Primärer Hyperparathyreoidismus (pHPT); beachte disseziierende Osteoklasie, Osteoblastensäume auf der Bälkchenoberfläche und paratrabekuläre Fibrose (Vergr. 400:1, Gomori). **d** Renale Osteodystrophie mit disseziierender Osteoklasie, ähnlich wie bei pHPT (Vergr. 400:1, Ladewig). **e** Epiphysäre Wachstumsfuge bei Osteogenesis imperfecta; beachte Schwund des Säulenknorpels und ungenügend ausgebildete Kompakta und Spongiosa (Vergr. 100:1, Giemsa). **f** Chondrosarkom; beachte Knorpelmassen rechts (*dunkelblau;* Vergr. 100:1, Giemsa)

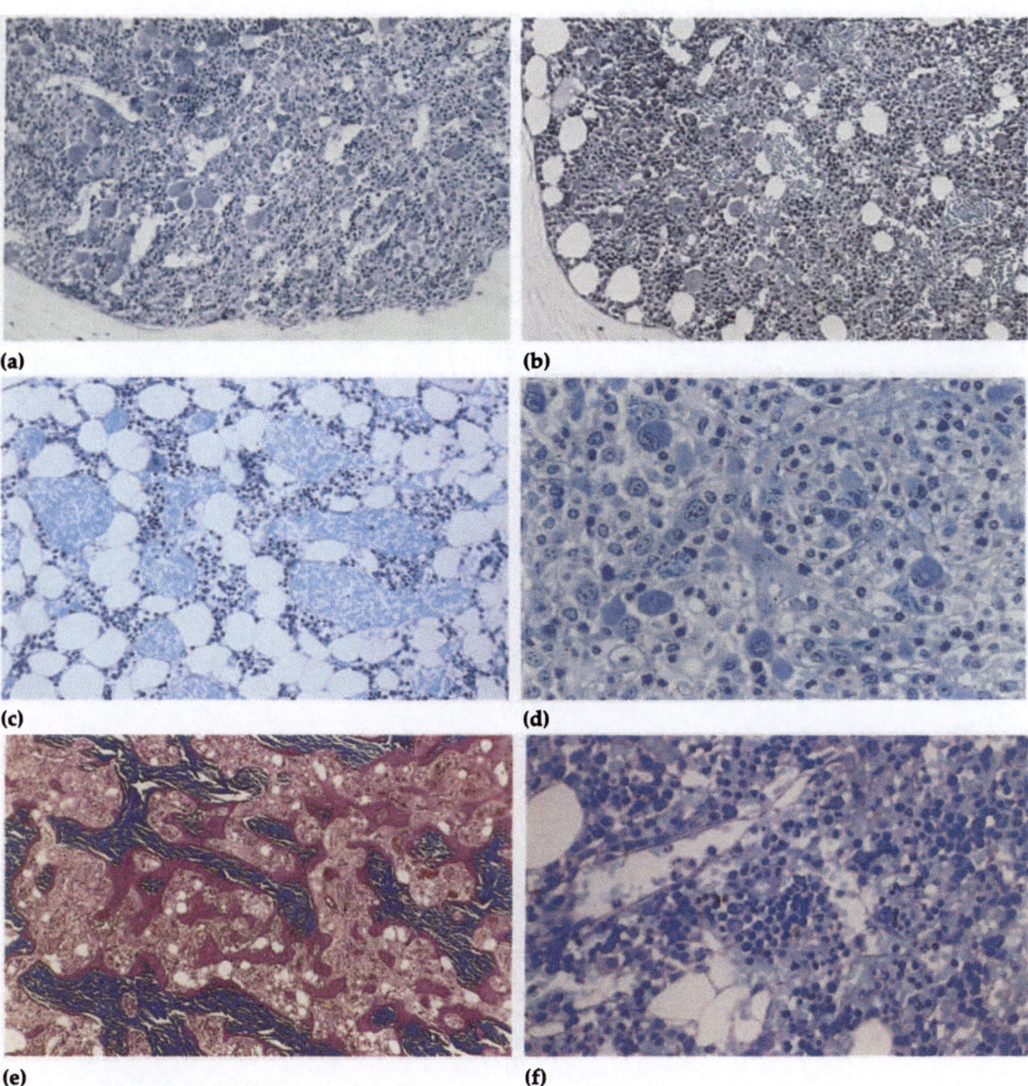

Farbtafel V. Myeloproliferative Erkrankungen (Teil 1)

a Polycythaemia vera (PV) mit trilinearer Proliferation; hyperzelluläres Mark und Fehlen von Fettzellen (Vergr. 100:1, Giemsa). **b** PV mit erythropoetischer und megakaryozytärer Hyperplasie; beachte die weiten Sinusgefäße; Fettzellen nur im paratrabekulären Bereich (Vergr. 250:1, Giemsa). **c** Klinisch gesicherte PV mit Hypozellularität in der Beckenkammbiopsie; beachte die dilatierten Sinusgefäße (Vergr. 250:1, Giemsa). **d** Übergang einer megakaryozytären Myelose in Myelofibrose; beachte mononukleäre Megakaryozyten und Makrophagen mit kristallinen Einschlüssen (Vergr. 400:1, Giemsa). **e** Osteomyelosklerose; beachte Osteoid *(rot),* mineralisierter, lamellärer Knochen *(blau)* und Markfibrose mit wenigen restlichen Fettzellen (Vergr. 100:1, Ladewig). **f** Sphärozytose mit kompensatorischer erythropoetischer Hyperplasie zum Vergleich (Vergr. 300:1, Giemsa)

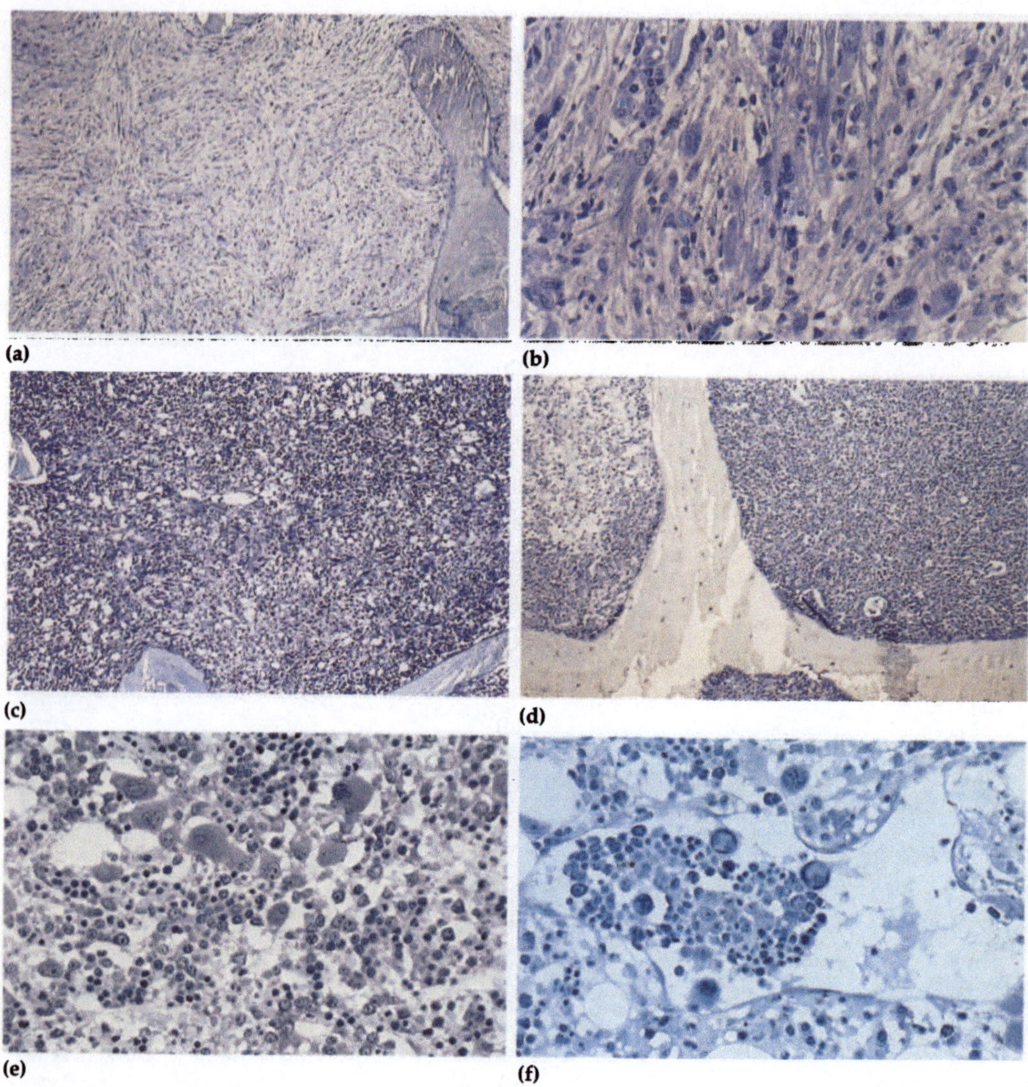

Farbtafel VI. Myeloproliferative Erkrankungen (Teil 2)
a Beckenkammbiopsie eines 46 Jahre alten Patienten mit Panzytopenie, Splenomegalie und zunehmender Müdigkeit seit 6 Monaten; beachte nahezu azelluläre Fibrose (Vergr. 200:1, Giemsa).
b Erste Verlaufsbiopsie desselben Patienten nach 2 Monaten: typisches Bild einer Myelofibrose mit zahlreichen Megakaryozyten (Vergr. 400:1, Giemsa). **c** Nach einem Monat entwickelte der Patient eine akute Leukämie, an der er eine Woche später starb: Autopsie des Beckenkamms zeigt Resthämatopoese (Vergr. 200:1, Giemsa). **d** Patient wie in c mit flächenhaften Blasteninfiltraten (Vergr. 200:1, Giemsa). **e** Ausgeprägte Dyserythropoese im Knochenmark bei megakaryozytärer Myelose (Vergr. 250:1, Giemsa). **f** Intravaskuläre Hämatopoese bei Myelofibrose (Vergr. 400:1, Giemsa)

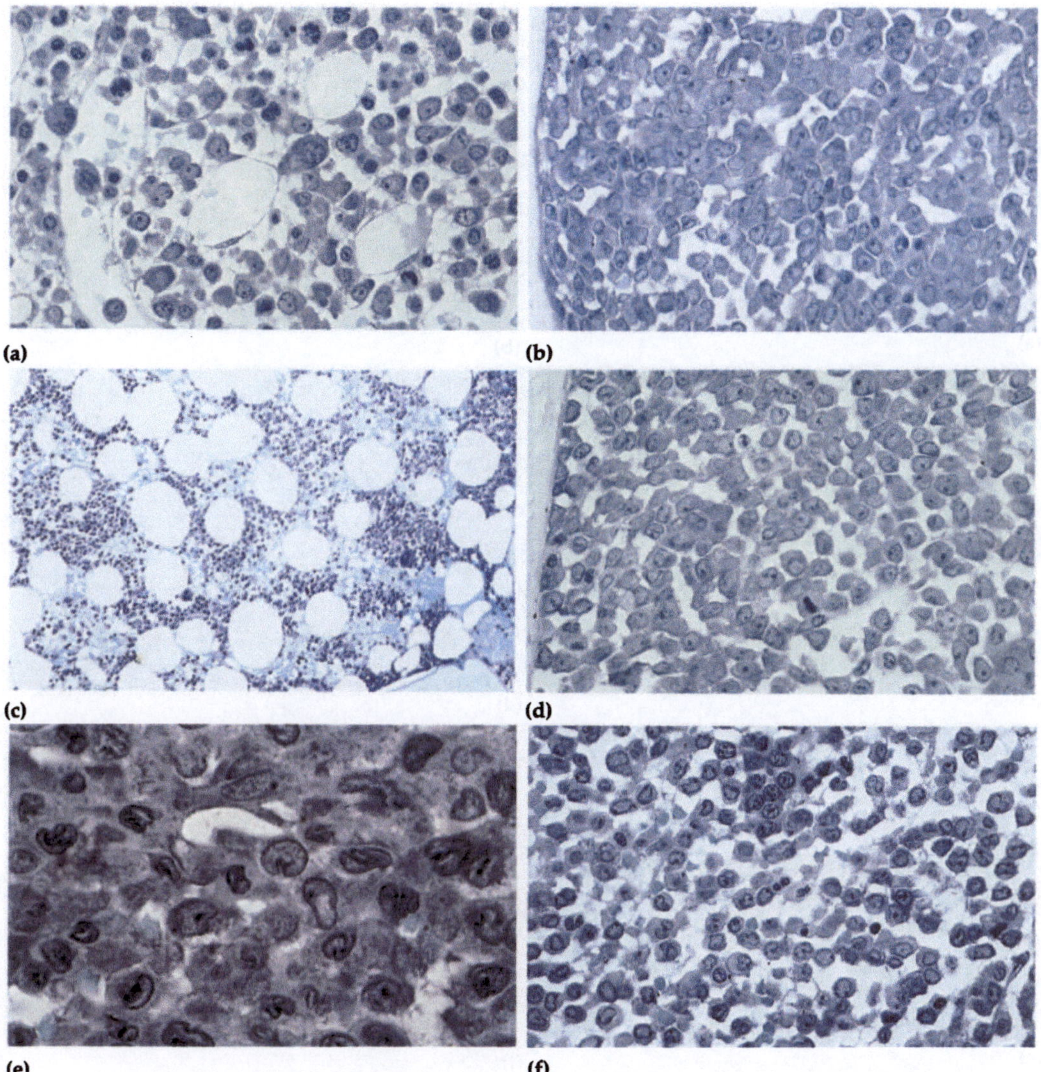

Farbtafel VII. Myeloische Leukämien
a Gemischt erythro-/megakaryoblastisch (Vergr. 400:1, Giemsa). **b** Myelomonozytisch (Vergr. 600:1, Giemsa). **c** Hypozellulär undifferenziert (Vergr. 250:1, Giemsa). **d** Myeloblastisch (Vergr. 600:1, Giemsa). **e** Monozytisch (Vergr. 1000:1, Giemsa). **f** Promyelozytisch (Vergr. 400:1, Giemsa)

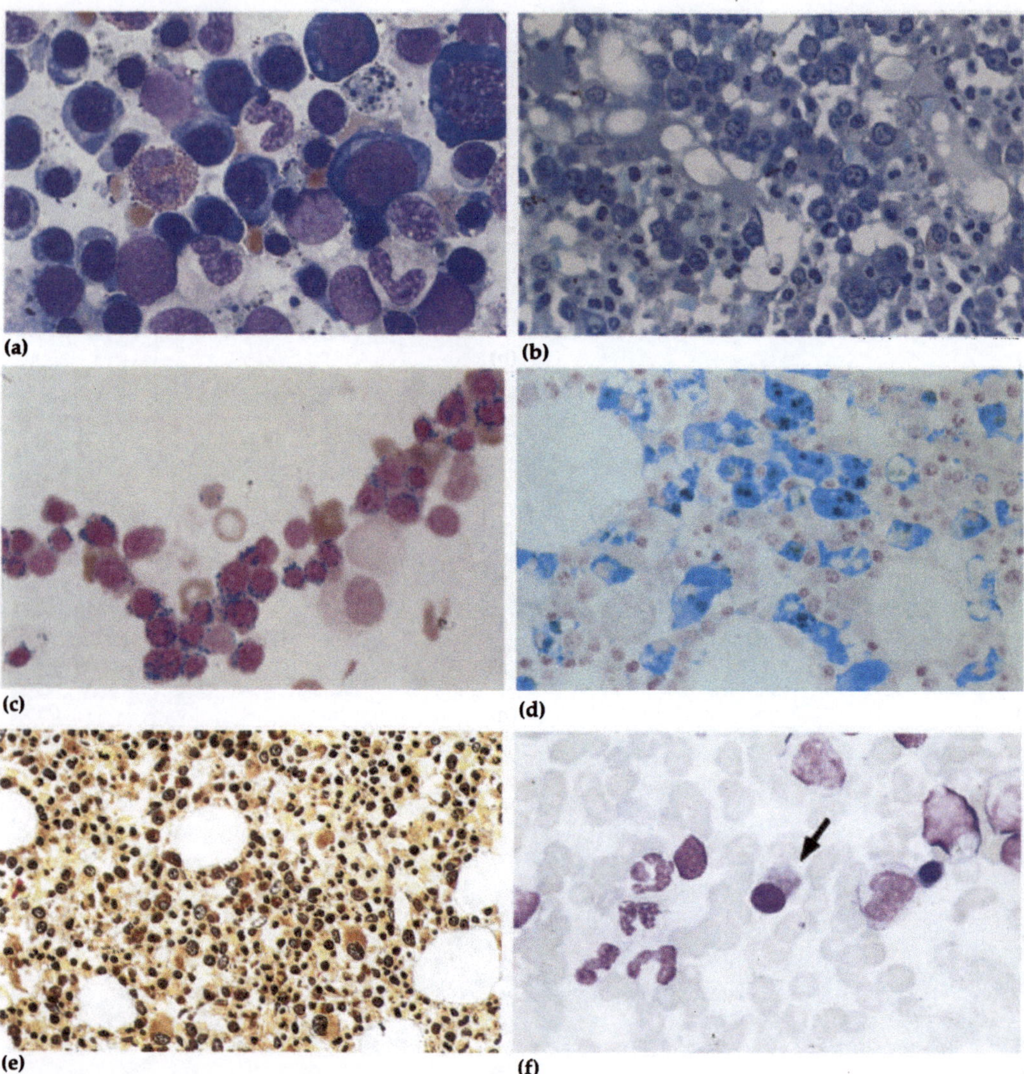

Farbtafel VIII. Myelodysplasie

a Knochenmarkausstrich eines Patienten mit refraktärer Anämie: Erythroblasten aller Reifungsstufen (Vergr. 1000:1, Pappenheim). **b** Refraktäre Anämie mit Gruppen unreifer erythropoetischer Vorstufen (Vergr. 400:1, Giemsa). **c** Zahlreiche Ringsideroblasten bei einem Patienten mit sideroblastischer Anämie (Vergr. 600:1, Berliner Blau). **d** Massive Eisenspeicherung in Makrophagen bei einem Patienten mit refraktärer Anämie (Vergr. 400:1, Berliner Blau). **e** Myelodysplasie mit Hyperzellularität und Mikromegakaryozyten (Vergr. 250:1, Gomori). **f** Knochenmarkausstrich bei Myelodysplasie; Mikromegakaryozyt (*Pfeil;* Vergr. 600:1, Pappenheim)

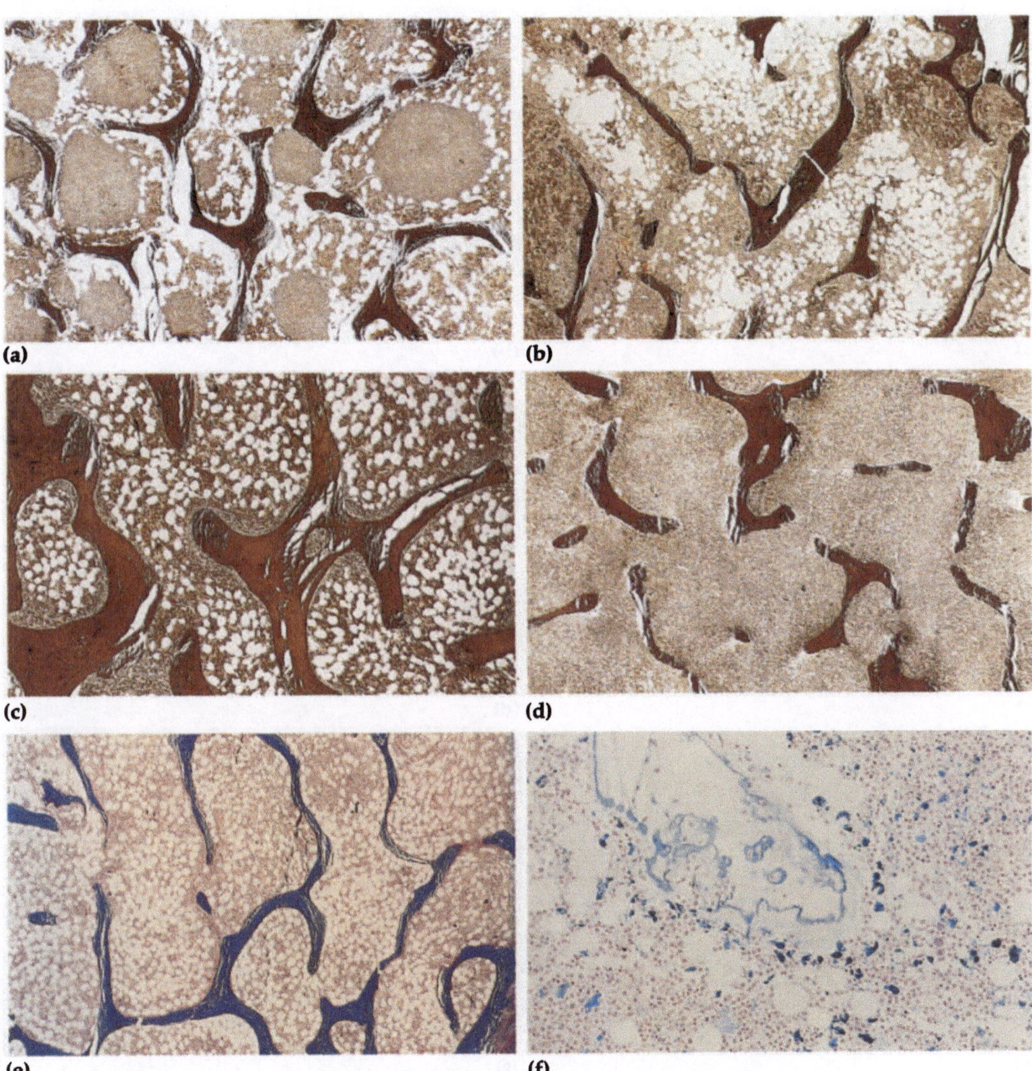

Farbtafel IX. Wachstumsformen maligner Lymphome im Knochenmark
a CLL, nodulär (Vergr. 40:1, Gomori). **b** Haarzelleukämie, fleckförmig (Vergr. 40:1, Gomori).
c Zentrozytom, paratrabekulär (Vergr. 40:1, Gomori). **d** Immunozytom, „packed marrow" (Vergr.
40:1, Gomori). **e** Multiples Myelom, interstitiell, mit hypozellulärem Mark und deutlicher Osteoporose (Vergr. 40:1, Ladewig). **f** Eisenüberladung beim multiplen Myelom mit endostalen Eisenniederschlägen (Vergr. 200:1, Berliner Blau)

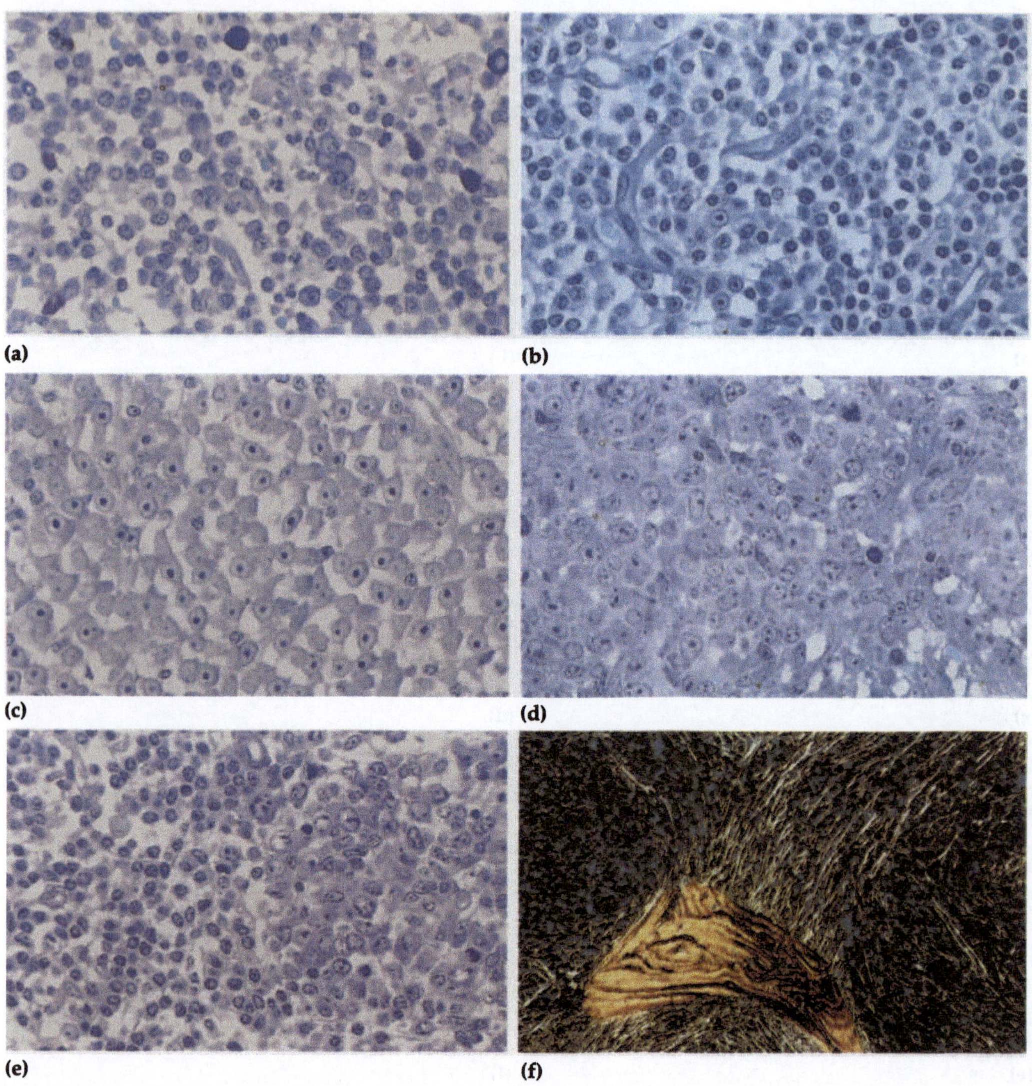

Farbtafel X. Maligne Lymphome im Knochenmark
a Polymorphes Immunozytom (Vergr. 400:1, Giemsa). **b** CLL mit nukleolenhaltigen Zellen (Vergr. 400:1, Giemsa). **c** ML, immunoblastisch (Vergr. 400:1, Giemsa). **d** ML, zentroblastisch (Vergr. 400:1, Giemsa). **e** ML, zentroblastisch/zentrozytisch (Vergr. 400:1, Giemsa). **f** ML, zentrozytisch, im Polarisationslicht mit vom Knochen ausstrahlenden Fasern (Vergr. 250:1, Gomori)

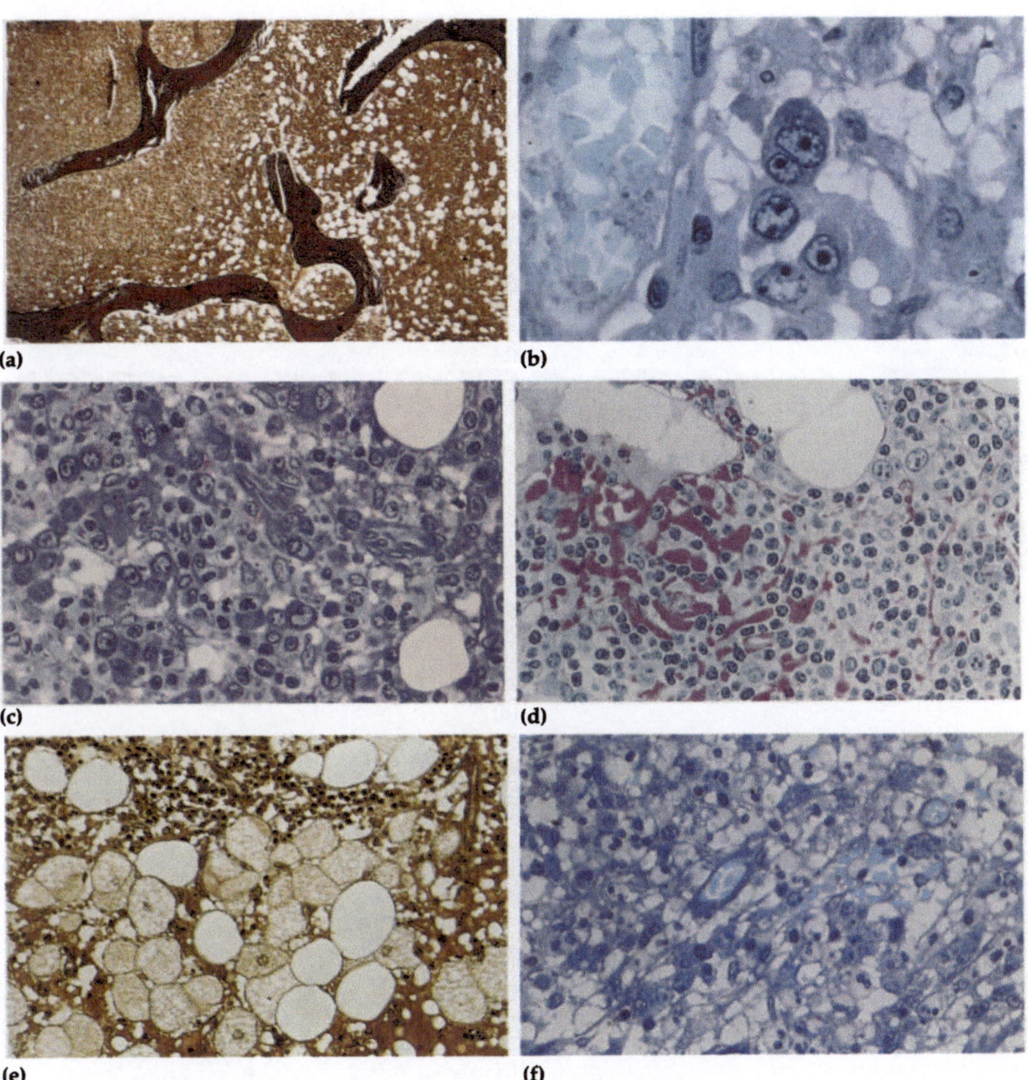

Farbtafel XI. Morbus Hodgkin (HD) und andere Krankheiten
a Herdförmiger Befall des Knochenmarks bei HD; lymphogranulomatöses Gewebe mit Reed-Sternberg- und Hodgkin-Zellen (Vergr. 40:1, Gomori). **b** Sternberg-Reed und Hodgkin-Zellen im Knochenmark (Vergr. 400:1, Giemsa). **c** Pleomorphes Zellinfiltrat bei einem Patienten mit angioimmunoblastischer Lymphadenopathie (AILD), im Lymphknoten diagnostiziert (Vergr. 400:1, Giemsa). **d** AILD im Knochenmark mit PAS-positivem Material im Interstitium (Vergr. 400:1, 1, PAS). **e** Histiozyten und Schaumzellen bei einem Patienten mit immunozytischem ML im Knochenmark (Vergr. 300:1, Gomori). **f** Histiozytose (Vergr. 300:1, Giemsa)

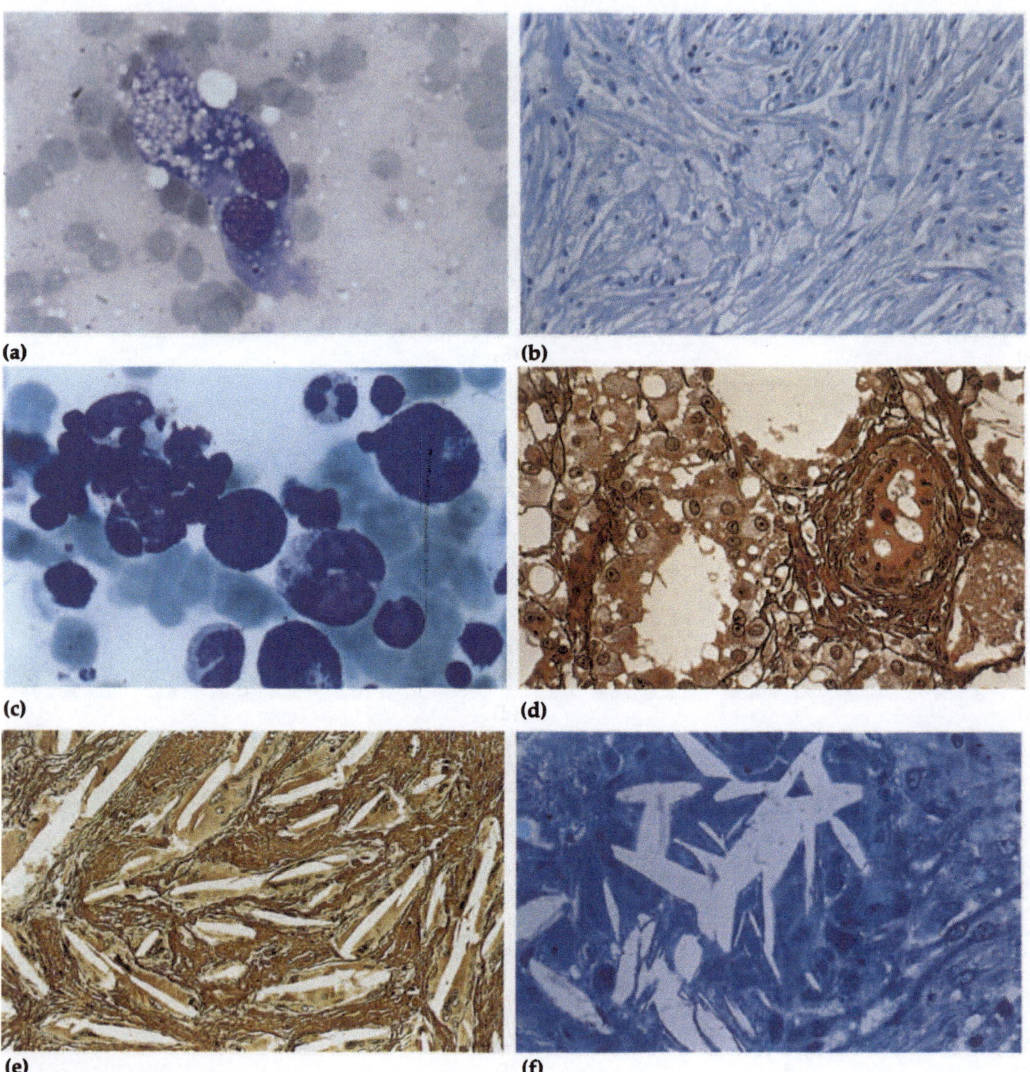

Farbtafel XII. Speicherkrankheiten
a Knochenmarkausstrich bei einem Patienten mit Morbus Hand-Schüller-Christian (Vergr. 1000:1, Pappenheim). **b** Biopsieschnitt desselben Kindes mit Speicherzellen und Fibrose (Vergr. 300:1, Giemsa). **c** Knochenmarkausstrich eines Kindes mit Morbus Farquhar; Makrophagen mit phagozytierten Normoblasten (Vergr. 1000:1, Pappenheim). **d** Ansammlung von Histiozyten im Knochenmark eines Patienten mit Morbus Fabry (Vergr. 400:1, Gomori). **e** Xanthom im Knochenmark (Vergr. 400:1, Gomori). **f** Zystinose; wie in **e** sind große Cholesterinkristalle herausgelöst (Vergr. 400:1, Giemsa)

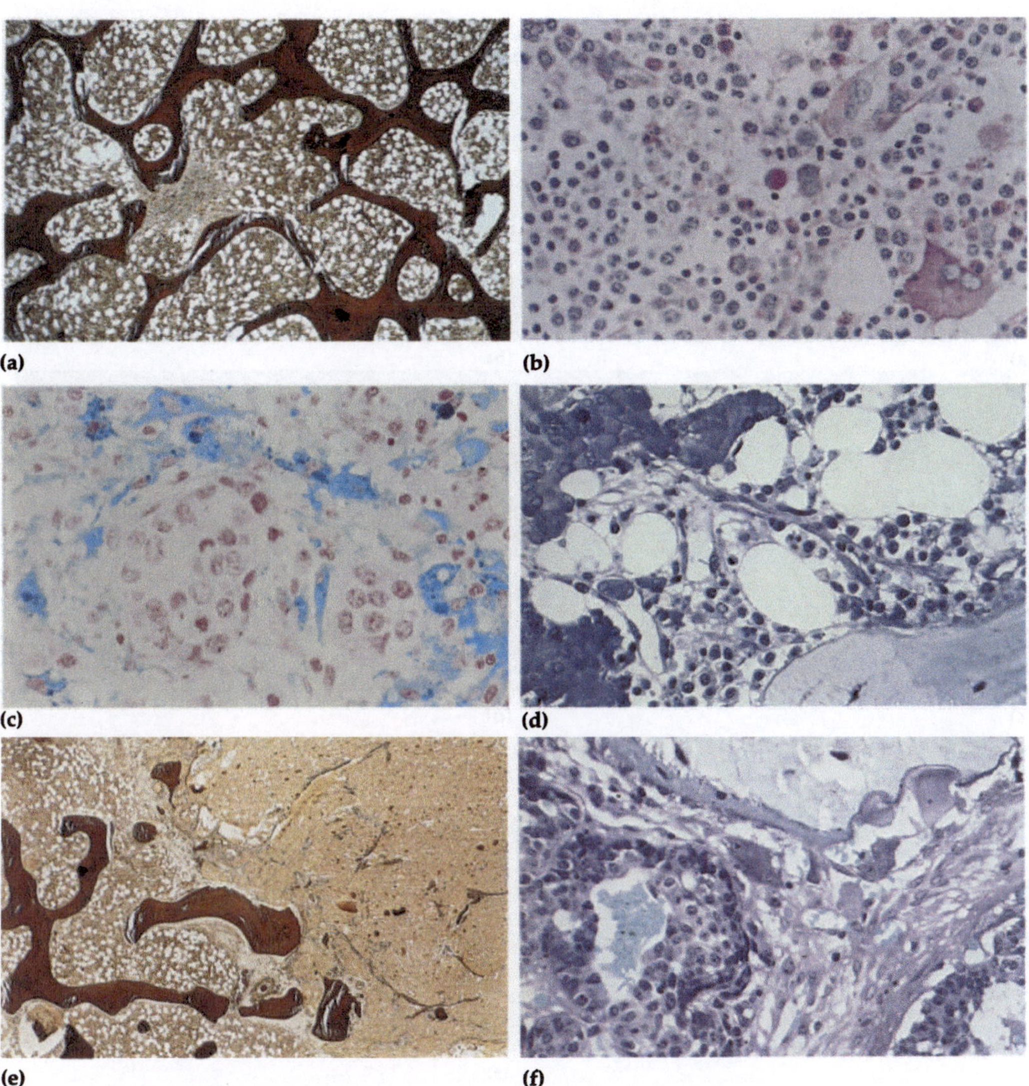

Farbtafel XIII. Mikrometastasen im Knochenmark
a Kleiner Herd von Tumorzellen mit deutlicher reaktiver Fibrose (Vergr. 40:1, Gomori). **b** Isolierte Tumorzellen im Knochenmark, nachgewiesen mit der PAS-Färbung (Vergr. 250:1). **c** Kleine Metastasen, von eisenbeladenen Makrophagen umgeben (Vergr. 400:1, Berliner Blau). **d** Interstitielle Ausbreitung von Metastasen mit marginaler Angiogenese (Vergr. 250:1, Giemsa). **e** Osteolytische Knochenmarkmetastase eines Karzinoms (Vergr. 50:1, Gomori). **f** Gemischt osteoblastisch/osteoklastische Reaktion nahe einer Metastase (Vergr. 250:1, 1, Giemsa)

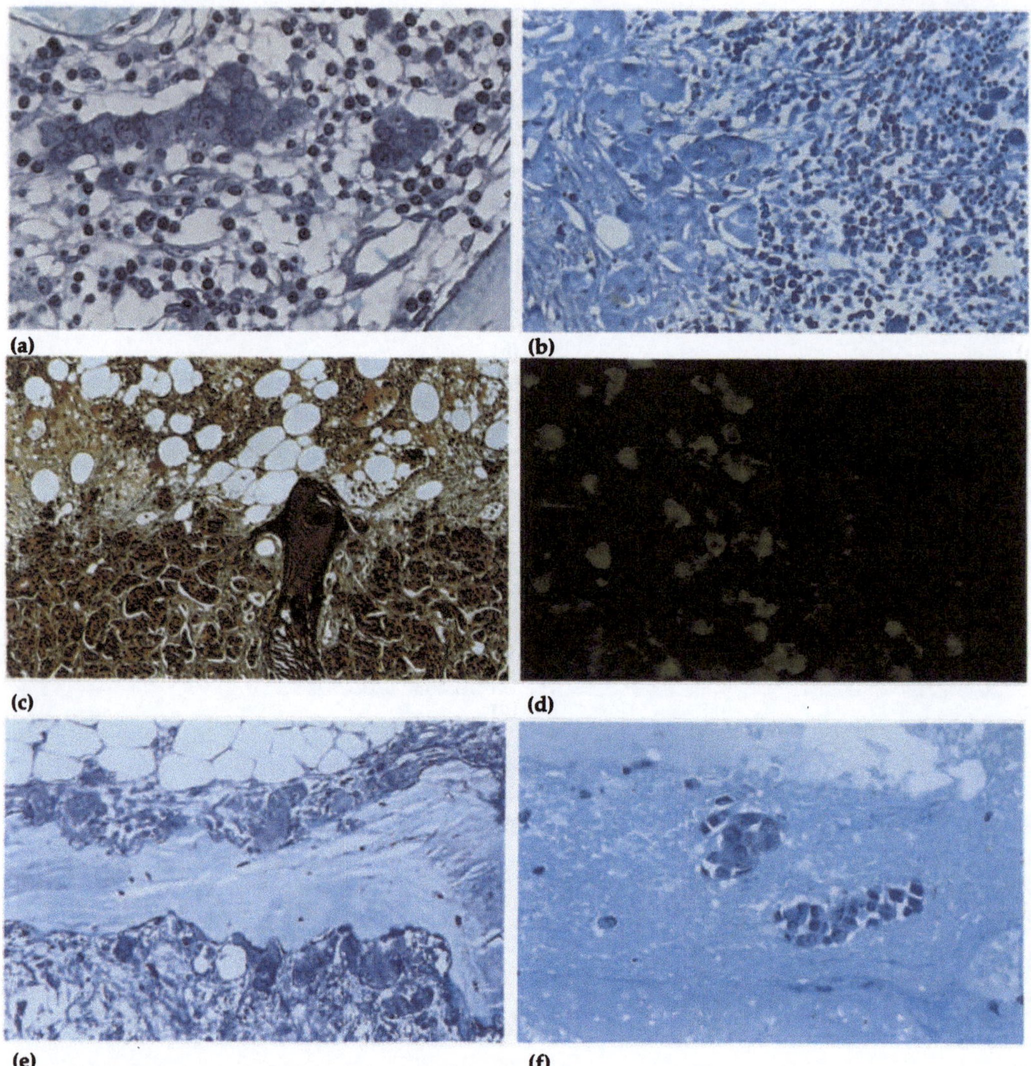

Farbtafel XIV. Marginale Reaktionen bei Metastasen
a Mikrometastasen mit breiter marginaler Zone von Lymphozyten und Plasmazellen (Vergr. 250:1, Giemsa). **b** Gemischtzellige Reaktion mit vermehrt eosinophilen Granulozyten am Metastasenrand eines Bronchialkarzinoms (Vergr. 250:1, Giemsa). **c** Ödematös/fibrotischer Saum, der die Metastase eines Prostatakarzinoms vom Restmark trennt (Vergr. 250:1, 1 Gomori). **d** Kryostatschnitt, FITC, anti-IgG: Plasmazellen *(links)* um eine Metastase *(rechts;* Vergr. 400:1). **e** Osteoklastischer Knochenabbau nahe einer Metastase eines unbekannten Primärtumors (Vergr. 250:1, Giemsa). **f** Tumorzellen im Blutgerinnsel, in Verbindung mit einer kleinen Biopsie ohne Befall (Vergr. 400:1, Giemsa)

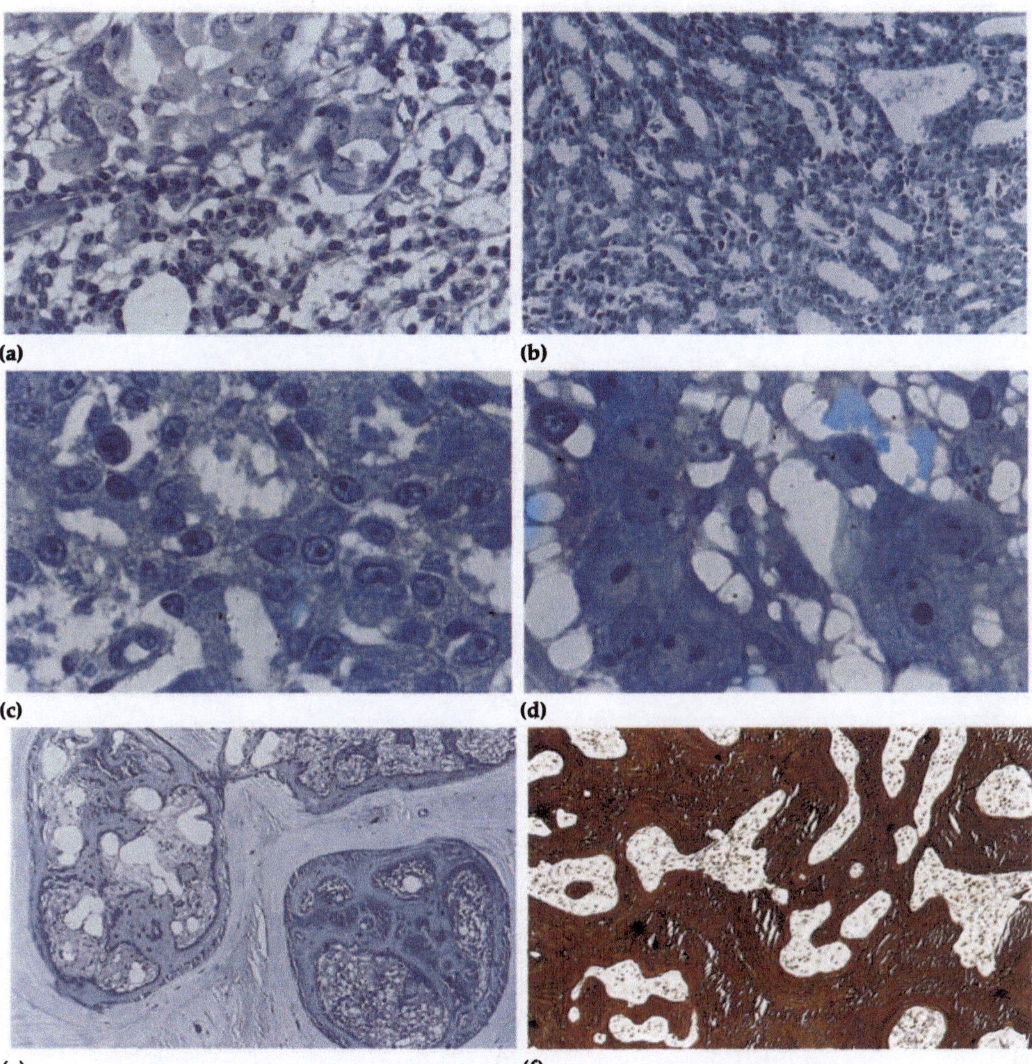

Farbtafel XV. Histologische Varianten von Metastasen des Prostatakarzinoms
a Tumorzellen mit blassen Kernen und reichlichem Zytoplasma, angedeutet tubuläre Strukturen; beachte lymphozytäre Reaktion (Vergr. 400:1, Giemsa). **b** kleinere, dichter angeordnete Zellen mit kribriformem Muster (Vergr. 250:1, Giemsa). **c** Tumorzellen vom soliden Typ (Vergr. 600:1, Giemsa). **d** Große Tumorzellen mit deutlichen Nukleolen einer anaplastischen Metastase (Vergr. 600:1, Giemsa). **e** Osteoblastische Metastase; beachte kleine Tumorzellgruppen im lockeren fibrotischen Gewebe, Markhöhlen durch Geflechtknochen eingeengt (Vergr. 100:1, Giemsa). **f** Späteres Stadium; das Bild ähnelt der Osteomyelosklerose; nur noch wenige Tumorreste in den schmalen Markräumen (Vergr. 100:1, Gomori)

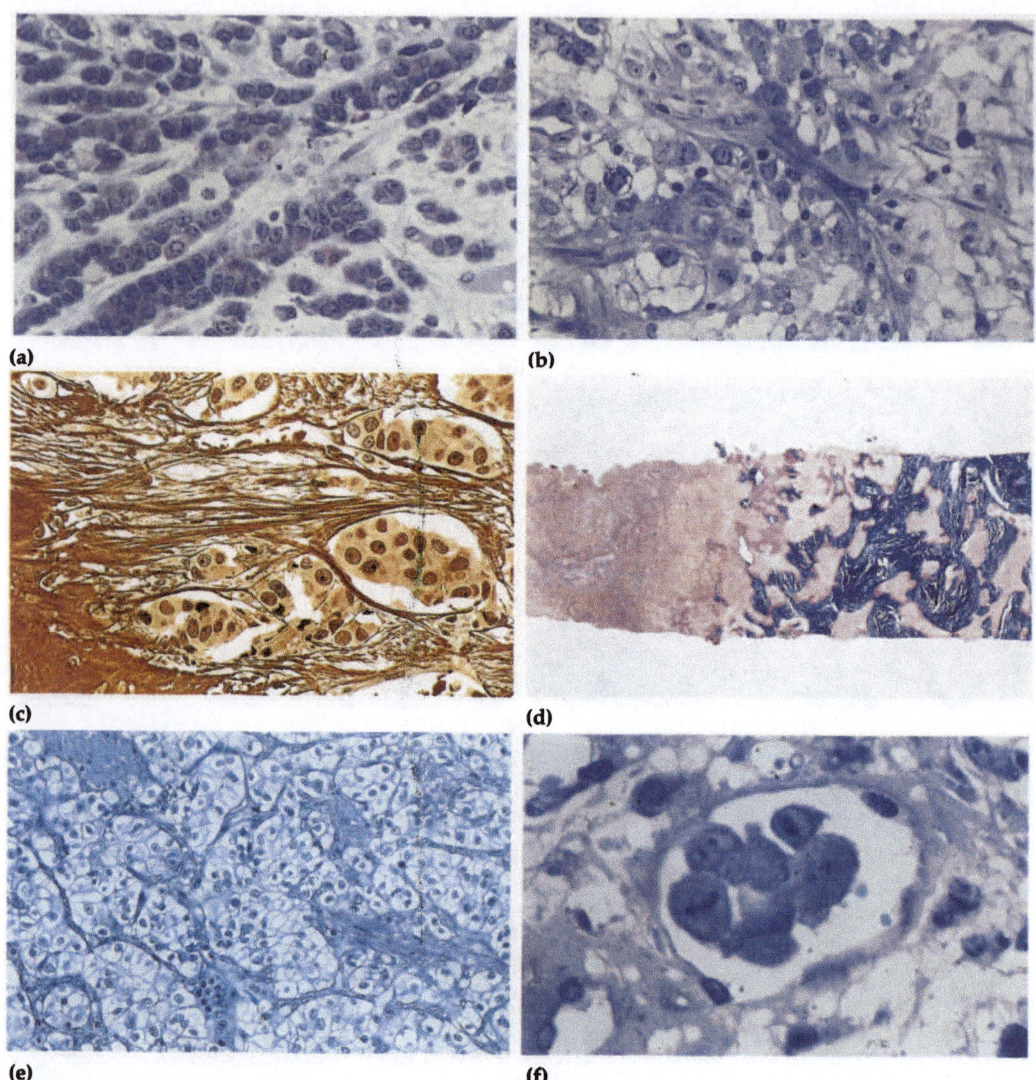

Farbtafel XVI. Karzinommetastasen

a Tumorzellen eines Mammakarzinoms, mit benachbarten Mastzellen (Vergr. 400:1, 1, Giemsa).
b Kleine Gruppen von Tumorzellen, Kapillarproliferation und Lipomakrophagen (Vergr. 400:1,
Giemsa). **c** Tumorzellgruppen, umgeben von Fasern, die von der Knochenoberfläche *(links)*
ausgehen (Vergr. 400:1, Gomori). **d** Übersicht einer KMB mit karzinomatöser Osteodysplasie und
großer Osteolyse *(links;* Vergr. 7:1, Ladewig). **e** Metastase eines Nierenkarzinoms mit großen,
klaren Zellen (Vergr. 300:1, Giemsa). **f** Intravaskulärer Tumorembolus; beachte Mitosefigur (Vergr.
1000:1, Giemsa)

Sachverzeichnis

Lehrbuch der Allgemeinen Pathologie und der Pathologischen Anatomie

Herausgeber: M. Eder, P. Gedigk

Mit Beiträgen von zahlreichen Fachwissenschaftlern

32., neubearbeitete und erweiterte Auflage. 1986. 847 zum Teil farbige Abbildungen und mit einer Beilage zum Gegenstandskatalog. XXXI, 937 Seiten.
Gebunden DM 136,–. ISBN 3-540-16425-1

Inhaltsübersicht: Einleitung. – Allgemeine pathologie: Zell-und Gewebsschäden. Örtliche und allgemeine Störung des Kreislaufes. Entzündung. Allgemeine Immunologie und Immunpathologie. Pathologie des Wachstums und der Differenzierung. – Allgemeine Ätiologie. – Spezielle Pathologische Anatomie: Kreislauforgane. Blut und blutbildende Organe. Drüsen mit innerer Sekretion. Nervensystem. Verdauungstrakt. Große Verdauungsdrüsen. Atmungsorgane. Niere- und harnableitende Organe. Männliche Geschlechtsorgane. Weibliche Geschlechtsorgane. Mamma. Haut und Hautanhangsgebilde. Bewegungsorgane. Ohr. Das Auge und seine Schutzorgane. – Sachverzeichnis. – Beilage: Gegenstandskatalog zum Lehrbuch der Allgemeinen und der Pathologischen Anatomie.

Auch für die 32. Auflage des Lehrbuches wurde das Grundkonzept einer gemeinsamen Darstellung von allgemeiner Pathologie und spezieller pathologischer Anatomie beibehalten. In zahlreichen Kapiteln sind Verbesserungen oder Ergänzungen im Text durchgeführt worden, um einen möglichst aktuellen Wissensstand zu vermitteln. Wesentliche Veränderungen erfolgten dabei in den Kapiteln Immunpathologie und Pathologie des Wachstums, aber auch in verschiedenen Abschnitten der speziellen Pathologie. Das Kapitel über die Pathologie des Skelettsystems wurde neu gefaßt. Der bereits in der 31. Auflage begonnene Weg, zahlreiche Schwarz-Weiß-Abbildungen durch Farbbilder zu ersetzen, wurde auch in der 32. Auflage fortgesetzt, so daß nunmehr von insgesamt 847 Abbildungen 350 farbige Abbildungen vorliegen.

Springer-Verlag
Berlin Heidelberg New York
London Paris Tokyo

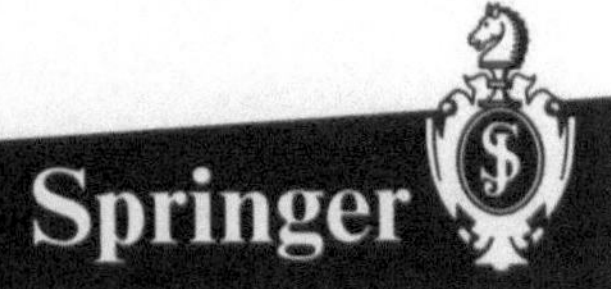

R. C. Curran

Farbatlas der Histopathologie

Aus dem Englischen übertragen von
H.-J. Altermatt, H. Bürki, J.-O. Gebbers, J. A. Laissue
4., überarbeitete Auflage. 1986. 804 farbige Abbildungen.
Etwa IX, 287 Seiten. Gebunden DM 98,–.
ISBN 3-540-16290-9

In nun schon vierter Auflage leistet der **Farbatlas der Histopathologie** (die Übersetzung des international verbreiteten "Curran Atlas") Ärzten und Medizinstudenten wertvolle Dienste als Anschauungs- und Lehrbuch. Nur bei genauem Erfassen und Vergleichen von Strukturveränderungen kann der Arzt Krankheiten bestimmen. Die Neubearbeitung bringt dem Praktiker den modernen Stand pathologischer Forschung nahe: Neues, größerformatiges Bildmaterial und eine überarbeitete Textgliederung erleichtern rasches Auffinden und Bestimmen der Entitäten.

Aus den Besprechungen früherer Auflagen:

„… Der Farbatlas hat sich seit 1966 die Welt erobert. Das ist sowohl den ausgezeichneten Farbaufnahmen als auch den kurzen und treffenden Legenden zu verdanken. Er bietet einen systematischen Abriß aller wesentlichen histopathologischen Veränderungen.… Die drucktechnische Ausstattung des Werkes ist hervorragend.… Ein recht ausführliches Sachregister erleichtert das schnelle Auffinden interessierender Befunde."

Zeitschrift für Urologie

R. C. Curran, E. L. Jones

Farbatlas der makroskopischen Pathologie

Aus dem Englischen von K. Bürki, B. Roos,
A. Zimmermann
Mit einem Geleitwort von H. Cottier
1976. 762 farbige Abbildungen. X, 136 Seiten.
Gebunden DM 115,–. ISBN 3-540-07643-3

Springer-Verlag
Berlin Heidelberg New York
London Paris Tokyo

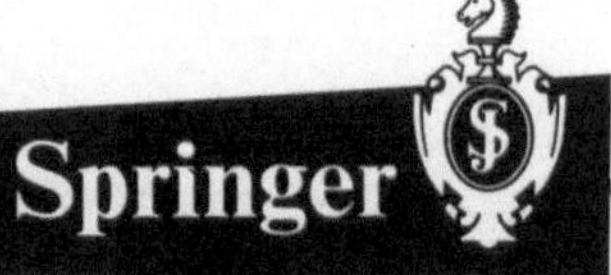